349

BIBLIOTHÈQUE DES ACTUALITÉS
MÉDICALES ET SCIENTIFIQUES

IX

BIBLIOTHÈQUE DES ACTUALITÉS MÉDICALES ET SCIENTIFIQUES

Collection publiée dans le format in-18 jésus, volume broché.

OUVRAGES PARUS DANS CETTE COLLECTION (15 AVRIL 1888) :

I. **Microbes ptomaïnes et maladies,** par le Dr BRIEGER, professeur à l'Université de Berlin, traduit et annoté par les Drs ROUSSY et WINTER, avec une préface du professeur HAYEM, 1 vol. in-18 de 250 pages . . . . 3 fr. 50

II. **Les maladies infectieuses, microbes, ptomaïnes et leucomaïnes,** par Ch. DEBIERRE, professeur agrégé et chargé du cours de la Faculté de médecine de Lille, 1 vol. in-8° de 270 p. 3 fr. 50

III. **La goutte et ses rapports avec les maladies du foie et des reins,** par le Dr Robson ROOSE, membre du collège royal de médecine d'Edimbourg, traduit d'après la 3e édition anglaise, 1 vol. in-18 de 200 pages. . . . . 3 fr. 50

IV. **Eléments de médecine suggestive, hypnotisme et suggestions, faits cliniques,** par MM. le Dr J. FONTAN, médecin principal de la marine, professeur à l'école de Toulon et le D^r Ch. SEGARD, médecin de première classe, chef de clinique à l'école de Toulon, 1 vol. in-18 de 290 pages. . . . . 4 fr.

V. **Chimie organique, essai analytique sur la détermination des fonctions,** par P. CHASTAING, professeur agrégé à l'école supérieure de pharmacie de Paris, docteur ès sciences, pharmacien des hôpitaux, et E. BARILLOT, ancien élève du laboratoire de chimie du Collège de France, 1 vol. in-18 de 290 pages. . . . 4 fr.

VI. **Le Cidre, propriétés hygiéniques et médicales, composition chimique et analyse du cidre,** par Eug. GRIGNON, pharmacien de 1re classe, ancien interne des hôpitaux de Paris, membre de la Société botanique de France, 1 vol. in-18, avec figures. 3 fr. 50

VII. **Etudes de psychologie expérimentale.** *Le fétichisme dans l'amour. — La vie psychique des micro-organismes. — Intensité des images mentales. — Le problème hypnotique. — Note sur l'écriture hystérique,* par A. BINET, 1 vol. in-18 jésus de 300 pages, avec fig. dans le texte. . . . . 3 fr. 50

VIII. **L'instinct sexuel chez l'homme et les animaux,** par Louis TILLIER, avec une préface de J.-L. DE LANESSAN, 1 vol. in-18 de 300 pages . . . . 3 fr. 50

IX. **Les Criminels,** caractères physiques et psychologiques, par le Dr A. CORRE, un vol. de 420 pages avec 43 figures . . . 5 fr.

X. **L'Alcoolisme :** Etude Médico-sociale, par le Dr E. MONIN, secrétaire de la Société française d'hygiène, un vol. de 300 p. 3 fr. 50

DE LA SUGGESTION

ET DU SOMNAMBULISME

DANS LEURS RAPPORTS AVEC

LA JURISPRUDENCE ET LA MÉDECINE LÉGALE

DU MÊME AUTEUR

De la liberté de l'intérêt, Nancy, 1858, br. in-8°.
Histoire et législation de l'usure, Nancy, 1863, 1 vol. in-8°.
Des rapports de l'économie politique avec le droit public et administratif. (Extrait de la *Revue pratique de droit français.*) Paris, 1865, br. in-8°.
De l'organisation et des attributions des conseils généraux, d'après *la loi du 18 juillet* 1866, Nancy, 1867, br. in-8°.
Origine et théories économiques de l'Association internationale des travailleurs, Nancy, 1872, br. in-8°.
De l'organisation départementale, *d'après la loi du 10 août 1871*, Paris, 1873, 1 vol. in-8°.
La monnaie et le billet de banque, discours de réception à l'*Académie de Stanislas*, Nancy, 1877. br. in-8°.
Le Code civil et les droits des époux en matière de succession. (Extrait de la *Revue générale d'administration.*) Nancy, 1878, br. in-8°.
Projet de création d'une caisse de prévoyance des fonctionnaires civils. (Extrait de la *Revue générale d'administration*), Nancy, 1881, br. in-8°.
Le tarif des douanes et le prix du blé (Extrait de la *Revue générale d'administration*), Nancy, 1881, br. in-8°.
La question monétaire, ses origines, son état actuel. (Extrait de la *Revue générale d'administration*), Nancy, 1881, br. in-8°.
Répétitions écrites sur le droit administratif, *contenant l'exposé des principes généraux, leurs motifs, et la solution des questions théoriques*, par MM. CABANTOUS, professeur à la faculté d'Aix, et J. LIÉGEOIS, professeur à la faculté de Nancy, *sixième édition*, 1882, Paris, Chevalier Marescq, éditeur, 1 vol. gr. in-8°, 1122 p.
De la suggestion hypnotique dans ses rapports avec le droit civil et le droit criminel. (Mémoire lu à l'*Académie des sciences morales et politiques*, extrait du *Compte rendu* des séances de l'*Académie*, 1884, br. in-8° de 70 p.

DE LA
SUGGESTION
ET DU SOMNAMBULISME
DANS LEURS RAPPORTS
AVEC
LA JURISPRUDENCE ET LA MÉDECINE LÉGALE

PAR

JULES LIÉGEOIS

PROFESSEUR A LA FACULTÉ DE DROIT DE NANCY

PARIS
OCTAVE DOIN, ÉDITEUR
8, PLACE DE L'ODÉON, 8
—
1889
Tous droits réservés.

INTRODUCTION

Il y a quatre ans, j'ai été admis à lire, devant l'*Académie des sciences morales et politiques*, un Mémoire sur *La suggestion hypnotique, dans ses rapports avec le droit civil et le droit criminel*. La lecture de ce travail a rempli les séances des 5 et 19 avril, et sa discussion, celles des 26 avril, 3 et 10 mai 1884.

J'avais eu pour but d'appeler l'attention des savants et du grand public sur les phénomènes, alors fort peu connus, que présentent l'hypnotisme, le somnambulisme provoqué et la suggestion. Je montrais, par des expériences qui parurent à beaucoup très hasardées et peu concluantes, que, chez certains sujets, il est possible de produire, par des moyens très variés, un somnambulisme profond ; que, dans cet état, on peut suggérer à la personne endormie des sensations, des hallucinations, et, chose plus grave, des actes que, une fois éveillée, elle accomplira avec une inconscience absolue. Je tirais de là cette conséquence que, un crime étant commis par suggestion, l'auteur du fait matériel doit être tenu pour irresponsable, que, seul, l'auteur de la suggestion doit être recherché et puni.

Ces conclusions, vivement combattues par plusieurs membres de l'*Académie* (auxquels les usages de la Compagnie ne me permettaient pas de répondre en séance), eurent un assez grand retentissement. La plupart des journaux de Paris et un grand nombre de journaux des départements et de l'étranger s'en occupèrent ; en faisant ressortir la gravité des questions soulevées, ils formulèrent des appréciations très différentes et arrivèrent aux solutions les plus diverses.

Il était impossible qu'il en fût autrement.

Je crus devoir ne soulever à cet égard aucune polémique, persuadé que le mieux était de laisser le temps faire son œuvre, remettre chaque chose à sa place et séparer la vérité de l'erreur.

D'ailleurs, il est bon que toute idée nouvelle rencontre des résistances. Ceux qui la veulent répandre sont, par là même, contraints à une étude plus sérieuse et plus approfondie. Pour répondre aux objections, pour les réfuter, ils doivent nécessairement examiner sous leurs différentes faces les questions posées, les appuyer d'arguments nouveaux, rechercher et provoquer les vérifications, les contrôles, tout ce qui peut, en un mot, devenir pour eux un secours et un appui.

C'est ce que j'ai tâché de faire depuis quatre ans. J'ai continué — c'était pour moi un devoir — les expériences et les études que j'avais entreprises, et le lecteur trouvera dans le présent volume un certain nombre de vues et de propositions qui ne se rencontrent pas dans mon Mémoire académique. Mais j'ai surtout accordé une grande importance aux expériences par lesquelles divers savants ont confirmé les vues que j'avais émises en 1884 ; elles composent dans cet ouvrage un chapitre tout entier.

Ces vues sont opposées à celles qui ont prévalu à la Salpêtrière.

Pour M. Charcot et ses élèves, il n'y a de véritable hypnotisme que celui qui se développe chez des hystériques ; cet hypnotisme est une névrose, et, par conséquent, on ne peut le provoquer chez des sujets sains : tous ceux chez lesquels on le produit sont nécessairement des névropathes. Il y a trois états dits classiques, qui se montrent dans un ordre nécessaire : *léthargie, catalepsie, somnambulisme* ; les phénomènes hypnotiques sont d'origine purement somatique, etc., etc.

Pour l'école de Nancy, l'hypnotisme est un fait non pas pathologique, mais physiologique : il n'est pas une névrose, mais un sommeil ; il peut être produit chez des sujets parfaitement sains ; les phénomènes réalisés ont une origine psychique et non somatique ; enfin, c'est la suggestion qui donne la clef de tous ces faits si étranges, si extraordinaires, suggestion parfois inconsconsciente chez l'expérimentateur et qui peut troubler et compromettre les plus savantes expérimentations.

L'antagonisme profond et irréductible des deux doctrines — la doctrine de Paris et celle de Nancy — apparaîtra plus clairement pour le lecteur, dans les développements que comportent divers chapitres de ce livre, et qui ne sauraient naturellement trouver place ici.

Il explique la différence des points de vue entre M. le Dr Gilles de la Tourette et nous. M. de la Tourette a publié, en 1887, une étude sur l'*Hypnotisme et les états analogues au point de vue médico-légal*. J'aurai plus d'une fois l'occasion de le citer, le plus souvent pour le combattre. L'auteur, qui est médecin, s'est nourri des enseignements de la Salpêtrière, et il proclame que, s'il y a quelque chose que l'on puisse redouter dans l'hypnotisme, ce n'est pas la suggestion[1] !

Or, nous disons, nous : s'il y a, au point de vue médico-légal, quelque chose à redouter dans l'hypnotisme, c'est la suggestion. Et c'est pour le démontrer que, après

---

[1] Voy. *infra*, n° 528.

notre mémoire de 1884, antérieur au livre de M. Gilles de la Tourette, nous avons écrit le présent ouvrage.

C'est en effet à la doctrine de la suggestion que nous nous sommes rallié, dès le moment où nous avons abordé l'étude des faits hypnotiques dans leurs rapports avec le droit.

La théorie de la suggestion verbale, à peine entrevue par Braid — qui a d'ailleurs la gloire d'avoir dégagé l'hypnotisme scientifique des obscurités du magnétisme animal — a été, en 1860, nettement formulée par Durand de Gros, dans son très remarquable *Cours de Braidisme;* plus tard, en 1866, elle a été reprise, complétée, étendue et magistralement formulée par le Dr Liébeault, de Nancy, dans son livre sur : *Le sommeil et les états analogues.*

Les travaux de M. Liébeault, seraient peut-être encore absolument inconnus si mon ami M. Bernheim et moi n'en avions, il y a quatre ans, signalé au monde savant la haute valeur scientifique.

M. Bernheim, professeur à la faculté de médecine de Nancy, a publié, en 1884, une importante brochure sur : *La suggestion dans l'état hypnotique et dans l'état de veille.* Il y étudiait les applications thérapeutiques de la suggestion.

De mon côté, j'en avais, dans le même temps, étudié les applications juridiques, et c'est le résultat de cette étude que j'ai communiqué à l'*Académie des sciences morales et politiques*, comme je l'ai dit plus haut.

La brochure de M. Bernheim est devenue un livre considérable, parvenu rapidement à sa seconde édition et dont plusieurs traductions sont en ce moment sur le point de paraître[1]. La mienne s'est transformée au point

---

[1] Dr BERNHEIM. — *De la suggestion et de ses applications à la thérapeutique.* 1 vol. in-18, Paris, 1888, Oct. Doin, éditeur.

de devenir le présent ouvrage, dix fois plus étendu que le *Mémoire* qui en a été l'origine.

Entre nos publications de 1884 et celles de 1888 se place le volume consacré par M. Beaunis, professeur de physiologie à la faculté de médecine de Nancy, au *Somnambulisme provoqué*, considéré surtout dans ses effets physiologiques et psychologiques [1].

J'aurai plus d'une fois, dans le corps du livre, à invoquer le témoignage de MM. Liébeault, Bernheim et Beaunis. Je ne veux retenir ici que ce fait que, animés de convictions philosophiques très différentes, et ayant dirigé nos études et nos recherches avec une pleine et entière indépendance, les uns à l'égard des autres, nous sommes arrivés à nous mettre absolument d'accord sur la réalité et la nature des phénomènes hypnotiques. Ceci dit, non pas pour qu'on nous croie sur parole, mais pour qu'on admette seulement que nous n'avançons rien, mes amis et moi, qu'après une étude sérieuse, approfondie, un contrôle sévère, un profond respect des droits de la critique et de nos devoirs envers le public.

Ces phénomènes par nous constatés, quelle importance n'ont-ils pas, à des points de vue divers et fort nombreux !

En médecine, c'est, ou peu s'en faut, une révolution. Je suis d'autant plus à l'aise pour le proclamer que je ne suis pas médecin. Si, à cause de cela, on me dit que je ne suis pas compétent, je répondrai que c'est parfois un avantage, parce que, dans ce cas, on n'a pas de préjugés, et je rappellerai que Pasteur a fait d'assez belles découvertes, que la médecine semble destinée à utiliser chaque jour davantage.

En philosophie, l'hypnotisme et la suggestion fournis-

---

[1] Dr BEAUNIS. — *Le somnambulisme provoqué*, 1 vol. in-18, J.-B. Baillière.

sent ce que j'ai appelé, le premier, je crois, un moyen de *vivisection morale et intellectuelle;* et si l'on veut juger de l'importance prise par cette branche d'études, depuis quatre ans surtout, il suffira de parcourir les numéros mensuels de la *Revue de philosophie* de M. Ribot.

En histoire, on trouve éclairé d'une lumière éclatante tout ce qui concerne la magie, les oracles, les sybilles, les thaumaturges, dont Lactance dit déjà, il y a quinze siècles qu' « *ils font voir ce qui n'est pas et empêchent de voir ce qui est* » (et ce sont là précisément nos hallucinations positives et négatives). Puis les procès de sorcellerie — nous citerons Gaufridi et Urbain Grandier — n'ont plus pour nous de secrets. Et, tandis que la science avait, un peu imprudemment, assuré qu'il n'y avait rien dans la sorcellerie, nous démontrons qu'il y avait au moins — non pas le diable, que nous éliminons — mais quelques-uns des phénomènes que nous produisons maintenant à volonté.

En religion, le caractère miraculeux des extases, des apparitions, des stigmates disparaît ; ces faits extraordinaires rentrent, sans diminuer en rien les mérites d'une sainte Thérèse ou d'un saint François d'Assise, dans les cadres élargis de la vérité scientifique. Et, tandis que, en 1875, à propos de Louise Lateau, Wirchow, de Berlin, formulait ce dilemme : *Supercherie ou miracle!* nous disons, nous : *Ni supercherie, ni miracle!*

En jurisprudence, il faudra désormais tenir grand compte, dans certaines circonstances, des phénomènes hypnotiques, à côté desquels la justice a pu passer plus d'une fois, dédaigneuse ou ignorante, mais qu'elle ne saurait désormais méconnaître, sans manquer à son premier devoir, qui est la protection de l'innocence et la recherche de la vérité.

On trouvera dans les chapitres consacrés aux faits judiciaires la preuve — selon nous sans réplique, — que les divers états hypnotiques ou certaines suggestions ont joué, dans les affaires dont je donne le détail, un rôle presque toujours complètement ignoré ou à peine entrevu.

Il me paraît démontré, par les travaux de l'école de Nancy sur la suggestion et spécialement sur les suggestions d'actes, que l'attention des magistrats, des avocats, des médecins, et même des gens du monde doit être appelée sur des faits qui, d'une part, étendent le domaine de la vie inconsciente bien au delà des limites qu'on lui avait jusqu'ici assignées, et, de l'autre, doivent nous faire réfléchir sérieusement et profondément sur ce que je ne craindrai pas d'appeler l'effrayante *faillibilité du témoignage humain !*

J'ajouterai qu'un autre enseignement doit encore être tiré de l'étude des faits hypnotiques. Les savants, qui se sont, pendant un siècle, si complètement mépris sur quelques-uns des phénomènes du magnétisme animal, seraient maintenant bien inspirés s'ils consentaient à reconnaître que — *en dehors des vérités mathématiques — il ne faut rien repousser* a priori, *comme impossible* : car si une chose est impossible, on ne risque rien à laisser la parole à ceux qui la veulent prouver, et s'ils la prouvent, c'est qu'elle n'était pas impossible. Il faut aussi, comme l'a dit Darwin, avec beaucoup d'*humour*, ne pas craindre de faire parfois ce qu'il appelait lui-même des « *expériences d'imbécile* »; et c'est là, sous une autre forme, la même idée que je viens d'exprimer.

Jules LIÉGEOIS.

Nancy, 8 août 1888.

DE LA SUGGESTION
ET
DU SOMNAMBULISME

CHAPITRE PREMIER

LE MAGNÉTISME ANIMAL
De Mesmer à Braid
1766-1841

SOMMAIRE

1. Objet du livre.
2. Mesmer à Vienne; sa dissertation inaugurale : *De l'influence des planètes sur le corps humain.*
3. Mesmer à Paris : *Mémoire sur la découverte du magnétisme animal.*
4. Théorie du fluide universel.
5. Mesmer *touche* les malades; son procédé.
6. Il invente le baquet magnétique.
7. Commission chargée par Louis XVI de l'examen du magnétisme animal.
8. Conclusions défavorables de la commission. — Rapport de Bailly.
9. Condamnation formulée par la *Société Royale de médecine de Paris.*
10. Souscription au profit de Mesmer.
11. Le marquis de Puységur; l'arbre magnétisé de Busancy; suggestion inconsciente.
12. Découverte du somnambulisme provoqué.
13. Lettre de Puységur à son frère.
14. Le paysan Victor mis en somnambulisme par Puységur; suggestions.

15. Résultat obtenu; oubli au réveil.
16. Somnambulisme naturel; Victor confie à M. de Puységur des papiers importants.
17. Puységur entrevoit les abus possibles.
18. Il consulte sur ce point ses somnambules.
19. Soixante-deux guérisons, dix cas de somnambulisme. Puységur appelé à Strasbourg.
20. Sociétés de magnétisme fondées à Strasbourg, à Metz, à Nancy.
21. L'approche de la Révolution fait oublier le magnétisme.
22. 1813. Deleuze, *Histoire critique du magnétisme animal*.
23. L'abbé Faria à Paris. Il pose les bases de la doctrine de la suggestion.
24. Lettre du général Noizet à M. Jules Claretie.
25. L'abbé Faria trompé par un comédien.
26. Lettre du général Noizet (suite). — Témoignage qu'il rend à l'abbé Faria.
27. Livre de l'abbé Faria, *De la cause du sommeil lucide* ou *Étude de la nature de l'homme*.
28. M. Noizet magnétise, à Stenay, un officier prussien.
29. Il suit, à Paris, en 1819, le cours de magnétisme du Dr Alexandre Bertrand.
30. Concours ouvert devant l'Académie de Berlin; *Mémoires* de Bertrand et de Noizet.
31. Alexandre Bertrand publie, en 1823, son *Traité du somnambulisme*.
32. Le général Noizet publie seulement en 1854 son *Mémoire sur le somnambulisme*.
33. Expériences faites en 1820, par Dupotet, à l'Hôtel-Dieu de Paris.
34. Expériences de Robouam, en 1821; les *moxas* du Dr Récamier. Anesthésie.
35. Le Dr Foissac demande à l'*Académie de Médecine* un nouvel examen du magnétisme animal.
36. Accueil fait à cette demande par l'Académie.
37. Rapport présenté par Husson, au nom de la commission nommée par l'Académie.
38. Profonds changements qu'ont déjà subis les doctrines médicales.
39. Opposition violente soulevée par le rapport de Husson dans le sein de l'Académie.
40. Réponse de Husson.
41. L'Académie nomme une commission pour l'examen du magnétisme animal.
42. Composition de cette commission.

43. Le conseil général des hospices refuse d'autoriser les expériences que l'on voulait faire à la Salpêtrière.
44. Rapport présenté en 1831, par Husson, au nom de la commission nommée par l'Académie.
45. Conclusions du rapport.
46. L'Académie ne discute pas la question du magnétisme animal.
47. 1837. Le magnétisme reparaît à l'Académie. Dent arrachée pendant le somnambulisme.
48. Proposition du magnétiseur Berna. — Nomination d'une commission.
49. Rapport de Dubois (d'Amiens). Négation du somnambulisme magnétique.
50. L'Académie adopte les conclusions du rapport.
51. Prix de 3,000 fr. proposé par Burdin aîné, pour la vision à travers les corps opaques.
52. Le Dr Pigeaire et sa fille, Léonide, somnambule lucide.
53. M. Pigeaire se rend à Paris, en vue du concours proposé par Burdin aîné.
54. Expériences faites en dehors de l'Académie; attestations de personnages célèbres.
55. Le Dr Pigeaire et ses démêlés avec la commission académique; les expériences ne se font pas.
56. Mésaventure du Dr Hublier, de Bordeaux.
57. Expérience désastreuse de Teste et de sa somnambule.
58. L'Académie de Médecine décide qu'elle ne s'occupera plus du magnétisme animal.
59. Imprudence de cette déclaration.

1. Nous nous proposons d'étudier la suggestion hypnotique, le somnambulisme provoqué, le somnambulisme naturel et les divers états analogues, dans leurs rapports avec le droit criminel et le droit civil.

Mais l'hypnotisme est au magnétisme animal ce que la chimie est à l'alchimie, l'astronomie à l'astrologie. Il est donc absolument indispensable, pour la suite de nos explications, de présenter un rapide historique des débats passionnés auxquels a donné lieu, depuis plus d'un siècle, la résistance parfois insuffisamment justifiée de la science officielle aux affirmations des magnétiseurs.

2. C'est en 1766 que Mesmer donna, à Vienne, sa dissertation inaugurale *De l'influence des planètes sur le corps humain :* « J'appuyais, dit-il, ma théorie sur des
« principes reçus dans les sciences, et sur des exemples
« généralement connus, mais les inductions particu-
« lières que je tirais des uns et des autres n'étant pas
« soutenues d'expériences immédiatement applicables à
« la question, il en résultait moins une doctrine à rece-
« voir qu'un système à examiner[1]. » Après dix années d'expériences et d'essais, il publia une nouvelle exposition de sa doctrine dans sa *Lettre à un médecin étranger*, qui parut, dans les premiers jours de l'année 1775, dans un journal danois, *Le nouveau Mercure savant d'Altona*.

3. N'ayant pu réussir à Vienne, il se rendit, en 1778, à Paris, où il devait bientôt soulever autant d'enthousiasme chez les uns que de colère et de mépris chez les autres.

En 1779, Mesmer résolut de faire connaître son système, uniquement, dit-il « pour satisfaire la curiosité
« des savants et des médecins de cette capitale » et pour répondre aux prévenances et aux honnêtetés dont ils le comblaient. En conséquence, il publie son *Mémoire sur la découverte du magnétisme animal, par M. Mesmer, docteur en médecine de la Faculté de Vienne*[2].

4. L'agent qu'il prétend avoir découvert, et qu'il fait

---

[1] Mesmer, docteur en médecine de la Faculté de Vienne, *Précis historique des faits relatifs au magnétisme animal jusques en avril 1781.* Londres, 1781, p. 1.

[2] Genève et Paris, P. Fr. Didot jeune, quai des Grands-Augustins, br. in-12 de 85 pages (très rare).

connaître sous le nom de *Magnétisme animal*, est, comme
il le caractérise lui-même, et suivant ses propres paroles,
« un fluide universellement répandu ; il est le moyen
« d'une influence mutuelle entre les corps célestes, la
« terre et les corps animés ; il est continué de manière
« à ne souffrir aucun vide ; sa subtilité ne permet
« aucune comparaison ; il est capable de recevoir, pro-
« pager, communiquer toutes les impressions du mou-
« vement ; il est susceptible de flux et de reflux. Le
« corps animal éprouve les effets de cet agent ; et c'est
« en s'insinuant dans la substance des nerfs qu'il les af-
« fecte immédiatement. On reconnaît particulièrement
« dans le corps humain des propriétés analogues à celles
« de l'aimant ; on y distingue des pôles également
« divers et opposés. L'action et la vertu du magnétisme
« animal peuvent être communiquées d'un corps à d'au-
« tres corps animés et inanimés ; cette action a lieu à
« une distance éloignée, sans le secours d'un corps in-
« termédiaire ; elle est augmentée, réfléchie par les
« glaces ; communiquée, propagée, augmentée par le
« son ; cette vertu peut être accumulée, concentrée,
« transportée. Quoique ce fluide soit universel, tous les
« corps animés n'en sont pas également susceptibles ;
« il en est même, quoiqu'en très petit nombre, qui
« ont une propriété si opposée que leur seule présence
« détruit tous les effets de ce fluide dans les autres
« corps.

« Le magnétisme peut guérir immédiatement les
« maux de nerfs et médiatement les autres ; il perfec-
« tionne l'action des médicaments ; il provoque et dirige
« les crises salutaires de manière qu'on peut s'en rendre
« maître ; par son moyen, le médecin connaît l'état de

« santé de chaque individu et juge avec certitude l'ori-
« gine, la nature et les progrès des maladies les plus
« compliquées ; il en empêche l'accroissement et par-
« vient à leur guérison, sans jamais exposer le malade
« à des effets dangereux ou à des suites fâcheuses, quels
« que soient l'âge, le tempérament et le sexe.

« La nature offre dans le magnétisme un moyen uni-
« versel de guérir et de préserver les hommes. »

5. Mesmer obtint à Paris une vogue incroyable ; il fit de nombreux adeptes ; les malades se présentèrent en foule chez lui, et il paraît hors de doute qu'il produisit un certain nombre de guérisons. Les procédés variaient, tantôt on « *touchait* » les malades individuellement, tantôt on agissait sur eux collectivement au moyen du fameux *baquet* magnétique. Pour se mettre en harmonie avec le malade, il faut d'abord « mettre les mains sur
« les épaules, suivre tout le long des bras jusqu'à l'ex-
« trémité des doigts, en tenant le pouce du malade
« pendant un moment ; recommencer deux ou trois
« fois, après quoi vous établissez des courants depuis
« la tête jusqu'aux pieds ; vous cherchez encore la cause
« et le lieu de la maladie et de la douleur ; le malade
« vous indique celui de la douleur et souvent sa cause...
« Vous étant bien assuré de ce préliminaire, vous tou-
« chez constamment la cause de la maladie, vous entre-
« tenez les douleurs symptomatiques jusqu'à ce que
« vous les ayez rendues critiques, etc..... On touche,
« dans la position ci-devant indiquée, avec le pouce et
« l'indicateur, ou avec la paume de la main, ou avec un
« doigt seulement renforcé par l'autre..... et en suivant
« le plus qu'il est possible la direction des nerfs, ou

« enfin avec les cinq doigts ouverts et recourbés. Le
« toucher à une petite distance de la partie est plus fort
« parce qu'il existe un courant entre la main ou le
« conducteur et le malade[1]. »

6. Mesmer ne pouvant suffire à « *toucher* » les malades qui affluaient dans son domicile, imagina de leur appliquer le magnétisme animal au moyen du *baquet*. C'était « au milieu d'une grande salle, une caisse circu-
« laire faite de bois de chêne et élevée d'un pied ou d'un
« pied et demi ; ce qui fait le dessus de cette caisse est
« percé d'un nombre de trous, d'où sortent des branches
« de fer coudées et mobiles. Les malades sont placés à
« plusieurs rangs autour de ce baquet et chacun a sa
« branche de fer, laquelle au moyen du coude, peut être
« appliquée directement sur la partie malade ; une corde
« passée autour de leur corps les unit les uns aux
« autres ; quelquefois on forme une seconde chaîne en
« se communiquant par les mains, c'est-à-dire en ap-
« pliquant le pouce entre le pouce et le doigt index de
« son voisin ; alors on presse le pouce que l'on tient
« ainsi, l'impression reçue à la gauche se rend par la
« droite et elle circule à la ronde[2]. »

7. Mesmer, pour divulguer entièrement sa doctrine et livrer un secret qu'il considérait comme étant d'une très grande importance, voulait obtenir du gouvernement français une récompense sur la nature de laquelle il ne

[1] *Aphorismes de Mesmer* par CAULLET DE VEAUMOREL, médecin de la maison de Monsieur. Paris, 1886, p. 160 et suiv.

[2] *Rapport* des commissaires chargés par le Roi de l'examen du magnétisme animal. Paris, Imprimerie royale, 1784, p. 3.

parvint pas à se mettre d'accord avec les ministres. Pourtant, le 12 mars 1784, le roi nomma des médecins choisis dans la Faculté de Paris, MM. Borie, Sallin, d'Arcet, Guillotin, pour « faire l'examen et lui rendre « compte du magnétisme animal pratiqué par M. Des- « lon », médecin, devenu un des plus fervents disciples de Mesmer. Le roi ajouta ensuite aux membres précités de la commission d'examen, cinq membres de l'*Académie royale des sciences*, MM. Franklin, Le Roy, Bailly, de Bory et Lavoisier. Les travaux de la commission furent résumés dans un rapport de Bailly, qui fut imprimé à l'Imprimerie royale, par ordre du roi[1].

8. Les conclusions auxquelles s'arrêta la commission composée comme nous venons de le voir, furent nettement défavorables au magnétisme animal.

« Les Commissaires ayant reconnu que ce fluide magnétique animal ne peut être aperçu par aucun de nos sens, qu'il n'a aucune action ni sur eux-mêmes, ni sur les malades qui lui sont soumis ; s'étant assurés que les pressions et les attouchements occasionnent des changements, rarement favorables, dans l'économie animale et des ébranlements toujours fâcheux dans l'imagination, ayant enfin démontré par des expériences décisives que *l'imagination sans magnétisme produit des convulsions et que le magnétisme sans l'imagination ne produit rien :* ils ont conclu d'une voix unanime, sur la question de l'existence et de l'utilité du magnétisme, que rien ne prouve l'existence du fluide magnétique animal;

---

[1] *Rapport* des commissaires chargés par le Roi de l'examen du magnétisme animal. Paris, Imprimerie royale, 1784, p. 3.

que ce fluide sans existence est par conséquent sans utilité ; que les violents effets que l'on observe au traitement public appartiennent à l'attouchement, à l'imagination mise en action et à cette imitation machinale qui nous porte malgré nous à répéter ce qui frappe nos sens. Et, en même temps, ils se croient obligés d'ajouter comme une observation importante, que les attouchements, l'action répétée de l'imagination pour produire des crises peuvent être nuisibles ; que le spectacle de ces crises est également dangereux, à cause de cette imitation dont la nature semble nous avoir fait une loi, et que par conséquent tout traitement public où les moyens du magnétisme seront employés, ne peut avoir à la longue que des effets funestes[1]. »

9. Ce n'était pas seulement l'*Académie des sciences* que le gouvernement avait consultée sur la question du magnétisme animal ; il avait aussi voulu avoir l'avis de la *Société royale de médecine* sur les prétentions formulées par Mesmer, relativement à la guérison, par sa nouvelle méthode, d'un grand nombre de maladies. Le rapport rédigé par une seconde commission, choisie dans le sein de la *Société*, ne fut pas plus favorable que celui de Bailly.

10. Les jugements ainsi portés par les deux Académies, et dont les considérants ne paraissent pas aujourd'hui à l'abri de toute critique, n'empêchèrent pas

[1] Rapport de Bailly, déjà cité, p. 64. Ce document a été reproduit dans l'ouvrage suivant : BURDIN JEUNE et DUBOIS (d'Amiens), *Histoire académique du magnétisme animal*. Paris, 1841, Baillière, éditeur.

Mesmer de recruter de nombreux disciples qui, par souscription, lui assurèrent 340,000 livres de capital; parmi les plus distingués d'entre eux on voit figurer : d'Eprémenil, La Fayette et enfin Puységur, qui allait donner au magnétisme animal une impulsion considérable par la découverte du somnambulisme provoqué.

11. Le marquis de Puységur, avec beaucoup de dévouement, et en vue de soulager l'humanité souffrante, s'était mis à magnétiser un certain nombre de malades, dans sa terre de Busancy, près de Soissons; il se produisit bientôt une telle affluence que, ne pouvant suffire à « toucher » tous ceux qui se présentaient pour être soignés, il imagina de magnétiser un arbre, autour duquel prirent place jusqu'à cent trente personnes à la fois; celles qui étaient trop affaiblies pour faire chaque jour un long trajet, en regagnant leur domicile, recevaient l'hospitalité au château, où les soins les plus attentifs leur étaient prodigués. Beaucoup guérirent d'affections plus ou moins graves, et l'on peut voir apparaître ici l'action de la *suggestion*, phénomène alors inaperçu et qui deviendra, dans la suite de cette étude, l'objet principal de notre examen.

12. Mais ce qui donna à Puységur une place à part parmi les nombreux disciples de Mesmer, ce qui dégagea enfin un fait scientifique précis et incontestable, des obscurités, — peut-être voulues — dont le maître entourait sa doctrine, c'est la découverte du somnambulisme artificiel, dont plusieurs cas avaient dû sans doute se produire sous les yeux des Commissaires de l'*Académie des sciences* et de la *Société de médecine*, mais auquel on n'avait fait aucune attention.

13. Le 17 mai 1784, M. de Puységur écrit à son frère [1].

« Je continue de faire usage de l'heureux pouvoir que je tiens de M. Mesmer, et je le bénis tous les jours, car je suis bien utile, et j'opère bien des effets salutaires sur tous les malades des environs ; ils affluent autour de mon arbre ; il y en avait ce matin plus de cent trente. C'est une procession perpétuelle dans le pays ; j'y passe deux heures tous les matins ; mon arbre est le meilleur *baquet* possible ; il n'y a plus une feuille qui ne communique la santé ; chacun y éprouve plus ou moins de bons effets ; vous serez charmé de voir le tableau d'humanité que cela représente. Je n'ai qu'un regret, c'est de ne pouvoir pas toucher tout le monde, mais mon homme, ou pour mieux dire, *mon intelligence* me tranquillise ; il m'apprend la conduite que je dois tenir ; suivant lui, il n'est pas nécessaire que je touche tout le monde, *un regard, un geste, une volonté*, c'en est assez, et c'est un paysan, le plus borné du pays, qui m'apprend cela. *Quand il est en crise* [2], je ne connais rien de plus *profond*, de plus *prudent* et de plus *clairvoyant*, j'en ai plusieurs autres, tant hommes que femmes, qui approchent de son état, mais aucun ne l'égale, et cela me fâche, car, *mardi* prochain, adieu mon *conseil*, cet homme n'aura plus besoin d'être *touché*, et certes, aucune curiosité ne m'engagera jamais à me servir de lui sans le but de sa santé et de son bien ; si vous voulez le voir et l'entendre, arrivez donc au plus tard dimanche. »

---

[1] Puységur, *Mémoire pour servir à l'histoire et à l'établissement du magnétisme animal*, 1784, p. 23.

[2] Nous dirions maintenant en somnambulisme.

14. L'homme dont parlait ainsi Puységur, celui qu'il appelait son *intelligence*, son *conseil*, était un paysan, nommé Victor, qui avait été atteint d'une fluxion de poitrine et que le bienfaisant marquis alla visiter au bout de quatre jours. Il souffrait d'un point de côté et avait eu des crachements de sang ; lors de la visite qui lui fut faite, le 4 mai, à huit heures du soir, la fièvre venait de s'affaiblir, « après l'avoir fait lever, je le magnétisai. Quelle ne fut pas ma surprise de voir, au bout d'un demi-quart d'heure, cet homme s'*endormir* paisiblement dans mes bras, sans convulsions ni douleurs, je poussai la *crise*[1], ce qui lui occasionna des vertiges ; il parlait, s'occupait tout haut de ses affaires. Lorsque je jugeais ses idées devoir l'affecter d'une manière désagréable, je les arrêtais et *cherchais à lui en inspirer de plus gaies*[2] ; il ne me fallait pas, pour cela, faire de grands efforts ; alors je le voyais content, imaginant tirer à un prix, danser à une fête, etc. *Je nourrissais en lui ces idées*[3], et par là je le forçais à se donner beaucoup de mouvement sur sa chaise, comme pour danser sur un air qu'en chantant (*mentalement*)[4], je lui faisais répéter tout haut ; par ce moyen, j'occasionnai dès ce jour-là au malade *une sueur* abondante. Après une heure de crise, je l'*apaisai* et sortis de la chambre[5]. »

---

[1] Même observation que ci-dessus, p. 11.

[2] Puységur fait ici de la *suggestion :* nous verrons plus tard les effets extraordinaires que les hypnotiseurs en ont su tirer de nos jours.

[3] Même observation.

[4] Suggestion mentale, phénomène étudié récemment par M. Ochorowicz.

[5] Puységur, *op. cit.*, p. 20.

15. On donna à boire à Victor; le soir, il mangea une soupe, ce qu'il n'avait pu faire depuis cinq jours; toute la nuit il ne fit qu'un somme, et le lendemain, *ne se souvenant plus de la visite*[1] de M. de Puységur, il lui apprit le meilleur état de sa santé. Le rétablissement marcha rapidement, grâce à quelques autres magnétisations.

16. Nous croyons devoir placer ici — sauf à en tirer ultérieurement des conséquences au point de vue juridique — un fait sur lequel la haute honorabilité de l'auteur et ce que nous savons aujourd'hui à ce sujet ne nous laisse aucun doute. Un jour que M. de Puységur l'avait mis en somnambulisme, Victor se montra triste et préoccupé; sa sœur, avec qui il logeait, lui contestait une donation à lui faite par sa mère; cette sœur était « la « plus méchante femme du canton, elle le faisait enra- « ger du matin au soir ». Pendant le sommeil somnambulique, Victor s'ouvrit de cette affaire à une voisine qui était venue le voir et avec qui M. de Puységur l'avait *mis en rapport*[2]. « Je voudrais bien, lui dit-il, remettre quelque chose entre les mains de monsieur, voulez-vous vous charger de le lui porter, car je n'oserais jamais prendre cette liberté là moi-même. — Qu'est-ce que c'est ? — Vous trouverez dans mon armoire, dans tel tiroir, sous (telle chose qu'il lui désignait) un gros papier plié de telle manière; c'est une donation de cette maison-

---

[1] L'oubli au réveil est, nous le verrons ultérieurement, une des caractéristiques du somnambulisme.

[2] Nous verrons plus loin que, dans le somnambulisme provoqué, les somnambules n'entendent ordinairement que l'expérimentateur à moins que celui-ci ne les ait mis en rapport avec d'autres.

ci que m'a faite ma mère entre-vifs, pour me récompenser des soins que j'ai pris d'elle dans sa vieillesse. »
Angélique cherche dans l'armoire, trouve le parchemin tel qu'il l'avait indiqué, et le lui montrant, lui demande si c'est là ce qu'il veut faire donner à M. de Puységur. Victor avait les yeux fermés, malgré cela il répond que oui, lui recommandant le secret vis-à-vis de sa sœur qui, sûrement aurait brûlé ce papier si elle l'avait su entre ses mains. Il fut fait selon les désirs de Victor. Mais celui-ci, réveillé, n'avait conservé aucun souvenir de ce qu'il avait fait. Ce n'est que le lendemain, dit M. de Puységur que « l'ayant trouvé plus malade que la veille
« et d'une tristesse affreuse, et m'ayant dit que la cause
« en venait de l'inquiétude qu'il avait de sa donation,
« *qu'il avait en vain cherchée dans son armoire toute la*
« *journée*, je lui appris l'usage qu'il en avait fait ; la joie
« qu'il eut de cette nouvelle, et deux heures passées
« dans l'état magnétique le remirent entièrement dans
« le mieux sensible où il était [1]. »

17. Et Puységur, frappé de la gravité des conséquences qu'on pourrait tirer des faits qui viennent de se passer sous ses yeux ajoute : « Voilà un homme *forcé* de me donner un papier, le plus précieux effet qu'il possède, et cela parce que j'ai *bien et fortement désiré* [2], trouver tous les moyens de le rendre heureux. C'est lui-même qui m'en fournit le moyen, car vous saurez que l'acte de sa mère établit procureur de son fils le porteur même

---

[1] Puységur, *op. cit.*, p. 27.

[2] Nous ferons ici, sauf à y revenir, dans la suite, nos réserves sur la suggestion mentale.

de l'acte. J'ignore si l'*on peut vouloir* le mal *aussi fortement* que le bien. Si cela est, que n'y aurait-il pas à craindre du magnétisme animal entre les mains des *malhonnêtes gens.* »

18. Puységur se préoccupe des abus qui pourraient naître de l'empire que le magnétiseur acquiert sur les malades; un malhonnête homme va donc pouvoir pénétrer des secrets, abuser de la confiance de ses amis et se venger impunément de ses ennemis. Il s'avise alors de consulter là-dessus ses malades eux-mêmes (*en crises magnétiques*)[1] : tous lui ont assuré conserver dans cet état, leur *jugement* et leur *raison* et ont ajouté qu'ils s'apercevraient bien vite des *mauvaises intentions* qu'on pourrait avoir sur eux, qu'alors leur santé en souffrirait et que cela les porterait à se *réveiller* sur-le-champ. Malgré tout, Puységur conserve des inquiétudes sur l'abus qu'on pourra faire « de la *découverte* la plus bienfaisante qui existe [2] ».

19. Quoi qu'il en soit, soixante-deux guérisons furent opérées à Busancy, pendant les mois de mai et juin 1784. Dix cas de somnambulisme avaient été observés. Le traitement n'avait guère duré que six semaines. Trois cents autres malades s'étaient inscrits; mais, M. de Puységur étant obligé d'aller rejoindre son régiment à Strasbourg, le traitement de Busancy fut interrompu à la fin de juin [3].

[1] C'est-à-dire en somnambulisme provoqué.
[2] *Op. cit.*, p. 29.
[3] Louis Figuier, *Histoire du merveilleux dans les temps modernes*, t. III, p. 261, 3e éd., 1881.

20. La nouvelle doctrine se répandit dans les provinces, où elle excita un vif engouement. Des sociétés de magnétisme se formèrent sous le titre de *Sociétés de l'harmonie* sur différents points de la France ; Puységur contribua plus particulièrement à établir celles de Strasbourg, de Metz et de Nancy. La Société de Strasbourg, composée de plus de cent cinquante membres, publia pendant quelques années le résultat de ses travaux.

21. Toutefois, à Paris, l'enthousiasme qu'avait d'abord excité Mesmer dans une grande partie de la population était tombé ; la diffusion dans les provinces de la découverte de Puységur y passa presque inaperçue, Paris, comme l'a dit M. Bersot, ne s'occupant pas de la même chose deux fois de suite. Puis, la Révolution approchait, avec ses préoccupations d'un autre genre. Beaumarchais et Mirabeau firent oublier Mesmer [1].

22. En 1813, Deleuze [2] publie une *Histoire critique du magnétisme animal*.

D'après le témoignage, qui ne paraîtra pas suspect, de M. Bersot, « c'était une bonne fortune pour une doc-
« trine assez mal famée, de rencontrer un défenseur
« honorable, savant, judicieux, modéré dans ses opi-
« nions, un de ces patrons qui donnent aux timides le
« courage de confesser leur croyance [3] ». Deleuze, partisan du fluide magnétique, posait comme nécessaires

---

[1] Ernest Bersot, *Mesmer et le magnétisme animal*, 1879, 3ᵉ éd. p. 44.

[2] Deleuze, *Histoire critique du magnétisme animal*, 2ᵉ édition. Paris, 1819, Belin-Leprieur, libraire.

[3] Bersot, *op. cit.*, p. 47.

trois conditions : « Ainsi, la première condition pour
« magnétiser c'est la volonté ; la seconde c'est la con-
« fiance que celui qui magnétise a en ses forces ; la
« troisième, c'est la bienveillance ou le désir de faire du
« bien. Une de ces qualités peut suppléer aux autres
« jusqu'à un certain point, mais pour que l'action du
« magnétisme soit à la fois énergique et salutaire, il
« faut que les trois conditions soient réunies [1]. »

23. Au commencement de la Restauration, parut à Paris un personnage singulier, l'abbé Faria, prêtre portugais, qui donna des séances publiques de magnétisme, mais dont les théories étaient fort éloignées de celles de Mesmer. Pour lui, il n'y avait point de fluide magnétique, point d'influence vitale d'essence inconnue passant du magnétiseur au magnétisé. Seulement, dans certaines conditions données, on peut produire un état de somnambulisme artificiel, qui diffère peu ou point du sommeil ordinaire; la cause des modifications qui se produisent alors dans l'organisme réside tout entière dans le cerveau du sujet lui-même et l'opérateur ne jouit d'aucune propriété, magnétique ou autre, qui lui soit particulière.

24. Voici ce que dit de l'abbé Faria, M. le général Noizet dans une lettre adressée à M. Jules Claretie, qui depuis est devenu Administrateur général du Théâtre-Français et membre de l'Académie française [2].

[1] Deleuze, *Instruction pratique sur le magnétisme animal*, in-8°. Paris, 1825, p. 11.
[2] Jules Claretie, *La vie à Paris,* dans le *Temps,* n° du 11 juillet 1884.

« En 1814, sortant, à la paix, des prisons de Hongrie, de Szegedin, j'entendis parler à Paris de séances de somnambulisme que tenait l'abbé Faria, rue de Clichy, dans un bâtiment dépendant de l'ancien jardin de Tivoli. Je m'y rendis, moins par curiosité du spectacle qu'avec le désir d'acquérir quelque notion précise sur ce que j'avais entendu dire du magnétisme animal. Je vis là un grand et beau vieillard, les cheveux noirs à moitié grisonnants, le teint bronzé, la figure allongée, le nez busqué, les yeux grands et saillants : une espèce de belle tête de cheval, comme je me le dis alors. J'appris qu'il était Indien portugais, prêtre à Goa. Il y avait chez lui nombreuse, belle et aristocratique société, plusieurs jeunes officiers de cavalerie, et, en tout, cinquante à soixante personnes ayant chacune fait, en entrant, une offrande de trois francs.

« La séance commençait par une lecture monotone et embarrassée d'un manuscrit dans lequel l'auteur donnait l'explication de son système. Il y insistait sur ce point que, dans tous les faits qu'il produisait, rien ne venait de lui-même, mais dépendait uniquement du sujet sur lequel il opérait et dont la conviction était le seul principe de tous les effets obtenus. Il repoussait aussi avec force l'idée que l'action du *démon* fût pour quelque chose dans les phénomènes qui se produisaient, et n'admettait pas davantage l'intervention d'un fluide magnétique quelconque.

« Enfin, après une demi-heure d'impatiente attente de l'auditoire, les expériences commençaient. Il y avait auprès de lui une espèce de gouvernante et deux ou trois personnes habituées sur lesquelles il produisait le somnambulisme par le seul fait de son commandement. Puis il s'adressait au public et choisissait trois, quatre, cinq ou un plus grand nombre de personnes sur lesquelles il essayait d'obtenir des phénomènes analogues. Il les faisait asseoir commodément, leur disait de penser au sommeil, de le regarder ; il fixait lui-même de loin ses grands yeux sur eux, leur montrait le revers élevé de sa main, avançait de quelques pas, puis abaissait brusquement le bras devant eux en leur ordonnant avec autorité de dormir. Quelquefois, mais rarement, il marchait jusque vers eux, et, leur appuyant le doigt sur le front, il répétait le commandement : *Dormez !*

« Trois fois au moins sur cinq je l'ai vu réussir ainsi au bout de moins d'une minute. Je me suis moi-même soumis à son action ; mais il n'est parvenu qu'à me paralyser les paupières, en m'empêchant d'ouvrir les yeux, jusqu'à ce qu'il m'eût ordonné de voir de nouveau.

« Je conduisis chez lui un jeune étudiant en droit, assez malingre, qui s'endormit au premier coup d'essai, qui causa comme le font tous les somnambules, mais qui fut si honteux à son réveil, qu'il ne voulut plus retourner chez l'abbé et qu'il refusa même de se soumettre à quelques essais de ma part. Il demeurait avec l'un de mes parents qui faisait lui-même son droit et j'en profitai pour m'assurer, pendant son sommeil ordinaire, après lui avoir pendant quelque temps posé la main sur le front, qu'il était en effet somnambule naturel, bien qu'il ne se levât pas la nuit.

« Après avoir assisté à une dizaine de séances de l'abbé Faria, je reçus un ordre de service du ministre de la guerre et je me rendis à Boulogne, d'où je partis huit mois après pour la campagne de Waterloo. L'armée ayant été licenciée, je restai cinq mois en 1815 à Paris, attendant le jugement qu'on disait devoir être porté contre nous. Car j'étais un « brigand de la Loire », comme on nous appelait alors. Pendant ce loisir, j'eus l'idée d'aller revoir le pauvre abbé dont j'avais appris la triste aventure... »

25. « J'interromps ici la lettre de M. le général Noizet dit M. Jules Claretie, pour dire quelle était l'aventure dont l'abbé Faria venait d'être la victime. Un comédien de Paris s'était amusé, rue de Clichy, à simuler, devant le public d'une de ces séances, le sommeil magnétique. Au commandement de Faria : *Dormez !* il s'était endormi ou plutôt il avait feint de s'endormir ; tout à coup, se levant et riant beaucoup : « Eh bien ! monsieur l'abbé, si vous magnétisez les gens comme vous m'avez magnétisé, moi, vous ne faites pas dormir grand monde. Je me suis moqué de vous ! » Les assistants de rire alors ; l'affaire de s'ébruiter bien vite et le pauvre abbé de passer, du jour au lendemain, pour un fourbe, un charlatan, un imposteur, un saltimbanque. Et de ce savant homme, plein de foi, il ne fut plus question que dans le *Comte de Monte-Cristo.*

26. « Faria me reçut, continue M. le général Noizet avec grande joie, et fit tant, qu'il me décida à relire avec lui le manuscrit de son ouvrage, afin d'y corriger quelques irrégularités de style que sa qualité d'étranger n'avait pu manquer d'y laisser introduire. Je commençai donc ce laborieux travail, sans contredire aucune de ses idées théoriques, et en ne m'occupant que des phrases. Mais je trouvai un homme si entêté, que je regrettai bientôt ma trop facile condescendance. Enfin je

repris mon rang dans l'armée ; je reçus de nouveaux ordres du ministre ; je partis et ne revis plus l'abbé, qui mourut oublié quelques années plus tard. Ce que je puis ajouter c'est que je fus intimement convaincu de la bonne foi du pauvre Faria, de la réalité des effets qu'il obtenait, de la justesse d'une grande partie de sa doctrine, tout en croyant que son aspect physique, le jeu de sa physionomie et sa propre assurance étaient pour quelque chose dans l'éveil de la conviction des sujets sur lesquels il opérait. »

27. Le livre de l'abbé Faria a paru sous ce titre : *De la cause du sommeil lucide ou étude de la nature de l'homme*, Paris, 1819. Le tome premier a seul été publié ; il est devenu extrêmement rare ; il m'a été impossible de me le procurer.

28. Après le second séjour qu'il fit à Paris en 1815, M. Noizet, alors jeune officier du génie fut envoyé à Stenay, petite ville du département de la Meuse, où se trouvait en garnison le régiment de dragons prussiens de Brandebourg. Le hasard lui fit rencontrer, dans une maison de campagne, un officier allemand, neveu d'un savant fort connu et fort estimé en France. Comme ce dernier racontait qu'il avait été magnétisé à Berlin, on pressa M. Noizet de faire sur lui quelques expériences ; l'étranger s'y prêta également de bonne grâce et, en quelques minutes, l'élève de l'abbé Faria en fit un somnambule, en suivant la méthode qu'il avait vu pratiquer par son maître[1].

---

[1] GÉNÉRAL NOIZET, *Mémoire sur le somnambulisme et le magnétisme animal*, adressé en 1820 à l'Académie royale de Berlin et publié en 1854, 1 v. in-8°. Plon frères, imprimeurs de l'empereur.

Cette première expérience ne présenta rien de bien remarquable, en dehors du fait même de la production du sommeil et d'une conversation suivie dans cet état. Mais M. Noizet profita de son succès pour en faire un grand nombre d'autres, en tête à tête, pendant plusieurs mois, sur le même officier, en bravant les quolibets des incrédules, qui ne manquaient pas plus à Stenay qu'ailleurs. L'officier prussien partit bientôt pour Berlin et l'on n'entendit plus parler de lui.

29. Sauf dans sa correspondance avec quelques amis, qu'il chercha en vain à convertir, M. Noizet ne s'occupa plus de magnétisme jusqu'en 1819. Se trouvant alors de nouveau à Paris, il y vit l'annonce d'un cours public sur le magnétisme que devait faire le Dr Bertrand, ancien élève de l'école polytechnique [1]. Il suivit ce cours qui l'intéressa vivement, quoique ses idées fussent fort éloignées de celles qui y étaient professées. Le conférencier attribuait tous les faits observés aux propriétés d'un fluide magnétique fort problématique « et moi, dit « M. Noizet, disciple de Faria, je ne reconnaissais de « puissance que celle de la conviction de la personne « même qui ressentait ces effets ».

M. Noizet se lia avec le Dr Bertrand, lui emprunta quelques-unes de ses idées et finit par le convertir aux siennes, « mais trop peut-être, ajoute-t-il, en ce sens « qu'il rejeta le peu même que j'avais pris de son sys- « tème ».

---

[1] Le Dr Alexandre Bertrand était le père de M. Joseph Bertrand, aujourd'hui secrétaire perpétuel de l'Académie des Sciences et de M. A. Bertrand, membre de l'Institut, conservateur du musée de Saint-Germain.

30. En 1818, les journaux avaient annoncé l'ouverture d'un concours devant l'Académie de Berlin sur la question du magnétisme animal ; le Dr Bertrand et M. Noizet résolurent d'y prendre part, en rédigeant, chacun de son côté, un mémoire sur le sujet proposé. Les deux mémoires furent placés fraternellement dans une même caisse et adressés au secrétaire de l'Académie de Berlin. Malheureusement ils arrivèrent après l'époque fixée pour la clôture du concours, époque que les journaux français n'avaient pas indiquée exactement. Les deux amis, en reconnaissant qu'ils n'avaient plus le droit de prendre part au concours, prièrent néanmoins l'Académie de Berlin d'examiner leur travail, sans en faire la comparaison avec celui des véritables concurrents. Pour toute réponse, ils reçurent la caisse qui renfermait les deux mémoires présentés tardivement.

31. M. le Dr Bertrand en appela au public français du dédain des savants berlinois ; il livra ses idées à l'impression sous le titre de *Traité du somnambulisme, et des différentes modifications qu'il présente ;* l'ouvrage parut en 1823 ; il est écrit avec beaucoup de prudence, de sagesse, de tact et de modération. On peut ne pas partager toutes les opinions de l'auteur — et nous aurons plus d'une fois à nous en occuper dans la suite — mais c'est une œuvre pleine de science, de courage et de conscience scientifique.

32. Quant à M. Noizet, dont la profession n'avait aucun rapport avec les études sur le magnétisme, il se borna à communiquer son mémoire à quelques amis, sans renoncer cependant à le publier un jour, s'il trouvait les circonstances favorables pour le faire.

Depuis sa rédaction, il ne s'occupa plus d'une manière suivie de magnétisme animal; de 1820 à 1821 seulement, il assista à quelques expériences à l'hôpital de la Salpêtrière; puis il vit quelques-unes des nombreuses somnambules qui donnaient à Paris des consultations. Toutefois, dit-il, il ne cessa de réfléchir sur cette intéressante matière; il recueillit çà et là quelques faits bien avérés et ne trouva rien qui contrariât ses premières idées. C'est seulement en 1854 qu'il publia son *Mémoire sur le somnambulisme*, tel à peu près qu'il l'avait rédigé pour le concours de 1820. Il se borna à faire de légères corrections au texte et à y ajouter un petit nombre de notes. C'est un ouvrage d'une haute valeur et qui sera médité avec profit pour tous ceux qui s'intéressent aux questions si variées et si nombreuses qui se rattachent au somnambulisme et à la suggestion. Le général Noizet est décédé il y a deux ou trois ans à Charleville, où il s'était retiré; il y est mort entouré de l'estime et de la vénération de tous ceux qui l'ont connu.

33. En 1820, des expériences de magnétisme furent faites par le baron du Potet, à l'Hôtel-Dieu de Paris, en présence de M. le Dr Huson, à la demande d'un certain nombre de jeunes médecins, qui suivaient le cours de l'éminent professeur. Les procès-verbaux de ces expériences ont été insérés par le Dr Foissac, dans l'ouvrage qu'il a donné, en 1833, sous ce titre : *Rapports et discussions de l'Académie royale de médecine sur le magnétisme animal*, recueillis par un sténographe[1].

34. Des expériences analogues furent faites en 1821 par M. Robouam, sur quelques malades des salles Sainte-

---

[1] Foissac, p. 272 et suiv. Paris, 1833, J.-B. Baillière, éditeur.

Madeleine et Sainte-Agnès, dont M. le Dʳ Récamier faisait en ce moment le service. Deux malades que M. le Dʳ Récamier avait menacés de se voir appliquer des moxas s'ils se laissaient endormir, furent néanmoins mis en somnambulisme ; selon la menace qu'il leur en avait faite, le médecin en chef appliqua lui-même les moxas, l'un au nommé Starin, à la partie antérieure un peu externe et supérieure de la cuisse droite, l'autre à la nommée Leroy (Lise), sur la région épigastrique ; il en résulta de fortes escarres ; les malades ne donnèrent pas la plus légère marque de sensibilité, soit par cris, mouvements ou variations du pouls ; ils ne sentirent les douleurs résultant de l'application des moxas que lorsqu'on les eut fait sortir du sommeil magnétique. Après cette opération, M. Robouam se tournant vers M. Récamier lui demanda s'il était convaincu. *Non*, répondit celui-ci, *mais je suis ébranlé*[1]. Les moxas étaient composés d'un morceau d'agaric épais, ayant dix lignes en tous sens ; ils avaient produit une *brûlure qui intéressait presque toute l'épaisseur de la peau*, et, par conséquent, dit le procès-verbal, ils avaient été consumés dans leur totalité.

35. Quelques années plus tard, les phénomènes du magnétisme et du somnambulisme devaient être l'objet d'un examen plus approfondi. Voici dans quelles circonstances il se produisit.

Un jeune médecin, resté longtemps absolument incrédule et qui s'était souvent égayé sur le compte du magnétisme, finit par reconnaître, après, quelques expériences personnelles, que tout n'était pas pourtant, en

---

[1] Foissac, p. 272 et suiv. Paris, 1833, J.-B. Baillière, éditeur.

cette matière, chimère ou charlatanisme. Il en parla à quelques membres de l'*Académie de médecine*; il fut surpris de les trouver aussi convaincus qu'il l'était devenu lui-même; ils pensaient que l'Académie devait se livrer à un nouvel examen du magnétisme, mais la proposition, lui dirent-ils, devait venir d'un médecin étranger à l'Académie.

Aussitôt M. Foissac fit imprimer un mémoire sur le
« magnétisme, dont il adressa plusieurs exemplaires à
« l'*Académie des sciences* et à l'*Académie de médecine*.
« Dans ce mémoire, il démontrait la nécessité d'un nouvel
« examen et offrait les somnambules qu'il avait à sa dis-
« position, pour que des commissaires pussent constater,
« aussi souvent qu'ils le désireraient, leurs surprenantes
« facultés. »

L'*Académie de médecine* ne lui ayant fait aucune réponse, le Dr Foissac insista de nouveau près d'elle par une lettre en date du 11 octobre 1825; il faisait remarquer que quarante ans s'étaient écoulés depuis le rapport défavorable fait, en 1784, par les commissaires de la *Société royale de médecine*; que même un des membres de la commission, M. de Jussieu, s'était séparé de la majorité et avait fait un rapport contradictoire; que, depuis malgré la réprobation dont il avait été frappé, le magnétisme avait donné lieu à de nouvelles recherches, à des observations multipliées; que des membres de l'Aca-

---

[1] FOISSAC, *op. cit.*, p. 280. On peut aussi consulter avec intérêt dans cet ouvrage les deux notes VIIe et VIIIe sur Georget[1] et ses expériences de la Salpêtrière et sur Rostan, auteur de l'article *Magnétisme du Dictionnaire de médecine*, publié en dix-huit volumes en 1835. V. p. 283 et 290.

[1] Dans sa *Physiologie du système nerveux*, GEORGET a consacré un chapitre à l'exposition sommaire des phénomènes du somnambulisme.

démie actuelle de médecine s'en étaient occupés spécialement, etc. Il concluait, en définitive, à la nécessité d'un nouvel examen, offrant de mettre une somnambule à la disposition des commissaires qui pourraient être nommés, afin qu'ils pussent faire sur elle les expériences qu'ils jugeraient convenables.

36. A la lecture de cette lettre, M. Marc exprima l'opinion qu'il y avait lieu de déférer au désir exprimé par M. Foissac. M. Renauldin repoussa la proposition de M. Marc : « Nous ne devons pas, dit-il, nous occuper de « *bêtises;* le magnétisme animal est mort et enterré « depuis longtemps, et ce n'est pas à l'Académie à l'exhu- « mer [1]. »
Cette assertion ayant excité des réclamations dans l'assemblée, le président, M. Double, fit observer que l'Académie n'était pas préparée à la proposition qu'on venait de lui faire, et qu'il serait peut-être à propos de nommer seulement une commission chargée de faire un rapport sur la question de savoir *s'il convenait que l'Académie s'occupât du magnétisme animal.* Cette proposition fut adoptée, et le président désigna MM. Adelon, Pariset, Marc, Husson et Burdin aîné pour faire partie de la commision.

37. Le 13 décembre 1825, la commission, par l'organe de M. Husson, présenta à l'*Académie de médecine* son rapport sur la question qu'elle avait été chargée d'examiner.
Le rapporteur examinait d'abord la fin de non-rece-

[1] Foissac, *op. cit.*, p. 10.

voir qu'on prétendait tirer de l'examen fait, en 1784, par les commissaires de la *Société royale de médecine*. Quand bien même, disait-il, les travaux modernes ne seraient que la répétition de ceux qui avaient été une première fois jugés par les corps savants, un nouvel examen pourrait cependant être encore utile, parce que, en matière de connaissances médicales, on peut citer bien des cas dans lesquels les doctrines ont subi les plus profonds changements. « On ne peut ouvrir les livres de la méde-
« cine sans être frappé, non seulement de la diversité des
« opinions qui se sont partagé son domaine, mais en-
« core du peu de solidité de ces jugements, qu'on croyait
« inattaquables à l'instant où on les portait, et que des
« jugements nouveaux sont venus réformer. »

38. Ainsi on a successivement déclaré la circulation du sang impossible, et cependant le sang circule ; considéré comme un crime l'inoculation de la petite vérole, et cependant la vaccine a fait de rapides progrès, proclamé les anciennes et énormes perruques plus salubres que la chevelure naturelle, etc. Un arrêt du Parlement, sollicité par la Faculté de médecine de Paris, avait, à une certaine époque, défendu l'usage de l'émétique, et quelques années après, Louis XIV étant tombé malade et ayant dû sa guérison à ce médicament, l'arrêt du Parlement fut révoqué, par suite d'un décret de la même Faculté, et l'émétique replacé au rang qu'il tient encore dans la matière médicale, etc.

Plus loin, le rapporteur fait remarquer combien le magnétisme diffère en 1825 de ce qu'il était en 1784, au moment où les commissaires du roi, dont il critique d'ailleurs avec raison les procédés peu scientifiques, examinèrent les doctrines nouvelles, non en s'adressant à Mesmer lui-même, mais seulement à l'un de ses disciples le Dr Deslon. Un fait nouveau et considérable s'est produit, dont Mesmer n'avait pas parlé, c'est le somnambulisme artificiel découvert par Puységur, et dont les expériences les plus sérieuses ont prouvé la réalité : puis le temps du fameux *baquet* et des *crises*, considérées comme devant amener la guérison d'une foule de maladies, est passé pour toujours ; même les magnétiseurs ont abandonné presque tous la théorie du fluide universellement répandu dans la nature et soumettant les corps animés à l'influence des planètes, etc., etc.

En résumé, la commission concluait à l'adoption de la proposition de M. Foissac ; le rapport était signé : Adelon, Pariset, Marc, Burdin aîné, Husson rapporteur[1].

39. Le rapport de la commission souleva une violente opposition dans le sein de l'Académie ; dans les séances des 10 et 24 janvier 1826, ses conclusions furent vivement combattues. M. Desgenettes affirma, entre autres choses que le magnétisme animal était une pure jonglerie ; suivant lui, le *rapport a porté le trouble dans la tête de la génération naissante...*, il ne restera plus bientôt qu'à suspendre les cours et à fermer les écoles, en attendant qu'on les démolisse[2]. Quant à M. Double, il déclare que les magnétiseurs doivent être partagés en deux classes, les *dupes* et les *fripons*[3]. A ces aménités, d'au-

---

[1] Foissac, *op. cit.*, p. 12 à 36.
[2] *Ibidem*, p. 37.
[3] P. 42.

tres orateurs opposèrent un langage vraiment scientifique : « Devait-on raisonnablement, demandait Orfila, traiter Franklin de jongleur, lorsqu'il annonçait qu'avec une pointe de métal, il se rendrait maître de la foudre[1] ? »

40. Husson présenta ensuite la réponse qu'il avait été chargé par la commission de faire aux objections et aux critiques dirigées contre ses propositions. Il le fit avec beaucoup de prudence, de sagesse et de modération et n'injuria personne.

Nous ne voulons, en ce moment, retenir de sa réponse que le passage ci-après, qui se rattache plus directement à l'objet de notre étude :

Après avoir fait ressortir la contradiction dans laquelle tombent souvent les adversaires du magnétisme en le représentant à la fois comme inexistant et comme dangereux, Husson ajoute :

« On vous a parlé des dangers moraux du magnétisme on vous a lu l'article très remarquable du *Nouveau dictionnaire de médecine*. M. Récamier vous a cité des faits qui prouvent que, pendant la somnolence magnétique, des libertins avaient fait un criminel abus de l'engourdissement des sens des jeunes femmes magnétisées ; et il vous a peut-être justement effrayés sur les dangers qui résultent du pouvoir absolu qu'exerce le magnétiseur sur les magnétisés, pouvoir qui, selon le même observateur, peut mettre entièrement à sa disposition ses mouvements, sa volonté, par conséquent sa fortune, son honneur et sa vie. Cette seule considération, a-t-on dit, doit suffire pour frapper le magnétisme de réprobation,

---

[1] Foissac, *op. cit.*, p. 40.

comme étant un sujet d'alarme pour la morale publique par conséquent comme un sujet indigne d'examen.

« Nous répondons à cette objection par ce dilemme. Ou le fait est faux, et alors il est utile de s'en assurer pour le dénoncer à l'opinion publique, avec toute l'autorité que vous donne votre caractère; il est même urgent que vous l'examiniez, pour faire cesser le scandale qui peut résulter du crédit d'une telle opinion. Ou le fait est vrai, et dans ce cas, sans rien préjuger sur les dangers qui en résulteraient pour la morale, ni sur les moyens à prendre pour parer à ces dangers, qui osera nous dire que ce fait n'est pas digne d'un sérieux examen, qu'il n'est pas un des plus étonnants que puisse présenter l'étude de l'économie humaine et qu'il n'est pas de nature à fixer l'attention des médecins et des physiologistes. Donc on ne peut se refuser à son examen [1]. »

41. Les conclusions de la commission, mises aux voix, furent adoptées par 35 voix sur 60 votants. L'Académie de médecine décidait ainsi qu'elle nommerait une commission permanente pour se livrer à l'étude et à l'examen du magnétisme animal.

42. Dans la séance du 28 février 1826, l'Académie procéda à la formation de la commission du magnétisme. En furent nommés membres : MM. Leroux, Bourdois de la Mothe, Double, Magendie, Guersent, Laennec, Thillaye, Marc, Itard, Fouquier et Guéneau de Mussy; le 13 juin suivant, M. Husson fut désigné pour siéger dans la

[1] Foissac, *op. cit.*, p. 83.

commission, en remplacement de Laennec, que l'état de sa santé força de donner sa démission et de quitter Paris.

43. Il s'éleva d'abord quelques difficultés entre M. Froissac et certains membres de la commission. Les premières expériences furent faites dans le local même de l'*Académie de médecine*, publiquement et en présence d'une centaine de membres, que la nouveauté du spectacle avait attirés ; le Dr Foissac se plaignit qu'un des membres de la commission eût répandu dans le public le bruit que les expériences faites devant elle, le 18 et le 21 avril, étaient de la *pure jonglerie* et, qu'à cet égard l'opinion de la commission avait été *unanime*. Pourtant, l'on parvint à s'entendre pour faire des expériences sur les épileptiques de la Salpêtrière, M. Foissac promettant de rendre les membres de la commission témoins, dans l'espace de deux mois, de tous les faits physiologiques et thérapeutiques dont il était fait mention dans les ouvrages publiés sur le magnétisme. Mais alors intervint le conseil général des hospices ; il déclara qu'il ne pouvait consentir à ce qu'il fût fait, dans les établissements confiés à sa surveillance des expériences sur un traitement *qui donne lieu depuis longtemps à des débats entre les hommes les plus instruits* [1]. La raison était assurément singulière, mais l'on ne put obtenir la modification de la décision prise.

44. Les membres de la commission, ne pouvant continuer en commun leurs expériences, se bornèrent à des observations particulières ; dix-huit mois s'écoulèrent ainsi ;

---

[1] Foissac, *op. cit.*, p. 113.

enfin M. Husson fut désigné par ses collègues pour rédiger le rapport dont les bases avaient été arrêtées en commun. Divers changements que subit l'Académie de médecine dans son organisation intérieure[1], et plus tard les événements politiques de 1830, firent différer jusqu'à l'année suivante la communication de ce rapport; enfin dans les séances des 21 et 28 juin 1831, M. Husson en fit la lecture en présence d'un nombreux auditoire[2].

Ce rapport constitue un événement très important dans l'histoire du magnétisme animal; il a été reproduit intégralement dans l'ouvrage déjà cité de M. Foissac[3]; il est signé par MM. Bourdois de la Mothe, président, Fouquier, Guéneau de Mussy, Guersent, Itard, J.-J. Leroux, Marc, Thillaye et Husson rapporteur. MM. Double et Magendie n'ayant point assisté aux expériences, n'ont pas cru devoir signer le rapport.

45. Voici les conclusions auxquelles s'est arrêtée la commission :

CONCLUSIONS

« 1. Le contact des pouces ou des mains, les frictions ou certains gestes que l'on fait à peu de distance du corps et appelés *passes*, sont les moyens employés pour se mettre en rapport, ou en d'autres termes, pour transmettre l'action du magnétiseur au magnétisé.

---

[1] Ordonnance royale du 18 octobre 1829.
[2] FOISSAC, *op. cit.*, p. 114.
[3] FOISSAC, *Rapports et discussions de l'Académie de médecine sur le magnétisme animal*, p. 115 à 210.

« 2. Les moyens qui sont extérieurs et visibles ne sont pas toujours nécessaires, puisque, dans plusieurs occasions, la volonté, la fixité du regard, ont suffi pour produire les phénomènes magnétiques, même à l'insu des magnétisés.

« 3. Le magnétisme a agi sur des personnes de sexe et d'âge différents.

« 4. Le temps nécessaire pour transmettre et faire éprouver l'action magnétique, a varié depuis une demi-heure jusqu'à une minute.

« 5. Le magnétisme n'agit pas en général sur les personnes bien portantes.

« 6. Il n'agit pas non plus sur tous les malades.

« 7. Il se déclare quelquefois, pendant qu'on magnétise, des effets insignifiants et fugaces que nous n'attribuons pas au magnétisme seul, tels qu'un peu d'oppression, de chaleur ou de froid, et quelques autres phénomènes nerveux dont on peut se rendre compte sans l'intervention d'un agent particulier, savoir : par l'espérance ou la crainte, la prévention et l'attente d'une chose inconnue et nouvelle, l'ennui qui résulte de la monotonie des gestes, le silence et le repos observés dans les expériences, enfin par l'imagination, qui exerce un si grand empire sur certains esprits et sur certaines organisations.

« 8. Un certain nombre des effets observés nous ont paru dépendre du magnétisme seul, et ne se sont pas reproduits sans lui. Ce sont des phénomènes physiologiques et thérapeutiques bien constatés.

« 9. Les effets réels produits par le magnétisme sont très variés : il agite les uns, calme les autres; le plus ordinairement il cause l'accélération momentanée de la respiration et de la circulation, des mouvements convulsifs fibrillaires passagers ressemblant à des secousses électriques, un engourdissement plus ou moins profond, de l'assoupissement, de la somnolence et, dans un petit nombre de cas, ce que les magnétiseurs appellent *somnambulisme*.

« 10. L'existence d'un caractère unique propre à faire reconnaître, dans tous les cas la réalité de l'état de somnambulisme n'a pas été constatée.

« 11. Cependant, on peut conclure avec certitude que cet état existe, quand il donne lieu au développement des facultés nouvelles qui ont été désignées sous les noms de *clairvoyance*, d'*intuition*, de *prévision intérieure*, ou qu'il produit de grands changements dans l'état physiologique comme l'*insensibilité*, un accroissement subit et considérable de forces, et quand cet effet ne peut être rapporté à une autre cause.

« 12. Comme parmi les effets attribués au somnambulisme il en est qui peuvent être simulés, le somnambulisme lui-même peut quelquefois être simulé, et fournir au charlatanisme des moyens de déception.

Aussi, dans l'observation de ces phénomènes, qui ne se présentent encore que comme des faits isolés qu'on ne peut rattacher à aucune théorie, ce n'est que par l'examen le plus attentif, les précautions les plus sévères, et par des épreuves nombreuses et variées qu'on peut échapper à l'illusion.

« 13. Le sommeil provoqué avec plus ou moins de promptitude, et établi à un degré plus ou moins profond, est un effet réel mais non constant du magnétisme.

« 14. Il nous est démontré qu'il a été provoqué dans des circonstances où les magnétisés n'ont pu voir et ont ignoré les moyens employés pour le déterminer.

« 15. Lorsqu'on a fait tomber une fois une personne dans le sommeil magnétique, on n'a pas besoin de recourir au contact et aux passes pour la magnétiser de nouveau. Le regard du magnétiseur, sa volonté seule, ont sur elle la même influence. Dans ce cas, on peut non seulement agir sur le magnétisé, mais encore le mettre complètement en somnambulisme, et l'en faire sortir à son insu, hors de sa vue, à une certaine distance, et au travers des portes fermées.

« 16. Il s'opère ordinairement des changements plus ou moins remarquables dans les perceptions et les facultés des individus qui tombent en somnambulisme, par l'effet du magnétisme.

a. Quelques-uns, au milieu du bruit de conversations confuses, n'entendent que la voix de leur magnétiseur; plusieurs répondent d'une manière précise aux questions que celui-ci, ou que les personnes avec lesquelles on les a mis en rapport, leur adressent ; d'autres entretiennent des conversations avec toutes les personnes qui les entourent : toutefois, il est rare qu'ils entendent ce qui se passe autour d'eux. La plupart du temps, ils sont complètement étrangers au bruit extérieur et inopiné fait à leurs oreilles, tel que le retentissement de vases de cuivre vivement frappés près d'eux, la chute d'un meuble, etc.

« *b*. Les yeux sont fermés, les paupières cèdent difficilement aux efforts qu'on fait avec la main pour les ouvrir ; cette opération qui n'est pas sans douleur, laisse voir le globe de l'œil convulsé, et porté vers le haut et quelquefois vers le bas de l'orbite.

« *c*. Quelquefois, l'odorat est comme anéanti. On peut leur faire respirer l'acide muriatique ou l'ammoniaque, sans qu'ils en soient incommodés, sans même qu'ils s'en doutent. Le contraire a lieu dans certains cas, et ils sont sensibles aux odeurs.

« *d*. La plupart des somnambules que nous avons vus étaient complètement insensibles. On a pu leur chatouiller les pieds, les narines et l'angle des yeux par l'approche d'une plume, leur pincer la peau de manière à l'ecchymoser, la piquer sous l'ongle avec des épingles enfoncées à l'improviste à une assez grande profondeur, sans qu'ils aient témoigné de la douleur, sans qu'ils s'en soient aperçus. Enfin, on en a vu une qui a été insensible à une des opérations les plus douloureuses de la chirurgie, et dont ni la figure, ni le pouls, ni la respiration n'ont pas dénoté la plus légère émotion.

« 17. Le magnétisme a la même intensité, il est aussi promptement ressenti à une distance de six pieds que de six pouces, et les phénomènes qu'il développe sont les mêmes dans les deux cas.

« 18. L'action à distance ne paraît pouvoir s'exercer avec succès que sur des individus qui ont été déjà soumis au magnétisme.

« 19. Nous n'avons pas vu qu'une personne magnétisée pour la première fois tombât en somnambulisme. Ce n'a été quelquefois qu'à la huitième ou dixième séance que le somnambulisme s'est déclaré.

« 20. Nous avons constamment vu le sommeil ordinaire, qui est le repos des organes des sens, des facultés intellectuelles et des mouvements volontaires, précéder et terminer l'état de somnambulisme.

« 21. Pendant qu'ils sont en somnambulisme, les magnétisés que nous avons observés conservent l'exercice des facultés qu'ils ont pendant la veille. Leur mémoire même paraît plus fidèle et plus étendue, puisqu'ils se souviennent de ce qui s'est passé pendant tout le temps et toutes les fois qu'ils ont été en somnambulisme.

« 22. A leur réveil, ils disent avoir oublié totalement toutes les circonstances de l'état de somnambulisme, et ne s'en ressouvenir jamais. Nous ne pouvons avoir à cet égard d'autre garantie que leurs déclarations.

« 23. Les forces musculaires des somnambules sont quelquefois engourdies et paralysées. D'autres fois les mouvements ne sont que gênés, et les somnambules marchent ou chancèlent à la manière des hommes ivres, et sans éviter, quelquefois aussi en évitant les obstacles qu'ils rencontrent sur leur passage. Il y a des somnambules qui conservent intact l'exercice de leurs mouvements; on en voit même qui sont plus forts et plus agiles que dans l'état de veille.

« 24. Nous avons vu deux somnambules distinguer, les yeux fermés, les objets que l'on a placés devant eux; ils ont désigné, sans les toucher, la couleur et la valeur des cartes; ils ont lu des mots tracés à la main ou quelques lignes de livres que l'on a ouverts au hasard. Ce phénomène a eu lieu alors même qu'avec les doigts on fermait exactement l'ouverture des paupières.

« 25. Nous avons rencontré chez deux somnambules, la faculté de prévoir des actes de l'organisme plus ou moins éloignés, plus ou moins compliqués. L'un d'eux a annoncé, plusieurs jours, plusieurs mois d'avance, le jour, l'heure et la minute de l'invasion et du retour d'accès épileptiques; l'autre a indiqué l'époque de sa guérison. Leurs prévisions se sont réalisées avec une exactitude remarquable. Elles ne nous ont paru s'appliquer qu'à des actes ou des lésions de leur organisme.

« 26. Nous n'avons rencontré qu'une seule somnambule qui ait indiqué les symptômes de la maladie de trois personnes avec lesquelles on l'avait mise en rapport. Nous avions cependant fait des recherches sur un assez grand nombre.

« 27. Pour établir avec quelque justesse les rapports du magnétisme avec la thérapeutique, il faudrait en avoir observé les effets sur un grand nombre d'individus, et avoir fait longtemps et tous les jours des expériences sur les mêmes malades. Cela n'ayant pas eu lieu, la commission a dû se borner à dire ce qu'elle a vu dans un trop petit nombre de cas pour oser rien prononcer.

« 28. Quelques-uns des malades magnétisés n'ont ressenti aucun bien. D'autres ont éprouvé un soulagement plus ou moins marqué, savoir : l'un, la suspension de douleurs habituelles, l'autre le retour des forces; un troisième, un retard de plusieurs mois dans l'apparition des accès épileptiques, et un quatrième, la guérison complète d'une paralysie grave et ancienne.

« 29. Considéré comme agent de phénomènes physiologiques, ou comme moyen thérapeutique, le magnétisme devrait trouver sa place dans le cadre des connaissances médicales; et par conséquent les médecins seuls devraient en faire ou en surveiller l'emploi ainsi que cela se pratique dans les pays du Nord.

« 30. La commission n'a pu vérifier, parce qu'elle n'en a pas eu l'occasion, d'autres facultés que les magnétiseurs avaient annoncé exister chez les somnambules. Mais elle a recueilli et elle communique des faits assez importants pour qu'elle pense que l'*Académie devrait encourager les recherches sur le magnétisme*, comme une branche *très curieuse de psychologie et d'histoire naturelle.* »

46. Après la lecture du rapport présenté par M. Husson, au nom de la commission, M. Boisseau demanda qu'il fût lu une seconde fois à l'Académie. « Puisqu'on

« nous entretient de miracles, dit-il, nous ne pouvons
« trop bien connaître les faits, pour réfuter ces miracles. »
M. Husson s'excusa sur la longueur et la fatigue d'une
telle lecture, et annonça que le manuscrit serait déposé
sur le bureau, où chacun pourrait le consulter à loisir. Un autre membre ayant demandé l'impression,
M. Castel s'y opposa avec force, disant que si la plupart
des faits qu'on avait annoncés étaient réels, *ils détruiraient la moitié des connaissances physiologiques;* qu'il
serait donc dangereux de propager ces faits au moyen
de l'impression. La confusion et l'incertitude régnaient
dans l'assemblée, lorsque M. Roux proposa un terme
moyen, c'était de faire autographier le rapport ; cet avis
fut adopté.

Cette décision fut prise le 28 juin 1831 [1] ; elle ne fut
suivie d'aucune discussion des conclusions du rapport.
Ainsi se terminait l'enquête ouverte, le 11 octobre 1825,
par la lettre de M. Foissac à l'*Académie de médecine.*

47. Moins de six années s'étaient écoulées lorsque le
magnétisme frappa de nouveau à la porte de l'Académie
de médecine, mais pour y recevoir un accueil plus défavorable encore que celui qui lui avait été fait en 1831.

A la fin de l'année 1836, les journaux avaient parlé
d'une dent arrachée, sans douleur, à une personne endormie du sommeil magnétique. Le dentiste qui avait
fait cette petite opération, le Dr Oudet, étant membre de l'*Académie de médecine*, les adversaires du
magnétisme animal trouvèrent inconvenant qu'un mem-

---

[1] Et non le 28 juin 1830, comme on l'a imprimé par erreur ;
Foissac, *op. cit.*, p. 209.

bre de l'Académie eût prêté le secours de son art à un magnétiseur. « C'était, » dit avec raison M. Louis Figuier, « pousser bien loin l'intolérance scientifique[1]. » Sur une interpellation faite en séance le 24 janvier 1837, par Caparon, Oudet lut le récit de l'opération, rédigé par le magnétiseur Hamard. Une discussion très animée, mais qui ne paraissait pas devoir aboutir, s'engagea au sein de l'Académie ; Moreau finit par proposer que tous les membres de l'Académie se soumissent au magnétisme ; que s'il en était un seul sur qui le magnétisme produisît des effets, il était prêt à se rendre ; jusque-là il douterait[2].

48. A la séance suivante, communication fut donnée à la savante compagnie d'une lettre adressée au président, et par laquelle un jeune magnétiseur, nommé Berna, offrait de faire des expériences sur des personnes qu'il avait en ce moment à sa disposition. Cette proposition fut acceptée et une commission fut nommée pour constater les faits qui pourraient être produits par M. Berna, et en faire ensuite le rapport à l'Académie. Cette commission était composée de MM. Roux, Bouillaud, Hippolyte Cloquet, Emery, Pelletier, Caventou, Cornac, Oudet et Dubois (d'Amiens).

49. Six mois après, le 17 juillet 1837, l'Académie de médecine entendait la lecture du rapport de la commission. Le rapporteur, Dubois (d'Amiens), semblait avoir

---

[1] Louis Figuier, *Histoire du merveilleux*, 3e édition, t. III, p. 323. Paris, 1881.

[2] *Bulletin de l'Académie de médecine*, t. I.

pris en tout le contre-pied du travail si sage et si modéré de Husson, dont nous avons déjà parlé. Lui aussi paraissait considérer tous les magnétiseurs comme devant être rangés en deux classes, *dupes* ou *fripons*. De ce que les épreuves annoncées par Berna avaient pu échouer, au moins en partie, on n'était point autorisé à stigmatiser les théories magnétiques. Nous pouvons — aujourd'hui que la réalité du somnambulisme provoqué a été, pour tous les hommes compétents, mise hors de contestation, — nous pouvons nous faire une idée des préventions et du parti pris de Dubois (d'Amiens), quand nous le voyons dire dans les conclusions de son rapport :

« Il résulte d'abord de tous les faits et de tous les
« incidents dont nous avons été témoin que préalable-
« ment aucune épreuve spéciale ne nous a été donnée
» sur l'existence d'un état particulier, dit état de *som-*
« *nambulisme magnétique;* que c'est uniquement par
« voie *d'assertion* et non de démonstration que le ma-
« gnétiseur a procédé sous ce rapport en nous affirmant
« à chaque séance, et avant toute tentative d'expéri-
« mentation, que ses sujets étaient en état de somnam-
» bulisme. »

50. Les conclusions de la commission étaient si éloignées de celles qu'avait présentées Husson en 1831, que celui-ci devait être amené à combattre Dubois (d'Amiens), qui semblait s'être posé à son égard comme un adversaire personnel ; c'est ce qu'il fit en lisant dans la séance du 22 août 1837, une note intitulée : *Opinion de M. Husson sur le rapport de M. Dubois (d'Amiens) relatif au magnétisme animal.* Malgré cette intervention, l'Aca-

démie adopta, après discussion, les conclusions du rapport de Frédéric Dubois.

51. Enfin, un membre de l'Académie, Burdin aîné voulut en finir avec les prétentions des magnétiseurs sur un point spécial dont on avait fait souvent, bien à tort selon nous, la pierre angulaire de l'édifice magnétique; nous voulons parler de la faculté, pour certains somnambules, de lire à travers des corps opaques. Burdin proposa à l'Académie d'ouvrir dans ce but un concours entre les magnétiseurs, et offrit de prendre sur sa fortune personnelle un prix de 3,000 fr. qui serait accordé à celui des concurrents qui aurait satisfait aux conditions du concours proposé,

L'Académie de médecine y consentit. Une somme de 3,000 fr. fut promise à qui donnerait la preuve du *fait* qu'on peut lire sans le secours des yeux, de la lumière ou du toucher; les épreuves devaient être surveillées par une commission de sept membres pris uniquement dans le sein de l'Académie; le temps de ces épreuves fut limité à deux années, à moins que le prix n'eût été mérité plus tôt.

52. Il se trouva peu de concurrents pour relever le défi de l'Académie. Parmi eux, le plus fameux fut M. Pigeaire, docteur en médecine à Montpellier. Celui-ci, ayant suivi des séances de magnétisme données par Dupotet dans le chef-lieu de l'Hérault, fut frappé de quelques résultats dont il avait été témoin. Un soir, Mme Pigeaire eut la fantaisie de soumettre l'une de ses deux filles aux passes qu'elle avait vu pratiquer à Dupotet. En moins de dix minutes, la jeune Léonide était

dans un état complet de somnambulisme ; le même essai, tenté plusieurs fois, réussit toujours de la même manière.

M. Louis Figuier, à qui nous empruntons ces détails et ceux qui vont suivre [1], a connu personnellement M{}^{lle} Pigeaire, avec qui il avait joué étant enfant. Il a raconté avec beaucoup d'agrément les incidents auxquels la jeune Léonide fut bientôt mêlée, à cause de la qualité de somnambule lucide qui venait de se révéler en elle inopinément.

53. M. Pigeaire conduisit sa fille à Paris, en vue de la faire concourir pour le prix dont Burdin aîné avait fait les frais. Au lieu de s'adresser tout de suite à la commission nommée par l'Académie, il fit, devant plusieurs personnes étrangères à l'art de guérir, et devant quelques médecins, des expériences de clairvoyance qui, dit M. Louis Figuier, parurent convaincantes à tout le monde. La jeune Léonide, les yeux couverts d'un épais bandeau, parvint plusieurs fois à lire et à jouer aux cartes à la satisfaction générale.

54. Parmi les médecins qui assistèrent à ces premières expériences faites en dehors de la commission de l'Académie, on remarque les noms de Guéneau de Mussy, Adelon, Bousquet, Delens, Ribes, Esquirol, Orfila, J. Cloquet, Pelletier, Réveillé-Parise, etc.

Bousquet, Orfila, Ribes, Pariset, Réveillé-Parise, Arago, furent particulièrement frappés de la réalité de ce phénomène. Des personnages célèbres, mais étran-

---

[1] Louis Figuier, *op. cit.*, t. III, p. 341.

gers à la science, tels que Mme George Sand, MM. Léon Faucher, de Lesseps, André Delrieu, Albéric Second signèrent des procès-verbaux attestant la clairvoyance de la jeune somnambule.

55. Mais, quand Pigeaire entra en rapport avec la commission de l'*Académie de médecine*, on ne put s'entendre sur les conditions de l'épreuve à tenter. La commission voulut imposer à Mlle Pigeaire, non le bandeau dont elle faisait ordinairement usage, mais une espèce de masque de soie qui couvrait presque toute la figure.

« Une somnambule, disait Pigeaire, n'est pas un instrument de physique ; on ne la manie pas à son caprice. Un masque, fût-il du verre le plus diaphane, s'opposerait à la production du phénomène, en brisant le rapport qui semble s'établir entre la somnambule et l'objet qu'elle considère [1]. » Il proposait à l'Académie, si elle avait quelque soupçon sur l'opacité complète du bandeau usité, d'en faire faire un autre de la même forme, pour ne pas contrarier la petite somnambule, qui en avait contracté l'habitude. La commission refusa la proposition de Pigeaire ; elle n'examina point la somnambule et aucune épreuve n'eut lieu.

56. Un autre concurrent qui s'était présenté pour le prix Burdin, le Dr Hublier, de Bordeaux, dut reconnaître, avant même de faire voir sa somnambule à l'*Académie de médecine*, que son sujet, la nommée Emélie, l'avait indignement trompé et ne possédait nullement la faculté de lire à travers des corps opaques.

[1] Louis Figuier, *op. cit.*, p. 346.

57. Enfin, un troisième magnétiseur ne fut pas plus heureux, c'était M. Teste. Il avait annoncé qu'une de ses somnambules pouvait lire l'écriture ou un imprimé enfermés dans une boîte. L'épreuve eut lieu, dans le salon de M. Teste, devant la commission de l'*Académie de médecine*. Elle fut désastreuse. On avait remis à la somnambule une petite boîte dans laquelle était renfermé un texte imprimé en caractère *cicéro*, placé à plat. Le sujet, préalablement mis en somnambulisme, avait annoncé avec beaucoup d'assurance qu'elle pourrait lire ce texte dans dix minutes; une demi-heure se passa, puis une heure sans qu'elle y parvînt; enfin elle finit par dire qu'il y avait deux lignes dans la boîte et qu'elle lisait les deux mots *nous sommes*. Ce fut tout ce qu'on en put tirer. La boîte ayant été ouverte, il fut reconnu qu'au lieu de deux lignes, il y avait six vers; elle avait lu deux mots : *nous sommes;* or, dans ces six vers, il n'y avait ni *nous*, ni *sommes*.

58. En présence de ce dernier résultat, ajouté aux échecs précédents. Double proposa que l'*Académie de médecine* s'abstînt à l'avenir de s'occuper du magnétisme animal, et qu'elle refusât désormais son attention à cette question, comme l'*Académie des sciences* refuse de s'occuper de la quadrature du cercle et du mouvement perpétuel.

59. Cette proposition fut adoptée. Il semble qu'elle dépassait les bornes du convenable et de l'utile, puisque, sur un point tout au moins, la question du somnambulisme provoqué, les travaux les plus sérieux, les expériences les plus probantes, les constatations les

plus précises, ne devaient pas tarder à infirmer définitivement le jugement porté, en termes trop généraux et trop absolus, par l'*Académie de médecine.*

CHAPITRE II

L'HYPNOTISME ET LA SUGGESTION
Depuis Braid jusqu'à l'époque actuelle
1841-1888

SOMMAIRE

60. Il faut, dans l'étude des faits hypnotiques, écarter toute idée de merveilleux et de surnaturel.
61. James Braid découvre l'hypnotisme.
62. Il assiste, en 1841, à Manchester, à une séance du magnétiseur français Lafontaine.
63. Il trouve dans la fixité du regard la cause des phénomènes produits.
64. 1843. Braid, *Neurypnologie* ou *traité du sommeil nerveux ou hypnotisme*.
65. Braid caractérise le sommeil hypnotique. — Dédoublement de la conscience.
66. Suggestions auditives « provenant d'une personne en laquelle le patient a confiance ».
67. M. Brown-Sequard; son appréciation sur l'œuvre de Braid.
68. 1848. Grimes et l'*Electro-biologie*, en Amérique. — La suggestion vocale.
69. Progrès de l'*Electro-biologie* aux Etats-Unis.
70. L'hypnotisme étudié par les savants anglais.
71. M. Victor Meunier fait connaître en France les travaux de Carpenter.
72. Durand de Gros, *Electro-dynamisme vital*. 1855.
73. Durand de Gros, *Cours théorique et pratique de braidisme*. 1860.
74. Vues théoriques par lesquelles il complète celles de Braid.
75. Procédés d'hypnotisation. Renovi.

76. Indifférence avec laquelle sont accueillis les travaux de Durand de Gros ; ceux de Braid restent inconnus.
77. Dr Charpignon, *Physiologie, médecine et métaphysique du magnétisme*.
78. Communication de Broca, à l'*Académie des sciences :* l'anesthésie par l'hypnotisme. 1859..
79. Opération pratiquée par Broca et Follin, incision d'un abcès volumineux, pas de douleur.
80. Dr Azam, de Bordeaux, *Note sur le sommeil nerveux ou hypnotisme*.
81. Observation relative à Mlle Marie X..., de Bordeaux ; sommeil hypnotique.
82. Incrédulité que rencontrent les expériences de M. Azam.
83. Conclusions formulées par lui.
84. Velpeau présente, au nom de l'auteur, le livre de Braid à l'*Académie des Sciences*. 1860.
85. Demarquay et Giraud-Teulon, *Recherches sur l'hypnotisme ou sommeil nerveux*.
86. Difficulté d'employer l'hypnotisme pour procurer l'anesthésie chirurgicale.
87. Lasègue ; son article sur le *Braidisme*, publié dans la *Revue des Deux-Mondes*.
88. Il proclame la haute valeur des travaux de Braid.
89. Conclusion décourageante de Lasègue.
90. Liébeault, *Du sommeil et des états analogues*. 1866.
91. Cet ouvrage passe inaperçu.
92. Silence ou dédain de la science officielle à l'égard du somnambulisme.
93. M. Ch. Richet publie dans le *Journal de l'anatomie et de la physiologie*, de Robin, un article sur le somnambulisme provoqué.
94. L'école de la Salpêtrière ; études sur les hystéro-épileptiques ; les trois états dits classiques : *léthargie, catalepsie, somnambulisme*.
95. M. Charcot caractérise ces trois états ; sa communication à l'*Académie des Sciences*.
96. Travaux des Drs Despine, Dumontpallier et Bérillon.
97. Dr Ladame, *La névrose hypnotique ou le magnétisme dévoilé*.
— Eugène Yung, *Le sommeil normal et le sommeil pathologique*.
98. Expériences de M. Dumont, de Nancy. 1882.
99. Dr Bernheim, *La suggestion dans l'état hypnotique et dans l'état de veille*.
100. *Mémoire* lu par l'auteur à l'*Académie des Sciences morales et politiques* sur *La suggestion hypnotique dans ses rapports sur le droit civil et le droit criminel*. 1884.

101. Dr Pitres, *Des suggestions hypnotiques.*
102. Dr Beaunis, *Le somnambulisme provoqué.*
103. Bibliographie de l'hypnotisme depuis 1884.
104. Point de vue juridique.
105. Point de vue philosophique et religieux.
106. Travaux sur l'hypnotisme, publiés dans les *Revues.*

60. Nous avons recherché les origines de l'hypnotisme dans le magnétisme animal ; nous voici parvenus, maintenant, à une époque décisive, et nous allons entrer vraiment dans le sujet de cet ouvrage, dont le précédent chapitre n'est, en quelque sorte, que l'introduction. Désormais, nous nous avancerons sur un terrain plus solide, nous entrerons dans le domaine des faits véritablement scientifiques, c'est-à-dire de ceux que l'on peut reproduire à volonté, en se conformant aux indications données par les expérimentateurs. Si singuliers, si étranges, si extraordinaires, que puissent paraître quelques-uns de ces faits, quelque dérangement qu'ils puissent amener dans certaines classifications théoriques. on peut être assuré à l'avance que nous n'y prétendrons découvrir rien de merveilleux, rien qui touche au surnaturel. Nous croyons que l'étude des rapports du physique et du moral de l'homme tirera de grands avantages de la connaissance approfondie des phénomènes hypnotiques, mais ces phénomènes restent pour nous des faits absolument naturels.

61. C'est à James Braid, chirurgien anglais, qu'est due la découverte de l'hypnotisme.

62. Braid, nous dit-il lui-même, n'avait vu longtemps dans les pratiques des magnétiseurs que de véritables

supercheries, ou l'effet de l'imagination surexcitée, de la sympathie ou de l'imitation. C'est dans ces dispositions qu'il assista, à Manchester, le 13 novembre 1841, à une séance de magnétisme donnée par M. Lafontaine. Ce qu'il vit à cette soirée ne modifia d'abord en rien sa manière de voir et contribua plutôt à confirmer ses premiers préjugés. A la séance suivante, *un fait*, l'impossibilité, pour un patient, *d'ouvrir ses paupières*, attira son attention ; il considéra cela comme un *phénomène réel*, et voulut en rechercher la cause physiologique.

63. Le lendemain, à une nouvelle opération, il observa ce cas avec grande attention et se crut certain, avant la fin de l'expérience, d'en avoir découvert la cause. Toutefois, ne voulant pas avancer son opinion à la légère, il expérimenta en présence de sa famille et de quelques amis, pour justifier sa théorie, à savoir : « Que le regard
« fixe et prolongé, paralysant les centres nerveux dans
« les yeux et leurs dépendances, et détruisant l'équilibre
« du système nerveux, produit ainsi les phénomènes en
« question. Les expériences furent variées de manière à
« convaincre tous ceux qui étaient présents de l'exacti-
« tude de ses vues théoriques. »

64. Braid a résumé ses idées et fait connaître ses très nombreuses expériences dans un ouvrage ayant pour titre : *Neurypnologie. Traité du sommeil nerveux ou hypnotisme*[1], qui parut en Angleterre en 1843. Il était arrivé à cette conclusion : que l'action produite sur le patient est

---

[1] Une traduction française de cet ouvrage a été donnée par M. le Dr JULES SIMON ; elle a paru, en 1883, avec un préface de M. BROWN-SEQUARD, professeur de médecine au Collège de France, chez A. Delahaye et Lecrosnier, éditeurs à Paris.

purement subjective, qu'il n'y a nul besoin d'admettre aucune transmission de fluide vital, de force nerveuse ou de tout autre agent de la part de l'opérateur; que la fixation prolongée du regard sur un point brillant, plonge plus ou moins promptement un certain nombre de personnes dans un sommeil profond présentant tous les caractères habituels du magnétisme animal.

65. « Chez quelques individus, dit Braid, le sommeil plus ou moins profond était accompagné d'une perte de connaissance et de volonté, à un point tel, que l'oreille n'était pas affectée par le son le plus bruyant, que le patient ne s'apercevait point de la présence d'ammoniaque très forte, tenue sous les narines, que les piqûres et les pincements de la peau n'attiraient pas son attention. On pouvait faire passer de forts courants galvaniques par les bras sans qu'il accusât de douleurs; des opérations chirurgicales fort pénibles avaient même été faites tout à fait à son insu; il n'en conservait pas le moindre souvenir, une fois sorti de son sommeil anormal. Chose étonnante, plongé dans un second sommeil, mais à un degré un peu moins prononcé, le patient se rappelait parfaitement ce qui s'était passé pendant le premier. Ces faits furent reproduits à maintes reprises : oubli au réveil, souvenir au second sommeil, c'est ce que l'on a appelé le dédoublement de la conscience.

« Dans certains cas, les muscles restaient à l'état de relâchement, la respiration et la circulation étaient paisibles; dans d'autres, il y avait catalepsie avec respiration laborieuse et accélération considérable de la circulation. Mais, circonstance remarquable, un courant d'air dirigé sur la face ou sur les oreilles faisait disparaître la catalepsie et l'anesthésie, et rendait au patient conscience et volonté ; un état de sensibilité excessive de tous les organes des sens s'établissait, et, si l'on renouvelait le courant d'air, avec la main, au moyen d'un soufflet ou autrement, le patient s'éveillait rapidement. »

Et plus loin :

66. « Les symptômes les plus variables peuvent se développer dans différentes périodes de l'état hypnotique, depuis l'insensibilité extrême et la catalepsie jusqu'à la sensibilité la plus vive et la plus grande excitabilité. Quelques-uns de ces changements peuvent être provoqués immédiatement dans la phase voulue de l'hypnotisme par des suggestions auditives ou tactiles; car, les patients montrent une sensibilité exagérée ou de l'insensibilité, une puissance musculaire incroyable ou la perte complète de volonté, selon les impressions que l'on crée chez eux sur le moment. Ces impressions se produisent à la suite de suggestions auditives, c'est-à-dire *provenant d'une personne en laquelle le patient a confiance*, ou à la suite de quelque impression physique, à laquelle ils avaient précédemment associé la même idée, ou bien encore par suite de la position, de l'activité ou du repos que l'on a communiqué à leur personne ou à certains groupes de muscles. En effet, on peut jouer avec de semblables patients, dans la phase appropriée du sommeil, *comme sur un instrument musical* et leur faire prendre les rêves de leur imagination pour la réalité actuelle. Leur jugement et leur volonté sont tellement obscurcis, ils sont tellement soumis à leur enchanteur momentané et leur imagination est excitée à un tel point, qu'ils voient, sentent et agissent comme si toutes les

impressions qui leur passent par la tête étaient la réalité ; ils sont pleins de ces idées, ils en sont possédés, et agissent en conséquence, quelque folles qu'elles soient[1]. »

67. M. Brown-Sequard, professeur au Collège de France, dans la préface qu'il a placée en tête de la traduction française du livre de Braid, donnée par M. le Dr Jules Simon, *quarante ans après la première édition anglaise*, caractérise, avec la haute autorité qui s'attache à ses jugements, l'œuvre accomplie par le chirurgien de Manchester :

« Il a, dit-il, prouvé qu'aucune force spéciale (*Magnétisme animal, Mesmérisme, Force odique ou odilique*) n'est émise par l'individu qui agit comme hypnotiseur. Il a montré que la volonté ou les idées de cet individu, tant qu'elles ne sont pas exprimées par la parole ou par d'autres sons, — que son regard, s'il n'est pas vu, — que ses gestes, s'ils n'agitent pas l'air, ne produisent aucun effet chez l'hypnotisé ou chez le sujet à hypnotiser. Enfin et comme complément nécessaire de ce qui précède, il a prouvé que l'état hypnotique et tous les phénomènes qu'il comporte ont leur source uniquement dans le système nerveux de l'individu hypnotisé lui-même...

« Avant Braid, deux observateurs distingués, l'abbé Faria[2] et A. Bertrand[3], avaient en partie trouvé l'influence qu'exercent sur eux-mêmes les individus hypnotisés,

---

[1] BRAID, *Neurypnologie, Traité du sommeil nerveux ou hypnotisme*, traduction Jules Simon, p. 229 et 231.

[2] FARIA, *De la cause du sommeil lucide*, in-8°, Paris, 1819.

[3] A. BERTRAND, *Traité du somnambulisme et des différentes modifications qu'il présente*, in-8°, Paris, 1823. — *Du magnétisme animal et des jugements qu'en ont porté les Sociétés savantes*, in-8°, Paris, 1826.

et ils avaient attribué cette influence à leur imagination. Mais Braid a été beaucoup plus loin, en montrant, d'une part, que l'imagination proprement dite n'a guère de rôle dans les phénomènes hypnotiques, et, d'une autre part, que tout ce qui se produit dans l'hypnotisme dépend d'actions de l'individu sur lui-même et non d'une *force* extérieure autre que les forces physiques connues. »

68. Vers 1848, un habitant de la Nouvelle-Angleterre, M. Grimes arriva, paraît-il, à des résultats analogues à ceux de Braid, sans avoir eu connaissance des travaux de ce dernier. Sa méthode, qu'il appela *Electro-biologie*, n'était, en somme, guère autre chose, qu'un développement de l'hypnotisme. Toutefois, elle présentait cette différence qu'elle découvrait, dans la plupart des sujets en apparence réfractaires aux procédés de Braid, une modification latente développée chez eux par les tentatives faites pour les endormir. Ce qui caractérise encore l'*Electro-biologie*, c'est que M. Grimes et ses imitateurs mettent en jeu l'influence de la *suggestion vocale*. « Cette
« propriété merveilleuse de l'organisation, qui permet
« à une volonté étrangère de diriger nos idées, et, par
« ces idées suggérées, de modifier nos passions, nos
« sensations, notre motricité, et jusqu'à l'exercice de
« nos fonctions organiques, n'avait pas sans doute été
« étudiée d'une manière approfondie et pleinement uti-
« lisée avant les électro-biologistes; cependant, le sagace
« inventeur de l'hypnotisme l'avait entrevue dans cette
« observation bien curieuse que les attitudes imprimées
« par lui au corps de ses hypnotisés faisaient apparaître
« chez ceux-ci les états de l'âme dont ces attitudes sont
« l'expression naturelle. »

69. Un résumé très succinct de la doctrine de M. Grimes a été donné par M. Stone, de Boston, en tête d'un opuscule sur l'*Electro-biologie*, qu'il a fait paraître à Londres, en 1852, et qui est un abrégé du livre publié sur cette matière par un autre américain, M. J. B. Dods, sous ce titre : *The philosophy of electrical Psychology*, etc., douze *lectures* prononcées par l'auteur devant le Congrès des Etats-Unis.

D'après le Dr Durand (de Gros)[1], à qui nous empruntons les détails qui précèdent, l'électro-biologie se serait rapidement développée dans l'Amérique du Nord ; elle aurait été appliquée avec succès à produire l'insensibilité dans les opérations chirurgicales, ainsi qu'au traitement des maladies ; un dentiste de Boston aurait, dans sa pratique journalière, substitué au chloroforme cet anesthésique moins dangereux.

70. Vers 1850, l'électro-biologie fut propagée en Angleterre par le Dr Darling ; toutefois, on reconnut bientôt son étroite parenté avec l'hypnotisme et il parut raisonnable d'envisager « les deux procédés comme « deux états progressifs d'un seul et même art dont la « paternité serait dévolue à Braid ». Les savants les plus distingués de l'Angleterre ne dédaignèrent pas de s'occuper de l'hypnotisme ; nous citerons parmi eux les professeurs de médecine J.-H. Bennet, Simpson, Carpenter, Alison, Gregory, etc. ; le docteur Holland, médecin de la reine, sir David Brewster, Dugald-Stewart, etc., etc.

71. En 1852, dans le journal *la Presse*, M. Victor Meu-

---

[1] Le Dr DURAND (DE GROS) avait pris, pour des raisons politiques, le pseudonyme de Dr PHILIPS.

nier, que nous retrouverons plus tard au nombre des plus courageux et plus éclairés défenseurs de l'hypnotisme, signalait au public français les curieuses révélations publiées sur ce sujet par l'éminent physiologiste Carpenter dans l'*Encyclopédie anglaise* de Todd. Un extrait du travail de Carpenter parut ensuite dans la dixième édition du *Dictionnaire de médecine* de Nysten, revue par Littré et Ch. Robin [1].

72. Pendant le cours de l'année 1853, le Dr Durand (de Gros), sous le pseudonyme de Dr Philips, appela l'attention des médecins et des savants, sur les effets de l'électro-biologie par des expositions orales, accompagnées d'expériences, faites en Belgique, en Suisse, en Algérie et à Marseille ; plus tard, il développa le sujet ébauché dans ces leçons dans un ouvrage de longue haleine qui vit le jour à Paris, en 1855 [2]. Ce travail, rempli de vues théoriques un peu trop abstraites peut-être, ne produisit presque aucune impression sur le public médical.

73. Mais, en 1860, Durand (de Gros) publia un second ouvrage beaucoup plus clair et plus facile à comprendre: *Cours théorique et pratique de braidisme ou hypnotisme nerveux*, considéré dans ses rapports avec la psychologie, la physiologie et la pathologie, et dans ses applications à la médecine, à la chirurgie, à la physiologie expérimentale, à la médecine légale et à l'éducation [3]. Le titre peut

---

[1] V° *Hypnotisme*.
[2] Dr PHILIPS, *Electro-dynamisme vital* ou *les relations physiologiques de l'esprit et de la matière*. Paris, 1855, J.-B. Baillière.
[3] 1 vol. in-8°, Paris, 1860, Baillière et fils.

sembler ambitieux, mais nous croyons, quant à nous, que le livre tient pleinement les promesses de l'auteur.

74. Braid avait, nous l'avons vu, réussi à provoquer l'hypnotisme ou sommeil nerveux, par la fixation prolongée du regard et par la concentration de la pensée sur une idée unique ; il n'avait d'ailleurs cherché à donner aucune explication physiologique, ni psychologique du phénomène. C'est cette lacune que Durand (de Gros) s'est efforcé de combler ; il recherche le lien qui unit la concentration de la pensée aux diverses manifestations de l'influence hypnotique, sommeil plus ou moins profond, somnambulisme, catalepsie, illusions des sens, hallucinations, aptitude aux diverses suggestions, etc.

« Le cerveau est le siège du sensorium et de la pensée, il est le foyer où brillent les idées, où convergent les impressions des sens, d'où rayonne l'activité qui anime les organes de la sensation et du mouvement. Il se compose essentiellement de deux éléments anatomiques fondamentaux.

« La substance grise ou vésiculaire est le générateur de la force nerveuse qui alimente l'activité de toutes les fonctions animales ; la substance blanche ou tubulaire est un amas de fils conducteurs qui se prolongent sur toute l'étendue de l'économie, y distribuent cette force et deviennent les canaux de ses actions motrices et sensoriales.

« Une activité générale et suffisamment intense de la pensée est nécessaire à la diffusion régulière de la force nerveuse dans les nerfs de la sensibilité. Si cette activité cesse, leur innervation est supprimée, et ils perdent leur aptitude à conduire vers le cerveau les impressions du dehors. On sait, en effet, que les idiots sont plus ou moins anesthésiques, et que le sommeil profond, qui est l'engourdissement de la pensée, est en même temps le repos des organes de la sensation et du mouvement.

« D'un autre côté, il est également hors de doute que la sensation est le stimulant nécessaire de l'activité mentale.

« Ces deux propositions physiologiques semblent entraîner forcément deux conséquences pratiques, à savoir, que, pour déterminer l'insensibilité du corps, il suffirait de suspendre l'exercice de la pensée, et que, pour suspendre l'exercice de la pensée, nous n'aurions qu'à isoler les organes des sens des agents extérieurs capables de les impressionner. Or, déjà, sur ce dernier point, une difficulté se présente : la pensée, privée des sensations que les nerfs sensitifs lui apportent du dehors, trouvera des aliments d'activité suffisants dans les sensations anciennes régénérées par la mémoire. Mais, l'effet cherché ne peut-il donc avoir lieu que grâce à un arrêt complet dans le mouvement de la pensée? Nullement, et nous comprenons sans peine qu'une réduction extrême de l'activité mentale pourrait remplir les mêmes indications, car, celle-ci n'exercerait plus alors qu'une impulsion très faible sur l'innervation périphérique, et tellement faible, qu'elle équivaudrait, par le fait, à son entière cessation.

« Or, nous parviendrions à réduire à son *minimum* l'activité de la pensée, en restreignant l'exercice de celle-ci à l'un de ses modes les plus simples; et comme le *développement que prend la pensée est en raison de la variété des impressions qui la sollicitent*, nous atteindrions ce premier point en soumettant la pensée à l'excitation exclusive d'une sensation *simple, homogène et continue*. En effet, une telle excitation sensorielle serait suffisante pour attirer, saisir et fixer l'attention, mais, elle serait trop restreinte en même temps pour provoquer le développement de l'activité mentale sur une surface de quelque étendue.

« La pensée, une fois prise à ce piège qui la condamne à une inertie générale, en réduisant à un simple point sa sphère d'action, un changement considérable doit nécessairement s'ensuivre dans le rapport des forces matérielles de l'économie cérébrale. La substance vésiculaire continue, en vertu de ses propriétés essentielles, à sécréter la force nerveuse; mais, la pensée ne consomme plus qu'une faible partie de cette force, dont la production excédera ainsi la dépense dans une grande mesure, et qui, par suite, s'accumulera dans le cerveau, où une congestion nerveuse aura lieu. Cet état une fois produit, que, par une porte encore entr'ouverte du sensorium, par la voie de la vue, de l'ouïe, du sens musculaire, une impression se glisse jusqu'au cerveau, et le point sur lequel cette excitation va porter sortira aussitôt de sa torpeur, pour devenir le siège d'une activité que la tension de la force nerveuse viendra augmenter de tout son poids. C'est alors qu'à l'arrêt général de l'innervation succédera tout à coup une innervation locale excessive qui, par exemple, substituera instantanément à l'insensibilité l'hyperesthésie, à la résolution du système musculaire, la catalepsie, le tétanos, etc. [1].

75. Quant aux moyens à employer pour mettre l'organisme humain en état de recevoir l'influence braidique,

---

[1] Philips, *Cours de Braidisme*, p. 31.

nous nous en occuperons dans le chapitre suivant, que nous consacrerons aux procédés d'hypnotisation.

76. Le Dr Philips (Durand de Gros) ne parvint pas à triompher de l'indifférence des corps savants pour tout ce qui pouvait paraître toucher de près ou de loin au magnétisme animal. Les travaux de Braid restèrent à peu près complètement ignorés, et il sembla que, selon la décision de l'*Académie de Médecine* que nous avons rappelée, il ne pouvait plus rien y avoir de commun entre les magnétiseurs et les savants.

77. Il n'en fut pas cependant tout à fait ainsi. Le Dr Charpignon, médecin des prisons, à Orléans, avait publié dès 1848, un livre ayant pour titre : *Physiologie, médecine et métaphysique du magnétisme*[1]. En 1862, l'Académie de médecine ayant mis au concours la question suivante : « *Déterminer la part de la médecine morale dans le* « *traitement des maladies nerveuses* », M. Charpignon obtint une mention honorable pour le mémoire qu'il avait présenté. Il le livra à la publicité en 1864[2] ; il y développe ce qu'il appelle l'*animisme ou vitalisme radical*. L'homme, dit-il, est un composé binaire, et même trinaire car on trouve en lui une force électro-vitale. Composé binaire, il offre le corps et l'âme ; composé trinaire il serait âme, esprit et corps. Le moral, ou l'activité animique, est une force capable de modifier l'organisme, pouvant par conséquent, devenir un moyen

---

[1] Paris, 1848, Germer-Baillière, éditeur ; 1 v. in-8°.
[2] Dr Charpignon, *Études sur la médecine animique et vitaliste*. Paris, Germer-Baillière, IV, in-8°.

thérapeutique... « La production de l'état extatique et
« la direction des phénomènes qui l'accompagnent
« constituent un art connu et honoré dans l'antiquité,
« transformé et persécuté dans le moyen âge, vulgarisé
« et méconnu dans l'époque contemporaine. Intuition
« et inspiration sacrée, magie et sorcellerie, ma-
« gnétisme et hypnotisme, tels furent et tels sont
« les noms de l'art de décomposer l'harmonie du
« dynamisme fonctionnel humain, pour faire naître un
« *état automatique* dans lequel *l'âme* par l'activité de
« telle ou telle de ses facultés *acquiert sur l'organisme*
« *une puissance modificatrice toute particulière*[1].

78. En 1859, un chirurgien de Paris, le Dr Paul
Broca, présente à l'*Académie des sciences* une *Note sur
une nouvelle méthode anesthésique*[2]. Rappelant un passage du livre de Braid, *Neurypnologie*, il constate qu'il
n'avait aucune connaissance des faits singuliers qui y
sont rappelés, lorsque son ami M. Azam, professeur
suppléant à l'école de médecine de Bordeaux, les
signala à son attention. En analysant les phénomènes
cérébraux qui constituent l'hypnotisme, l'idée vint à
M. Broca de chercher si les personnes hypnotisées ne
pourraient pas devenir insensibles à la douleur des opérations.

Après des essais préparatoires sur une dame de
quarante ans, qu'il parvint assez facilement à endormir
et à mettre en catalepsie, M. Broca se mit en rapport

---

[1] CHARPIGNON, *op. cit.*, p. IV et V.
[2] *Comptes rendus hebdomadaires des séances de l'Académie des
Sciences*, t. XLIX, p. 902.

avec son collègue M. Follin, qui lui donna rendez-vous à l'hôpital Necker, pour opérer avec lui une malade de son service.

79. Du premier coup l'hypnotisme fut obtenu sur le sujet à opérer. « Il s'agissait d'une femme de vingt-quatre ans, entrée à l'hôpital pour une vaste brûlure du dos et des membres droits, et atteinte en outre d'un abcès volumineux et extrêmement douloureux de la marge de l'anus. Epuisée par la douleur, et d'ailleurs fort pusillanime, elle redoutait beaucoup une incision dont elle comprenait la nécessité ; après avoir placé son lit en face d'une fenêtre, je lui ai murmuré que j'allais l'endormir... Au bout de deux minutes, les pupilles commencent à se dilater, nous élevons le bras gauche presque verticalement au-dessus du lit : ce membre reste immobile. Vers la quatrième minute, les réponses sont lentes et presque pénibles, mais du reste parfaitement sensées. La respiration est très légèrement saccadée. Au bout de cinq minutes, M. Follin, à l'insu de la malade, pique la peau du bras gauche, qui est toujours dans la situation verticale. Rien ne bouge. Une nouvelle piqûre plus profonde, qui fait sortir une gouttelette de sang, passe également inaperçue. On élève le bras droit, qui reste suspendu en immobilité, comme le gauche. On soulève alors les couvertures, on écarte les membres inférieurs pour mettre à découvert le siège de l'abcès ; la malade se laisse faire, en disant toutefois avec tranquillité qu'on va sans doute lui faire du mal. Enfin, sept minutes après le début de l'expérience, pendant que je continue à tenir l'objet brillant devant les yeux, M. Follin pratique sur l'abcès une large ouver-

ture, qui donne issue à une énorme quantité de pus fétide. Un léger cri, qui dure moins d'une seconde, est le seul signe de réaction que donne notre malade ; il n'y a pas eu le moindre tressaillement, soit dans les muscles de la face, soit dans les muscles des membres. Les deux bras sont restés sans le moindre ébranlement, dans l'attitude qu'ils conservent depuis plusieurs minutes...

« Réveillée, la malade ne se souvient de rien et s'étonne d'apprendre qu'elle a été opérée. Au bout de quelques instants, elle se plaint de souffrir un peu de la plaie qu'on vient de lui faire, mais cette douleur est très modérée. »

80. En faisant cette intéressante communication à l'Académie des sciences, M. Broca avait annoncé qu'il laissait à son ami, M. Azam, le soin de publier lui-même les résultats nombreux et extrêmement remarquables qu'il avait obtenus. C'est ce que fit l'honorable professeur de Bordeaux dans une *Note sur le sommeil nerveux ou hypnotisme* qui parut dans le numéro de janvier 1860 des *Archives générales de médecine*.

M. Azam y rappelle que les travaux de Braid étaient restés jusque-là presque inconnus en France, sauf le feuilleton scientifique, dont nous avons déjà parlé, qu'avait publié en 1852, M. Victor Meunier, dans la *Presse*. Au mois de juin 1858, M. Azam fut appelé pour donner des soins à une jeune fille du peuple qu'on disait atteinte d'aliénation mentale, et qui présentait des phénomènes singuliers de catalepsie spontanée, d'anesthésie, d'hyperesthésie, d'amnésie, etc. Il montra cette jeune fille à plusieurs confrères ; les uns considérèrent ces phénomènes morbides comme une jonglerie ; d'autres l'engagèrent à les étudier et à faire des recherches, entre autres M. le Dr Bazin, professeur à la Faculté des sciences et médecin en chef de l'asile d'aliénés. Ce médecin avait lu dans l'*Encyclopédie* anglaise de Todd, à l'article *Sleep* (sommeil) que Braid avait découvert un moyen de reproduire artificiellement des phénomènes analogues à ceux que présentait la jeune malade de Bordeaux. Il avait lu, mais n'avait jamais essayé par lui-même de répéter ces expériences. M. Azam les répéta, non sans avoir des doutes, tant les résultats annoncés, lui paraissaient extraordinaires. Au premier essai, après une minute ou deux de la manœuvre connue, sa jeune malade était endormie, l'anesthésie complète, l'état cataleptique évident. Dans la même maison était une autre jeune fille *très bien portante*; on la pria de se soumettre à l'essai et après deux minutes au plus, les mêmes résultats furent obtenus, plus remarquables et plus complets peut-être.

Cette observation pouvant être considérée comme un type, M. Azam l'a racontée avec quelques détails. La voici :

81. « Mlle Marie X..., âgée de 22 ans, rue Arnaud-Miqueu, à Bordeaux, ouvrière en orfèvrerie, est grande et bien constituée, d'un tempérament nerveux, mais n'a jamais eu d'attaques de nerfs ; sa santé a toujours été bonne ; elle porte sur le visage les traces peu apparentes d'une ancienne paralysie faciale. Assise sur une chaise ordinaire, je la prie de regarder une clef, un lancetier, un objet quelconque un peu brillant, placé à 15 ou 20 centimètres au-dessus de ses yeux. Après un temps qui varie d'une minute et demie à trois minutes, jamais plus

ses pupilles ont des mouvements oscillatoires, son pouls s'abaisse, ses yeux se ferment, son visage exprime le repos; immédiatement après, ses membres gardent les positions données, et cela avec une extrême facilité, pendant un temps que j'ai fait durer jusqu'à vingt minutes, sans la moindre fatigue. Elle a gardé plusieurs fois les bras en avant, les pieds élevés au-dessus du sol, assise seulement sur le bord de la chaise, et je ne cessais l'expérience que lorsque j'y étais engagé par l'extrême accroissement du pouls. Chez elle, l'anesthésie dura de quatre à cinq minutes; j'ai rarement vu chez les autres sujets cette période aussi courte.

« Voici les moyens employés pour m'assurer de l'insensibilité : pincements violents, ammoniaque sous le nez, barbes de plume dans les narines, chatouillement de la plante des pieds, transpersion d'un pli de la peau par une aiguille, piqûre subite dans les épaules, etc.

« Pendant la période d'anesthésie, survient celle d'hyperesthésie; je m'aperçois de son invasion par ceci : Mlle X... se rejette la tête en arrière, son visage exprime la douleur. Interrogée, elle répond que l'odeur du tabac que je porte sur moi lui est insupportable. Le bruit de ma voix ou de celle des assistants, celui de la rue, le moindre son enfin, paraît affecter cruellement la sensibilité de l'ouïe; un contact ordinaire amène une certaine douleur, puis deux doigts placés, l'un sur la tête, l'autre sur la main, amènent comme une forte commotion très douloureuse; ma montre est entendue à une distance de 8 à 9 mètres, ainsi qu'une conversation à voix très basse.

« Quelquefois la parole est impossible; une simple friction sur le larynx la rappelle immédiatement, et Mlle X... parle, mais seulement quand elle est interrogée

4.

et d'une voix plus faible qu'à l'état naturel et comme voilée. Une main nue est-elle placée à 40 centimètres derrière son dos, Mlle X... se penche en avant et se plaint de la chaleur qu'elle éprouve ; de même pour un objet froid et à même distance, et tout cela sans que je lui eusse jamais parlé de ces phénomènes décrits par Braid.

« Un souffle d'air, une friction, font cesser la catalepsie sur un membre, sur un doigt ; cet état revient en replaçant doucement le membre à sa place. Si, pendant la résolution, je l'invite à me serrer la main, et si en même temps je malaxe les muscles de l'avant-bras, ceux-ci se contractent, durcissent, et la force développée est au moins d'un tiers plus considérable qu'à l'état ordinaire.

« Mlle X... enfile rapidement une aiguille très fine, et écrit très correctement, un gros livre étant placé entre ses yeux et l'objet. Elle marche dans sa chambre sans se heurter ; c'est ce qu'on a raconté déjà du fameux séminariste de Bordeaux. En un mot, le sens d'activité musculaire est hyperesthésié.

« Si pendant la période de catalepsie, je place les bras de Mlle X... dans la position de la prière et les y laisse pendant un certain temps, elle répond qu'elle ne pense qu'à prier, qu'elle se croit dans une cérémonie religieuse ; la tête penchée en avant, les bras fléchis, elle sent son esprit envahi par toute une série d'idées d'humilité, de contrition ; la tête haute, ce sont des idées d'orgueil ; en un mot, je suis témoin des principaux phénomènes de suggestion racontés par Braid et attestés dans l'*Encyclopédie* de Todd par l'éminent physiologiste M. Carpenter.

« Ces expériences, répétées un grand nombre de fois

différentes et sur d'autres personnes, arrivent ordinairement au même résultat. »

82. M. Azam nous apprend qu'il montra ses expériences à un assez grand nombre de médecins ; les uns n'y virent qu'une mystification dont il était victime, d'autres refusèrent de les voir. Quelques-uns, plus attentifs, en comprirent toute l'importance et furent convaincus, entre autres M. le professeur Gintrac. M. Bazin, M. Parchappe, qui en fut vivement frappé ; M. Ernest Godard, de Paris, M. Albert Lemoine, professeur de philosophie à la faculté des lettres, M. Oré, professeur de physiologie à Bordeaux, qui les répéta immédiatement sur plusieurs personnes de sa famille et sur un moine dominicain, avec le même succès. Six mois après, M. Bazin parla de l'hypnotisme à la *Société de médecine* et cita les expériences de M. Azam ; mais la discussion n'eut pas de suite, et les expériences ne furent répétées par personne.

83. Plus loin, l'auteur de la *Note* que nous venons d'analyser parle de la suggestion. Il s'exprime ainsi :

« La plus importante et la plus curieuse des découvertes de Braid, dit M. Carpenter, dans l'article *Sleep* de l'*Encyclopédie* de Todd, est la démonstration qu'il a faite du principe de la suggestion. Par *suggestion*, Braid entend ceci : un sujet dans l'état cataleptique est placé dans une position donnée exprimant l'orgueil, l'humilité, la colère, etc. : immédiatement ses idées seront portées vers ces sentiments, et cela avec une grande force ; son visage l'exprimera vivement ainsi que ses paroles. M. Carpenter s'est convaincu de la vérité du fait ; je l'ai étudié avec le plus grand soin et je puis ajouter mon témoignage à celui de l'éminent physiologiste. »

M. Azam conclut sa remarquable étude en disant :

« De même que l'alchimie et ses pratiques ont été le berceau de la chimie, la thaumaturgie, la magie, les sciences occultes enfin, apporteront à la physiologie et à la philosophie, une source précieuse d'études nouvelles, dont il est impossible de prévoir l'étendue. »

84. A la séance du 27 février 1860, le Dr Velpeau présente à l'*Académie des sciences*, « au nom de l'auteur
« M. Braid, un exemplaire de l'ouvrage sur l'hypno-
« tisme déjà mentionné dans une note de M. Broca
« *Sur une nouvelle méthode anesthésique;* » plusieurs
« autres opuscules du même auteur concernant des
« phénomènes qui présentent une analogie plus ou
« moins marquée avec celui dont nous venons de
« parler, sont présentés en même temps : ils sont
« accompagnés d'une notice manuscrite dans laquelle
« l'auteur paraît avoir résumé ses observations sur ces
« singuliers états nerveux [1]. » Et c'est tout. On voit que l'accueil fait par l'Académie des sciences aux travaux de Braid n'eut rien de compromettant.

85. La même année, deux médecins distingués de Paris, MM. Demarquay et Giraud-Teulon publient une intéressante brochure : *Recherches sur l'hypnotisme ou sommeil nerveux* [2], sur laquelle nous aurons l'occasion de revenir ultérieurement.

---

[1] *Comptes rendus hebdomadaires de l'Académie des Sciences*, t. L, p. 439.

[2] DEMARQUAY et GIRAUD-TEULON, *Recherches sur l'hypnotisme ou sommeil nerveux*. Paris, Baillière et fils.

86. En résumé, malgré quelques tentatives couronnées de succès, les chirurgiens renoncèrent promptement à l'espoir de trouver dans l'hypnotisme un moyen de procurer l'anesthésie dans les opérations graves. Le sommeil obtenu était souvent trop léger pour amener une insensibilité complète, et, en outre, il était trop difficile d'hypnotiser des malades que l'attente d'une opération plongeait dans une émotion profonde, dans une excitation incompatible avec la production du sommeil. L'hypnotisme fut oublié et sa cause put sembler, une fois encore, perdue.

87. Pourtant en 1865, Lasègue avait publié, dans les *Archives générales de médecine* (p. 385), un important mémoire sur les *Catalepsies partielles et passagères;* il y constatait que, dans certains cas, la simple occlusion des yeux détermine des degrés variables de sommeil, depuis l'engourdissement simple jusqu'à la léthargie complète avec anesthésie.

Quelques années plus tard, en 1881, il faisait paraître dans la *Revue des Deux-Mondes* un très curieux et très intéressant article sur le *Braidisme* [1]. Rappelant les discussions orageuses entre les savants et les magnétiseurs, il constate que les académies sont de « mauvais endroits » pour traiter ces questions. Qu'on puisse cependant, par les procédés de Braid, provoquer un sommeil spécial, « la chose n'est actuellement mise en doute par « personne ». Lasègue a fait un grand nombre d'expériences qui lui ont montré les divers phénomènes de

---

[1] Lasègue, *Le Braidisme*, Revue des Deux-Mondes, 1881, t. XLVII, p. 914.

catalepsie, d'anesthésie, d'automatisme sur lesquels nous aurons à insister ultérieurement. Il signale, avec raison, comme l'une des plus curieuses découvertes de Braid, ce fait qu'un hypnotisé, insensible aux bruits, aux pincements les plus violents, aux coups etc., est réveillé rapidement si on lui souffle seulement sur les yeux. Un jour, un des élèves de Lasègue oublie de réveiller une malade. Les parents viennent, essaient de tous les stimulants. Cela dure quatre heures, jusqu'au retour de l'élève. Le réveil s'accomplit, au contraire, sans commotion, aussitôt qu'on eut employé le procédé nécessaire.

88. Au témoignage de Lasègue, « Braid a établi défi-
« nitivement les bases expérimentales de l'hypnotisme
« et implicitement de tous les modes de somnambuli-
« sation. Il est évident qu'on pourra davantage et
« mieux ; mais il est certain que ce qu'il a vu est bien
« vu, ce qu'il a fait, bien fait, et désormais acquis à la
« science ». A partir de ses investigations et des démonstrations auxquelles elles aboutissent, les propositions suivantes sont hors de discussion : (suit la description des caractères de l'hypnotisme) entre autres celle-ci :
« absence de toute activité intellectuelle spontanée ».
Cet état se produit, spontanément ou sous des influences indéterminées, chez certains malades ; il peut être provoqué, *en dehors de toute maladie*, en dehors même
« d'aptitudes exceptionnelles ou rares, par une méthode
« formulée avec ses détails et d'un facile emploi[1] ».

---

[1] Lasègue, *loc. cit.*, p. 932.

89. L'auteur de l'article sur le braidisme conclut ainsi, non sans un véritable découragement :

« Pendant cette suspension de la vie de relation tout entière, est-il possible, en frappant sur quelques touches de ce clavecin muet, d'un tirer des sons? Quelques facultés peuvent-elles entrer en fonctions sous l'influence de manœuvres nouvelles ? Le fait n'appartient plus à la critique, mais au contrôle. Or, il est d'expérience historique qu'en fait de magnétisme, les vérifications ont lieu par intermittences, on pourrait presque dire par accès. Il faut, pour se résoudre à les accomplir, ou la foi préalable, ou le courage de résister au respect humain. L'expérimentation côtoie de si près la crédulité, ou, comme disait Braid, la *délusion*, que peu d'hommes, au cours d'une génération, se risquent à l'entreprendre et surtout se résolvent à la prolonger. »

Nous avons cru utile de rapprocher ce travail de Lasègue de son mémoire sur les *Catalepsies partielles et passagères*, qui est de 1865 ; mais, bien avant l'article sur le *Braidisme*, avait paru l'ouvrage qui a, dans la matière qui nous occupe, une importance capitale.

90. En 1866, en effet, le Dr Liébeault, de Nancy, un nom qui, on l'a dit avec raison, restera dans l'histoire de la science, publiait un livre ayant pour titre : *Du sommeil et des états analogues, considérés surtout au point de vue de l'action du moral sur le physique*[1]. C'est un volume de plus de cinq cents pages, dans lequel l'auteur aborde, avec une parfaite compétence et une profonde sagacité,

---

[1] Liébeault, *Du sommeil et des états analogues.* Paris, 1866, 1 v. in-8°, V. Masson et fils.

toutes les questions qui se rattachent aux divers états de sommeil. Ce livre diffère de ceux qui ont été écrits précédemment sur le même sujet, en ce que l'auteur a étudié surtout le sommeil, non pas sous la forme ordinaire et normale du repos quotidien, mais à la lumière d'un nombre immense d'expériences faites sur ceux qu'il appelle les *dormeurs artificiels*. « C'est » a dit M. le Dr Bernheim « le plus important ouvrage qui ait été publié sur le braidisme. »

91. L'ouvrage de M. Liébeault, si nouveau, si original, si plein de faits, passa cependant inaperçu : ses assertions, ne trouvèrent que des incrédules ; ses pratiques parurent si étranges que les médecins les rejetèrent sans examen. M. Liébeault vécut à l'écart, abandonné, ignoré de tous pour ainsi dire, n'ayant, pour se consoler de l'injuste dédain dont il était l'objet que la conscience du bien qu'il réalisait, par la *médecine suggestive*, chez les nombreux malades, presque tous indigents, qui venaient réclamer ses soins.

92. La science officielle, comme par une sorte d'autosuggestion persistante, restait presque absolument aveugle aux enseignements de l'observation rigoureuse et scientifique. M. Dechambre, dans l'art. *Mesmérisme*, du *Dictionnaire encyclopédique des sciences médicales* (1874), ne voyait partout que mensonge, mauvaise foi, imposture ou sotte crédulité. M. Mathias Duval, dans l'article *Hypnotisme*, du *Dictionnaire de médecine et de chirurgie pratiques*, était moins fermé aux idées nouvelles ; il considérait comme indiscutable l'existence de l'hypnotisme, mais il passait complètement sous silence le fait, pourtant si important, du somnambulisme provoqué.

93. M. Charles Richet, aujourd'hui professeur à la faculté de médecine de Paris, eut le mérite, dès l'année 1875, de tenter de relever les études sur le somnambulisme du décri qui pesait sur elles. En 1869 déjà, le hasard l'avait rendu témoin d'une séance de magnétisme qui lui fit penser, dit-il, qu'il y avait peut-être quelque vérité au milieu de beaucoup de grimaces. Il ne lui fut possible d'étudier plus sérieusement la question qu'en 1873, alors qu'il était interne de M. Le Fort à l'hôpital Beaujon. Pendant une année entière, il poursuivit avec quelque passion ces expériences, et, en 1875, il publia dans le journal de M. Robin, un article sur le somnambulisme provoqué. Dans ce mémoire, M. Richet s'attacha à démontrer, entre autres choses, les propositions suivantes :

« 1° On ne peut admettre que les phénomènes som-
« nambuliques, magnétiques ou hypnotiques, sont dus
« à la simulation ; l'existence du somnambulisme pro-
« voqué est un fait aussi certain et aussi indiscutable
« que l'existence de l'épilepsie ou de la fièvre typhoïde ;

« 2° Les passes magnétiques, les excitations faibles de
« toute nature, agissent aussi bien et même mieux que
« la fixation d'un objet brillant, pour déterminer le
« somnambulisme ;

« 3° Les phénomènes qu'on observe se montrent aussi
« dans les diverses intoxications ou perversions du
« système nerveux central. Elles consistent principale-
« ment en deux phénomènes : l'hallucination provoquée
« et l'automatisme[1]. »

Parmi ces faits, M. Richet déclare, en 1883, que

[1] Ch. Richet, *L'homme et l'intelligence*, 1884. Paris, Félix Alcan, éditeur, p. 545.

quelques-uns étaient déjà connus ; les autres, dit-il, étaient nouveaux. Et il ajoute : « En tout cas, il y avait, « je pense, mérite à parler de ceux-ci à cette époque, « alors que les faits de ce genre étaient, aux yeux de la « plupart des savants, relégués dans le domaine de la « fable [1]. Nous serons des premiers à proclamer le mérite de M. Richet, dont nous aurons sans doute plus d'une fois à invoquer le témoignage ; mais nous ne saurions pourtant nous défendre de quelque regret, en voyant que, malgré une loyauté pour nous incontestable, le nom même de M. Liébeault ne se trouve, ni dans son mémoire de 1875, ni dans la bibliographie du sujet, qu'il a donnée en 1883 [2].

94. En 1878, M. Charcot étudia le somnambulisme provoqué chez les hystériques [3]. De 1877 à 1880, deux de ses élèves, MM. Bourneville et Regnard ont publié l'*Iconographie photographique de la Salpêtrière* (service de M. Charcot) [4]. En outre, M. Paul Richer a fait paraître, en 1881, un travail considérable ayant pour titre : *Études cliniques sur l'hystéro-épilepsie*, précédées d'une lettre-préface de M. le professeur Charcot [5]. Enfin, M. Charcot a présenté lui-même à l'Académie des sciences, dans la séance du 13 février 1882, une note *Sur les divers états nerveux déterminés par l'hypnotisation chez les hystériques*. L'auteur y établit que, chez les femmes atteintes

---

[1] *Op. cit.*, p. 546.
[2] *Ibidem*, p. 546 et suiv.
[3] *Progrès médical*, 1878.
[4] 3 vol. in-4°. Paris, 1877-1880, Adrien Delahaye et Cie, éditeurs.
[5] 1 vol. grand in-8°. Paris, 1881, Adrien Delahaye et Lecrosnier, éditeurs. Une deuxième édition a paru récemment.

d'hystéro-épilepsie, l'hypnotisme considéré dans son type de parfait développement, comprend trois états nerveux, dont chacun se distingue par une symptomatologie particulière, savoir :

1° *L'état cataleptique*, 2° *l'état léthargique*, 3° *l'état somnambulique*.

Chacun de ces états peut se présenter primitivement et persister isolément : ils peuvent aussi, dans le cours d'une même observation, chez le même sujet, être produits successivement dans tel ou tel ordre, au gré de l'observateur.

95. Voici le résumé des faits constatés par M. Charcot :

« 1° *De l'état cataleptique*. Cet état peut se manifester
« primitivement sous l'influence d'un bruit intense,
« d'une lumière vive placée sous le regard, en consé-
« quence de la fixation prolongée des yeux sur un objet
« quelconque. Il se développe consécutivement à l'état
« léthargique, lorsque les yeux, clos jusque-là, sont mis
« à découvert par l'élévation des paupières.

« Le sujet cataleptisé a les yeux ouverts, le regard
« fixe ; il reste immobile, comme pétrifié. Les membres
« gardent pendant un temps relativement fort long, les
« attitudes variées qu'on leur imprime. Lorsqu'on les
« déplace, ils donnent la sensation d'une grande légèreté,
« et les articulations ne font éprouver aucune résistance ;
« la *flexibilitas cerea* n'appartient pas à l'état catalep-
« tique... La persistance fréquente de l'activité senso-
« rielle permet souvent d'impressionner le sujet cata-
« leptique par suggestion, et de susciter chez lui des
« impulsions automatiques variées.

« 2° *De l'état léthargique*. Il se développe chez un

« sujet cataleptisé lorsqu'on détermine chez lui l'occlusion
« des deux yeux, ou lorsqu'on le place dans l'obscurité.
« Il peut se manifester primitivement sans l'influence
« de la fixation du regard.

« Dans cet état, les yeux sont clos, les globes oculaires
« convulsés. Le corps est affaissé, les membres flasques
« et pendants... Les réflexes tendineux sont toujours
« remarquablement exaltés. Dans tous les cas, on
« constate l'existence du phénomène que j'ai proposé
« de désigner sous le nom d'*hyperexcitabilité neuro-mus-*
« *culaire*, et qui consiste dans l'aptitude que présentent
« les muscles à entrer en contracture sous l'influence
« d'une excitation mécanique portée sur le tendon, sur
« le muscle lui-même ou sur le nerf dont il est tributaire.
« Tant que dure l'état léthargique, on fait céder rapi-
« dement la contracture ainsi produite, en portant l'exci-
« tation sur les antagonistes des muscles contracturés.
« Les excitations limitées au tégument externe ne pro-
« duisent pas les contractures dont il s'agit.

« Dans l'état léthargique, les tentatives faites pour
« impressionner le sujet par voie d'intimation ou de
« suggestion, restent en général sans effet.

« 3° *Etat somnambulique*. Il peut être déterminé direc-
« tement par la fixation du regard, ou en conséquence
« d'une excitation sensorielle, faible, répétée, mono-
« tone. On le produit chez les individus plongés soit
« dans l'état léthargique, soit dans l'état cataleptique,
« en exerçant sur le vertex une friction légère.

« Le sujet dans cet état a les yeux clos ou demi-clos.
« Abandonné à lui-même il paraît engourdi plutôt
« qu'endormi. La résolution des membres n'est jamais
« prononcée. Les réflexes tendineux sont normaux.

« L'hyperexcitabilité neuro-musculaire, décrite plus
« haut, n'existe à aucun degré. Par contre, certaines
« excitations cutanées légères, promenées à la surface
« d'un membre, développent dans ce membre un état
« de rigidité qui diffère de la contracture liée à l'hyper-
« excitabilité neuro-musculaire, en ce qu'elle ne cède
« point, comme celle-ci, à l'excitation mécanique des
« muscles antagonistes, tandis qu'elle cède rapidement
« sous l'influence des excitations cutanées faibles qui
« l'on fait naître.

« Il y a habituellement, dans cet état, exaltation de
« certains modes encore peu étudiés de la sensibilité
« cutanée, du sens musculaire et de quelques-uns des
« sens spéciaux. Il est, en général, facile de provoquer
« chez le sujet, par voie d'injonction, les actes automa-
« tiques les plus compliqués et les plus variés.

« Lorsque chez lui on exerce une légère compression
« des globes oculaires, l'état léthargique remplace
« l'état somnambulique ; si, au contraire, relevant les
« paupières, on maintient, dans un lieu éclairé, l'œil
« ouvert, l'état cataleptique ne se produit pas. La rela-
« tion est donc plus directe entre l'état léthargique et
« l'état somnambulique, qu'elle ne l'est entre celui-ci
« et l'état cataleptique.

« J'ai, dit en terminant M. Charcot, négligé à dessein,
« dans l'exposé qui précède, les formes frustes ou irré-
« gulières de l'hypnotisme. Je me propose d'examiner
« ces formes en particulier dans un autre travail [1]. »

96. Avant la publication de la note que nous venons

[1] *Comptes rendus hebdomadaires des séances de l'Académie des Sciences*, 1882, t. XCIV, p. 403.

de reproduire presque intégralement, M. le Dr Prosper Despine, de Marseille avait publié une remarquable *Etude scientifique sur le somnambulisme* [1]. De son côté, M. le Dr Dumontpallier fit de très importantes expériences sur les somnambules hystériques [2] ; l'éminent médecin de la Pitié, n'a pas réuni ses vues en un livre, mais les a exposées dans plusieurs recueils périodiques dont on trouvera ci-dessous l'indication. M. le Dr Edgar Bérillon a publié, un peu plus tard, une brochure considérable sous ce titre : *Hypnotisme expérimental ; la dualité cérébrale et l'indépendance fonctionnelle des deux hémisphères cérébraux*, précédée d'une lettre-préface par M. le Dr Dumontpallier [3].

97. A l'étranger, en 1881, le Dr Ladame, aujourd'hui *privat-docent* à l'université de Genève, avait publié un travail ayant pour titre : *La névrose hypnotique ou le magnétisme dévoilé* [4], et en 1883, le Dr Eugène Yung, aussi *privat-docent* à Genève, étudiait avec soin *le Sommeil normal et le sommeil pathologique* [5].

98. En 1882, M. Dumont, chef des travaux physiques à la faculté de médecine de Nancy, après avoir suivi les

---

[1] Prosper Despine, *Etude scientifique sur le somnambulisme*, 1880. Paris, F. Savy, éditeur.

[2] Dumontpallier, *Gazette des hôpitaux*, 6 juin, 23 décembre 1882. *Comptes rendus des séances et mémoires de la Société de biologie*, 1882, t. XXXIV, *passim*. — *Union médicale*, 15 et 19 mai 1883.

[3] In-8°, Paris, 1884, Delahaye et Lecrosnier, éditeurs.

[4] P. Ladame, *La névrose hypnotique*, 1881. Paris, Sandoz et Fischbacher.

[5] E. Yung. *Le sommeil normal et le sommeil pathologique*, 1883. Paris, O. Doin, éditeur.

cliniques de M. Liébeault, fit des essais d'hypnotisme à l'asile public d'aliénés de Maréville, devant un certain nombre de hauts fonctionnaires, de magistrats et de conseillers généraux. D'autre part, le 10 mai 1882, il présenta à la *Société de médecine de Nancy*, quatre sujets sur lesquels il produisit un certain nombre d'expériences de suggestion, qui frappèrent vivement les trente-deux médecins présents à la séance [1].

99. Au commencement de l'année 1884, mon honorable ami, M. le Dr Bernheim, professeur à la faculté de médecine de Nancy, étudia, plus spécialement au point de vue thérapeutique : *La suggestion dans l'état hypnotique et dans l'état de veille*[2]. Rallié, comme nous, aux vues et aux conceptions théoriques du Dr Liébeault, il compléta et développa la doctrine de l'Ecole de Nancy qui, en opposition avec l'École de la Salpêtrière, voit dans l'hypnotisme non une névrose, apanage exclusif des hystériques, mais un simple état de sommeil pouvant être développé chez des sujets parfaitement sains.

100. En même temps que M. Bernheim se livrait à ses recherches, dans son service à l'hôpital de Nancy, nous eûmes la curiosité de faire, à la clinique de M. Liébeault, des expériences, en vue d'étudier le côté juridique de la suggestion et les graves questions de responsabilité pénale qui s'y rattachent. Afin de ne pas multiplier inutilement les doubles emplois, nous attendîmes, pour rédiger nos observations, que notre ami,

---

[1] *Revue médicale de l'Est*, 9e année, t. XIV, p. 438.
[2] BERNHEIM, *La suggestion dans l'état hypnotique et dans l'état de veille*. Paris, 1884, O. Doin, éditeur.

M. Bernheim, eût terminé la publication, qui se faisait alors dans la *Revue médicale de l'Est*, de son important travail. Dès qu'il fut terminé, nous nous mîmes à l'œuvre Le résultat de nos observations fut par nous résumé dans un mémoire que, au rapport de M. Paul Janet, et sur l'autorisation de M. Jules Simon, l'éminent secrétaire perpétuel, nous fûmes admis à lire devant l'*Académie des sciences morales et politiques*[1]. Cette lecture, faite dans les séances des 5 et 19 avril 1884, donna lieu à une longue discussion qui remplit les séances des 26 avril, 3 et 10 mai, et sur laquelle nous reviendrons. C'est le *mémoire* dont il s'agit qui, développé, étendu, complété, est devenu le présent ouvrage.

101. Au moment même où nous posions la question de la suggestion devant l'une des classes de l'Institut, M. le Dr Pitres, professeur à la Faculté de médecine de Bordeaux, publiait les quatre premières leçons de son cours de clinique médicale, qu'il avait consacrées à l'étude *Des suggestions hypnotiques*. Ces leçons ont paru d'abord dans le *Journal de médecine de Bordeaux*[2] puis dans la *Gironde*[3]; elles ont ensuite été réunies en brochure[4]; nous aurons à y revenir.

---

[1] *De la suggestion hypnotique, dans ses rapports avec le droit civil et le droit criminel.* — *Séances et travaux de l'Académie des sciences morales et politiques*, 1884, t. CXXII, p. 155. Un tirage à part a paru, sous forme de brochure, chez A. Picard, éditeur à Paris. — Le même travail a été inséré dans les *Mémoires de l'Académie de Stanislas*, 1884, 5ᵉ série, t. II, p. 249.

[2] *Journal de médecine de Bordeaux*, leçons recueillies par M. le Dr Davezac, 1884, p. 450 et suiv.

[3] *La Gironde littéraire et scientifique*, 27 avril, 4 et 18 mai 1884.

[4] Dr Pitres, *Des suggestions hypnotiques*. Bordeaux 1884, Feret et fils, libraires-éditeurs.

102. Depuis notre lecture de 1884, et la publication de la brochure si importante de M. Bernheim, laquelle est devenue bientôt un beau et bon livre[1], l'Ecole de Nancy a eu l'heureuse fortune de conquérir à ses idées un savant éminent, d'abord fort incrédule, peu disposé d'ailleurs à se contenter des apparences. M. le Dr Beaunis, professeur de physiologie à la Faculté de médecine, connu par des travaux qui font autorité dans la science, a publié d'abord des *Etudes physiologiques et psychologiques sur le somnambulisme provoqué*, comme second fascicule de ses *Recherches expérimentales sur les conditions de l'activité cérébrale et sur la physiologie des nerfs*[2] ; ce travail, remanié, étendu, complété, est devenu d'abord un mémoire publié dans la *Revue philosophique* (juillet et août 1885) sous ce titre : *L'expérimentation en psychologie par le somnambulisme provoqué*, puis un volume, qui est parvenu rapidement à sa seconde édition[3].

103. Depuis 1884, les travaux sur le somnambulisme et la suggestion sont devenus si nombreux que nous ne pouvons avoir la prétention d'en donner une énumération complète. Nous citerons seulement, soit à cause de leur importance, soit comme se rattachant plus directement à l'objet même du présent ouvrage, les publications suivantes :

---

[1] BERNHEIM, *De la suggestion et de ses applications à la thérapeutique*, 1886, 1 v. in-18, Paris. O. Doin, éditeur. Une seconde édition, très augmentée, a paru en 1887. Une traduction espagnole a déjà été publiée et des traduction anglaise, allemande et russe sont en préparation.

[2] Paris, 1886, J.-B. Baillière et fils, grand in-8°, 106 p.

[3] BEAUNIS, *Le somnambulisme provoqué*, 1 v. in-18 ; 2e édition, augmentée, 1887. Paris, J.-B. Baillière et fils.

Le magnétisme animal, étude critique et expérimentale sur l'hypnotisme, par le Dr Fernand Bottey, ancien interne des hôpitaux de Paris et de la Salpêtrière [1].

Magnétisme et hypnotisme, exposé des phénomènes observés pendant le sommeil nerveux provoqué, par le Dr Cullerre [2].

Le magnétisme animal, par MM. A. Binet et Ferré, médecin de Bicêtre [3].

L'hypnotisme et les états analogues au point de vue médico-légal, par le Dr Gilles de la Tourette, avec une préface par le Dr Brouardel, professeur de médecine légale à la Faculté de Paris [4].

Eléments de médecine suggestive — Hypnotisme et suggestion, faits cliniques, par le Dr Fontan, médecin principal de la marine, professeur à l'école de Toulon, et le Dr Ch. Ségard, médecin de 1re classe, chef de clinique à l'école de Toulon [5].

Contribution à l'étude de l'hypnotisme et de la suggestion, par le Dr Louis Picard [6].

La thérapeutique morale et la suggestion par le Dr Alphandery [7].

Considérations générales sur l'état hypnotique, par le Dr Brullard [8].

---

[1] Paris, 1884, 1 v. in-18, Plon et Nourrit, éditeurs.
[2] Paris, 1886, 1 v. in-18, J.-B. Baillière et fils.
[3] Paris, 1888, 1 v. in-8°, Félix Alcan, éditeur.
[4] Paris, 1887, 1 v. in-8°, Plon et Nourrit, éditeurs.
[5] Paris, 1887, 1 v. in-18, O. Doin, éditeur.
[6] *Thèse de de Montpellier*, 1886.
[7] *Thèse de Paris*, 1886.
[8] *Thèse de Nancy*, 1886.

Le Sommeil non naturel, ses diverses formes, par le Dr Barth [1].

La suggestion mentale et l'action à distance des substances toxiques et médicamenteuses, par les Drs Bourru et Burot, professeurs à l'école de médecine de Rochefort [2].

De la suggestion mentale, par le Dr Ochorowicz, avec une préface de M. Charles Richet [3].

Du magnétisme animal, série d'articles publiés dans la *Liberté du Jura*, par le Dr Claude Perronnet [4].

Une visite à la Salpêtrière [5] extrait de la *Revue de Belgique*, et *De l'origine des effets curatifs de l'hypnotisme* [6], par M. Delbœuf, professeur à l'Université de Liège ; M. Delbœuf a aussi publié plusieurs articles dans la *Revue philosophique* [7] ;

Hypnotisme double conscience et altérations de la personnalité, par M. Azam, professeur à la Faculté de médecine de Bordeaux [8].

Un capitolo di psicofisiologia, par M. Enrico dal Pozzo di Mombello, professeur de physique expérimentale à l'Université de Pérouse [9].

Hypnotisme en Suggestie in de Genees Kundige Praktijk, par le Dr Van Renterghem, d'Amsterdam [10].

---

[1] *Thèse d'agrégation*, Paris, 1886.

[2] 1 vol. in-18, Paris, J.-B. Baillière et fils.

[3] 1 vol. in-18, Paris, 1887, O. Doin, éditeur.

[4] Lons-le-Saunier, Declume frères, imprimeurs-éditeurs.

[5] Bruxelles, 1886, extrait de la *Revue de Belgique*.

[6] Paris, 1887, Félix Alcan, éditeur.

[7] *Revue phylosophique*, années 1885-86-87.

[8] Paris 1887, 1 vol. in-18, Baillière et fils.

[9] 1 vol. in-18, Foligno, Stabilimento Pietro Sgariglia, 1885.

[10] Amsterdam, 1887, W. Versluys, éditeur.

De psychische Geneesiwjze, par le Dʳ Van Eeden, Amsterdam[1].

The physiological effects of artificial sleep with some notes on the treatment by suggestion par le Dʳ Mathias Roth, de Londres[2].

Il magnetismo animale, la fascinazione e gli stati ipnotici, par le professeur Enrico Morselli, de Turin[3].

104. Au point de vue plus particulièrement juridique nous citerons les ouvrages suivants :

L'hypnotisme et la médecine légale, par le Dʳ Ladame, privat-docent à l'Université de Genève. (Extrait des *Archives de l'anthropologie criminelle*[4].)

Il grande ipnotismo e la suggestione ipnotica nei rapporti col diritto penale e civile, par le Dʳ Giulio Campili[5].

Der hypnotismus und das Strafrecht, par le Dʳ Von Lilienthal, professeur ordinaire de droit à l'Université de Zurich. (Extrait de la *Zeitschrift für die gesamte Strafrechts Wissenschaft*[6].)

L'automatisme somnambulique devant les tribunaux, par le Dʳ Paul Garnier, médecin en chef de l'infirmerie spéciale des aliénés de la préfecture de police[7].

Deux articles publiés dans le « *Oesterreichischen Aertzlichen Vereinszeitung*, par M. le professeur Von

---

[1] Amsterdam, 1888, W. Versluys, éditeur.
[2] London, 1887, Baillière, Tindall et Cox.
[3] Torino, 1886, Roux et Favale, éditeurs, 1 vol. in-18.
[4] Lyon, 1888, Storck, imprimeur-éditeur.
[5] Roma, Torino e Firenze, 1886, Fratelli Bocca editori.
[6] Berlin und Leipzig, 1887, Verlag von Guttentag.
[7] Paris, 1887, Baillière et fils, éditeurs.

Kraft-Ebing, et contenant la relation de plusieurs conférences, faites avec expériences à l'appui, sur les principaux phénomènes de l'hypnotisme, devant le *Verein der Aerzte in Steiermark* (14 novembre, 12 et 19 décembre 1887 et 30 janvier 1888).

105. Au point de vue philosophique et religieux, signalons encore : *Le merveilleux et la science, étude sur l'hypnotisme*, par M. Elie Méric, docteur en théologie, ancien professeur à la Faculté de théologie catholique de Paris [1] ;

Un article publié par M. W. H. Myers, sous le titre *Human personality*, dans *The Fornightly Review* (novembre 1885). — London, Chapman and Hall, limited.

106. Enfin un grand nombre d'études sur la suggestion et le somnambulisme, d'observations de faits cliniques, de discussions, etc., ont été insérés dans les recueils suivants :

Revue philosophique de la France et de l'étranger, paraissant tous les mois, dirigée par M. Th. Ribot [2].

Comptes rendus hebdomadaires des séances et mémoires de la Société de biologie [3].

Annales médico-psychologiques, journal destiné à recueillir tous les documents relatifs à l'aliénation mentale, aux névroses et à la médecine légale des aliénés [4].

Archives de l'anthropologie criminelle et des sciences

---

[1] 1 vol. in-18, Paris, Letouzey et Ane, éditeurs.
[2] Paris, Félix Alcan, éditeur.
[3] Paris, G. Masson, éditeur.
[4] Paris, G. Masson, éditeur.

pénales, médecine légale, judiciaire. — Statistique criminelle, Législation et Droit[1].

Archives de Neurologie, revue des maladies nerveuses et mentales, publiée sous la direction de J.-M. Charcot[2].

Revue de l'hypnotisme expérimental et thérapeutique, paraissant tous les mois. — Psychologie, médecine légale, maladies mentales et nerveuses — sous la direction de M. le Dr Edgar Bérillon[3].

Cette revue, qui paraît seulement depuis le 1er juillet 1886, constitue déjà un ensemble précieux d'études de fond et de faits cliniques, sur les principaux phénomènes de la suggestion et du somnambulisme provoqué. Nous aurons plus d'une fois à en faire notre profit dans la suite de ce travail.

[1] Lyon, Genève et Bâle : Henri Georg ; Paris, G. Masson.
[2] Paris, Bureaux du *Progrès médical*.
[3] *Revue de l'Hypnotisme*, 40 *bis*, rue de Rivoli.

CHAPITRE III

PROCÉDÉS D'HYPNOTISATION

Degrés de sommeil

SOMMAIRE

107. Extrême variabilité des procédés d'hypnotisation.
108. Procédé habituellement employé par l'auteur.
109. En général une première hypnotisation ne donne que peu de résultat.
110. Avantages des hypnotisations répétées.
111. Le sommeil hypnotique peut être obtenu chez des sujets sains et non pas seulement chez les hystériques. Divergence avec l'école de la Salpêtrière.
112. Procédé du général Noizet.
113. Procédé de M. Ch. Richet.
114. Procédé de M. Bernheim.
115. Rapprochement avec le sommeil ordinaire.
116. Aptitude à subir l'influence hypnotique.
117. Statistique. Nombre et classification des sujets endormis par M. Liébeault.
118. Chiffres donnés, en 1884, par MM. Bernheim et Liégeois.
119. Différences entre ces deux statistiques; explication donnée par M. Beaunis.
120. Proportion des sujets mis en somnambulisme.
121. Cette proportion est presque identique pour les deux sexes.
122. Répartition des sujets par âges.
123. Forte proportion des somnambules dans l'enfance et la jeunesse. De 1 à 14 ans, *tous les sujets* sont plus ou moins influencés. Conséquence.
124. Dans la vieillesse, le nombre des somnambules décroît.
125. Caractères des divers degrés de sommeil hypnoptique.

126. Classification donnée par M. Liébeault dans la *Revue de l'hypnotisme*.
127. Qu'il suffit, pour provoquer le sommeil hypnotique, d'en faire naître l'idée chez le sujet.
128. Sommeil à terme ou sous condition.
129. Le sujet s'endort en mangeant des bonbons.
130. Suggestion par lettre; sommeil provoqué à 30 kilomètres de distance.
131. Première lettre de Mlle S... H....
132. Cette expérience montre que le fluide magnétique n'est qu'une simple hypothèse.
133. Nouvelle suggestion par lettre; réviviscence de la mémoire.
134. Rêve donné par suggestion et réalisé dans le sommeil ordinaire.
135. Deuxième lettre de Mlle H...; actes suggérés, hallucination négative.
136. *L'anniversaire*, élégie de Millevoye.
137. Suggestions par téléphone. — Renvoi.

107. Les procédés par lesquels on produit l'hypnotisme, quoique pouvant être ramenés à quelques traits généraux que nous indiquerons ci-après, sont cependant extrêmement variés. Voici comment je procède ordinairement.

108. D'abord, il faut que la personne sur laquelle on tente l'expérience, y donne son consentement, non seulement de forme, mais encore de bonne volonté. Comme il s'agit d'un certain état mental à faire naître, il est clair que l'idée de critique, de raillerie, de mystification est aussi contraire que possible au succès de l'épreuve; ce n'est pas à dire qu'il faille préalablement la foi — comme l'enseignent les magnétiseurs — il faut seulement de la bonne foi; aucune expérience ne peut s'en passer.

On choisira une pièce modérément éclairée, ni trop

chaude, ni trop froide ; on fera asseoir le sujet sur un siège commode, sur le dossier duquel la tête puisse s'appuyer ; on le disposera de façon à ce que la lumière des fenêtres vienne, non pas de face, mais par derrière ou au moins de côté. Une ou deux personnes au plus seront présentes ; elles doivent observer un silence rigoureux. Cela fait, je me place en face du sujet, assis ou debout, et je l'invite à me regarder fixement, sans effort extraordinaire ; au bout de quelques instants, je lui dis : « Vous allez éprouver de l'engourdissement ; un besoin impérieux de sommeil s'empare de vous ; vos paupières deviennent lourdes, elles s'abaissent, vos yeux se ferment ; vous allez dormir, dormez! » Puis une légère pression est exercée sur les globes oculaires, recouverts par les paupières abaissées, et l'on renouvelle au besoin plusieurs fois la suggestion ci-dessus, ou toute autre analogue. On peut même y ajouter des passes, c'est-à-dire porter les deux mains, sans contact, au-devant du visage, puis les abaiser, en suivant les bras et la partie supérieure des jambes, et recommencer un certain nombre de fois.

109. Il arrive rarement que l'on produise du premier coup le véritable sommeil hypnotique ; les deux ou trois premières séances ne sont guère en quelque sorte que préparatoires ; pourtant, le plus souvent, il y aura une certaine influence exercée ; le patient sera plus ou moins engourdi ou somnolent ; il ressentira quelques fourmillements dans les bras, ou une grande chaleur dans le corps, de la lourdeur dans la tête, de la faiblesse dans les jambes, etc. Il suffit, pour faire disparaître toute sensation pénible, de souffler sur les

yeux du sujet ou de l'éventer fortemement, en lui disant : « Vous vous portez maintenant on ne peut mieux; « tout est bien ! » En renouvelant, au besoin, cette manœuvre, on n'aura absolument rien à redouter.

110. Une seconde ou une troisième fois, l'influence hypnotique se fera sentir davantage, et le patient arrivera selon son aptitude personnelle, à l'un des degrés de sommeil dont nous donnerons plus loin le tableau.

Notre expérience personnelle nous a montré que, pour des personnes qui, après bien des essais, n'arrivaient qu'à la somnolence et restaient en communication complète avec les assistants, il y avait grand avantage à faire trois ou quatre hypnotisations à la suite l'une de l'autre. Une dame de cinquante ans, d'abord très réfractaire, a pu ainsi, au bout de quelques jours, être mise par nous en somnambulisme

111. Nous ne saurions admettre d'ailleurs, comme le veulent M. Charcot et ses élèves, que les hystériques soient seuls à présenter les phénomènes hypnotiques dans leur complet développement ; des sujets absolument sains sont souvent extrêmement sensibles à l'influence hypnotique ; des jeunes gens robustes, soldats, laboureurs, hommes de peine, etc., sont endormis très rapidement, alors que parfois des femmes hystériques à cause de la mobilité de leurs idées et de l'impossibilité où elles sont de concentrer leur pensée, ne donnent que des résultats incomplets. Nous aurons l'occasion de revenir sur ce point.

112. Ces procédés ne sont pas les seuls qui puissent être employés. Le général Noizet, M. Ch. Richet, M. le Dr Bernheim ont successivement indiqué les suivants :

« Le magnétiseur, disait le général Noizet, s'assied, vis-à-vis la personne qu'il veut magnétiser et qui est elle-même assise ; il prend ses mains, de manière à lui toucher les pouces avec les siens et il reste quelques moments dans cette position. Cette première opération a pour but de bien établir la communication entre les fluides des deux individus [1]. Le magnétiseur reporte ensuite ses mains sur les épaules du magnétisé, les y laisse pendant quelques minutes et les redescend doucement à une petite distance des bras et des cuisses jusqu'aux genoux. Il reprend ensuite les pouces et recommence plusieurs fois la même manœuvre. Il place après cela ses mains au-dessus de la tête de la personne qu'il magnétise, il les redescend doucement jusqu'aux genoux et recommence plusieurs fois le même mouvement. Il peut ensuite les placer sur les côtés de manière que ses deux pouces viennent se joindre vers le creux de l'estomac, ou bien il les appuie sur les tempes, puis les fait redescendre pour recommencer et ainsi de suite, en variant de temps en temps les mouvements.

« Il faut avoir attention seulement de faire toujours ces mouvements de haut en bas et jamais de bas en haut... Je n'ai pas vérifié jusqu'à quel point cette assertion est vraie (qu'on ne produit sans cela aucun effet ou qu'on produit des crises convulsives et dangereuses), et je ne sais pas si la condition qu'elle prescrit est indispensa-

---

[1] Nous n'admettons pas, quant à nous, la théorie fluidique du général Noizet.

ble ; mais une autre qui est essentielle pour obtenir les effets dus au contact des fluides, est d'agir, comme je l'ai déjà dit, avec volonté ferme et avec confiance. Je suis même persuadé que c'est là la seule condition vraiment nécessaire, et que la nature des mouvements qu'on opère est assez indifférente en soi-même¹. »

113. Le procédé de M. Ch. Richet a été résumé par lui, dans les termes ci-après :

« Je fais mettre le patient dans un fauteuil, bien en face de moi ; puis je prends chacun de ses pouces dans une main et je les serre assez fortement, mais d'une manière assez uniforme. Je prolonge cette manœuvre pendant trois à quatre minutes ; en général les personnes nerveuses ressentent déjà une sorte de pesanteur dans les bras, aux coudes et surtout aux poignets. Puis, je fais des *passes*, en portant les mains étendues sur la tête, le front, les épaules, mais surtout les paupières. Les passes consistent à faire des mouvements uniformes de haut en bas, au-devant des yeux, comme si, en abaissant les mains, on pouvait faire fermer les paupières. Au début de mes tentatives je pensais qu'il était nécessaire de faire fixer un objet quelconque par le patient ; mais il m'a semblé que c'était là une complication inutile. La fixation du regard a peut-être quelque influence, mais elle n'est pas indispensable². »

114. Voici comment procède M. Bernheim :

« Je commence par dire au malade, que je crois devoir avec utilité soumettre à ce traitement, qu'il est

---

¹ Général NOIZET, *Mémoire sur le somnambulisme*, p. 227.
² CH. RICHET, *L'homme et l'intelligence*, p. 218.

possible de le guérir ou de le soulager par le sommeil ; qu'il ne s'agit d'aucune pratique nuisible ou extraordinaire ; que c'est un *simple sommeil* qu'on peut provoquer chez tout le monde, sommeil calme, bienfaisant, qui rétablit l'équilibre du système nerveux etc.; au besoin, je fais dormir devant lui un ou deux sujets pour lui montrer que ce sommeil n'a rien de pénible, ne s'accompagne d'aucune expérience ; et quand j'ai éloigné ainsi de son esprit toute préoccupation que fait naître l'idée du magnétisme et la crainte un peu mystique qui est attachée à cet inconnu, surtout quand il a vu des malades guéris ou améliorés à la suite de ce sommeil, il est confiant et se livre. Alors je lui dis : « Regardez-moi bien et ne songez qu'à dormir. Vous allez sentir une lourdeur dans les paupières, une fatigue dans vos yeux ; vos yeux clignotent, ils vont se mouiller ; la vue devient confuse ; les yeux se ferment. » Quelques sujets ferment les yeux et dorment immédiatement. Chez d'autres, je répète, j'accentue davantage, j'ajoute le geste ; peu importe la nature du geste. Je place deux doigts de la main droite devant les yeux et j'invite le sujet à les fixer, ou avec les deux mains je passe plusieurs fois de haut en bas devant les yeux ; ou bien encore j'engage à fixer mes yeux et je tâche en même temps de concentrer toute leur attention sur l'idée du sommeil. Je dis : « Vos paupières se ferment, vous ne pouvez plus les ouvrir. Vous éprouvez une lourdeur dans les bras, dans les jambes ; vous ne sentez plus rien, vos mains restent immobiles, vous ne voyez plus rien ; le sommeil vient », et j'ajoute d'un ton un peu impérieux : « Dormez. » Souvent ce mot emporte la balance ; les yeux se ferment ; le malade dort.

« Si le sujet ne ferme pas les yeux ou ne les garde pas fermés, je ne fais pas longtemps prolonger la fixation de ses regards sur les miens ou sur mes doigts : car il en est qui maintiennent les yeux indéfiniment écarquillés et qui, au lieu de concevoir ainsi l'idée du sommeil, n'ont que celle de fixer avec rigidité : l'occlusion des yeux réussit alors mieux. Au bout de deux ou trois minutes, tout au plus, je maintiens les paupières closes, ou bien j'étends les paupières lentement et doucement sur les globes oculaires, les fermant de plus en plus, progressivement, imitant ce qui se produit quand le sommeil vient naturellement ; je finis par les maintenir closes, tout en continuant la suggestion : « Vos paupières sont collées, vous ne pouvez plus les ouvrir ; le besoin de dormir devient de plus en plus profond ; vous ne pouvez plus résister. » Je baisse graduellement la voix, je répète l'injonction : « Dormez », et il est rare que plus de quatre ou cinq minutes se passent, sans que le sommeil soit obtenu. C'est le *sommeil par suggestion ; c'est l'image du sommeil que je suggère, que j'insinue dans le cerveau*[1]. »

115. Tous ces procédés, on le voit, diffèrent assez peu, en somme ; ils se réduisent à produire sur le patient une impression faible, continue, monotone, à faire naître dans son esprit l'idée du sommeil, à écarter toute sensation, toute pensée qui pourrait l'en distraire ; ils se rapprochent, en définitive, de ce que font tous les hommes, quand ils veulent se livrer au sommeil ordinaire.

[1] Bernheim, professeur à la Faculté de médecine de Nancy, *De la suggestion dans l'état hypnotique et dans l'état de veille*, p. 4. Paris, 1884, O. Doin, éditeur.

116. L'aptitude à subir l'influence hypnotique croît en général avec le nombre des hypnotisations; toutefois, il n'y a point ici et il ne saurait y avoir de règle générale: les uns arrivent assez vite au sommeil profond et au somnambulisme; d'autres n'y parviennent que lentement et progressivement; une troisième catégorie s'arrête à un degré intermédiaire; quelques personnes enfin — et nous sommes de ce petit nombre, — sont absolument réfractaires et ne peuvent être hypnotisées.

117. Il ne sera pas sans intérêt maintenant de donner quelques chiffres sur la répartition des sujets soumis à l'hypnotisation entre les divers degrés de sommeil qui, pour la commodité des recherches, ont été établis par le Dr Liébeault. Nous les emprunterons à l'excellent travail de M. le Dr Beaunis, professeur de physiologie à la Faculté de médecine de Nancy [1] :

Le nombre des somnambules, a dit M. Beaunis, est beaucoup plus considérable qu'on ne le croit généralement. Pour qu'on puisse s'en faire une idée, il a donné la statistique suivante, qu'avait bien voulu dresser pour lui M. Liébeault. Elle comprend une année entière depuis le mois d'août 1884 jusqu'au mois de juillet 1885. On y trouve, mois par mois, toutes les personnes qui se sont présentées à la consultation du savant médecin de Nancy, et ces personnes sont classées d'après le degré d'influence exercée sur elles par l'hypnotisation.

Pour l'explication des tableaux ci-après, rappelons, sauf à y revenir bientôt avec plus de détail, les différents degrés de sommeil admis par M. Liébeault.

[1] Beaunis, *Le somnambulisme provoqué*. Paris, 1887, Baillière et fils.

Premier degré : *somnolence*, pesanteur, engourdissement.

Second degré : *sommeil léger ;* les sujets entendent encore tout ce qui se dit autour d'eux.

Troisième degré : sommeil profond ; les sujets ne se souviennent plus de ce qu'ils ont fait, dit ou entendu pendant leur sommeil, mais ils sont encore en rapport avec les personnes présentes comme avec leur endormeur.

Quatrième degré : sommeil très profond ; l'isolement du sujet est complet et il n'est plus en rapport qu'avec celui qui l'a endormi.

Cinquième degré : somnambulisme

AGE	SOMNAMBULISME	SOMMEIL très profond	SOMMEIL PROFOND	SOMMEIL LÉGER	SOMNOLENCE	NON INFLUENCÉS	TOTAL
Août 1884.	16	13	28	15	13	4	89
Sept. 1884.	6	3	34	18	10	11	82
Oct. 1884.	11	6	22	11	5	8	63
Nov. 1884.	8	5	14	9	4	2	42
Déc. 1884.	10	3	11	5	3	4	36
Janv. 1885.	3	2	8	9	2	»	24
Fév. 1885.	5	3	18	10	5	3	44
Mars 1885.	9	1	29	16	8	3	66
Avril 1885.	15	6	24	14	7	2	68
Mai 1885.	25	7	27	12	4	7	82
Juin 1885.	22	10	32	9	7	8	88
Juil. 1885.	11	3	24	15	8	8	69
Totaux..	141	62	271	143	76	60	753

ce qui donne pour 100 sujets qui se sont présentés les proportions suivantes :

Somnambulisme 18,7
Sommeil très profond . . . 8,2
Sommeil profond. 35,9
Sommeil léger. 18,9
Somnolence. 10,0
Non influencés. 7,9

118. M. Bernheim et moi, nous avions donné en 1884, les chiffres suivants que M. Liébeault avait précédemment communiqués à M. Dumont :

Réfractaires 27   2,6 p. 100
Somnolence, pesanteur . . . 33   3,2 —
Sommeil léger 100   9,8 —
Sommeil profond 460   45,3 —
Sommeil très profond . . . 232   22,8 —
Somnambulisme . . . . . 162[1]   15,9 —

                          1,014

119. M. Beaunis explique comme suit les différences que l'on peut constater en comparant ces deux statistiques, dressées à quatre années d'intervalle.

Dans la plus récente, celle qui s'applique à l'année 1884-1885, le Dr Liébeault n'a placé les sujets dans le groupe du sommeil très profond que quand ils étaient absolument *isolés*, et en rapport uniquement avec celui qui les avait endormis, tandis que dans la statistique

---

[1] On réunit ici en un seul les deux chiffres donnés en 1884, l'un (31) pour le somnambulisme léger, l'autre (131) pour le somnambulisme profond.

de 1880, il y plaçait tous ceux qui oubliaient au réveil ce qui s'était passé pendant leur sommeil.

120. Quant à la proportion des somnambules, et c'est, comme le dit M. Beaunis, ce qui nous intéresse le plus, elle est à peu près la même dans les deux statistiques et on peut admettre d'une façon générale cette proportion de 15 à 18 sur 100 sujets pris au hasard, comme le chiffre normal et comme une moyenne très rapprochée de la réalité.

221. Des constatations de M. Liébeault ressort encore un fait de la plus grande importance, c'est que les proportions sont à peu près les mêmes chez les hommes et chez les femmes, et qu'en particulier, contrairement à l'opinion courante, *la proportion est presque identique pour ce qui concerne le somnambulisme*, 18,8 p. 100 chez les hommes, 19,4 p. 100 chez les femmes.

« Il est bien évident qu'on ne peut invoquer là l'hys-
« térie chez l'homme, à moins d'admettre, ce qui serait
« absurde, qu'on trouve chez l'homme 18 hystériques
« sur 100 sujets, et encore, comme on le verra plus loin,
« cette hystérie de l'homme se montrerait à tous les
« âges [1].

122. — M. Liébeault a aussi dressé le tableau de la répartition des sujets, par âges, entre les divers degrés de sommeil. M. Beaunis l'a fractionné par séries de sept

[1] BEAUNIS, *Le somnambulisme provoqué*, p. 15.

années, division qui lui paraît correspondre le mieux aux variations physiologiques de l'évolution de l'individu.

TABLEAU DE LA RÉPARTITION PAR AGES

AGE	SOMNAMBULISME	SOMMEIL très profond	SOMMEIL PROFOND	SOMMEIL LÉGER	SOMNOLENCE	NON INFLUENCÉS	TOTAL
Jusqu'à 7 ans..	6	1	3	12	1	»	23
De 7 à 14 ans..	36	5	15	9	»	»	65
De 14 à 21 ans.	22	5	39	5	7	9	87
De 21 à 28 ans..	13	5	36	18	17	9	98
De 28 à 35 ans..	19	5	29	15	11	5	84
De 35 à 42 ans..	9	10	30	24	5	7	85
De 42 à 49 ans..	23	5	31	24	10	13	106
De 49 à 56 ans..	5	10	24	19	7	3	68
De 56 à 63 ans..	5	6	26	13	9	10	69
De 63 et au delà.	7	5	23	12	4	8	59
Totaux....	145	57	256	151	71	62	744

Voici maintenant, pour mieux faire suivre les variations dépendant de l'âge, le même tableau, que M. Beaunis a dressé sous une autre forme, c'est-à-dire en prenant pour chaque âge les chiffres proportionnels; par exemple, sur 100 enfants de 1 à 7 ans, combien y a-t-il de cas de somnambulisme, de sommeil très profond, etc., et ainsi de suite pour chaque âge ?

AGE	SOMNAMBULISME	SOMMEIL très profond	SOMMEIL PROFOND	SOMMEIL LÉGER	SOMNOLENCE	NON INFLUENCÉS
Jusqu'à 7 ans . .	26,5	4,3	13,0	52,1	4,3	»
7 à 14 ans	55,3	7,6	23,0	13,8	»	»
14 à 21 ans. . . .	25,2	5,7	44,8	5,7	8,0	10,3
21 à 28 ans. . . .	13,2	5,1	36,7	18,3	17,3	9,1
28 à 35 ans. . . .	22,6	5,9	34,5	17,8	13,0	5,9
35 à 42 ans. . . .	10,5	11,7	35,2	28,2	5,8	8,2
42 à 49 ans. . . .	21,6	4,7	29,2	22,6	9,4	12,2
49 à 56 ans. . . .	7,3	14,7	35,2	27,9	10,2	4,4
56 à 63 ans. . . .	7,2	8,6	37,6	18,8	13,0	14,4
63 ans et au delà.	11,8	8,4	38,9	20,3	6,7	13,5

123. « Ce qui frappe, au premier abord, dans ce tableau, c'est la forte proportion des somnambules dans l'enfance et dans la jeunesse (26,5 p. 100, de 1 à 7 ans, et 55,3 p. 100, de 7 à 14 ans); on remarquera aussi que, pour ces deux périodes de la vie, tous les sujets, sans exception, ont été plus ou moins influencés. Il y a là un fait important à constater, si, comme je le crois, la suggestion hypnotique est appelée un jour à jouer un rôle dans l'éducation de l'enfant...

124. « Dans la vieillesse, au contraire, on voit le nombre des somnambules décroître, mais tout en restant encore à un chiffre relativement élevé (7 à 11 p. 100), si on considère les conditions physiologiques du fonctionnement cérébral à cette époque de la vie[1]. »

[1] BEAUNIS, Op. cit., p. 17.

125. Occupons-nous maintenant des caractères qui permettent de reconnaître le degré de sommeil auquel arriveront les sujets soumis à l'hypnotisation. Voici les constatations que nous avons pu faire et qui nous ont paru confirmer pleinement la classification adoptée par M. Liébeault.

Au premier degré, on ne constate qu'une légère somnolence, un engourdissement plus ou moins prononcé des membres; en cet état, le sujet conserve toute sa connaissance; non seulement il n'est point isolé du monde extérieur, mais encore quelques-uns de ses sens, l'ouïe, par exemple, acquièrent plus de puissance. Quelque légers que soient parfois les symptômes ainsi produits, le sujet influencé est souvent sensible à certaines suggestions thérapeutiques.

Dans le second degré, le patient est souvent dans l'impossibilité d'ouvrir les yeux; il entend ce qu'on lui dit et perçoit tous les bruits qui frappent son oreille. Mais la volonté de l'expérimentateur s'impose déjà à lui sur quelques points; ses bras, levés en l'air et maintenus quelques secondes, peuvent rester indéfiniment dans la position qui leur a été donnée; s'ils n'y restent pas d'eux-mêmes, il suffit d'affirmer qu'ils ne peuvent plus s'abaisser, et alors la *catalepsie suggestive* se réalise.

Le troisième degré se révèle par un engourdissement plus profond; la sensibilité tactile y est plus ou moins émoussée; non seulement les bras peuvent être mis en l'air et demeurer rigides, mais encore on peut produire des mouvements automatiques : Si je dis au patient, en lui faisant tourner les mains l'une autour de l'autre : « Vous ne pouvez plus vous arrêter; je tourne les mains;

« il faut que vous tourniez les vôtres, » —le mouvement se continue indéfiniment.

Si le sujet arrive au *quatrième degré*, il cesse d'être en relation avec le monde extérieur ; il n'entend plus ce qui se dit autour de lui ; mais il continue d'être en rapport avec l'opérateur et se souvient de ce qu'il lui a dit pendant son sommeil.

Le somnambulisme se produit enfin quand la personne soumise à l'hypnotisation arrive *au cinquième ou au sixième degré*. M. Liébeault caractérise cet état par la perte de tout souvenir, chez les hypnotisés ; ils ont oublié ce qui a pu être dit ou fait autour d'eux, ce qu'ils ont pu dire ou faire eux-mêmes, et enfin ce que leur a dit ou fait l'opérateur.

« Cette division du sommeil en plusieurs degrés est
« purement théorique ; elle permet de classer chaque
« sujet influencé sans grande description. Il existe des
« variantes, des intermédiaires entre ces divers degrés :
« on observe toutes les transitions possibles, depuis la
« simple torpeur et le sommeil douteux jusqu'au som-
« nambulisme le plus profond [1]. »

126. Depuis la lecture que j'ai faite, en 1884, à l'Académie *des sciences morales et politiques*, M. Liébeault a cru devoir revenir, dans la *Revue de l'hypnotisme*, que dirige habilement M. le Dr Edgar Bérillon, sur les divers degrés du sommeil produit par l'hypnotisation [2].

« Quels que soient, a-t-il dit, les moyens employés

---

[1] Dr BERNHEIM, *De la suggestion*, etc., 1884, p. 9.
[2] LIÉBEAULT, *Classification des degrés du sommeil provoqué.* — *Revue de l'hypnotisme*, 1er janvier 1887, p. 199.

par nous, pour faire naître le sommeil provoqué ou l'hypnose, moyens qui se résolvent tous dans l'idée suggérée de dormir, ce sommeil, à son plus haut degré, est caractérisé par l'impuissance, chez les sujets endormis, de faire des efforts d'attention et de volonté, d'avoir enfin de l'initiative, soit pour éprouver des sensations et les fixer au cerveau, soit pour se remémorer, soit pour élaborer des pensées, des jugements, des raisonnements, soit pour transmettre des ordres aux organes du mouvement...

M. Liébeault divise les divers degrés de sommeil provoqué en : **A.** *Etat non cataleptique*, et **B.** *Etats avec catalepsie*.

« **A.** Dans cette division se place notre premier degré du sommeil provoqué; la catalepsie y fait défaut :

Somnolence.

« Ce degré se distingue par des signes variables et souvent peu précis. *Tantôt les hypnotisés présentent de l'assoupissement, de la torpeur, tantôt de la fatigue locale ou générale, de la pesanteur de tête*, etc. On remarque d'ordinaire, quand ces signes sont bien marqués, que les dormeurs mettent de la lenteur à revenir à l'état normal, même malgré la suggestion qui leur en est faite. 10 p. 100 de nos sujets ont présenté ces signes.

« **B.** Dans cette division nous plaçons nos cinq degrés de sommeil provoqué. La catalepsie les accompagne toujours.

Sommeil léger.

« On retrouve toujours, dans ce degré de sommeil, quelques-uns des caractères du degré précédent. En plus, *la catalepsie commence à y apparaître*. Les membres ne restent dans la position qui leur est donnée que parce que l'inertie de l'esprit des dormeurs est déjà grande, et qu'ils ne songent déjà plus, pour cette raison, à les déplacer. Mais pourtant, il leur est encore possible de modifier l'attitude de ces membres. Car, si on leur dit, si c'est le bras qui est dans l'extension cataleptique : Essayez de mouvoir le bras, vous ne le pouvez pas; ils y arrivent encore. *Il y a donc déjà, dans ce degré, production de catalepsie*, un commencement d'automatisme. 18,9 p. 100 de nos dormeurs parviennent à ce sommeil.

Sommeil profond.

« Outre l'engourdissement et l'attitude fixe et cataleptique du degré précédent, dans ce sommeil, *les sujets deviennent aptes à exécuter des mouvements automatiques* malgré leur volonté. Si, par exemple, on fait tourner les bras l'un autour de l'autre et qu'on leur dise : Vos bras continuent à se mouvoir (quelquefois il suffit que cette suggestion, sans être exprimée verbalement, soit comprise des sujets par l'impulsion donnée aux membres), alors les bras ne peuvent cesser leurs mouvements, *les dormeurs n'ont plus assez de volonté pour arrêter l'automatisme rotatoire suggéré*. 35,9 p. 100 des hypnotisés se classent dans cette forme du sommeil provoqué.

Sommeil très profond.

« En plus des signes précédents qu'ils présentent, les individus mis dans ce degré, et cataleptisés, n'ont pas seulement perdu le pouvoir de résister aux mouvements des membres qui leur sont imposés; mais d'autres pouvoirs appartenant au sens de l'ouïe et à la mémoire leur font partiellement défaut. *Ils ont d'abord cessé d'être aptes à porter leur attention sur toute autre chose ou toute autre personne que leur hypnotiseur :* s'étant endormis dans l'idée de sa personne, ils n'entendent que lui seul; et ensuite, pour la même raison, *ils n'ont gardé que le souvenir de ce qui s'est passé entre eux et lui.* 8,2 p. 100 de nos dormeurs ont présenté les caractères de ce degré de sommeil qui marque une transition très nette vers le degré suivant.

Sommeil somnambulique léger.

« Cette forme de sommeil renferme les degrés antérieurs ; mais en plus que dans le degré précédent où les sujets ne se rappellent que ce qui s'est passé entre l'hypnotiseur et eux, dans celui-ci, *ils ne se souviennent au réveil absolument de rien. L'amnésie est complète.* Dans ce degré, les sujets sont déjà susceptibles d'éprouver pendant leur sommeil des hallucinations plus ou moins vives, si on leur en fait la suggestion, hallucinations qui s'effacent au réveil. N'ayant déjà plus de ressort pour se mettre en rapport avec le monde extérieur, ils sont, à un haut point, devenus soumis à la volonté de l'être seul avec lequel ils sont, dans leur sommeil, restés en communication.

Sommeil somnambulique profond.

« Enfin, il est des hypnotisés chez lesquels se présentent tous les caractères des degrés que nous venons de décrire. Et en plus de ce qui a lieu dans le somnambulisme léger, leur tact est devenu, au moins pour quelques moments, éteint en ce qui regarde toute autre personne que l'hypnotiseur. Ils ne peuvent plus être mis en catalepsie par elle, ainsi qu'il arrive encore dans le précédent somnambulisme, ils ne peuvent plus l'être que par leur hypnotiseur avec lequel ils sont restés en rappport. *Et leur impuissance à réagir par l'attention et la volonté est devenue tellement grande qu'ils ne sont presque plus eux-mêmes :* ils sont livrés corps et âme à l'homme qui les a endormis. Cet homme est leur maître absolu, et ils sont comme en sa possession. Par la suggestion, il dispose presque sans limite de leurs facultés psychiques et organiques, de leurs sens, y compris le tact, le dernier qui s'éteigne, s'ils s'éteignent jamais. C'est cet empire illimité qui lui permet surtout d'être, non seulement le maître de leur volonté, de leurs actes, de tout leur organisme, au point d'y faire développer des stigmates, contre-coup des idées imposées, mais encore de les halluciner de tous leurs sens et *de faire persister en eux, après réveil, leurs hallucinations,* pour une période de temps illimitée. On rencontre 18,7 p. 100 de dormeurs qui arrivent dans cette forme de somnambulisme, ainsi que dans la précédente.

« Telle est la classification des degrés du sommeil provoqué établie par nous depuis quelques années. On le voit, en dehors de la sensibilité à la douleur, qui disparaît quelquefois dans les premiers degrés de l'hypnose, et parfois seulement dans les derniers, le pouvoir de faire effort d'attention et de volonté se perd d'abord sur les muscles, puis sur l'ouïe et la mémoire, et enfin sur le tact.

« Dans cette classification, nous n'avons pas eu la prétention de fractionner un état qui est indivisible; nous avons voulu seulement poser des points de repère, des jalons dans la série des phénomènes de cet état; nous avons voulu en marquer les étapes à travers les modifications de plus en plus complexes qui s'y surajoutent à mesure qu'il devient plus profond. Car, il n'y a pas d'hiatus dans l'hypnose à partir du degré le plus bas jusqu'au plus élevé. Ce n'est pas qu'en tous ses degrés, nous n'ayons trouvé des signes plus ou moins effacés intervertis et exceptionnels; mais ils rentrent dans la règle.

« Ainsi, quant à ne parler que du somnamblisme en général, il s'y présente des anomalies qui tiennent à ce que les sens et le cerveau des dormeurs ne s'éteignent jamais. Ces organes restés toujours ouverts à l'égard de l'hypnotiseur, ne le sont plus que d'une manière latente pour ce qui se passe autour d'eux. Et si alors quelqu'un dont ils paraissent isolés, les soumet à des manœuvres violentes, comme certains chloroformés ils ne peuvent s'y opposer, soit en criant, soit en se défendant... Leurs perceptions ont encore lieu ; mais comme à leur insu, au moment même, et sans qu'ils puissent en trahir l'existence par un signe quelconque. » (Voyez mon ouvrage : *Du Sommeil*, p. 68 et 69.) M. Dumont, d'abord, et ensuite M. le professeur Bernheim ont fait sur ce point des expériences qui concordent avec les nôtres. Mais si d'autres que l'hypnotiseur excitent les dormeurs quelque temps du geste et de la voix, ils finissent, en attirant leur attention peu à peu, par s'en faire entendre et se mettre tout à fait en rapport avec eux. Eh bien! ce que quelqu'un, isolé des somnambules, peut produire sur ces derniers, ceux-ci, par un effort propre, le peuvent parfois sur eux-mêmes. Nous en avons rencontré qui ne présentaient que le signe de l'oubli au réveil : à peine endormis, ils entraient en communication avec tout le monde, et même ils résistaient à quelques-unes de nos suggestions. Nous avons vu une dame qui, en somnambulisme, restait tout le temps comme si elle était éveillée, sauf qu'il lui était impossible d'ouvrir les yeux. Une jeune fille, dans le même état, pas plus que de nous ne restait isolée de sa mère; elle s'endormait toujours dans l'idée de rester en relation avec elle, et nos suggestions opposées ne l'en empêchèrent pas. Nous avons trouvé aussi des somnambules qui se rappelaient quelques particularités de leur sommeil. Mais, dans ces cas exceptionnels, nous constatâmes toujours le signe essentiel du somnambulisme : l'oubli au réveil. Ces anomalies, qui enchevêtrent parfois ce que nous séparons, prouvent que, pas plus pour le sommeil provoqué que pour autre chose, la nature ne fait de saut : tout s'y enchaîne, tout s'y lie. »

127. On a vu, au commencement de ce chapitre, comment l'on peut s'y prendre pour provoquer le sommeil hypnotique. Il n'y a d'ailleurs rien de sacramentel dans les procédés indiqués : ces procédés sont loin d'être nécessairement uniformes ; ils peuvent, au contraire varier presque indéfiniment. Il suffit, en définitive, que l'on produise, chez le sujet mis en expérience, une concentration suffisante de la pensée et que l'idée du sommeil s'empare du cerveau et le domine tout entier.

128. On arrive d'ailleurs, chez les sujets qui ont été, une première fois, mis en somnambulisme, à produire le sommeil presque instantanément, sur un mot, un regard, un geste, ou bien en y attachant un terme ou

une condition. Par exemple on dit au sujet : « Vous vous endormirez si vous touchez tel ou tel objet ! » ou bien : « Vous dormirez dans deux minutes, ou ce soir, en vous mettant à table, ou demain, à trois heures de l'après-midi ! » Et la suggestion du sommeil se réalise de point en point.

129. Quel que soit l'événement auquel on ait rattaché l'idée de sommeil, aussitôt qu'il se produit, le sujet s'endort. Mlle A... E... dont il est question plusieurs fois dans l'ouvrage déjà cité de M. le professeur Beaunis, avait bien voulu se prêter à quelques expériences que j'avais tenu à montrer à M. Frédéric Passy, membre de l'Institut, venu à Nancy pour faire une conférence sur la liberté commerciale. A titre de remerciement, j'envoyai à cette jeune fille des bonbons au chocolat et j'eus l'idée d'y joindre une suggestion écrite. Je lui adressai un billet dans lequel on lisait :

« Ces bonbons ont une qualité fort singulière.

« Mlle A... pourra en manger sans rien éprouver de
« particulier, si elle les prend l'un après l'autre. Mais si
« elle en met *deux* dans sa bouche *en même temps*,
« quand elle aura fini de les manger, elle tombera irré-
« sistiblement dans un sommeil qui durera de cinq à six
« minutes.

« Au réveil, Mlle A. sera fort triste, elle versera
« même quelques larmes. Puis elle verra entrer M. Beau-
« nis, qui la consolera en lui serrant la main. Alors sa
« gaieté reviendra. — 21 février 1885. »

Tout se passa selon l'ordre réglé à l'avance.

130. L'expérience que je viens de rapporter, et qui, on le voit, n'avait rien de bien terrifiant, m'avait été,

en quelque sorte, suggérée par la suivante, qui est antérieure en date, mais qui s'est trouvée être un peu plus compliquée, en sorte qu'il m'a paru préférable de raconter d'abord la plus simple.

Au commencement de l'année 1885, j'avais vu à la clinique de M. le docteur Liébeault, une jeune fille fort intelligente, venue là pour se faire traiter de certains troubles du système nerveux, mouvements choréiques, etc. Mlle S... H..., de H..., commune des environs de Nancy, avait cru d'abord que je ne pourrais pas l'endormir et que M. Liébeault pouvait seul la soumettre à son influence; rien au contraire, ne me fut plus facile et j'eus ainsi plusieurs fois l'occasion de la mettre en somnambulisme.

L'idée me vint même, un jour, de voir si — ce dont nous ne doutions pas d'ailleurs, M. Liébeault et moi, — je pourrais, par une suggestion envoyée dans une lettre, la plonger dans le sommeil hypnotique, et lui faire ainsi, à trente kilomètres de distance, toutes sortes de suggestions. Le résultat fut conforme à nos prévisions.

131. Voici le billet que j'envoyai à Mlle H... le 4 février 1885 :

« Mademoiselle, moins d'une minute après que vous
« aurez lu ces lignes, vous dormirez, que vous y con-
« sentiez ou non.

« Vous vous éveillerez au bout de cinq minutes.

« Vous ne pourrez plus ensuite lire ce billet, sans
« dormir de nouveau pendant cinq minutes.

« Dormez ! »

Le lendemain, 5 février, Mlle H... m'écrivait une lettre dont j'extrais les passages suivants :

PROCÉDÉS D'HYPNOTISATION

« Immédiatement après avoir lu ce billet, il me sembla être sous l'influence magnétique. Mes membres s'engourdirent, j'entendis comme un bruit de voix confuses; enfin je m'endormis profondément... Au bout d'un quart d'heure environ, je me suis réveillée en sursaut. La main dans laquelle je tenais le billet était profondément engourdie. J'étais aussi très refroidie; mon corps n'a repris sa chaleur habituelle que dix minutes après l'expérience. Le soir, au sortir de l'école, j'ai renouvelé l'épreuve primitive avec un aussi grand succès... Durant mon second sommeil, mes parents sont entrés dans ma chambre ; ils ont appelé, je n'ai rien entendu. Ils ont secoué mes membres, mais ceux-ci sont restés insensibles. Au bout d'un quart d'heure, je me suis éveillée par un mouvement convulsif. Ma main était également engourdie, telle que dans la première épreuve. Je vous serais très reconnaissante si, dans les autres expériences que vous ferez, vous me rendiez de la chaleur à mon réveil. »

132. Ainsi il avait suffi que l'idée exprimée dans ma lettre pénétrât dans le cerveau de Mlle H... pour produire le même effet que si, placé près d'elle, je l'avais formulée à haute voix.

Il me sembla que cette expérience, qui présentait déjà un certain intérêt, — puisqu'elle montrait bien l'inutilité de l'hypothèse du fluide des magnétiseurs — pouvait être utilement complétée, et voici comment je fus amené à le faire.

133. Quelques jours plus tard, Mlle H..., endormie chez M. Liébeault, pour ses mouvements choréiques, se

met à rêver spontanément, et déclame, en dormant, une pièce de vers dont aucun des assistants ne reconnaît l'auteur. Réveillée, Mlle H... ne se souvient nullement d'avoir parlé, et quand on lui assure qu'elle a dit tout haut un morceau de poésie, elle ne peut dire ni à quel écrivain il appartient, ni dans quel lieu elle l'aurait entendu déclamer.

Le 7 février 1885, j'envoie par la poste, à Mlle H..., qui habite, avec son père, une commune assez éloignée de Nancy, la suggestion suivante :

« Quand vous aurez lu entièrement la présente note, vous tomberez dans le sommeil hypnotique, vous n'éprouverez aucune sensation désagréable et, au réveil, vous vous trouverez parfaitement bien.

« Aussitôt que vous serez endormie, reviendra à votre esprit la pièce de vers que vous avez récitée chez M. Liébeault ; vous vous mettrez à votre table de travail, et, étant en état de somnambulisme, vous écrirez cette poésie, vous en indiquerez l'auteur, et vous indiquerez à la suite, où et quand vous l'avez apprise.

« Une fois éveillée, on aura beau vous montrer ce que vous aurez écrit, vous ne pourrez pas le lire, durant tout le reste de la journée ; au lieu d'une page écrite vous ne verrez que du papier blanc. Mais, cette feuille, toute blanche que vous la voyiez, vous la mettrez dans une enveloppe, pour l'examiner de nouveau le lendemain.

« Le lendemain vous pourrez la lire et vous la copierez sur une feuille de papier à lettres, pour me l'envoyer. »

134. Dans la nuit qui suivrait la suggestion, Mlle H... devait, dans son sommeil naturel, faire un rêve dont je

traçais le canevas sur lequel son imagination devait broder les détails. Ce rêve se produisit exactement selon le programme tracé à l'avance. Mais nous ne nous en occuperons pas pour le moment, quoiqu'il prouve l'analogie entre le sommeil hypnotique et le sommeil ordinaire.

135. Le 9 février 1885, Mlle H... m'écrit : « Quelques heures après avoir reçu votre lettre, j'ai profité du temps qui était à ma disposition pour me prêter à votre nouvelle épreuve.

« Après avoir lu attentivement le billet, je suis tombée dans un complet engourdissement et j'ai été bientôt endormie.

« Etant en état de somnambulisme, je suis descendue chez mes parents, afin de prendre tout ce qui m'était nécessaire pour écrire.

« Mes parents ont remarqué que j'avais les yeux hagards, une allure vive et impétueuse.

« Enfin, je suis remontée dans ma chambre, où j'ai écrit, sans aucune omission, la poésie que j'ai récitée chez M. Liébeault.

« Je me suis enfin réveillée sans éprouver aucune sensation désagréable.

« Vous pouvez juger de mon étonnement, lorsque j'ai vu auprès de moi tout ce qu'il faut pour écrire.

« Je me moquais de mes parents, en les voyant lire une page qui me semblait entièrement blanche. Cependant j'ai pris cette feuille et je l'ai mise dans mon buvard, afin de m'en servir le lendemain.

« Pendant toute la journée, je n'ai voulu ajouter foi à ce que l'on me disait ; il me semblait que c'était impossible de donner une suggestion depuis Nancy. Mais ma surprise ne devait pas s'arrêter là... » Suit le récit abrégé du rêve par suggestion, que suivit, plus tard, un compte rendu très détaillé.

136. A la lettre de Mlle H... était jointe la poésie dont il s'agissait de retrouver l'auteur; une indication placée après le dernier vers, selon la suggestion, donnait ce renseignement : « L'auteur de cette poésie est Millevoye. J'ai entendu réciter cette pièce par un étudiant, à K... Signé : H..., S...

Je vérifiai le texte indiqué ; il était bien de Millevoye; c'est *L'anniversaire*, élégie, qui se trouve dans l'édition des œuvres du poète donnée par M. de Pongerville, t. I, p. 49, 1835, Paris, Furne, éditeur.

Mlle H... avait entendu *une fois seulement* réciter *L'anniversaire;* je donne ici la pièce telle qu'elle me l'envoya : je n'y ai rien changé.

Elégie

Hélas ! après dix ans, je revois la journée
Où l'âme de mon père, aux cieux est retournée.
L'heure sonne, j'écoute... O regrets !... O douleurs !...
Quand cette heure eut sonné, je n'avais plus de père.
On retenait mes pas loin du lit funéraire ;
On me disait : « Il dort », et je versais des pleurs.
Mais du temple voisin, quand la cloche sacrée
Annonça qu'un mortel avait quitté le jour,
Chaque son retentit dans mon âme navrée,
    Et je crus mourir à mon tour.

Tout ce qui m'entourait me racontait ma perte.
Quand la nuit, dans les airs, jeta son crêpe noir,

Mon père, à ses côtés ne me fît plus asseoir.
Et j'attendis en vain, à sa place déserte,
Une tendre caresse et le baiser du soir.
  Je voyais l'ombre auguste et chère,
  M'apparaître toutes les nuits.
  Inconsolable en mes ennuis,
Je pleurais tous les jours, même auprès de ma mère.
Ce long regret, dix ans ne l'ont point adouci...
Je ne puis voir un fils dans les bras de son père,
Sans dire en soupirant : « J'avais un père aussi. »
Son image est présente à ma tendresse.
Ah ! quand la pâle automne aura jauni les bois,
O mon père ! je veux promener ma tristesse
Aux lieux où je te vis pour la dernière fois.
  Sur ces bords que la Somme arrose,
J'irai chercher l'asile où ta cendre repose.
  J'irai d'une modeste fleur,
  Orner ta tombe respectée.
Et sur la pierre, encore de larmes humectée,
  Redire ce chant de douleur.

137. Enfin, j'ai, le 17 novembre 1885, réalisé des suggestions de toute sorte par communication téléphonique ; mais le récit de ces expériences allongerait démesurément le présent chapitre ; le lecteur le trouvera en appendice, à la fin du volume.

CHAPITRE IV

LA SUGGESTION

I. Expériences de l'auteur

SOMMAIRE

138. Sentiments qu'on éprouve quand on aborde l'étude de l'hypnotisme.
139. Premières inquiétudes ressenties.
140. Certains esprits s'arrêtent à la superficie des choses.
141. Comment, au contraire, la persévérance est récompensée.
142. Que l'expérimentation réduit le domaine du merveilleux.
143. La vérité conquise par le travail et l'étude.
144. Comment l'auteur a été amené à l'étude de la suggestion au point de vue juridique.
145. Ce qu'on ne trouvera pas dans cet ouvrage.
146. Premiers rapports de l'auteur avec M. Liébeault.
147. M. Dumont reproduit les expériences du savant médecin de Nancy.
148. M. Bernheim, *De la suggestion dans l'état hypnotique et dans l'état de veille*.
149. *Mémoire* lu par l'auteur à l'*Académie des sciences morales et politiques*.
150. Il ne s'occupe que des somnambules non hystériques, il se sépare ainsi de l'école de la Salpêtrière.
151. Principe de l'automatisme somnambulique.
152. Objection tirée de la simulation. Renvoi.
153. Dangers auxquels sont exposés les somnambules.
154. Les suggestions peuvent être données à l'état de veille.
155. L'échéance en peut être fort éloignée. — Suggestions à une année. — Renvoi.

156. Jeunes femmes dévoilant leurs sentiments les plus secrets pendant le somnambulisme.
157. Conséquence au point de vue du droit criminel.
158. Méthode adoptée par l'auteur.
159. Observation I. — Suggestion d'actes indifférents.
160. Observation II. — Déclaration au bureau de police de Nancy. Hallucination.
161. Observation III. — Hallucination. — Faux témoignage.
162. Observation IV. — Mlle P. tire un coup de pistolet sur sa mère.
163. Observation V. — M. Th... empoisonne sa tante.
164. Observation VI. — Meurtre suggéré, en présence du commissaire central de Nancy.
165. Observation VII. — Mme C... tente d'empoisonner M. D...
166. Expériences au point de vue du droit civil :
167. Observation VIII. — Suggestion d'actes indifférents.
168. Observation IX. — Billet souscrit par suggestion.
169. Observation X. — Billet à ordre souscrit de même.
170. Observation XI. — Cautionnement. — Suggestion à l'état de veille.
171. Observation XII. — Suggestion d'actes authentiques. — Les notaires de Nancy refusent de concourir à l'expérience.

138. Quand un homme, resté jusque-là étranger aux questions que soulève l'hypnotisme, entreprend de se faire à leur sujet, par des recherches et des études personnelles, une conviction raisonnée, il éprouve tout d'abord des sentiments singuliers et assez complexes.

139. C'est comme un monde nouveau qui s'ouvre devant lui; il se demande s'il n'est pas le jouet d'un rêve, si tout le monde ne s'entend pas autour de lui pour le tromper et le trahir; si les vérités de sens commun qui lui inspiraient confiance ne perdent pas tout d'un coup le caractère de certitude qu'il leur avait attribué ; si les limites qui séparent le réel de l'impossible, existent encore ! si le merveilleux et le surnaturel ne vont pas

troubler toutes les conditions de la vérité scientifique ; si la liberté morale et la responsabilité humaine ne sont pas irrémédiablement compromises ; si l'homme, au lieu d'être « une intelligence servie par des organes », n'est plus qu'une machine, pure et simple ; s'il reste encore au milieu de ce désordre universel, qui semble accumuler autour de lui les ruines et les destructions, un seul point fixe auquel l'esprit humain puisse se rattacher, et reprendre conscience de sa force et de sa dignité.

140. Pour certains esprits superficiels, qui se laissent effrayer par les apparences, sans aller au fond des choses, cette impression première persiste et s'accentue chaque jour davantage ; ils en conçoivent un véritable dégoût ; les études hypnotiques leur semblent ne présenter aucun caractère sérieux ; ils les taxent de chimère et de sottise ; pour eux, tout est mensonge, supercherie, charlatanisme et ils se rallieraient volontiers au jugement fameux de cet aliéniste, qui caractérisait les faits et gestes des partisans du magnétisme animal par cette formule concise : *se tromper, être trompé, tromper*.

141. Quant à ceux qui ne se laissent pas rebuter par les premières difficultés de ces études, qui, bravant le préjugé ridicule et l'injuste discrédit qui pèse encore sur elles, cherchent, sans idée préconçue, sans parti pris d'enthousiasme ou de négation, à découvrir la vérité sous les voiles épais qui nous la cachent, ils ne tardent pas à être récompensés de leur courage et de leur persévérance. Bientôt, en effet, les yeux de l'esprit si je puis ainsi parler, s'accommodent au monde si curieux et si étrange dans lequel on est entré ; sous la com-

plexité et parfois la contradiction apparente des phénomènes, ils aperçoivent la loi qui les régit et les relie en un ensemble harmonieux ; une foule de notions jusqu'alors restées obscures et pleines d'incertitude, s'éclairent d'une lumière nouvelle et viennent se ranger docilement dans les cadres élargis de la vérité scientifique.

142. Bien loin d'abandonner le terrain solide et sûr de l'expérience, on s'y avance alors d'un pas prudent et mesuré ; loin d'ouvrir la porte au merveilleux, au surnaturel, au chimérique, au fantastique, on en restreint de plus en plus le domaine ; des faits historiques jusquelà restés obscurs ou incertains, se trouvent expliqués ; les oracles et les sybilles de l'antiquité, les apparitions et les songes des grands hommes, les visions des extatiques, les prodiges de la sorcellerie, les convulsions des démoniaques, tout cela apparait désormais dans sa réalité véritable, réduit à ses justes proportions, ramené sous l'inflexible loi de phénomènes naturels, bien constatés, bien étudiés, et qui peuvent être reproduits à volonté.

143. L'esprit se trouve éclairé d'une lumière éblouissante ; il éprouve le sentiment si élevé, si pur, si plein d'exquises jouissances, de la vérité conquise par le travail et l'étude ; et s'il ressent encore et fort heureusement le besoin de savoir toujours davantage, la conscience du progrès accompli lui donne l'assurance de progrès futurs et plus considérables encore.

144. C'est dans ces sentiments qu'il convient d'aborder l'étude de l'hypnotisme ; ce sont ceux-là même qui

m'ont inspiré le désir de rechercher quelle influence peuvent et doivent exercer, sur le droit civil et criminel, les phénomènes longtemps méconnus ou mal compris du somnambulisme naturel, du somnambulisme provoqué et de la suggestion.

J'ai été amené à faire, de ce sujet, depuis près de cinq années, une étude aussi approfondie que me l'ont permis mes devoirs professionnels, par plusieurs circonstances qu'il peut n'être pas inutile de faire connaître.

Jusqu'à la fin de l'année 1883, j'avais bien entendu parler du magnétisme animal ; mais n'ayant jamais assisté à aucune expérience, je restais vis-à-vis de lui dans le doute philosophique, qui est le commencement de la sagesse. Je ne suis pas, quoi qu'on en ait pu dire, porté à me payer de mots et d'apparences vaines ; mais je ne professe pas non plus cette incrédulité systématique qui n'est pas plus la preuve d'une grande portée d'esprit que la négation universelle n'est une preuve de véritable science. J'estime, comme Arago, que, en dehors des mathématiques, il ne faut pas abuser du mot impossible ; que l'on ne doit rien rejeter *a priori*, et que, à ceux qui prétendent faire connaître des vérités nouvelles, il n'y a qu'une chose à dire : « Prouvez-les ! »

145. C'est ce qui explique qu'on ne trouvera, dans le présent ouvrage, rien qui se rattache aux questions sur lesquelles les magnétiseurs ont eu longtemps le tort, suivant moi, d'engager la lutte avec les hommes de science et les médecins. Je ne parlerai ni de transposition des sens, ni de vision à travers les corps opaques, ni de la faculté de prévoir l'avenir, etc. ; ces choses, ou quelques-unes d'entre elles, sont-elles impossibles ? Je

n'en sais rien. Je ne les repousse pas par une fin de non-recevoir absolue ; mais, ne voulant pas quitter le terrain de la réalité, je me bornerai aux vérités acquises, aux faits qui peuvent être (c'est là, ce me semble, le vrai caractère scientifique) produits et reproduits indéfiniment en observant les conditions posées par les expérimentateurs, qui les ont vérifiés et qui ont engagé à leur sujet leur honnête et loyale parole.

146. Vers le mois d'octobre 1883, j'ai été mis en rapport avec l'honorable Dr Liébeault, alors tout à fait inconnu du monde savant, quoiqu'il eût publié, en 1866, son livre sur *Le sommeil et les états analogues*, dans lequel se trouvent exposées magistralement la doctrine de la *Suggestion* et ses applications à la thérapeutique. Ennemi du merveilleux et du mysticisme, l'auteur avait cherché dans des vues psycho-physiologiques qui commencent aujourd'hui à faire quelque sensation, l'explication des phénomènes par lui observés pendant près d'un quart de siècle.

« Les assertions de M. Liébeault n'avaient trouvé que
« des incrédules : ses pratiques parurent tellement
« empreintes d'étrangeté, pour ne pas dire de naïveté,
« que les médecins les rejetèrent sans plus ample
« examen. M. Liébeault vivait à l'écart, en dehors du
« monde médical, tout entier à ses malades (presque
« tous des classes pauvres) et à ses convictions[1]. »

147. Comme je l'ai indiqué précédemment, M. Dumont, chef des travaux physiques à la faculté de médecine, a

---

[1] Dr BERNHEIM, *De la suggestion*, etc.

eu, le premier, à Nancy, le mérite de discerner et le courage de proclamer la haute valeur scientifique des travaux du D Liébeault. Et, comme preuve sans réplique, il produisit lui-même un certain nombre de faits hypnotiques, d'abord à l'asile d'aliénés de Maréville, ensuite devant la *Société de médecine de Nancy* [1].

148. M. le D Bernheim, professeur à la faculté de médecine de la même ville, ne tarda pas à adopter les vues de M. Liébeault, après avoir vérifié par lui-même les faits et les observations sur lesquels elles sont appuyées. Il donna, à la fin de 1883 et au commencement de 1884, dans la *Revue médicale de l'Est*, une série d'articles, qui, réunis en brochure, furent ensuite publiés, je l'ai dit déjà, sous ce titre : *De la suggestion dans l'état hypnotique et dans l'état de veille* [2].

149. De mon côté, il me parut, après être entré en communication avec MM. Liébeault, Bernheim et Dumont, qu'il pouvait y avoir à faire une étude intéressante sur la suggestion au point de vue du droit. Je suivis à cet effet les cliniques de M. Liébeault ; j'y fis un certain nombre d'expériences dont la relation a formé le mémoire que j'ai eu l'honneur de lire à l'*Académie des sciences morales et politiques*, sur *La suggestion hypnotique dans ses rapports avec le droit civil et le droit criminel*.

Cette lecture remplit les séances des 5 et 19 avril 1884. Je reviendrai, dans le chapitre suivant, sur les objections

---

[1] *Revue médicale de l'Est*, 9e année, t. XIV, p. 438.

[2] Paris, O. Doin, éditeur, 1884, brochure grand in-8° de 110 p.

qui m'y furent faites (objections auxquelles les usages de l'Académie ne permettent pas aux auteurs des mémoires critiqués, de répondre *en séance*); mais avant d'en aborder la réfutation, il faut bien que je fasse connaître au lecteur précisément les considérations et les expériences qui ont été vivement critiquées.

150. J'exposais à l'Académie que j'entendais ne m'occuper que des sujets susceptibles d'être mis en somnambulisme, parce que ce sont ceux chez lesquels se présentent, au degré le plus élevé et dans leur expression la plus saisissante, tous les phénomènes physiologiques et psychologiques qu'on peut provoquer par suggestion. Je déclarais que j'avais, autant que la chose m'avait été possible, écarté de mes expériences les hystériques. Pour ces derniers, je renvoyais aux travaux de M. Charcot[1], et de ses élèves, MM. Paul Richer[2], Bourneville et Regnard[3]. J'aurais plus tard à faire allusion à l'hystérie, à propos d'un procès criminel qui eut, en 1835, un grand retentissement (affaire La Roncière). Mais cette maladie n'était qu'une exception heureusement assez rare; elle est presque sans exemple chez l'homme[4]. Au contraire, les phénomènes que j'avais

---

[1] Voy. *Comptes rendus* de l'*Académie des sciences*, 1882, t. XCIV, p. 403 ; *Progrès médical*, 1878, 1881-82.

[2] Paul Richer, *Etudes cliniques sur l'hystéro-épilepsie* ou *grande hystérie*, 1881, 1 v. grand in-8°, Adrien Delahaye et Lecrosnier, éditeurs.

[3] Bourneville et P. Regnard, *Iconographie photographique de la Salpêtrière* (service de M. Charcot), 3 vol. in-4°, 1877-80, Adrien Delahaye et Cie éditeurs.

[4] Je reviendrai sur le reproche qu'on m'a adressé à propos de cette affirmation.

produits avaient été obtenus sur des sujets non hystériques, au dire du Dr Liébeault. C'était une constatation de grande importance et je n'avais pas dû la passer sous silence.

151. Cela dit, voici en quels termes je posais le principe même dont mes expériences m'avaient paru démontrer la réalité.

Toute personne mise en état de somnambulisme devient, entre les mains de l'expérimentateur, un pur automate, tant sous le rapport moral que sous le rapport physique. Ce n'est même pas assez dire que de la comparer à l'argile, que le potier pétrit à sa guise et revêt des formes les plus variées ; souvent, en effet, le somnambule semble se porter de lui-même au-devant des désirs de la personne qui l'a endormi. Il ne voit que ce que celle-ci veut qu'il voie, ne sent que ce qu'elle lui dit de sentir, ne croit que ce qu'elle veut qu'il croie. Toute spontanéité a disparu [1] ; une volonté étrangère a comme chassé du logis qu'elle occupait sa volonté propre ; tout au moins, elle fixe elle-même les limites de son domaine, ne laissant à la pauvre expulsée que les parties du gouvernement qu'elle dédaigne ou rejette !

Idées développées spontanément ou acquises par l'éducation, sentiments ou tendances, sympathies ou répulsions, amour ou haine, préjugés ou passions : tout cela peut être, en un moment, modifié, transposé, bou-

---

[1] « En résumé, a dit M. Ch. Richet, tous ces phénomènes, ca-
« talepsie, contracture, anesthésie, s'accordent avec l'hypothèse
« que, dans l'état de somnambulisme profond, *la spontanéité céré-*
« *brale a disparu.* — Voy. *L'homme et l'intelligence*, in-8°, p. 202.
Paris, 1884.

leversé! Et ces modifications dureront... un temps que je ne saurais encore déterminer ! Un tel résultat a parfois quelque chose d'effrayant ! C'est une impression que nous avons souvent recueillie de la bouche de quelques-uns des témoins de nos expériences.

152. Je vais avoir, disais-je, à constater des faits, sinon absolument nouveaux, du moins fort peu connus et qui ont laissé jusqu'ici l'attention publique complètement indifférente. Beaucoup sembleront étranges, invraisemblables, impossibles peut-être ! La première objection qui se présentera à l'esprit de ceux qui n'ont pas encore été à même d'en observer d'analogues, sera sans doute que ma bonne foi a été surprise, que ma crédulité est excessive, que j'ai été souvent, sinon toujours, dupe d'une habile simulation. Cette objection a constamment été faite, depuis près d'un siècle, à tous les esprits curieux qui ont cru apercevoir quelque réalité au fond des phénomènes dits magnétiques. Je ne pourrais y répondre en ce moment sans troubler le cours naturel de ma discussion. Je demande donc qu'on veuille bien me faire crédit d'un peu d'attention. La possibilité ou l'invraisemblance de la simulation trouvera plus naturellement sa place à la fin de cette étude, et la réponse que j'aurai à faire à l'objection n'en sera, je crois, que plus précise et plus concluante.

153. Pour se rendre un compte exact des dangers auxquels peuvent être, chaque jour, exposés les somnambules, entre des mains malhonnêtes ou criminelles, il faut bien comprendre à quel degré d'automatisme ils peuvent être réduits.

« Dans l'inertie d'attention où ils sont arrivés, ils ne peuvent se défendre d'accepter les idées que celui-ci (l'endormeur) leur impose ; ils tombent en son pouvoir, ils deviennent son jouet : illusions, hallucinations, croyances fausses, perte de sens moral, impossibilité de résister aux suggestions vers le vice, mise à exécution des projets les plus dangereux pour soi ou pour les autres, etc., l'endormeur peut tout développer dans l'esprit des somnambules et le leur faire mettre à exécution, non seulement dans leur état de sommeil, mais encore après qu'ils en sont sortis [1].

154. Et il ne faudrait pas croire que, pour produire des faits si extraordinaires, si peu connus que beaucoup de personnes les jugeront impossibles, il soit nécessaire de prendre les allures d'un magnétiseur de profession, de faire asseoir le sujet, dans un fauteuil, de fixer longuement ses yeux, de faire des passes, toutes circonstances qui appellent l'attention et peuvent provoquer une surveillance inquiète. Je n'ai pas eu besoin de recourir à tous ces moyens, pour faire accepter les suggestions les plus criminelles. A l'état de veille, dans une condition qui, pour toute personne non avertie, eût semblé normale, il m'a suffi de quelques secondes pour faire naître l'idée d'un meurtre, d'un empoisonnement et faire passer à l'exécution. On pourrait en faire autant, sans que personne s'en aperçût, n'importe où : à table, dans un hôtel, dans un salon, au théâtre, dans un compartiment de chemin de fer, que sais-je [2] ?....

[1] Dr Liébeault, *Le sommeil*, etc., p. 519.
[2] Il va sans dire que ceci ne s'appliquerait qu'à de très bons somnambules ; mais pour ceux-là je n'ai aucun doute.

155. Bien plus, l'exécution peut n'être pas immédiate, elle peut être reportée à plusieurs heures, à plusieurs jours, à plusieurs mois[1]! Pendant tout ce temps, la pensée suggérée reste ignorée du patient ; elle est, dans son cerveau, à l'état latent, comme une torpille qui ne doit éclater qu'au moment précis ; mais, le moment venu, l'idée se réveille et s'impose, avec un caractère d'inexorable nécessité qui est vraiment effrayant. M. Liébeault a fait, il y a déjà bien des années, des expériences de ce genre. M. Bernheim en a fait, à son tour, pendant que j'expérimentais de mon côté, mais sur des sujets différents. Nous sommes arrivés tous trois à des résultats identiques. Cette coïncidence n'est-elle pas de nature, je ne dis pas à convaincre, mais à faire réfléchir les plus incrédules ?

156. A quel point l'automatisme est complet, jusqu'à quel degré il porte l'inconscience et la docilité du sujet, on ne peut s'en faire une idée juste, quand on n'a été témoin d'aucun fait. Récemment, une jeune fille qui se prêtait à quelques expériences, en présence de sa mère (un peu effrayée à la vue de phénomènes si étranges), me disait spontanément : « Je sens que si vous me « disiez de me jeter par la fenêtre, je serais obligée de « vous obéir. »

D'autre part, M. Liébeault parle d'une très jeune personne, à qui il avait fait croire qu'elle était au tribunal de la pénitence et qui commença à lui faire une confession en règle. Heureusement, il n'en résulta aucun aveu

---

[1] J'ai, comme on le verra plus loin, obtenu la réalisation de suggestions faites une année auparavant.

compromettant. Il n'en fut pas de même dans les deux cas suivants.

M. Brière de Boismont rapporte qu'une dame, mise en somnambulisme par le professeur Blandin, et interrogée avec un peu trop de curiosité, finit par dire, après une certaine hésitation, beaucoup de rougeur et d'embarras : « Mon Dieu ! j'ai aimé M... » Le médecin effrayé, ne lui permit pas d'achever ; il la réveilla au moment où l'un des parents de la jeune femme s'approchait, demandant si l'expérience avait réussi [1].

MM. Demarquay et Giraud-Teulon portent un témoignage analogue. Une dame, hypnotisée par eux, répondit à leurs questions par *des confidences tellement graves, tellement dangereuses pour elle-même*, qu'ils s'empressèrent de la réveiller [2].

157. Ainsi, l'automatisme est absolu. Je ne crois pas qu'on en puisse trouver une preuve plus décisive, que ces exemples de femmes révélant, dans le sommeil somnambulique, les secrets les plus intimes de leur cœur, ou les actes de leur existence normale qu'elles ont le plus d'intérêt à tenir cachés.

Nous tirerons de là cette conséquence, que toute conscience a disparu chez l'hypnotisé qu'on a poussé à un acte criminel ; il est, par suite, irresponsable et devrait être acquitté. Seul, celui qui a donné la suggestion est coupable ; seul, il doit être poursuivi et puni : le somnambule a été, pour lui, un pur et simple instru-

---

[1] Brière de Boismont, *Des hallucinations*, p. 357. Paris, 1862.

[2] Demarquay et Giraud-Teulon, *Recherches sur l'hypnotisme*, p. 33. Paris, 1860.

ment, comme le pistolet qui contient la balle ou le vase qui renferme le poison.

158. Nous allons maintenant mettre sous les yeux du lecteur le récit des expériences que nous avions instituées en vue d'étudier la suggestion hypnotique dans ses rapports avec le droit, expériences que nous avons soumises à l'*Académie des sciences morales et politiques*.

On nous a reproché, comme un grave défaut de méthode, d'avoir été du premier coup, droit aux phénomènes suggestifs les plus difficiles, les plus compliqués et les plus délicats. Ce reproche ne manque pas d'exactitude, nous le reconnaissons. Pourtant nous n'avons pas cru devoir nous y arrêter, parce que les suggestions d'actes constituent les faits de beaucoup les plus graves, au point de vue de leurs conséquences juridiques. Nous croyons donc devoir les laisser encore aujourd'hui à la place que nous leur avions assignée dans notre *Mémoire* de 1884, sauf à revenir, dans quelques chapitres ultérieurs sur les phénomènes, soit physiologiques, soit psychologiques qui pourraient influer sur les applications de la loi, tant en matière civile qu'en matière criminelle.

159. OBSERVATION I. — J'ai commencé par suggérer des actes indifférents en eux-mêmes, suivant la règle de logique qui prescrit d'aller toujours du simple au composé.

Mme T... a été l'objet de l'expérience suivante. Je lui dis, après l'avoir hypnotisée : « Dans quatre jours, vous irez chez Mme Sch... ici présente; vous la trouverez dans sa salle à manger; sans y être invitée, vous vous dirigerez vers l'armoire qui est près de la porte; vous y prendrez un petit verre et vous le remplirez de liqueur; puis vous offrirez à Mme Sch... d'en prendre avec vous. Avant de quitter la maison, vous verrez une petite fille, qui sera bizarrement vêtue de rouge et de vert. Cela vous fera beaucoup rire. »

Réveillée, Mme T... n'a conservé aucun souvenir de ce qui lui a été suggéré ; elle est somnambule, et c'est là un des caractères du somnambulisme. On la laisse partir dans cette ignorance. Le lendemain, endormie par M. Liébeault, pour une suggestion thérapeutique, Mme T... dit, sans y être provoquée par personne : « Je dois faire quelque chose dimanche ; mais je ne le pourrai pas ; j'aurai un empêchement. » M. Liébeault lui dit alors de faire le samedi ce qu'elle aurait dû faire le dimanche.

Le dimanche matin, je recevais de Mme Sch... le billet suivant :

« Mme T... est venue hier chez moi à trois heures précises
« (l'heure indiquée). A la vue de ma petite fille, elle s'est
« mise à rire aux éclats ; elle la trouvait ridiculement habil-
« lée avec une robe rouge et une toque verte [1] ; elle s'est assise
« dans ma salle à manger ; puis, quelques instants après elle
« s'est levée en disant : « Je veux boire un petit verre d'ani-
« sette. » Elle ouvre elle-même l'armoire [2] et se verse un
« petit verre, puis m'offre d'en prendre avec elle. Plusieurs
« fois, elle s'est excusée d'être venue, *mais elle ne sait pas*
« *pourquoi faire ; elle ne sait pas qui lui a donné notre*
« *adresse*. En partant, elle a encore rencontré ma petite
« fille ; elle a de nouveau beaucoup ri de son affreuse
« toilette. »

160. Observation II. — Quelques jours plus tard, je tentai de suggérer à la même Mme T... l'idée d'une déclaration à faire au bureau de police.

Je l'hypnotisai chez M. Liébeault, et, greffant un fait imaginaire sur un fait réel, voici ce que je lui dis pendant son sommeil : « A votre réveil, vous verrez entrer ici un individu de mauvaise mine, qui viendra sous prétexte de se faire soigner, mais en réalité pour faire quelque mauvais coup. Cet homme s'approchera de vous et vous proposera

---

[1] L'enfant avait des vêtements de couleur sombre.

[2] Il y a, dans cette salle à manger, trois armoires différentes.

de vous céder, à vil prix, six coupons d'obligations du Trésor. Ces coupons ont été volés à Mme A...; vous refuserez avec indignation et vous menacerez votre interlocuteur de le livrer à l'autorité publique. Alors, ce misérable vous dira : « Puisque personne ne consent à m'acheter ces coupons, je n'en veux plus ! » Et il les jettera là, sur ce meuble; puis il s'en ira. Vous prendrez ces coupons ; mais, de peur qu'on ne vous accuse de complicité dans le vol, vous me les remettrez en dépôt en présence de témoins. Et, le jour même, après être rentrée chez vous, vous irez faire votre déclaration au bureau de police de Nancy. »

L'hallucination se produisit, au réveil, suivant le programme ainsi tracé. Mme T... *vit* le criminel imaginaire que j'avais évoqué; elle *l'entendit* lui faire la proposition que j'avais annoncée : tout se passa comme je l'avais prévu. Pour donner plus de corps à l'idée suggérée, j'avais apporté six coupons d'obligations du Trésor qui m'appartenaient : Mme T..., croyant les tenir du voleur lui-même, me les remit en dépôt et s'en alla chez elle.

Le même jour, vers quatre heures, j'allai trouver M. le commissaire central; j'appris, de lui et des employés du bureau de police, que Mme T... était venue faire la déclaration suggérée; qu'on n'avait remarqué en elle aucun signe extérieur qui fût de nature à mettre en garde contre la sincérité de son témoignage ; qu'enfin elle s'était déclarée prête à déposer, en justice, relativement à l'offre qui lui avait été faite, d'acheter les coupons volés.

161. Observation III. — Dans les derniers jours de janvier 1884, je fis l'expérience suivante, en présence de M. M..., qui avait désiré se rendre compte par lui-même des suggestions d'actes dont je l'avais entretenu ; il avait amené avec lui un de ses amis M. H... L'un et l'autre, anciens magistrats, anciens présidents de cour d'assises, m'avaient paru offrir toutes les conditions d'un contrôle sérieux et sévère.

Le dimanche précédent, un violent incendie avait détruit une maison située à Nancy, rue du Montet, et appartenant à M. K... Ce sinistre servit de prétexte à ma suggestion.

Mme T... est hypnotisée par moi, et, pendant son sommeil je lui dis ce qu'elle *a vu et entendu le matin même*.

« Ce matin, en venant ici, vous avez vu, à la hauteur de l'église de Bon-Secours, deux hommes qui marchaient devant vous, et, sans le vouloir, vous avez entendu la plus grande partie de leur conversation. L'un d'eux est l'individu qui a voulu récemment vous vendre, à vil prix, des coupons volés; l'autre vous est inconnu. Celui que vous connaissez disait à l'autre : « C'est moi qui ai mis le feu à la maison K... — Et pourquoi as-tu fait un coup pareil? — Parce que j'étais allé, dans cette maison, demander l'aumône et qu'on me l'avait refusée. J'ai dit : C'est comme ça ! Eh! bien, je ferai flamber la baraque ! J'ai profité du désordre causé par l'incendie pour voler cinq cents francs en or. Tiens ! regarde; les voilà ! — Ah ! mon bonhomme, a repris l'inconnu, tu as cinq cents francs ! Tu vas tout de suite m'en donner cent, ou bien je vais de ce pas, te dénoncer à la police. — Le voleur a refusé ; alors, les deux misérables se sont battus et vous vous êtes sauvée. A votre réveil, vous allez voir devant vous M. H..., président de la cour d'assises ; il vous interrogera, et vous n'hésiterez pas à lui dire tout ce que vous savez, afin que l'auteur du crime puisse être recherché et puni. »

Mme T..., réveillée, fut interrogée par M. H... avec tout le sérieux et l'attention qu'il eût pu y apporter s'il se fût agi d'un crime réellement commis. L'idée suggérée, l'image évoquée s'était, en quelque sorte, incrustée dans le cerveau du *témoin* avec une intensité, une précision, une netteté vraiment extraordinaires. Mme T... prêta serment de dire la vérité, toute la vérité, rien que la vérité ! Elle raconta exactement ce qu'elle avait, disait-elle, *vu et entendu* le matin même, et se déclara prête à en faire la déclaration au bureau de police.

M. H..., me prenant à part, me dit alors : « Complétez, je vous prie, votre expérience et montrez-nous que vous pouvez faire oublier à cette jeune femme ce qu'elle vient de vous dire ! » Revenant près de Mme T... et la regardant fixement, je lui dis : « Vous n'avez rien vu, rien entendu, en venant ici ce matin ; vous n'avez fait aucune déclaration au magistrat qui est près de moi. » Interrogée de nouveau, Mme T..., qui, tout à l'heure, présentait les apparences de la plus parfaite sincérité, déclare qu'elle n'a absolument rien dit ; elle ne sait pas de quoi on veut lui parler.

162. OBSERVATION IV. — Mlle P... a également subi une suggestion rétroactive. Je lui suggère l'idée qu'elle a, dans un moment de colère, tué l'amie qui l'avait, quelques jours auparavant, accompagnée chez M. Liébeault. Elle est ou semble être dans un état absolument normal ; rien ne décélerait extérieurement une modification quelconque du cerveau ; en tout cas, il n'apparaît aucun trouble de cet organe, M. le juge d'instruction près le tribunal de L.. se trouvait là par hasard. Je le fais connaître à Mlle P... ; je la préviens qu'il va l'interroger, en sa qualité de magistrat ; que ses réponses peuvent avoir, pour elle, les plus graves conséquences : « Pourquoi avez-vous tué votre amie ? — J'étais fâchée contre elle, à la suite d'une querelle. — Avec quel instrument avez-vous commis le meurtre ? — Avec un couteau. — Où est le corps de la victime ? — On le trouvera chez elle. — Vous savez ce qui vous attend, après un pareil crime ? — Parfaitement, mais cela m'est égal... »

Une autre fois, je produis, chez Mlle P..., un automatisme si absolu, une disparition si complète de tout sens moral, de toute liberté, que je lui fais tirer, sans sourciller, un coup de pistolet à bout portant sur sa mère. *La jeune criminelle paraît aussi complètement éveillée que les témoins de cette scène*, mais elle est beaucoup moins émue qu'ils ne le sont eux-mêmes. Et, presque sans transition, sa mère lui reprochant ce qu'elle vient de faire, et lui disant qu'elle a voulu la tuer, Mlle P... répond, en souriant et avec beaucoup de bon sens : « *Je ne t'ai pas tuée puisque tu me parles !* »

A qui fera-t-on croire qu'il n'y ait là que comédie et simulation, et qu'une fille s'amuse, pour tromper la galerie, à tirer sur sa mère, un pistolet *qu'elle ne sait pas n'être pas chargé* ?

163. OBSERVATION V. — M. Th... a 25 ans ; il a été soigné dans l'un des hôpitaux de Berlin, pour une entorse com-

pliquée de fracture ; c'est un des meilleurs « sujets » qu'il m'ait été donné de voir ; il est grand, fort, nullement hystérique.

Sans même que je l'aie préalablement endormi, je produis chez lui, par simple suggestion, les phénomènes de catalepsie, d'anesthésie, d'illusions du goût, d'hallucinations positives ou négatives, etc., dont on peut voir le détail, soit dans la brochure de M. Bernheim, soit dans un livre récent de M. Ch. Richet, agrégé à la Faculté de médecine de Paris[1]. Mais je ne m'étendrai pas pour le moment sur ces faits, pourtant très intéressants : je veux, comme je l'ai dit plus haut, me tenir plus spécialement sur le terrain juridique.

Je présente à Th..., une poudre blanche dont il ignore la nature. Je lui dis : « Faites bien attention à ce que je vais vous recommander. Ce papier contient de l'arsenic. Vous allez tout à l'heure, rentrer rue de..., chez votre tante, Mme V..., ici présente. Vous prendrez un verre d'eau ; vous y verserez l'arsenic, que vous ferez dissoudre avec soin ; puis vous présenterez le breuvage empoisonné à votre tante. — Oui, Monsieur, » — Le soir, je reçois de Mme V..., un mot ainsi conçu : « Mme V... a l'honneur d'informer M. L..., que « l'expérience a parfaitement réussi. Son neveu lui a versé le poison[2]. »

Quant au criminel, *il ne se souvenait de rien*, et l'on eut beaucoup de peine à lui persuader qu'en effet, il avait voulu empoisonner une tante pour laquelle il a une profonde affection. L'automatisme avait été complet.

164. OBSERVATION VI. — J'ai parlé tout à l'heure de mon ami, M. M..., ancien magistrat. Je dois m'accuser d'avoir essayé de le faire tuer, et cela, chose grave, en présence de M. le commissaire central de Nancy, qui a été témoin du fait dont je vais parler, ainsi que du suivant.

Je m'étais muni d'un revolver et de quelques cartouches. Je ne voulais pas que le sujet mis en expérience — et que je

---

[1] CH. RICHET, *L'homme et l'intelligence*. Paris, 1884, Alcan, éditeur.

[2] V., pour un fait analogue, BERNHEIM, *op. cit.*, p. 34.

pris au hasard parmi les cinq ou six somnambules qui se trouvaient ce jour-là chez M. Liébeault,— pût croire qu'il s'agissait d'une simple plaisanterie. Je chargeai donc un des coups du pistolet et je le tirai dans le jardin ; je rentrai ensuite, montrant aux assistants un carton que la balle venait de perforer.

En moins d'un quart de minute, je suggère à Mme G..., l'idée de tuer M. M... d'un coup de pistolet. Avec une inconscience absolue et une parfaite docilité, Mme G... s'avance sur M. M... et tire un coup de revolver.

Interrogée immédiatement par M. le commissaire central, elle avoue son crime avec une entière indifférence. Elle a tué M. M..., parce qu'il ne lui plaisait pas. On peut l'arrêter ; elle sait bien ce qui l'attend. Si on lui ôte la vie, elle ira dans l'autre monde, comme sa victime, qu'elle voit étendue à terre, baignant dans son sang. On lui demande si ce n'est pas moi qui lui aurais suggéré l'idée du meurtre qu'elle vient d'accomplir. Elle affirme que non ; elle y a été portée spontanément ; elle seule est coupable ; elle est résignée à son sort ; elle subira, sans se plaindre, les conséquences de l'acte qu'elle a commis.

OBSERVATION VII. — Mme C..., 35 ans, reçoit aussi docilement que Mme G., toutes mes suggestions. Je fais dissoudre une poudre blanche dans de l'eau et je lui affirme que c'est de l'arsenic. Je lui dis : « Voici M. D... qui a soif : il va tout à l'heure demander à boire ; vous lui offrirez ce breuvage. — Oui, Monsieur. » — Mais M. D..., fait une question que je n'avais pas prévue : il demande ce que contient le verre qu'on lui présente. Avec une candeur qui éloigne toute idée de simulation, Mme C... répond : « C'est de l'arsenic ! » Il faut alors que je rectifie ma suggestion. Je dis : « Si l'on vous demande ce que contient ce verre, vous direz que c'est de l'eau sucrée. Et Mme C... répond à une nouvelle question : « C'est de l'eau sucrée. » Très bravement M. D... absorbe le prétendu poison.

Interrogée par M. le commissaire central, Mme C... *ne se souvient absolument de rien. Elle n'a rien vu, rien fait, n'a donné à boire à personne ; elle ne sait pas ce qu'on veut lui dire.*

166. Nous pourrions, mais sans grande utilité, multiplier les observations de même nature, en ce qui concerne les actes criminels ou délictueux qui peuvent être suggérés au moyen de l'hypnotisme. Nous reviendrons ultérieurement sur les faits constatés plus haut, pour en déduire certaines conséquences.

Nous allons tenter maintenant une application différente de la méthode expérimentale, qui a donné de si beaux résultats dans les sciences d'observation, mais à laquelle on n'avait pu jusqu'ici recourir que bien rarement pour les sciences morales et politiques. Cherchons donc si nous n'aurions pas également, au point de vue du droit civil, des enseignements à tirer des phénomènes qu'il est possible de produire à volonté chez les « *bons sujets* », par voie de suggestion hypnotique.

167. OBSERVATION VIII. — Ici encore, comme pour le droit criminel, j'ai commencé par des suggestions d'actes indifférents en eux-mêmes, avant de passer à ceux qui devaient avoir une véritable signification.

Ainsi, une première fois, je dis à Th..., dont j'ai déjà parlé : « Demain, vous irez dans le cabinet de votre oncle ; vous y prendrez une feuille de papier, sur laquelle vous tracerez, un carré de huit centimètres de côté ; puis, de centimètre en centimètre, vous tirerez des lignes horizontales et des lignes verticales qui formeront, en se coupant, soixante-quatre petits carrés. » Cette suggestion fut exactement réalisée et Th... m'apporta le tracé demandé.

Un autre jour, je lui dis, alors qu'il était en état de veille apparente : « Demain, à dix heures du matin, vous viendrez chez moi ; auparavant, vous entrerez dans un bureau de tabac, et vous y achèterez une feuille de papier à effets de commerce. » (Je voulais lui faire signer un billet à ordre. Le lendemain, à l'heure indiquée, Th.. sonnait à ma porte.) « Il ne sait pas ce qu'il est venu faire, ni comment on lui a donné mon adresse ; il a acheté une feuille de papier et il me la remet, sans savoir pourquoi. » La suggestion avait été mal comprise : c'est une feuille de papier ordinaire qu'il a achetée ; je renonce à lui faire souscrire un billet.

Mais je lui donne une hallucination. Il voit, au mois de décembre, mon jardin rempli de roses ; il trouve même qu'il y en a trop ; je lui fais voir un jet d'eau, un bassin sur lequel glissent gracieusement deux cygnes ; soudain, paraît un renard, qui veut enlever l'un de mes cygnes. Je remets un pistolet à Th., et il tue le renard. Il eût également tué toute personne que je lui eusse désignée.

168. Observation IX. — Mlle P...[1] reçoit facilement et réalise aussitôt toutes sortes de suggestions ; je lui dis : Je vous ai, vous le savez, prêté cinq cents francs ; vous allez me signer un billet qui constatera ma créance. « Mais, Monsieur, je ne vous dois rien ; vous ne m'avez rien prêté. — Votre mémoire vous sert mal, Mademoiselle ; je vais préciser les circonstances du fait. Vous m'avez demandé cette somme et j'ai consenti volontiers à vous la prêter ; je vous l'ai remise hier, ici même, en un rouleau de pièces de vingt francs. » — Sous l'action de mon regard, et en présence de mon affirmation faite d'un ton de sincérité, Mlle P... hésite ; sa pensée se trouble ; elle cherche dans sa mémoire ; enfin, celle-ci, docile à ma suggestion, lui rappelle le fait dont je viens d'évoquer le souvenir ; ce fait, pourtant imaginaire, a pris à ses yeux tous les caractères de la réalité ; elle reconnaît sa dette et signe un billet ainsi conçu ;

« Je reconnais devoir à M. L..., la somme de cinq cents francs, qu'il m'a prêtée, et promets de la lui rembourser le 1er janvier 1884.

« Nancy le 30 novembre 1883.

« *Bon pour cinq cents francs.*

« Signé : E... »

Mlle P... est majeure ; le *Bon pour* est écrit de sa main conformément à l'article 1326 du Code civil ; le billet est

---

[1] V. ci-dessus, *Observation IV.*

donc conforme à la loi. Si je le remettais entre les mains d'un huissier, il en poursuivrait le paiement.

Mme P..., mère de ma débitrice prétendue, dit à sa fille : « Tu ne m'avais rien dit de cet emprunt. Qu'as-tu fait de l'argent que tu as reçu ? » Mlle P... embarrassée, me regarde. Je lui dis : « C'est bien simple ; vous l'avez déposé à la caisse d'épargne ; ce dépôt est constaté par le livret n°... qui vous a été remis. » Mlle P..., fait à sa mère la réponse que je viens de lui suggérer et que son esprit a pleinement acceptée, comme étant l'expression de la vérité. Ici encore, il y a automatisme.

169. Observation X. — Mme D... est une jeune femme fort intelligente ; elle a reçu une excellente éducation ; elle résiste d'abord énergiquement à toute suggestion qui la place en dehors de la vérité des faits ; puis, peu à peu, l'hésitation arrive et finalement la pensée, l'acte suggérés s'imposent à sa volonté défaillante. Je lui suggère l'idée qu'elle me doit mille francs ; j'ajoute que je désire avoir un billet signé d'elle. Elle se récrie ; je ne lui ai rien prêté et jamais elle ne reconnaîtra une dette qui n'existe pas. J'insiste. L'hésitation apparaît ; puis bientôt la lumière se fait et la conviction se forme. La mémoire revient à Mme D... ; elle reconnaît devant témoins, que mon prêt est réel, et elle souscrit le billet suivant :

« Au 1er janvier prochain, je paierai à M. L... ou à son
« ordre, la somme de mille francs, valeur reçue comptant.

« Nancy, le 19 décembre 1883.

« *Bon pour mille francs.*

« Signé : D... »

Le *Bon pour* est de la main de la débitrice, conformément à la loi.

170. Observation XI. — Une autre fois, en présence de son mari et de plusieurs autres personnes, j'affirme à la même Mme D..., qui, *pour tout le monde, paraît être dans un état normal*, qu'elle a promis de cautionner une dette de cent

mille francs, dont son mari est tenu envers moi. Elle nie d'abord qu'il ait jamais été question entre nous de rien de semblable ; puis, sur mon insistance, elle hésite, recherche, en quelque sorte, dans sa mémoire, les linéaments d'un souvenir à demi effacé, et enfin arrive la conviction que je prétends lui imposer. Alors, je lui fais écrire de sa propre main, sous ma dictée, l'acte suivant :

« Je déclare cautionner la dette de cent mille francs
« contractée par mon mari, le 15 juillet 1883, envers M. L...

« *Bon pour cent mille francs.*

« Signé E. D... »

Puis, spontanément, M. D..., le mari, écrit un peu plus bas :

« Fait à Nancy, en présence de témoins, le 3 février 1884. — Signé : D... »

171. OBSERVATION XII. — Je crois devoir mentionner ici une expérience qui, bien que purement négative, me semble cependant avoir une sérieuse portée.

J'eusse désiré faire souscrire un acte authentique par suggestion hypnotique. Je communiquai ce projet à l'un de mes amis, M. C..., notaire à Nancy. « Je suggérerai, lui dis-je, à une personne que je choisirai, l'idée de se rendre dans votre étude, pour vous demander de dresser tel ou tel acte, une procuration, par exemple. Ce que je vous demande, le voici : Vous étudierez très attentivement l'état mental de votre cliente, ses allures, son apparence extérieure ; vous lui poserez toutes les questions, vous lui ferez toutes les objections que votre devoir vous dicterait pour un acte ordinaire. Vous me direz ensuite, si, n'ayant point été prévenu par moi, vous auriez cru devoir prêter votre ministère à la personne qui l'eût ainsi requis. »

M. C..., qui n'avait d'abord entrevu aucune objection, me fit savoir, peu après, qu'il ne croyait pas pouvoir se prêter à une telle expérience. Je m'adressai alors à un de ses confrères, avec qui j'entretiens également les meilleures relations. Celui-ci, comme M. C... consentit d'abord ; mais, après avoir réfléchi, il formula aussi un refus catégorique.

Ces deux honorables officiers ministériels étaient dans leur rôle, en refusant de faire quoi que ce fût qui pût affaiblir l'autorité due aux actes authentiques. Et moi, je crois avoir rempli un devoir d'une autre nature, en essayant de réaliser l'expérience dont j'ai parlé ; il n'a pas dépendu de moi qu'elle ne fût complète et décisive.

Mais le résultat négatif auquel j'ai dû me résigner n'en a pas moins sa signification. Il suffit, pour s'en convaincre, de se souvenir, que, aux termes de l'art. 1319 du Code civil, l'acte authentique fait pleine foi de la convention qu'il renferme entre les parties contractantes et leurs héritiers ou ayants cause, et que son caractère obligatoire ne peut être ébranlé que par la procédure compliquée et périlleuse de l'inscription de faux.

CHAPITRE V

LA SUGGESTION

II. Discussion à l'Académie des sciences morales et politiques

SOMMAIRE

172. Discussion des conclusions de l'auteur à l'*Académie des sciences morales et politiques*.
173. *Observations de M. Franck*.
174. La suggestion est un fait bien connu dans l'histoire de l'esprit humain.
175. Suggestion par intimidation ; candidats au baccalauréat.
176. Autres espèces de suggestion.
177. L'hystérie; critique des théories émises par les physiologistes.
178. Le somnambulisme magnétique.
179. M. Franck confond un spirite.
180. Il fait des expériences de tables tournantes et en montre l'inanité.
181. M. Liégeois s'est laissé mystifier.
182. Les phénomènes qu'il a présentés n'offrent aucune garantie de certitude. Conclusion
183. *Observations de M. Arthur Desjardins*. M. Liégeois n'a pas étudié scientifiquement l'hypnotisme.
184. M. Liégeois, avec ses suggestions à l'état de veille, tombe sans le savoir dans le *Mesmérisme*.
185. M. Arthur Desjardins se demande si M. Liégeois ne tourne le dos aux magnétiseurs que pour leur donner la main.
186. Il oppose les travaux de MM. Giraud-Teulon et Azam à ceux de l'école de Nancy.
187. A côté des malades, il y a les fourbes. Comment fut trompé le Dr P...

188. Le nombre des sujets doit être beaucoup réduit.
189. M. Desjardins demande qu'on explique la suggestion scientifiquement. Le Dʳ Véron et les demoiselles du corps de ballet.
190. Où l'on sort de la suggestion scientifique.
191. M. Desjardins ne croit pas à la suggestion produisant des effets bien après le réveil.
192. Veille qui n'est pas la veille! Sommeil qui n'est pas le sommeil !
193. Avec M. Liégeois, on touche au surnaturel.
194. M. Desjardins nie les suggestions à l'état de veille.
195. C'en est fait de la liberté humaine et le monde moral est supprimé !
196. Il n'y a rien à tirer de ces propositions fort conjecturales.
197. Application des lois pénales : il n'y a nulle modification à réaliser.
198. On ne pourra recourir à la suggestion pour obtenir des aveux.
199. *Observations de M. Paul Janet.* — Sources à consulter.
200. Forme dans laquelle M. Liégeois a présenté ses observations.
201. M. Paul Janet rappelle les origines de la théorie de la suggestion. Il établit que le Dʳ Charcot a, le premier, fondé l'hypnotisme sur des bases scientifiques.
202. La théorie de la suggestion hypnotique demeure sur le terrain de l'expérience.
203. Léthargie, catalepsie, somnambulisme.
204. Suggestions de mouvements. Règles d'expérimentation posées par Claude Bernard et Pasteur.
205. Médication suggestive : pilules *mica panis*.
206. Suggestion de sensations. Hallucinations.
207. Précautions prises contre la simulation.
208. Etat mal défini des sujets soumis aux expériences de MM. Bernheim, Liégeois et Ch. Richet.
209. On a tort de s'effrayer de la suggestion.
210. Trois sortes de suggestions d'actes.
211. Il est difficile de croire à un acte accompli plusieurs jours après le réveil : il y aurait là un mystère inexplicable. C'est bien pis quand il s'agit d'actes suggérés et accomplis dans la veille.
212. « *Condition prime* » et « *condition seconde* » du Dʳ Azam, de Bordeaux.
213. Conclusions de M. Paul Janet réservées pour un travail ultérieur.

214. Ce travail a paru, en 1884, dans la *Revue politique et littéraire.*
215. Défaut de méthode reproché à MM. Bernheim et Liégeois.
216. C'est sur le rapport de M. Paul Janet que M. Jules Simon a autorisé M. Liégeois à lire son mémoire.
217. M. le professeur Beaunis constate que les expériences de M. Liégeois sont absolument vraies, non seulement *en gros*, mais dans tous leurs détails.
218. *Réponse à M. Franck.* Incompétence de l'auteur.
219. M. Liégeois a-t-il eu tort d'expérimenter lui-même?
220. Il est tombé d'accord, après expériences, avec MM. le Dr Liébault et les professeurs Bernheim et Beaunis.
221. M. Franck nie l'hystérie et le somnambulisme. Renvoi à MM. Charcot et Paul Janet.
222. M. Liégeois n'a pas dit un mot ni des médiums, ni de la lucidité.
223. Il n'a rien dit non plus des tables tournantes.
224. M. Liégeois mystifié par un simulateur. Renvoi.
225. Suggestion d'une amnésie partielle. Il n'y a pas de phénomène mieux établi.
226. *Réponse à M. Arthur Desjardins.* M. Liégeois fluidiste sans le savoir.
227. Agent mystérieux et surnaturel.
228. M. Desjardins invoque le docteur Azam contre M. Liégeois.
229. Suggestion «*scientifique*» faite par le Dr Véron.
230. Clairvoyance surnaturelle, hyperesthésie musculaire. Le *Mémoire* de 1884 est muet sur ce point.
231. Suggestions post-hypnotiques.
232. Confusions dans lesquelles est tombé M. Desjardins.
233. Hypothèse des juges de paix hypnotisés.
234. *Réponse à M. Paul Janet.*
235. L'auteur se justifie du reproche d'avoir voulu faire de l'effet.
236. Le manque d'introduction historique reproché à l'auteur est une lacune aujourd'hui comblée.
237. La vraie réponse de l'auteur à son honorable contradicteur est le présent ouvrage tout entier.
238. Dr Bernheim. *De la suggestion dans l'état hypnotique.* Réponse à M. Paul Janet. 1884.

172. Le Mémoire que j'ai eu l'honneur de lire à l'*Académie des sciences morales et politiques*, les 5 et 19 avril 1884, a donné lieu, comme je l'ai dit déjà, à une discussion

qui a rempli les séances des 26 avril, 3 et 10 mai de la même année.

Trois membres de la savante compagnie, MM. Franck, Arthur Desjardins et Paul Janet ont critiqué ou tenté de réfuter les conclusions auxquelles j'avais cru devoir m'arrêter.

Avant de répondre à leurs objections, et de peur qu'on ne me reproche de les affaiblir, j'en veux donner ici le texte même, reproduit d'après le compte rendu des séances de l'Académie[1].

Observations de M. Franck

173. « L'Académie me permettra de lui présenter quelques observations, tant sur les faits allégués par M. Liégeois dans son curieux mémoire, que sur les conclusions qu'il en a tirées.

« J'ai à peine besoin de dire que je mets absolument hors de doute la bonne foi, l'intelligence et le savoir de M. Liégeois ; mais, je ne crois pas lui faire injure en faisant remarquer qu'il n'avait peut-être pas le genre d'instruction que supposent les expériences dont il vous a rendu compte, expériences psychologiques et physiologiques qui s'écartent un peu des préoccupations ordinaires et des habitudes d'esprit d'un légiste.

174. « Puisqu'il s'agit d'effets de suggestion obtenus à la faveur d'un sommeil de nature particulière, je rappellerai que la suggestion est un fait bien connu dans l'histoire

---

[1] *Séances et travaux de l'Académie des sciences morales et politiques*, t. CXXII, 1884, 2ᵉ semestre, p. 220 et s.

de l'esprit humain et qu'elle peut s'exercer de bien des manières. Il y a la suggestion par intimidation, la suggestion par séduction, la suggestion par ascendant ou par autorité, qui a son principe dans une autorité réelle ou supposée.

175. « Rien de plus commun que la suggestion par intimidation. A ceux qui la subissent, elle fait dire tout ce qu'on veut, ce qu'ils pensent et ce qu'ils ne pensent pas et même le contraire de ce qu'ils pensent. Elle peut aussi leur faire oublier, au moins pour un instant, ou leur persuader qu'ils ont oublié ce qu'ils savent le mieux. Je me rappelle avoir interrogé dans ma vie bien des candidats au baccalauréat. Un grand nombre d'entre eux qui étaient parfaitement préparés, une fois arrivés devant leurs juges, ne se rappelaient plus rien de ce qu'ils avaient appris avec le plus de soin, ou répondaient de manière à donner la plus mauvaise opinion de leur application et de leur intelligence. Il y a d'ailleurs une manière d'interroger qui peut dérouter ou réduire au silence ceux qui ne possèdent pas un grand fond de présence d'esprit ou qui n'ont pas été exercés à de pareilles épreuves.

176. « Les suggestions par séduction et par surprise, par abus d'ascendant ou d'autorité, ne sont pas moins fréquentes. Il est inutile d'en citer des exemples, car la vie en est remplie, l'histoire nous les présente par milliers dans tous les temps et chez tous les peuples. Il y a des séductions publiques et des séductions privées, des séductions contagieuses et d'autres qui demeurent isolées. N'est-ce pas la suggestion par séduction ou par

ascendant que subit une multitude ignorante entraînée par la voix d'un tribun à toutes les folies et à tous les crimes.

« Toutes les espèces de suggestion ont d'autant plus de force que ceux qui les subissent sont plus faibles de corps et d'esprit. Certaines organisations, certains troubles d'intelligence, certaines maladies leur sont plus particulièrement favorables. Encore est-il douteux que ces différents états, si l'on en excepte la folie et le délire, anéantissent complètement la responsabilité morale et réduisent le patient à la condition d'un pur automate. Il résulte des rapports de M. le Dr Blanche qu'il y a des demi-folies qui laissent subsister assez de volonté et de réflexion pour que celui qui a commis un crime dans cette situation d'esprit encoure justement une certaine pénalité.

« Tels sont les cas généraux et ce qu'on peut appeler les conditions générales de la suggestion. Il n'est pas nécessaire, pour s'en rendre compte, de supposer des phénomènes exceptionnels.

177. « Mais il y a, dit-on, certains états particuliers de l'organisme et de l'intelligence où la suggestion produit les effets extraordinaires. Au nombre de ces états on cite l'hystérie et le somnambulisme magnétique.

« J'ai lu tout récemment des descriptions très émouvantes, je dirai même très dramatiques, de cette maladie ou de cette collection ou succession de maladies qu'on appelle hystérie. J'avoue qu'il n'y en a pas une seule qui ait laissé dans mon esprit une idée quelque peu nette. On me dit que c'est une névrose, je n'oublie pas qu'on a compté parmi les névroses le génie. Quant à l'hystérie proprement dite, on la représente à ses débuts, pendant son premier acte, comme rendant les femmes qui en sont atteintes (car elle s'attaque surtout aux femmes), bavardes, menteuses, hypocrites, larmoyantes, romanesques, etc. Je demande s'il n'y a pas un grand nombre de femmes considérées à juste titre comme parfaitement saines, qui ne seraient pas atteintes par cette définition. A toute femme, et même à tout homme qui montre un peu d'imagination et de sensibilité, on jette à la tête l'épithète d'hystérique.

178. « Si nous ne savons guère ce qu'est l'hystérie, nous ignorons, encore bien plus, s'il est possible, ce qu'est le somnambulisme magnétique, ce qu'est le magnétisme lui-même. Il y a là certainement des phénomènes réels, mais qui ne sont le produit d'aucun fluide mystérieux et qu'il serait peut-être plus facile qu'on ne pense de ramener sous les lois générales de la physiologie et de la pathologie. J'ai suivi pendant des années les expériences du baron Dupotet, un homme de très bonne foi, d'une grande puissance de volonté et d'imagination, qui produisait des effets étonnants, mais qui s'en attribuait beaucoup d'imaginaires et semblait avoir horreur de toute explication naturelle et scientifique. Voici en quoi consistait une de ses pratiques les plus habituelles. Il choisissait dans la réunion une personne, presque toujours une femme, dont l'extérieur annonçait une organisation des plus nerveuses, disons le mot, une disposition à l'épilepsie. A ce sujet ainsi trié, il remettait dans les mains un morceau de carton de forme ovale qu'il avait eu soin d'enduire sur l'une des faces, d'une couche de mine de plomb. « Ceci, disait-il, est un miroir

magique; vous y verrez apparaître après une évocation mentale, les parents ou les amis que vous avez perdus.»
Au bout de quelques minutes, la personne soumise à cette épreuve poussait des cris épouvantables, entrait en convulsion et souvent se laissait tomber à terre. Elle avait vu les morts qui lui étaient chers ou les ennemis qui avaient empoisonné sa vie. Elle les voyait les uns en paradis, les autres en enfer. Elle avait un accès de délire compliqué d'hallucinations. C'est un exemple remarquable de suggestion produite par ascendant à la faveur d'une crise nerveuse.

179. « Ici l'expérimentateur et l'expérimenté étaient également sincères. Voici un autre exemple qui nous montre la bonne foi d'un côté seulement, du côté de l'expérimenté ou du spectateur. Dans une réunion spirite, comme il y en avait beaucoup à Paris, entre les années 1852 et 1856, on interrogeait un médium d'une lucidité exceptionnelle. Au nom d'un esprit dont il était l'interprète, il donnait les descriptions les plus saisissantes du ciel et de l'enfer. Il faisait parler les morts les plus illustres et annonçait l'avenir, au grand ébahissement de l'assemblée, composée pourtant d'hommes distingués, de sénateurs, de députés, de journalistes, de hauts fonctionnaires. J'arrive tenant à la main le numéro de la voiture qui m'avait amené. Je prie le *médium* ou l'esprit qui l'inspirait de dire quel est ce numéro. Ils sont forcés tous deux de confesser leur ignorance.

180. « A la même époque, sur les instances d'un de nos confrères, — un de ceux qui nous avaient été imposés par décret impérial, — je consentis à jouer un rôle

dans l'expérience des tables tournantes. Lui et moi, nous mîmes les mains sur un guéridon. Au bout de quelque temps, je donnai au guéridon une légère impulsion. Je cessai de le toucher et le guéridon néanmoins continua de tourner. Il tourna même très rapidement. Comment cela ? Par les mouvements inconscients de notre confrère. Ayant fini par croire au miracle, il ne s'était pas aperçu qu'il en était le seul auteur.

181. « M. Armand Lefèvre, car c'est de lui que je viens de parler, a été le complice involontaire de l'illusion que j'ai voulu lui donner. Mais, il arrive souvent qu'un expérimentateur convaincu est le jouet d'une mystification. M. Liégeois lui-même nous en cite un exemple remarquable. C'est l'abbé Faria, abusé pendant huit jours entiers par un journaliste parisien qui faisait semblant d'éprouver les effets les plus merveilleux du somnambulisme magnétique. Un fait semblable, si je suis bien informé, s'est produit tout récemment à Nancy, dans le cercle des négociants. Un jeune homme qui a fait plus tard l'aveu de sa fraude, au milieu du public dont il excitait l'admiration, aurait simulé, sans que les expérimentateurs s'en fussent aperçus, les phénomènes, j'allais dire tous les miracles de l'hypnotisme. Je ne jurerais pas que M. Liégeois lui-même n'eût payé son tribut à cette ruse, que des personnes frivoles ou peu scrupuleuses, fières de jouer un rôle devant un public plus ou moins choisi, sont facilement tentées de mettre en pratique. J'en prends à témoin ses propres expériences. Ainsi, il nous parle (OBSERVATION IV) d'une jeune femme à qui il ordonne de tirer un coup de pistolet sur sa mère. Elle obéit sans hésiter, et comme sa mère lui reproche de

s'être décidée si facilement à la tuer : « Je ne t'ai pas tuée, répond la jeune femme, puisque tu me parles. » Elle aurait pu ajouter : « Puisque je savais que le pistolet n'était pas chargé. » D'autres expériences rapportées par M. Liégeois dans son mémoire font naître les mêmes réflexions. Les acteurs savaient que les obligations souscrites par eux ne tiraient pas à conséquence ; que le prétendu poison remis entre leurs mains pour donner la mort à leurs proches, n'était pas du poison. On trouve aussi dans ce récit des exemples de suggestion par intimidation ou par ascendant. Tels sont (OBSERVATIONS XIII et XIV) cette jeune femme, ce jeune homme de quinze ans et cette jeune fille du même âge, à qui l'on ordonne d'oublier tout ce qu'ils savent, jusqu'à leur nom et leur lieu de naissance. Comment voulez-vous que ces enfants ne soient pas troublés par la voix impérieuse d'un personnage important, d'un professeur de la Faculté de droit?

182. « Il n'entre pas dans ma pensée de nier l'existence des phénomènes hypnotiques, je veux dire seulement que ceux que nous a présentés M. Liégeois n'offrent aucune garantie de certitude. Il faut, pour observer des faits de cette nature, être en état de s'assurer des conditions physiologiques et pathologiques en dehors desquelles ils perdent leur caractère propre et se confondent avec des faits d'un ordre très différent. Or, M. Liégeois ne semble pas réunir les qualités et les connaissances nécessaires pour satisfaire cette exigence. Rien ne prouve non plus qu'il ait échappé aux illusions et aux simulations indépendantes de sa volonté qui assiègent un expérimentateur inexpérimenté en ces matières. Enfin, je ne puis m'empêcher de soumettre à

l'Académie une dernière réflexion. S'il était vrai que l'hypnotisme pût réduire la nature humaine à l'état d'avilissement et de dégradation qu'on se plaît à décrire, il ne devrait pas être permis de s'en faire un jeu et de l'offrir en spectacle à une réunion de curieux et de désœuvrés. La loi ne devrait permettre de le mettre en expérience que pour le soulagement de l'humanité, que pour guérir certaines souffrances, que pour prévenir cette dégradation même dont on amuse la curiosité publique. Elle devrait imposer, par conséquent, des conditions de savoir et de discrétion, aujourd'hui complètement méconnues. La loi punit l'ébriété quand elle franchit le seuil du domicile privé. L'hypnotisme poussé à ses derniers effets nous présente un spectacle bien plus affligeant pour la dignité humaine, et ce ne serait que justice de l'interdire en dehors des hôpitaux et des amphithéâtres de médecine. »

Observations de M. Arthur Desjardins.

183. « Tout n'est pas chimérique dans la théorie de l'hypnotisme. Mais il faut soit étudier, soit exposer scientifiquement les phénomènes de l'ordre scientifique, et je me demande si M. Liégeois n'a pas abandonné la méthode purement scientifique. Il ne déduit, je le sais, qu'après avoir observé ; mais Mesmer observait ou croyait observer, les superstitieux qui faisaient tourner ou parler des tables observaient ou croyaient observer : cependant, la science a condamné leurs utopies.

184. « D'abord, l'honorable professeur a-t-il caractérisé avec toute la précision désirable le principe même de

l'hypnotisme? J'en doute. Il admet, en thèse, qu'il n'y a ni fluide, ni force nerveuse se communiquant de l'opérateur au patient. Cependant, il investit cet opérateur de « pouvoirs » immenses, à peu près illimités : il lui accorde la faculté de créer dans le cerveau du patient, même à l'état de veille, un vide « absolu, insondable » ces pouvoirs peuvent même « se déléguer ». Or, il y a, dans la chaîne de ces raisonnements, une solution de continuité que je signale avant tout. M. Liégeois passe des phénomènes purement physiologiques et scientifiquement explicables, accomplis dans le sommeil nerveux, à des phénomènes psychologiques inexpliqués. Il absorbe, tout à coup, la volonté d'un être intelligent et libre, non endormi, à l'état sain, dans la volonté d'un de ses semblables sans pouvoir rattacher, si ce n'est par des hypothèses insaisissables, ces phénomènes d'un ordre distinct, au phénomène même du sommeil nerveux. Il glisse sur la même pente que M. Noizet, cet « antifluidiste » qui, marchant de prodige en prodige, finit par se transformer en « fluidiste ». Il entend s'écarter de Mesmer et Mesmer exerce peut-être sur son esprit une influence, j'allais dire une « suggestion » irrésistible.

185. « Braid, ce chirurgien de Manchester, qui créa, en 1841, la théorie scientifique de l'hypnotisme, ayant assisté à des expériences mesmériques, avait constaté la réalité de certains phénomènes, mais demeura convaincu qu'on avait tort de les expliquer par l'action d'un fluide magnétique. De là naquit l'hypnotisme. En amenant le « sujet » à fixer ses yeux, pendant un temps plus ou moins long, sur un objet brillant qui peut être une boule métallique, aussi bien que l'œil même de l'opérateur, on

provoque un sommeil nerveux. Ce sommeil peut être accompagné de certains phénomènes : troubles de la motilité (catalepsie, roideur cataleptique générale ou partielle, complète ou incomplète); troubles de la sensibilité générale ou locale : « Les phénomènes que j'ai observés le plus souvent, chez les nombreux sujets sur lesquels j'ai expérimenté, a dit M. Azam (*Archives générales de médecine*, tome XV, page 10) sont, *par ordre de fréquence* : la catalepsie, l'anesthésie, l'hyperesthésie, l'exaltation du sens musculaire, enfin, les phénomènes psychiques. » Il importe donc, si l'on ne veut pas faire dévier la théorie de l'hypnotisme, de ne pas mettre les phénomènes psychiques sur le premier plan et de les rattacher non pas pour la forme, mais scientifiquement aux faits de l'ordre physiologique. Il y a un abîme entre certaines expériences dans lesquelles l'opérateur provoque certains phénomènes nerveux issus du sommeil nerveux et d'autres expériences dans lesquelles la volonté toute-puissante de l'opérateur apparaît comme un agent mystérieux et presque surnaturel, traînant à sa remorque, sans condition préalable, les volontés anéanties des hypnotisés. Tout cela est pourtant juxtaposé confondu. Il est bien entendu qu'on tourne le dos aux « magnétiseurs », et je me demande si ce n'est pas pour leur donner la main.

186. « En second lieu, M. Liégeois, se demandant qui peut être hypnotisé, étend outre mesure la sphère de l'hypnotisme. Il cite et s'approprie ces chiffres du Dr Liébeault : 1,014 personnes hypnotisées, 27 absolument réfractaires; somnolence, 33; sommeil léger, 100; sommeil profond, 460; sommeil très profond, 232; som-

nambulisme léger, 31 ; somnambulisme profond, 131.
M. Bernheim répète en 1884 : « Les sujets réfractaires
constituent la grande minorité. » Cependant MM. Demarquay et Giraud-Teulon qui publièrent à Paris, en 1860,
des *Recherches sur l'hypnotisme*, ayant expérimenté sur
18 sujets, n'avaient obtenu de résultats que dans quatre
cas, tous quatre chez des femmes, les hommes s'étant
montrés absolument réfractaires. Dans l'une de ces
observations, la fixité du regard provoqua une attaque
d'hystérie franche ; les trois autres sujets étaient atteints
dans leur système nerveux par la lésion de certains
organes. Je n'ignore pas que Braid déclare avoir plus
souvent réussi. Mais le Dr Azam, quoique plein de déférence pour Braid, a écrit : « J'ai réussi en petite proportion sur les hommes adultes.... On ne réussit pas aussi
souvent sur les hommes que le dit Braid. » D'après
d'autres spécialistes, les hallucinations du sommeil hypnotique se produisaient dans des conditions physiologiques
« qui, pour ne pas être la maladie, ont avec certains
états pathologiques une analogie frappante[1] ». Il ne
s'agit plus que de la modification d'un état morbide ou
quasi morbide, et dès lors tout s'explique naturellement.

187. « A côté des malades, je suis bien forcé de le
dire, il y a les fourbes. Beaucoup de magistrats se rappellent un docteur P..., dont la bonne foi n'avait jamais
été contestée. Ce docteur avait sous la main un sujet
merveilleux qu'il conduisait en imagination, pendant son
sommeil, au jardin des Plantes et jusque devant la cage
du tigre. Sur l'injonction de P..., le « sujet » toujours en

---

[1] Cf. A. Maury, *Le sommeil et les rêves*, 1861.

imagination, passant son doigt à travers les barreaux de la cage et, mordu par la bête fauve, poussait un cri de douleur inimitable : tout le monde était terrifié, les dames s'évanouissaient, etc. Après la mort du docteur, ce « sujet » fut malheureusement retrouvé dans une affaire correctionnelle, dite de la boîte aux ancêtres, où la saisie des mannequins et autres pièces à conviction ne laissait subsister aucun doute sur l'organisation de la fraude. Il en fut trop souvent ainsi.

188. « Si l'on défalque les malades, les faibles d'esprit, les malins, le nombre des « sujets » se réduira beaucoup à coup sûr, et la statistique tiendra sur-le-champ un autre langage.

189. « J'arrive à la suggestion elle-même, et je n'en contredis pas le principe. Mais je demande qu'on l'explique scientifiquement. Le libre arbitre est suspendu dans ce sommeil artificiel, comme dans le sommeil naturel : d'accord. Puisqu'on produit l'hyperesthésie, l'activité cérébrale se développe, la mémoire et l'imagination sont ou peuvent être surexcitées : je l'admets. Dès lors et naturellement, toute impression auditive s'empare de l'intelligence (comme il arrive souvent, d'ailleurs dans le sommeil naturel) et dirige la pensée dans le sens indiqué par cette impression. J'admets par voie de conséquence, avec M. Mathias Duval que, dans ces circonstances « un expérimentateur habile, par un ordre ou une question, sache faire vivement entrer en action les centres nerveux dans un sens voulu et amène chez les sujets des élucubrations, des rêves, qu'il sera le maître de diriger ». Il n'y a rien là que de naturel et tout cela peut

se rattacher encore à la scène de suggestion qu'imagina plaisamment le Dr Véron, alors directeur de l'Opéra. Il avait invité à un grand souper les demoiselles du corps de ballet et leurs mères. Le souper se prolongeant, les mères s'endormirent. Tout à coup, Véron s'écria d'une voix tonnante : « Cordon, s'il vous plaît ! » et l'on vit alors les dormeuses, appartenant pour la plupart au corps des concierges, faire machinalement, mais avec un ensemble parfait le geste traditionnel. Nous sommes encore dans le domaine de la suggestion scientifique.

190. « Mais on en sort : 1° quand on prête aux hypnotisés des clairvoyances surnaturelles (et les expériences qu'ont faites à ce sujet MM. Demarquay et Giraud-Teulon sont concluantes) ; 2° peut-être même quand on affirme comme Braid et bien d'autres, la suggestion par l'hyperesthésie musculaire : « Nous n'avons rien pu produire de ce genre, répondent les mêmes savants. Vainement nous avons mis, tant chez nos deux cataleptiques que chez les autres sujets, les bras et les mains dans l'attitude de la prière, nous n'avons changé en rien le cours établi des pensées. D'après Braid (à cette époque la phrénologie n'avait pas perdu son crédit), on aurait excité des sentiments particuliers, des goûts, des idées en pressant sur les protubérances correspondantes du crâne du « sujet » : le Dr Azam déclare qu'il n'a jamais pu arriver à ces résultats : « J'avoue, ajoute-t-il, que l'idée de jouer de l'intelligence comme d'un piano, m'a paru étrange. » Il y a quelque chose de plus étrange encore, c'est de renverser par la suggestion hypnotique les lois de la nature physique. Le Dr B... prétend faire naître par voie de suggestion hypnotique « la faim avec le be-

soin de manger immédiatement ». D'accord, si le sujet était à jeun avant l'opération et le phénomène ne présente alors rien d'extraordinaire ; mais il est matériellement irréalisable si l'hypnotisé vient de manger tout ce que son estomac pouvait contenir. Bouleverser les lois mêmes du monde physique par voie de suggestion hypnotique, c'est aller bien loin.

191. « Je ne trouve pas moins surprenant qu'on veuille faire survivre au sommeil lui-même (l'effort des novateurs porte aujourd'hui sur ce point) les phénomènes psychiques dérivant du sommeil. Je concède qu'on puisse arriver à produire, pendant le sommeil même un prodigieux effort de la mémoire surexcitée : c'est une jeune fille par exemple qui a parlé le gallois dans son enfance et qui l'avait oublié ou qui a, dans la même période, entendu réciter une page d'hébreu et qui plus tard retrouve dans le sommeil hypnotique ces souvenirs longtemps effacés. Mais voici qu'on a réveillé « le sujet ». Il obéit encore à la suggestion qu'il avait reçue.

192. « C'est, dit-on d'abord, que l'état de veille est apparent. Vous croyez peut-être ce sujet réveillé ? Non, répond M. Liégeois ; sans doute, il va, vient, mange, boit, dort même comme tout le monde, mais son réveil n'est qu'un simulacre. Singulier état, on en conviendra que celui de ce dormeur éveillé ! Ce sommeil partiel et mystérieux se prolongera facilement cinq ou six jours. même douze ou treize jours ! Découverte admirable ! Cette veille n'est pas la veille, ce sommeil n'est pas le sommeil. Mais il faut pour autoriser une déduction aussi extraordinaire, avoir démontré cette prolongation du sommeil

nerveux. Est-il scientifiquement établi que cet homme dort encore en vaquant à tous ses travaux de l'ordre intellectuel et continue à dormir partiellement d'un sommeil nerveux, alors qu'il est ressaisi par le sommeil naturel! D'après la grande majorité du corps médical, la démonstration n'est pas faite et j'ai le droit de dire que la méthode scientifique est abandonnée.

193. « Eh bien! soit, réplique-t-on, le malade est réveillé complètement réveillé; il n'en reste pas moins asservi, pour toute la série des actes suggérés, à la toute-puissante volonté de l'hypnotisant. Je demande avant tout jusques à quand il conservera cette chaîne. M. Liégeois répond par ses observations propres; un doigt fermé par voie de suggestion ne se rouvrira qu'à l'aspect d'une tierce personne (et plusieurs semaines peuvent se passer sans que la rencontre ait lieu).

« A propos d'une autre suggestion, le mot « indéfiniment » si je ne m'abuse, a été prononcé. En vérité, nous touchons au surnaturel. Quoi! l'injonction de l'hypnotisant conservera son effet jusqu'à l'accomplissement d'un fait extérieur et fortuit, absolument indépendant de l'hypnotisant et de l'hypnotisé! Quoi! l'automatisme du cerveau produit pendant le sommeil et à raison du sommeil pourra se prolonger pendant des mois, des années entières, alors que les événements auront passé, que toutes les manifestations de la pensée se seront produites! Mais, il n'y a pas d'effet sans cause; où est donc le lien qui rattache au sommeil nerveux cette influence prolongée de l'hypnotisant sur l'hypnotisé?

194. « Il ne restait plus qu'un pas à faire, on le fait : la suggestion hypnotique, d'après M. Liégeois, peut se

produire abstraction faite de tout sommeil : « Le sommeil, avait écrit le Dr Bernheim, n'est pas indispensable à la production des phénomènes suggestifs. » On vous a cité cet exemple : un voyageur amène en chemin de fer, son compagnon ou sa compagne de voyage à le regarder avec une certaine fixité pendant quelques minutes; il l'hypnotise sans l'endormir, c'est-à-dire l'asservit sans autre forme de procès à sa propre volonté. A partir de ce moment, ce malheureux « ne marche plus que comme la grenouille décapitée nage » : dire qu'il est une cire molle aux mains de l'hypnotisant, c'est, vous l'avez entendu, rester au-dessous de la vérité.

195. « S'il en est ainsi, nous assistons à la plus grande révolution qui se soit accomplie. C'en est fait de la liberté humaine et le monde moral est supprimé. L'humanité se divise en tyrans, les hypnotisants, et en esclaves, les hypnotisés. Les hypnotisants sont maîtres de l'univers.

196. « Je ne crois pas qu'il y ait de conclusions sérieuses à tirer, quant à la réforme et à l'application des lois, de ces propositions fort conjecturales. On a parlé de donations faites par des hypnotisés : s'ils ne sont pas sains d'esprit, on obtiendra facilement l'annulation de ces actes à l'aide des lois existantes. Si des billets ont été souscrits sous l'empire du dol ou de la violence, on n'aura besoin que du Code civil pour rescinder les contrats. Sans doute une jeune femme, après deux ou trois mois de mariage, ne persuadera pas aisément aux juges qu'elle a dit *oui* devant le maire sous l'empire d'une suggestion hypnotique et que le lien conjugal doit être

brisé. Il faudra beaucoup de temps pour inculquer à la magistrature ces idées nouvelles et je n'y vois pas d'inconvénient. Je craindrais beaucoup pour « l'autorité de la chose jugée » si les théories du mémoire devaient prévaloir : s'il est difficile d'hypnotiser la majorité d'une cour ou même un tribunal, il est tout aussi facile d'hypnotiser le juge de paix, juge unique dans son prétoire qu'un compagnon de voyage dans un wagon. La suggestion hypnotique réussissant, nous dit-on, 15 fois sur 100, on voit dans quelles proportions le libre arbitre de ces magistrats pourrait être paralysé. Il deviendrait nécessaire d'instituer un mode de recours, analogue à la requête civile, contre les décisions des juges ainsi placés sous l'influence irrésistible d'un plaideur. Une réforme du Code de procédure pourrait être, à ce point de vue, proposée à la chambre des députés ; mais, il est probable qu'elle ne serait pas encore accueillie.

197. « Quant aux crimes commis par l'hypnotisant sur une personne plongée dans un sommeil nerveux, nos lois pénales suffisent : elles ont suffi à la répression des attentats commis sur les chloroformés. Si, par aventure, quelques personnes faibles d'esprit ou malades, ont obéi à une détestable suggestion en commettant un acte délictueux, nos lois suffisent encore pour punir l'auteur de la suggestion criminelle : il peut être, suivant les cas, traité comme un complice ou comme un co-auteur ou même comme le seul auteur, l'auteur « intellectuel » du délit. La société est suffissamment armée. Il faut sans doute qu'on s'y résigne : l'accusé qui, accablé par des témoins, se plaindra devant le jury qu'on les ait hypnotisés et contraints par là même à des dépositions

accusatrices, réussira rarement à le convaincre. C'est que le bon sens a ses droits et règle, dans l'ensemble, la marche des affaires humaines.

198. « Enfin, M. Liégeois se demandait si le juge d'instruction pourrait plonger un inculpé dans un sommeil nerveux pour lui arracher des aveux. Ma réponse est simple : le juge qui aurait recours à ce procédé d'inquisition *devrait être flétri* et dépouillé de sa robe. »

Observations de M. Paul Janet.

199. M. Paul Janet, avant d'examiner à son tour la question soulevée par M. Liégeois, présente une brochure qui traite précisément ce sujet : *La suggestion dans l'état hypnotique et dans l'état de veille*, et dont l'auteur est M. le Dr Bernheim, professeur à la Falcuté de médecine de Nancy, plusieurs fois cité par M. Liégeois dans son mémoire. M. Janet, n'a pas de prévention contre les faits; il ne les nie point, *a priori;* mais, avant de les discuter, il a voulu se rendre compte par lui-même de l'état de la question en lisant attentivement les écrits dans lesquels elle a été traitée par des hommes d'une compétence incontestable. Ainsi la brochure du Dr Bernheim; un rapport de M. le Dr Azam, insérée en 1860 aux *Archives générales de médecine* et dans les *Annales médico-psychologiques;* une communication de M. le Dr Taguet (même recueil) : le livre de M. le Dr Liébeault sur le *Sommeil;* le livre de M. Charles Richet sur l'*Homme et l'intelligence*, présenté tout récemment à l'Académie par M. Léon Say; enfin et surtout, l'ouvrage de M. Paul Richer intitulé l'*Hys-*

térie épileptique ou la grande hystérie qui est le résumé de l'enseignement clinique et de la doctrine du Dr Charcot, le maître éminent de l'école de la Salpêtrière; enfin, les diverses publications de MM. les Drs Dumontpallier, Mesnet, Motet, etc.

200. Ce que M. Janet reproche à M. Liégeois, c'est la forme un peu violente sous laquelle il a présenté ses observations et ses théories. Lorsqu'on veut faire accepter des faits extraordinaires et des idées qui semblent paradoxales, il faut procéder avec ménagement et avec circonspection. Il ne faut pas, surtout lorsqu'on s'adresse à une Académie, prendre pour une incrédulité systématique cette défiance prudente qui, en présence d'affirmations hardies, inattendues, est pour tout homme de science un devoir. De là, l'accueil peu favorable qu'a reçu de la part de plusieurs membres de l'Académie le mémoire de M. Liégeois, et qui eût été autre, sans doute, si l'auteur avait commencé, pour ainsi dire, par le commencement; si, partant des observations qui portent sur des faits purement physiques et physiologiques, il avait montré comment on était arrivé graduellement à constater et à produire expérimentalement des phénomènes plus délicats et plus compliqués. Ce travail que M. Liégeois n'a pas fait, M. Janet a voulu l'entreprendre pour lui-même et en rendre compte à l'Académie.

201. « Il rappelle que la théorie de la suggestion hypnotique vient du médecin anglais Braid; qu'elle a été introduite en France et développée par le Dr Azam, puis par le Dr Liébeault; mais, que c'est M. le Dr Charcot qui l'a établie sur une base vraiment scientifique et expérimentale, en opérant sur des sujets dont l'état fût nette-

ment caractérisé. M. Charcot, on le sait, n'est rien moins qu'un esprit chimérique, enclin à la superstition ou amateur de merveilleux. Il a pris pour sujets des hystériques, et il est bon de dire que si l'hystérie a été longtemps mal connue et mal définie, il n'en est plus ainsi aujourd'hui, depuis les travaux de Briquet et de Charcot. Celui-ci a opéré d'abord sur des sujets atteints de grande « hystérie » ou « hystérie épileptique », et il a obtenu des résultats d'une précision inattaquable, en distinguant dans l'hypnotisme hystérique trois degrés bien déterminés : la *léthargie*, la *catalepsie* et le *somnambulisme*.

« Telles sont les autorités, nombreuses et inattaquables au point de vue scientifique, sur lesquelles M. Paul Janet s'appuiera pour soumettre le travail de M. Liégeois à une étude dont ce qui précède n'est que le préambule et qu'il se propose de développer dans la prochaine séance.

202. « M. Paul Janet reprend la suite de l'intéressante communication sur la suggestion hypnotique à propos du mémoire sur le même sujet par M. Liégeois. « Les expériences de M. Liégeois et celles de M. Bernheim sont dit-il, le dernier terme d'une série qui va des faits les plus simples et, en quelque sorte, les plus matériels à des faits psychologiques beaucoup plus compliqués, les uns et les autres n'ayant, du reste, rien de commun avec le magnétisme animal. Il n'est question ici ni de vue à distance, ni de double vue, ni de prévision de l'avenir; en outre, tandis que le magnétisme invoque des facultés occultes et une puissance d'action mystérieuse, la théorie de la suggestion hypnotique demeure sur le terrain de l'expérience et s'en tient aux causes secondes. Elle

repose, en somme, sur deux lois bien connues en psychologie et en physiologie : celle de l'association des idées et celle de l'association des mouvements, lesquelles peuvent se combiner et donner naissance alors à deux ordres de phénomènes nouveaux, les idées provoquant les mouvements et réciproquement les mouvements provoquant les idées. Les premiers phénomènes sont fréquents (exemples : le rire, la rougeur, les nausées provoqués par la seule idée d'une chose drôle ou honteuse, ou d'un objet répugnant) ; les phénomènes du second ordre où l'effet devient cause à son tour, sont plus rares ; ils existent pourtant et s'observent surtout chez les personnes très nerveuses et très impressionnables. »

203. « Voilà la suggestion à l'état normal qui peut expliquer les phénomènes morbides. Ceux-ci ne se présentent nulle part sous des formes plus nettes que chez les hystériques. M. Janet les classe en trois groupes : les mouvements, les sensations et les actes, en faisant remarquer que ceux-ci ne doivent pas être confondus avec les simples mouvements, qui n'en sont que les éléments : toutes les facultés, hormis la volonté et la liberté peuvent concourir aux actes, qui sont les phénomènes les plus compliqués de tous ceux qui provoque la suggestion. L'hypnotisme lui-même comporte, avons-nous dit, trois formes distinctes : la léthargie, la catalepsie et le somnambulisme. La première, d'après le D**r** Charcot, se prête peu ou point à la suggestion ; dans la catalepsie, on peut suggérer surtout des mouvements, le somnambulisme seul se prête à toutes les suggestions.

204. « La suggestion de mouvements la plus facile est celle où l'expérimentateur commence un mouvement

que le sujet achève aussitôt, et cela très rapidement. Le mouvement peut même ainsi, d'après M. Richer, devenir un acte véritable : la prière, par exemple, si l'expérimentateur a joint les mains dans l'attitude de la prière; mais il faut pour cela que cet acte soit habituel au sujet, car la suggestion hypnotique repose essentiellement sur l'habitude, et l'on essaierait vainement de faire prier un hypnotisé qui ne prie jamais. A ce propos, M. Paul Janet rappelle la règle posée par M. Claude Bernard à savoir que les expériences négatives ne prouvent rien et que très souvent, comme l'a maintes fois remarqué M. Pasteur, une expérience ne réussit pas parce qu'on n'a pas su s'y prendre, parce qu'elle a été faite dans des conditions où elle ne pouvait pas réussir.

« On peut encore suggérer certains mouvements, en présentant à l'hypnotisé les objets qui servent à les accomplir. Si, par exemple, on lui présente une cuvette, il s'y lavera les mains indéfiniment. Il y a aussi la suggestion par l'exemple : les mouvements exécutés par l'opérateur sont reproduits, chose singulière ! symétriquement, comme dans un miroir, par le sujet. M. Dumontpallier a même pu provoquer à la fois, par une sorte de dédoublement, deux mouvements d'expression différents et simultanés. On provoque une paralysie locale et artificielle en affirmant au malade qu'il ne peut plus remuer le bras ou la jambe.

205. « C'est sur de tels phénomènes qu'on a cru pouvoir fonder un système de médication suggestive, qui paraît réussir dans certains cas et qui du reste n'est pas nouveau, car l'imagination joue un rôle important, quoique nécessairement limité dans l'action des remèdes : té-

moins les résultats que l'on a obtenus au moyen des pilules *mica panis*. M. le Dr Taguet a pu obtenir par suggestion chez un malade atteint de rétention d'urine et de constipation, le rétablissement des fonctions.

206. « M. Paul Janet passe de la suggestion des mouvements à celle des sensations, c'est-à-dire aux hallucinations provoquées. Les hallucinations sont très variées et peuvent s'appliquer à tous les sens. On peut faire prendre au malade un objet pour un autre ou rien pour quelque chose et réciproquement. Il respirera de l'ammoniaque liquide, si on lui a dit que c'est de l'eau et il suffoquera si on place sous son nez un flacon d'eau claire, si on lui a dit que c'est de l'ammoniaque. En plaçant une goutte d'eau sur chaque côté de la langue, on lui fera éprouver si l'on veut, d'un côté la sensation que produirait une liqueur forte, de l'autre celle d'un sirop. On a même pu donner le mal de mer à une jeune Américaine en lui disant qu'elle s'embarquait pour retourner dans son pays. Les exemples d'anesthésie obtenue par l'hypnotisme sont fréquents. On produit aussi le transfert, le déplacement de la sensibilité qui, du reste s'obtient chez les hystériques, d'après quelques médecins, au moyen des métaux; il se pourrait même qu'ici l'action des métaux fût purement imaginaire, comme celle de beaucoup de médicaments anodins. On cite encore des cas d'hallucination rétroactive (réveil de sensations antérieures). Mais ce qui est beaucoup plus singulier, ce sont les modifications produites, au moyen d'instruments d'optique — miroir, prisme, microscope même, — dans les visions hallucinatoires, absolument comme dans la vision réelle; mais il faut dire qu'avec le microscope le sujet ne

voit que ce qu'il sait exister dans l'objet dont on provoque la vision et le grossissement imaginaires. M. A. Binet a expliqué ces phénomènes d'une façon assez plausible, en distinguant l'hallucination objective de l'hallucination subjective. Dans la première il y a bien un objet réel que l'imagination du sujet transforme au gré de l'opérateur; dans la seconde tout paraît imaginaire; mais, en fait, celle-ci peut toujours, selon M. Binet, se ramener à une illusion objective, parce qu'il y a toujours un objet ne fût-ce qu'un point matériel sur quoi l'attention du sujet se fixe et qui devient l'élément initial de l'hallucination.

207. « Toutes les expériences dont M. Janet vient de parler ont été faites suivant une méthode rigoureusement scientifique, et, en quelque sorte mathématique; sans quoi, du reste, elles n'auraient pas réussi ; elles écartent toute idée de simulation. L'hypnotisé ne sachant point ce qu'on veut lui faire voir, entendre ou sentir, et n'étant nullement capable de le deviner, ni de s'en rendre compte, on est parfaitement armé contre toute fraude. Il est vrai que les hystériques et même les fous sont très aptes à la simulation, très rusés : mais, la surveillance est très attentive et les moyens de contrôle ne manquent point. Ainsi, l'on peut faire passer le sujet du somnambulisme à l'état léthargique, et alors provoquer chez lui des phénomènes, par exemple l'anesthésie ou l'hyperesthésie qu'il lui est absolument impossible de simuler. Réciproquement, on peut le ramener à la catalepsie, ou même provoquer à la fois les deux états.

208. « Jusqu'ici, on se trouve donc sur le terrain scientifique, et les observations présentent un caractère de

certitude absolue. Il n'en est plus tout à fait de même lorsque de la suggestion des mouvements et des sensations, on arrive à celle d'actes compliqués. D'abord, les expérimentateurs ne nous disent plus sur quels sujets ils opèrent ; les phénomènes sont loin d'être aussi faciles à contrôler. On n'a plus affaire exclusivement à des hystériques, mais, à des somnambules dont l'état est mal défini. Les sujets de M. le Dr Bernheim sont bien des malades, mais ce ne sont pas, selon lui, des névropathes. L'un d'eux, cependant, est affecté d'une tumeur du cervelet, avec paralysie progressive ; un autre a reçu dans la tête un éclat d'obus ; un autre est un véritable hystérique, mais, un quatrième souffre, dit-on, d'une gastralgie, accompagnée, il est vrai, d'une rachialgie. Tout cela, il faut en convenir ressemble singulièrement à des névroses. En tout cas, il suffit qu'une personne soit malade, n'importe comment, pour que son sommeil soit troublé par des visions, par des rêves pénibles, *ægri somnia*, par du délire, pour que le sommeil fasse défaut, ou, au contraire, soit en excès. On ne dit rien de tout cela. M. Liégeois affirme que plusieurs de ses sujets ne sont que somnambules ; or, la tendance au somnambulisme est fréquente chez les enfants et les tout jeunes gens ; elle peut disparaître, mais, elle peut persister et revenir. Enfin, M. Charles Richet dit avoir opéré sur des personnes très saines. En est-il bien sûr? Chez telle de ces personnes prétendues saines, il a provoqué des crises hystériques : donc le sujet était hystérique « en puissance ». Il y a, d'ailleurs bien des états qui peuvent prédisposer à l'hystérie, à la catalepsie, au somnambulisme et qu'on ne définit point.

209. « Quoi qu'il en soit, le récit de toutes ces expériences émeut le public. Chacun se croit exposé à être hypnotisé ou magnétisé et « suggestionné ». Eh ! mais est-ce que tout le monde ne peut pas s'enivrer et perdre alors la raison? Est-ce que tout le monde ne peut pas être malade et avoir le délire ? Personne, après tout, n'est obligé de se laisser hypnotiser. Les sujets sont rares; il faut les chercher, puis, quand on les a trouvés, les éduquer, les « entraîner ». Il n'y a qu'à se tenir sur ses gardes. Sans doute, il est bon que des expériences puissent être faites, mais elles doivent l'être avec mesure, avec précaution et sans abuser de la bonne volonté de ceux qui s'y prêtent.

210. « M. Paul Janet distingue trois sortes de suggestions d'actes : la suggestion pendant le sommeil d'un acte qui s'accomplit de même pendant le sommeil ; celle d'un acte suggéré pendant le sommeil et qui ne sera accompli qu'au réveil ; enfin, celle d'un acte qui serait suggéré et accompli à l'état de veille. Les suggestions de la première espèce se rattachent aux faits précédents, bien qu'elles soient plus compliquées. Le somnambulisme naturel fournit maint exemple d'actes accomplis inconsciemment pendant le sommeil. Est-il possible de provoquer dans le somnambulisme artificiel des actes semblables ? Pourquoi pas ? Dans le sommeil naturel lui-même, la suggestion peut se pratiquer. Toutefois, il y a des réserves à faire sur les phénomènes d'exaltation et de dépression artificielle des facultés mentales.

211. « La suggestion pendant le sommeil de faits à accomplir pendant la veille est déjà plus extraordinaire;

cependant, on peut encore, dans une certaine mesure au moins, la rapprocher de certains phénomènes normaux. Il y a bien des exemples de mémoire automatique et inconsciente ; il y en a aussi de persistance de sensations. On conçoit donc, à la rigueur, que l'hallucination somnambulique dure encore quelque temps après le réveil et l'on est conduit de là à la persistance de l'automatisme en vertu d'une sorte de vitesse acquise. Certains actes peuvent ainsi être accomplis par suggestion après le réveil, passe encore pour le lendemain, ou le surlendemain, si toutefois l'acte se rattache à une impression bien déterminée ; mais, il est difficile de croire à un acte accompli après plusieurs jours et ne se rattachant à aucun phénomène sensitif ; au moins, ce serait là une faculté nouvelle, comme la double vue, comme la divination ; il y aurait là un mystère inexplicable. C'est bien pis lorsqu'il s'agit d'actes qui seraient suggérés et accomplis dans la veille, à l'état normal. M. le Dr Taguet, cependant, affirme qu'il endort par suggestion, et cela n'est pas impossible. Le somnambulisme est, en somme, un état nerveux particulier *sui generis*, qui peut-être ne se rattache pas au sommeil proprement dit, ou ne s'y rattache qu'indirectement ; il faut y être apte et y être préparé ; tout le monde dort ; un petit nombre seulement de personnes sont somnambules ou peuvent le devenir.

212. « On se rappelle les exemples de « condition première » et de « condition seconde » de vie double et alternante, observés par le Dr Azam, de Bordeaux, et dont M. Lévêque a jadis entretenu l'Académie. En pareil cas, un acte suggéré aujourd'hui dans la condi-

tion seconde pourra être accompli demain ou plus tard, quand le malade retombera dans cette même condition. Des faits de ce genre se sont présentés devant les tribunaux, et, à Paris, un jugement prononcé en première instance contre un hypnotique a été infirmé en cour d'appel, en 1881, après une minutieuse expertise médico-légale et sur le rapport de M. le Dr Motet, l'accusé ayant commis le délit dans la « condition seconde » et devant être, en conséquence, regardé comme irresponsable. Le cas est le même que pour l'aliénation mentale. On voit qu'en réalité nous sommes encore ici en présence d'actes suggérés et accomplis dans l'état de somnambulisme; de ceux qui l'auraient été dans l'état de veille, aucun ne semble scientifiquement établi.

« M. Janet ne les nie pas absolument, mais il estime qu'à cet égard l'homme de science doit, tout au moins, réserver son jugement et attendre une démonstration plus satisfaisante.

213. « Après ces considérations sur les observations et les expériences relatives à la suggestion hypnotique et sur leurs résultats acquis, il reste à tirer de ces résultats les conclusions philosophiques qu'ils comportent. C'est ce que M. Paul Janet se propose de faire dans un mémoire écrit, qu'il communiquera ultérieurement à l'Académie. »

214. M. Paul Janet, n'a pas réalisé l'intention qu'il exprimait, à la fin de la séance de l'*Académie des sciences morales et politiques* du 10 mai 1884 ; mais il a publié dans la *Revue politique et littéraire* quatre articles inti-

tulés : *De la suggestion dans l'état hypnotique*[1] (numéros des 26 juillet, 2, 9 et 16 août 1884). Ces articles forment le complément nécessaire des observations qu'il avait présentées à la savante compagnie, car c'est mon travail, qui l'a « conduit à cette étude »[2]. Ce n'est pas l'hypnotisme lui-même « (*qu'il considère comme un fait « acquis*), c'est la *suggestion* pendant l'hypnotisme qui « est son principal objet[3] ».

215. M. Janet, c'est son droit, et je ne songe pas à m'en plaindre, critique d'abord la méthode que nous avons suivie, M. le Dr Bernheim et moi.

« Ce qui nous a frappé, dit-il[4], dans les écrits les plus récents qui ont été publiés sur la matière de la suggestion et qui étaient tous plus ou moins destinés au public (conférences, lectures, articles de Revue, etc.), c'est qu'au lieu de s'appuyer tout d'abord sur les *faits les plus élémentaires et les plus grossiers* (comme s'ils étaient par trop connus, tandis qu'ils sont absolument ignorés), on a surtout cherché à mettre en relief les faits les plus extraordinaires et les plus saisissants pour l'imagination. Rien de plus facile à comprendre. Celui qui s'adresse au public cherche surtout le succès ; il aime bien sans doute la vérité pour elle-même, mais il n'est pas fâché non plus que la vérité soit pour lui un moyen de faire de l'effet ; plus il prépare son auditoire ou son lecteur, plus l'effet est affaibli ; moins il le prépare, plus

---

[1] *Revue politique et littéraire*, 1884, 2ᵉ sem., t. XXXIV, p. 100, 129, 178, 198.

[2] *Ibidem*, p. 101, col. I, *in fine*.

[3] *Ibidem*, p. 100, *in principio*.

[4] *Ibidem*, p. 101, col. II.

l'effet est grand. A part même ce petit calcul inconscient et innocent de la vanité, une autre raison de cette méthode, c'est que, soit que l'on parle, soit que l'on écrive, on dispose généralement de très peu de temps et de très peu de place ; or, celui qui a des choses importantes à dire, et nouvelles, et rares, aime mieux *employer ce temps et cette place à son véritable sujet*, à savoir ses propres recherches, que de *le perdre en retours et en préparations* qui lui paraissent inutiles et ennuyeuses »...

A la fin de son quatrième et dernier article M. Paul Janet dit encore : « *On n'en finirait pas* si l'on voulait
« relever toutes les lacunes des expériences de M. Liégeois. Evidemment, au lieu de procéder seul, il eût
« dû opérer de concert avec un médecin, qui *lui eût*
« *appris les règles de l'observation médicale et de l'expérimentation scientifique.*

« Quoi qu'il en soit cependant, *des expériences mal*
« *faites et grossièrement conduites peuvent être vraies*
« *néanmoins, au moins en gros* [1]... »

216. Après cela, le lecteur sera peut-être étonné d'apprendre que le *Mémoire* si sévèrement jugé n'a pu être lu devant l'*Académie des sciences morales et politiques*, que d'après un rapport favorable de M. Paul Janet. M. Janet termine d'ailleurs ses quatre articles en reconnaissant que « le fait du somnambulisme provoqué est
« aujourd'hui incontestable et que les légistes et les
« philosophes ont grandement à profiter de ces études [2]. »

---

[1] *Revue politique et littéraire*, p. 202.
[2] *Ibidem*, p. 203.

217. Je me bornerai à opposer aux appréciations de M. Paul Janet, qui n'a vu aucune de mes expériences, qui peut-être n'en a fait lui-même aucune, le témoignage ci-après, qu'a porté — avec une spontanéité qui en double pour moi le prix — M. Beaunis, professeur de physiologie à la Faculté de médecine de Nancy, un « *expérimentateur de race* », comme l'a appelé M. Binet, peu suspect pourtant de partialité pour tous les écrivains qui n'adoptent pas les doctrines de l'école de la Salpêtrière :

« Il m'est impossible, dans une étude de cette nature, de m'étendre autant que je le désirerais sur certaines questions. Il est cependant un point sur lequel je dois m'arrêter un instant. Ces suggestions à l'état de veille sont très vivement attaquées par M. Paul Janet dans ses articles sur les suggestions hypnotiques de la *Revue politique et littéraire*. « Les faits de ce genre, dit-il, en parlant des expériences de M. Liégeois (p. 202), dépassent de beaucoup tout ce qui est contenu dans les faits précédents. Nous ne voulons ni les affirmer, ni les nier, mais ce que l'on peut dire, c'est qu'ils sont présentés sans aucun égard aux exigences rigoureuses de la méthode scientifique et de l'observation médicale. » La phrase est un peu dure, mais ce qui est plus grave, c'est qu'elle n'est pas juste. Je n'ai pas à défendre M. Liégeois ; mais ce que je puis affirmer, pour l'avoir vu et pour l'avoir fait moi-même nombre de fois, c'est que ces suggestions à l'état de veille se réalisent avec la plus grande facilité et que les expériences *mal faites et grossièrement conduites* dont parle M. Paul Janet, sont absolument vraies, non seulement *en gros*, mais dans tous leurs détails. Je suis convaincu que M. Paul Janet, s'il assistait à quelques-unes de ces expériences, au lieu de les apprécier du fond de son cabinet de travail, bifferait spontanément le passage que j'ai reproduit plus haut [1]. »

Revenons maintenant aux objections qui m'ont été faites devant l'*Académie des sciences morales et politiques* et auxquelles les usages de la compagnie ne m'avaient pas permis de répondre en séance. Je les prends exactement dans l'ordre où elles se sont produites.

Réponse à M. Franck.

218. M. Franck n'a pas cru « me faire injure », en faisant remarquer que je n'avais peut-être pas « le genre d'instruction » que supposent les expériences dont j'avais rendu compte, « expériences psychologiques et « physiologiques qui s'écartent un peu des préoccupa-« tions ordinaires et des habitudes d'esprit d'un légiste. »

M. Beaunis vient de répondre pour moi. Toutefois j'ajouterai seulement quelques mots. Je n'ai jamais eu la prétention de me poser ni en psychologue, ni en physiologiste. Mais il me semble que, quand on se trouve en présence d'une étude sérieusement faite, au moins dans la pensée de l'auteur, il est sans aucun intérêt de lui opposer, comme une sorte de fin de non-recevoir, une incompétence vague et générale. Car, sans être physiologiste, sans être un psychologue comme MM. Franck et Paul Janet, un légiste, puisque légiste il y a, a incontestablement le droit de prendre des *faits* physiologiques et des *faits* psychologiques, pour en

---

[1] Beaunis, *Le somnambulisme provoqué*, 2ᵉ édition, p. 162, note (¹).

déduire, *au point de vue du droit*, des conséquences qui lui paraissent, à tort ou à raison, nouvelles et dignes d'être signalées à l'attention publique.

219. Que si, par surcroît, l'auteur, au lieu de puiser uniquement dans les livres, a voulu voir de ses yeux et toucher de ses mains ; que si, en « un sujet vague et mystérieux [1], il a essayé d'expérimenter ; que s'il ne proclame d'ailleurs aucune merveille qui doive troubler l'esprit des auditeurs, s'il veut ramener à des proportions purement humaines des manifestions de l'activité mentale que les savants ont longtemps méconnues ou niées, s'il entend restreindre le champ du surnaturel, bien loin de l'étendre, sera-t-on autorisé à lui dire : *Ne sutor ultra crepidam?* Comment ! ces expériences que vous trouvez « mal faites et grossièrement conduites » un physiologiste éminent en vient spontanément garantir l'exactitude, *non seulement en gros, mais dans tous leurs détails!* Au lieu de procéder seul, j'aurais dû, me dit-on « opérer de concert avec un médecin » ; mais, si je l'avais fait, on m'aurait reproché ma crédulité, et mon incompétence eût été alors bien bien plus facile à démontrer ; sans doute on m'eût dit : que je n'avais rien compris à ce que d'autres avaient fait sous mes yeux ; que, pour pouvoir parler de phénomènes si étranges, il fallait être en état de les produire ; qu'un chimiste qui prétendait faire connaître des combinaisons nouvelles serait mal venu à *regarder opérer* d'autres chimistes, sans expérimenter par lui-même, etc., etc.

---

[1] M. Paul Janet, *op. cit.*, p. 203.

220. Eh! bien, ce qui importait, ce n'était pas d'opérer de *concert* avec *un* médecin, mais, ayant opéré moi-même, ce qui sera toujours la meilleure méthode, de rapprocher mes conclusions de celles auxquelles avaient pu arriver des hommes comme MM. le Dr Liébeault et les professeurs Bernheim et Beaunis. Or, nous avons tous quatre expérimenté en toute liberté, en toute indépendance, *sans nous concerter préalablement*, et nous obtenons ce résultat important de *tomber pleinement d'accord* sur des faits dont nous avions poursuivi la réalisation *séparément et sur des « sujets » différents*. On me demandait d'être l'assistant immobile et muet d'*un médecin* expérimentant, et j'apporte un accord complet *sur les faits*, entre *trois* physiologistes éminents[1] et moi ! Et l'on me refuserait le droit de donner sur les questions que j'ai, le premier, soulevées devant l'Académie, une opinion raisonnée, sérieuse, appuyée sur l'expérience, sans prétendre d'ailleurs être cru sur parole !

Poser ainsi la question, c'est la résoudre.

221. M. Franck, dit-il, ne sait guère « ce que c'est que l'hystérie » ! Qu'il me permette de le renvoyer aux travaux de M. Charcot et de ses élèves. Il « ignore encore « bien plus, s'il est possible, ce qu'est le somnambulisme « magnétique » : c'est à M. Paul Janet qu'il devra s'adresser. Il y a, dans le magnétisme des phénomènes réels, « mais qui ne sont le produit d'aucun fluide « mystérieux ». C'est tout à fait mon avis, et je n'ai pas dit autre chose ; même je me suis efforcé de faire, dans la mesure de mes forces, ce que mon honorable

---

[1] Nous verrons plus tard à quel chiffre nous arriverons.

contradicteur trouve plus facile qu'on ne pense, à savoir : de ramener les faits « sous les lois générales de la physiologie et de la pathologie ».

222. L'éminent académicien ne se laisse pas facilement duper. Entre les années 1852 et 1856, il a démasqué la fraude d'un *médium*, dont la prétendue *lucidité* émerveillait des hommes distingués, des sénateurs, des députés, des journalistes ! Il arrive, dit-il, tenant à la main le numéro de la voiture qui l'avait amené. Il prie le *médium* ou l'esprit qui l'inspirait de dire quel est ce numéro. Ils sont forcés tous les deux de confesser leur ignorance. Cette petite anecdote est divertissante, mais le dénouement en était trop facile à prévoir ; sans prétendre au don de divination, je l'eusse facilement annoncé à l'avance, car je ne crois ni aux *médiums*, ni à la lucidité, et il n'en est pas question dans mon *Mémoire*.

223. M. Franck tire aussi argument contre moi... des tables tournantes ! J'en ai été un peu surpris, car je professe cette opinion que la rotation des tables est produite — quand elle se produit (je ne l'ai, pour ma part, jamais réalisée) — par des mouvements musculaires inconscients de l'une ou de plusieurs des personnes réunies pour faire l'expérience. Mais quelle objection peut-on fonder sur les tables tournantes contre le somnambulisme et la suggestion hypnotique ? L'on voit assez que la théorie qui me paraît expliquer leurs mouvements est plutôt favorable que contraire aux idées que j'ai soutenues devant l'Académie, et qui se rattachent à des faits nombreux de vie inconsciente.

224. Je ne dirai rien en ce moment de la petite histoire qui aurait couru les cercles de Nancy : j'aurai soin d'y revenir dans le chapitre qui sera consacré plus loin à la simulation.

225. Quant au jeune homme et à la jeune fille à qui j'avais fait oublier « jusqu'à leur nom et leur lieu de naissance », M. Franck trouve tout naturel qu'ils aient été troublés par « la voix impérieuse d'un personnage important, d'un professeur de la Faculté de droit ». L'exemple n'est pas heureusement choisi, car la production d'une amnésie partielle, ou même totale, est un des phénomènes de suggestion qu'il est le plus facile de produire et de reproduire à volonté, même sans être « un personnage important ». M. Paul Janet pourra, je crois, rassurer son confrère à ce sujet.

Réponse à M. Arthur Desjardins.

226. M. Arthur Desjardins, veut bien admettre que « tout n'est pas chimérique dans la théorie de l'hypnotisme » ; mais j'aurais abandonné la méthode scientifique. Il est vrai que je ne déduis qu'après avoir observé ; mais Mesmer, au XVIIIe siècle, et, plus récemment, les superstitieux qui faisaient tourner ou parler des tables observaient ou croyaient observer : cependant la science a condamné leurs utopies. Donc, évidemment, elle condamnera aussi les miennes.

Pour faciliter cette condamnation, l'éminent magistrat m'attribue des opinions que je n'ai point exprimées ; il fait de moi, que je le veuille ou non, un disciple de

Mesmer, tandis que j'ai rattaché toutes mes propositions à la doctrine de Braid ; interprétant inexactement (après une simple lecture où, sans doute, je n'aurai pas su être clair), des phénomènes d'amnésie ou de contracture il fait de moi un « fluidiste » sans le savoir, alors que j'ai déclaré que la suggestion n'avait nul besoin d'un *fluide*, dont on n'a jamais pu démontrer l'existence.

227. M. Desjardins me reproche des expériences dans lesquelles « la volonté toute-puissante de l'opérateur
« apparaît comme un agent mystérieux et presque sur-
« naturel, traînant à sa remorque sans condition préala-
« ble les volontés anéanties des hypnotisés. Il est bien
« entendu qu'on tourne le dos aux « magnétiseurs »,
« et je me demande, si ce n'est pour leur donner la
« main ».

Mon honorable contradicteur me prête là un rôle qui n'est pas le mien. S'il s'était mieux rendu compte de mes affirmations, il aurait vu que l'anéantissement de la volonté, qui excite son indignation, est un des traits les plus caractéristiques du somnambulisme ; que l'inertie mentale produite par le sommeil hypnotique livre le cerveau du sujet à « la volonté toute-puissante « de l'opérateur » ; qu'il n'y a là rien de « mystérieux » ni de « surnaturel » ; que tous les expérimentateurs — j'en ai déjà cité et j'en citerai encore un grand nombre — sont à peu près d'accord sur ce point, et que je me trouve en fort bonne compagnie.

228. M. Desjardins invoque contre moi l'opinion du Dr Azam, professeur à la faculté de médecine de Bordeaux. Or, par une coïncidence assez piquante, au mo-

ment où cette objection était formulée à l'*Académie des sciences morales et politiques*, je recevais de M. Azam, que je n'avais pas l'honneur de connaître personnellement, une lettre contenant ce qui suit :

« Je vois avec le plus grand plaisir un juriste, un
« professeur de droit, s'occuper de cet important sujet,
« heureux si la magistrature veut bien s'instruire et se
« mettre au courant de la science.

« Ces questions sont pour moi d'un très grand inté-
« rêt, etc... »

M. Azam me signale ensuite un fait judiciaire dont la publication est due à M. le Dr Dufay, sénateur de Loir-et-Cher, et sur lequel nous aurons plus tard à présenter quelques observations, puis il ajoute :

« Je ne saurais trop vous encourager à poursuivre
« votre campagne, vous pourrez sauver ainsi quelques
« innocents ».

229. M. Arthur Desjardins a ensuite égayé l'Académie avec deux histoires fort amusantes. L'une se rattache à la question de la simulation, dont je m'occuperai à la fin de cette étude ; l'autre concerne les demoiselles du corps de ballet, qui furent un jour invitées à un grand souper avec leurs mères ; ces dernières furent les victimes d'une plaisanterie de l'amphitryon ; le Dr Véron, alors directeur de l'Opéra, leur cria, après qu'elles se furent toutes endormies : « Cordon, s'il vous plaît ! »
« et l'on vit alors les dormeuses, appartenant pour la
« plupart au corps des concierges, faire machinalement,
« mais avec un ensemble parfait, le geste traditionnel. »

Eh bien ! mais, c'est là un très bon exemple de suggestion ; M. Desjardins ajoute même que c'est là de la suggestion *scientifique*, et en cela je trouve qu'il apprécie l'expérience du D⁰ Véron avec une bienveillance peut-être excessive : on voit bien qu'elle ne vient pas de moi.

230. M. Desjardins trouve au contraire, qu'on sort du domaine de la science : 1° quand on prête aux hypnotisés des clairvoyances surnaturelles ; — D'accord ! — et 2° peut-être même quand on affirme, comme Braid et *bien d'autres*, la suggestion par l'hyperesthésie musculaire. — Je n'y contredis point, et n'ai jamais rien écrit qui permette de me ranger parmi ces *autres*, que l'honorable académicien veut combattre.

231. Ce sont surtout les suggestions post-hypnotiques qui excitent la verve de l'éminent avocat général à la Cour de cassation. Il a mal compris (c'est évidemment ma faute) ce que j'en ai pu dire dans mon *Mémoire*. « Vous croyez peut-être ce sujet réveillé ? Non, répond « M. Liégeois ; sans doute il va, vient, mange, boit, « dort, comme tout le monde, mais son réveil n'est « qu'un simulacre. Singulier état, on en conviendra que « celui de ce dormeur éveillé ! Ce sommeil partiel et « mystérieux se prolongera facilement cinq ou six jours « même douze ou treize jours... »

Qui ne croirait, à lire ce qui précède, que M. Desjardins me cite textuellement ou au moins analyse avec précision ce que j'ai moi-même développé ? Or, il n'en est rien, mon contradicteur a fait une véritable confusion : j'ai parlé seulement de l'état mental particulier dans lequel se trouvent certains sujets au moment où *se réalisent les suggestions* qu'on leur a faites ; je l'ai comparé à l'état de *condition seconde* dans lequel vit, pendant des années, le sujet que M. le D⁰ Azam a rendu célèbre, dans le monde des physiologistes et des psychologues, c'est-à-dire Félida X... dont j'aurai plus loin à résumer la curieuse histoire.

232. Quant à l'opinion qui m'est attribuée, à savoir que les hypnotisés dorment, entre le moment où il leur a été fait une suggestion à longue échéance et le moment où elle se réalise, je n'ai pas dit un seul mot, en 1884, et je n'en dirai pas un aujourd'hui, qui autorise cette interprétation. M. Desjardins a commis ici une erreur complète, qu'il eût sans doute évitée, s'il avait pu lire lui-même mon mémoire, au lieu de m'en entendre faire une lecture hâtive.

Mon contradicteur ne peut admettre que la suggestion hypnotique puisse se produire à l'état de veille. C'est une question sur laquelle je reviendrai ultérieurement. Ici encore M. Desjardins parle, *comme s'il citait textuellement*, d'un malheureux « *qui ne marche plus que comme* « *la grenouille décapitée nage* ». Ni M. Bernheim ni moi, n'avons rien écrit de semblable.

233. Quant à la dernière hypothèse développée par M. Desjardins, du danger que j'aurais fait entrevoir, pour l'administration de la justice, des juges de paix, des juges de première instance, des conseillers de cour d'appel, hypnotisés par les plaideurs ou par les prévenus, je crois n'avoir nul besoin de répondre à une pure et simple plaisanterie.

Réponse à M. Paul Janet.

234. Je répondrai très brièvement à M. Paul Janet, quoique, le lecteur s'en est déjà aperçu, il m'ait fait

sentir « une main un peu rude », comme me le disait un de ses meilleurs et plus anciens amis. A cela, plusieurs raisons. D'abord, M. Janet est bien moins éloigné des idées que j'ai soutenues que MM. Franck et Arthur Desjardins; ensuite, s'il m'a traité un peu durement, soit à l'*Académie*, soit dans la *Revue politique et littéraire*, je ne dois pas oublier qu'il m'a, depuis, *remercié* d'avoir appelé son attention sur les questions curieuses et intéressantes qui se rattachent à l'hypnotisme.

235. Toutefois, j'ai été sensible au reproche qu'il m'a adressé dans la *Revue*, et que j'ai fait connaître plus haut. J'ai eu le tort, selon lui, de ne pas m'appuyer tout d'abord *sur les faits les plus élémentaires et les plus grossiers*, comme s'ils étaient par trop connus, tandis qu'ils sont absolument ignorés. Et il attribue cette manière d'agir au désir de « faire de l'effet » en stupéfiant les auditeurs. Je puis, en toute sincérité, lui donner l'assurance que ce « calcul innocent de vanité » m'est resté étranger. Je n'ai pas voulu revenir sur les *faits grossiers et élémentaires* qu'avaient déjà fait connaître les écrivains qui m'avaient précédé, précisément pour la raison que donne, mais seulement en seconde ligne, M. Janet, à savoir : que l'on dispose de peu de temps dans les lectures faites à l'*Académie des sciences morales et politiques*, et que le fait de tourner les mains indéfiniment, d'agiter les bras ou les jambes, ou même la purgation psychique ne me paraissaient pas susceptibles d'applications judiciaires bien remarquables.

Comment dès lors M. Paul Janet peut-il me faire un grief d'avoir mieux aimé employer le temps [1], qui

---

[1] Une heure et demie.

m'était rigoureusement mesuré, à « *mon véritable sujet, à savoir mes propres recherches, que de le perdre en retours et en préparations* qui m'eussent paru, à moi et peut-être à l'*Académie*, « *inutiles et ennuyeuses* ».

236. J'avais bien senti comme M. P. Janet que les faits avancés dans mon *Mémoire* auraient eu besoin d'être précédés d'une introduction historique et comme d'un vestibule d'entrée. Mais n'ayant que le temps de bâtir ou un modeste édifice sans vestibule, ou un vestibule sans édifice, mon choix ne pouvait être un instant douteux. Que ne m'eût-on pas dit, si j'eusse fait le contraire ! Cette lacune se trouve aujourd'hui comblée par les chapitres I et II du présent ouvrage.

237. Quant au fond des objections qui m'ont été adressées par M. Janet, tant à l'Académie que dans la *Revue politique et littéraire,* je ne veux pas m'y arrêter en ce moment, et cela pour plusieurs motifs. D'abord, et en premier lieu, je consacrerai plus loin une étude spéciale à quelques-unes des questions soulevées par mon honorable contradicteur, telles que « *la suggestion à l'état de veille* », ensuite je vais, dans le chapitre suivant invoquer des témoignages qui fortifieront singulièrement la thèse que j'avais soutenue en 1884 ; enfin et surtout ma vraie réponse à M. Janet, c'est mon livre tout entier.

238. Toutefois, M. le Dr Bernheim a, de son côté, il y a déjà quatre années, adressé aussi une *Réponse à M. Paul Janet,* sous ce titre : « *De la suggestion dans l'état hypnotique* [1]. » On me permettra d'en détacher

[1] Paris, 1884, O. Doin, éditeur.

quelques passages, dans lesquels mon honorable collègue défend les doctrines de ce qu'on a appelé l'*Ecole de Nancy*, par opposition à l'*Ecole de la Salpêtrière*.

« Vous accordez une foi sans bornes, dit M. Bernheim, à tous les travaux sortis de l'école de la Salpêtrière; vous n'acceptez qu'avec une certaine réserve ce qui émane d'ailleurs. Là tout est démontré pour vous ; là, grâce à une méthode vraiment scientifique, rien n'est contestable: « On part des faits les plus simples et les plus élémentaires pour s'élever aux faits plus complexes et plus délicats, des faits physiques et apparents aux faits psychologiques, plus intérieurs et plus difficiles à interpréter. » A Nancy, au contraire, semblez-vous dire, négligeant les phénomènes physiques plus élémentaires et plus grossiers, nous cherchons surtout à mettre en relief les faits les plus extraordinaires et les plus saisissants pour l'imagination ; nous poussons peut-être la suggestion trop loin ; et peut-être aussi l'imagination du médecin est-elle pour quelque chose dans les résultats thérapeutiques ou les phénomènes psychologiques que nous prétendons obtenir.

« Je réponds à cette objection fondamentale, car c'est l'idée directrice de votre étude.

« Personne plus que moi ne rend justice aux travaux sortis de l'école de la Salpêtrière : je suis trop l'élève de M. Charcot, je lui dois une trop grande part de mon éducation médicale pour ne pas rendre à ce maître éminent dont le nom honorera toujours la médecine française, l'hommage qui lui est dû.

« Mais je n'accepte pas aveuglément — le maître lui-même les accepte-t-il ? — toutes les assertions scientifiques émanant de tous les élèves qui se sont succédé sur ce champ fécond d'observations. La science progresse lentement, à travers mille difficultés ; de nouveaux faits viennent démentir ou modifier chaque jour les acquisitions qu'on croyait certaines la veille : la vérité vraie est longue à se dégager de la gangue qui l'obscurcit.

« Si je n'ai point accepté comme point de départ de mes études les trois phases de l'hypnotisme hystérique, telles que Charcot les décrit : la léthargie, la catalepsie, le somnambulisme, c'est que je n'ai pu confirmer par mes observations l'existence de ces états divers en tant que phases distinctes. Voici ce que nous observons constamment, mes confrères et moi, à Nancy :

« Quand un sujet est hypnotisé par n'importe quel procédé, fixation d'un objet brillant, des doigts ou des yeux de l'opérateur, passes, suggestion vocale, occlusion des paupières, il arrive un moment où les yeux restent clos et les bras tombent en résolution.

« Est-ce la léthargie? Dans cet état, comme dans tous les états hypnotiques, l'hypnotisé entend l'opérateur : a l'attention et l'oreille fixées sur lui. Alors même qu'il reste immobile, insensible, la face inerte comme un masque, détaché, en apparence, du monde extérieur, entend tout, soit que plus tard, au réveil, il en ait conservé le souvenir, soit qu'il l'ait perdu. La preuve, c'est que, sans le toucher, sans lui souffler sur les yeux, le simple mot : « Réveillez-vous », une ou plusieurs fois prononcé devant lui, le réveille.

« Le sujet, dans cet état, est apte à manifester les phénomènes de catalepsie ou de somnambulisme, sans qu'on soit obligé de le soumettre à aucune manipulation, pourvu qu'il soit à un degré suffisant d'hypnotisation.

Pour mettre un membre en catalepsie, il n'est pas nécessaire d'ouvrir les yeux du sujet, comme cela se fait à la Salpêtrière : il suffit de lever ce membre, de le laisser quelque temps en l'air, au besoin d'affirmer que le membre ne peut plus être abaissé; il reste en catalepsie suggestive : l'hypnotisé, dont la volonté ou le pouvoir de résistance est affaibli, conserve passivement l'attitude imprimée.

« Pour mettre en évidence les caractères du somnambulisme chez les sujets aptes à les manifester, il n'est pas nécessaire de frictionner le vertex, comme cela se fait à la Salpêtrière : il suffit de parler au sujet; et celui-ci, suggestible, exécute l'acte ou réalise le phénomène suggéré.

« Nous n'avons pas constaté que l'action d'ouvrir ou de fermer les yeux, que la friction du vertex modifiât en rien les phénomènes ou qu'elle les développât chez les sujets non aptes à les manifester par la suggestion, c'est-à-dire par l'idée des phénomènes introduite dans le cerveau.

« Nous n'avons constaté que *des degrés variables de suggestibilité* chez les hypnotisés : les uns n'ont que de l'occlusion des paupières avec ou sans engourdissement; d'autres ont de plus de la résolution des membres avec inertie ou inaptitude à faire des mouvements spontanés; d'autres gardent les attitudes imprimées (catalepsie suggestive); la contracture suggestive, les mouvements automatiques suggestifs entrent ensuite en scène. Enfin, l'obéissance automatique, l'anesthésie, les illusions sensorielles, et les hallucinations provoquées marquent les étapes progressives du développement de cette suggestibilité dont le degré culminant est constitué par le somnambulisme actif ou vie somnambulique. C'est ce dernier degré seul, celui où les phénomènes suggestifs sont le plus développés, qui s'accompagne d'amnésie au réveil. Un sujet environ, sur six de ceux que l'on hypnotise, arrive à ce degré que nous appelons somnambulisme profond; et, quand il n'y arrive pas d'emblée, par le seul fait de l'hypnotisation, aucune des manœuvres que nous avons essayées n'a pu le développer. Le degré de suggestibilité hypnotique nous a toujours paru dépendre du tempérament individuel et nullement de la manipulation mise en œuvre. Voilà ce que nous avons constamment observé, et M. le Dr Liébeault, sur plus de 6,000 personnes qu'il a endormies depuis 25 ans, n'a jamais observé autre chose. »

CHAPITRE VI

LA SUGGESTION

III. — Expériences confirmatives.

SOMMAIRE

239. M. le professeur Bernheim a étudié la suggestion au point de vue thérapeutique ; l'auteur, au point de vue juridique.
240. Expériences de M. Bernheim. Suggestions d'actes.
241. Suggestions de vol.
242. Suggestion d'acte réalisée après treize jours d'intervalle.
243. Suggestion de meurtre.
244. Expériences de M. le professeur Pitres, de Bordeaux.
245. M. le docteur Pitres insiste sur le côté médico-légal de la question. Suggestion de vol.
246. M. le professeur Beaunis proclame la réalité des phénomènes hypnotiques.
247. Il caractérise l'état de la volonté dans le somnambulisme provoqué.
248. Expériences de M. Beaunis ; suggestions de vol ; leur caractère irrésistible.
249. Appréciation du Dr X... dans la *Revue de l'Hypnotisme*.
250. M. Jules Claretie empoisonné par une pensionnaire de la Salpêtrière.
251. M. J. Delbœuf, professeur à l'Université de Liège ; son opinion sur la suggestion.
252. Expériences de M. le Dr Mesnet, médecin de l'Hôtel-Dieu de Paris.
253. Expériences de M. Charles Fourcaulx, publiées dans le journal *la Loi*.
254. Opinion de M. le Dr Ladame, *privat-docent* à l'Université de Genève.

255. Expériences de M. le Dr Bottey. Suggestions de vol, de suicide, de meurtre.
256. Expériences faites devant la *Société des juristes zuricois*, par M. le Dr Forel, professeur à l'Université de Zurich.
257. Opinion de M. Henri de Parville, publiée dans le *Journal des Débats*.
258. Expériences de M. Focachon. Suggestions de vol, de penchant à l'ivrognerie, de vengeance.
259. *Association française pour l'avancement des sciences.* Congrès de Nancy. Expériences faites par l'auteur devant la *Section des sciences médicales*.

239. A la fin de 1883 et au commencement de 1884, mon honorable ami, le Dr Bernheim et moi, nous nous sommes livrés, chacun de notre côté, à l'étude de la suggestion hypnotique, qu'avait déjà si magistralement inaugurée, à Nancy, M. le Dr Liébeault.

Tout naturellement, une véritable division du travail s'est faite entre nous : mon collègue de la Faculté de médecine a plus particulièrement approfondi le côté thérapeutique du sujet et il en est résulté une brochure de 110 p. qu'il a publiée sous ce titre : *De la suggestion dans l'état hypnotique et dans l'état de veille.*

De mon côté, j'ai recherché les applications juridiques dont la suggestion pouvait être l'objet, tant en matière criminelle qu'en matière civile, et j'ai résumé mes idées, dans le *Mémoire* que j'ai lu à l'*Académie des sciences morales et politiques* et dont il a été question dans le précédent chapitre.

Toutefois, ni mon ami Bernheim, ni moi, nous n'avons pu résister au désir de faire quelques incursions dans le champ d'études qui n'était pas l'objet de notre recherche principale ; c'est ainsi que, tandis que je produisais parfois certains phénomènes physiologiques, dont nous verrons plus loin quelques exemples, M. Bernheim tentait aussi des expériences au point de vue médico-légal.

Nous n'avons jamais concerté notre action, nous avons opéré à des époques et sur des sujets différents et cependant nous sommes arrivés aux mêmes conclusions. Il me sera, je pense, permis d'invoquer à l'appui de mes propres expériences, celles de M. le Dr Bernheim, dont la science devient ici une garantie précieuse.

Nous allons retrouver dans les faits suivants, le principe de l'automatisme somnambulique.

240. Commençons par des suggestions d'actes indifférents en eux-mêmes et sans portée juridique.

« Je veux, dit M. Bernheim, appeler l'attention sur un des phénomènes les plus intéressants du somnambulisme. Je veux parler de la possibilité de créer chez un somnambule des suggestions d'actes, d'illusions sensorielles, d'hallucinations qui se manifesteront, non pendant le sommeil, mais au réveil : le sujet a entendu ce que je lui ai dit pendant le sommeil, mais il n'a conservé aucun souvenir de ce que je lui ai dit; il ne sait plus que je lui ai parlé. L'idée suggérée se présente dans son cerveau à son réveil : il a oublié son origine et croit à sa spontanéité. Des faits de ce genre ont été constatés par A. Bertrand, par le général Noizet, par le docteur Liébeault, par Charles Richet. Je les ai répétés avec succès un très grand nombre de fois chez beaucoup de dormeurs et je me suis assuré de leur bonne foi. Voici des suggestions d'actes :

« A l'un de mes malades, D..., je suggérai pendant son sommeil qu'après son réveil il se frictionnerait la jambe et la cuisse malades, puis sortirait de son lit, irait à la fenêtre et retournerait dans son lit, ce qu'il fit sans se douter que l'ordre lui avait été donné pendant le sommeil.

« A P..., je suggérai un jour de mettre à son réveil mon chapeau sur sa tête, de me l'apporter dans la salle voisine et de me le mettre sur la tête. C'est ce qu'il fit sans se rendre compte pourquoi.

« Un autre jour, en présence de mon collègue, M. Charpentier, je lui suggère, au début du sommeil, qu'aussitôt éveillé, il prendrait le parapluie de mon collègue accroché au lit, l'ouvrirait et irait se promener sur la galerie attenant à la salle, dont il ferait deux fois le tour. Je le réveille longtemps après, et avant que ses yeux soient ouverts, nous sortons rapidement, pour ne pas lui rappeler la suggestion par notre présence. Bientôt, nous le voyons arriver, le parapluie à la main, non ouvert, et faire deux fois le tour de la galerie. Je lui demande : « Que faites-vous ? » Il répond : « Je prends l'air. — Pourquoi ? avez-vous chaud ? — Non ; c'est une idée. Je me promène parfois. Mais, qu'est-ce que c'est que ce parapluie ? il appartient à M. Charpentier. — Tiens ! je croyais que c'était le mien, il lui ressemble. Je vais le rapporter où je l'ai pris..... »

« Une autre fois, je lui suggérai qu'aussitôt réveillé, il se mettrait les deux pouces dans la bouche, ce qu'il fit : il rapporta ce besoin à une sensation douloureuse de la langue due à une morsure qu'il s'était faite la veille dans une attaque épileptiforme.

« A un pauvre garçon atteint d'insuffisance aortique, je suggérai qu'à son réveil, au bout de cinq minutes, il prendrait le livre placé à son chevet et lirait à la page 100. Un quart d'heure après cette suggestion, je le réveille et m'éloigne. Trois minutes après, la notion exacte du temps lui faisant défaut, je le vois de loin prendre son livre et lire ; je m'approche, c'était la page 100. « Pourquoi lisez-vous cette page ? lui dis-je. — Je ne sais pas, répondit-il, je lis souvent au hasard. »....

241. Mais voici qui devient plus grave :

« A S..., je suggérai un jour qu'à son réveil il verrait derrière lui sur un meuble une cuiller en argent et qu'il la mettrait dans sa poche. Réveillé, il ne se retourna pas et ne vit pas la cuiller, mais sur la table, devant lui, était une montre, et, comme je lui avais suggéré en outre l'hallucination négative qu'il ne verrait personne dans la salle et se trouverait tout seul, ce qui se réalisa, l'idée du vol, suggéré pour la cuiller se présenta dans son cerveau pour la montre. Il la regarda, la toucha, puis dit : « Ma foi, tant pis ! » et la mit dans sa poche.

« Une jeune fille hystérique fut présentée par M. Dumont à la Société de médecine. Pendant son sommeil, on lui ordonne d'aller après son réveil prendre le verre cylindrique qui entoure le bec de gaz situé au-dessus de la table, de le mettre dans sa poche et de l'emporter en partant. Une fois éveillée, elle se dirige timidement vers la table, semble confuse de voir tous les regards portés sur elle, puis, après quelques hésitations, monte à genoux sur la table. Elle y reste environ deux minutes, ayant l'air toute honteuse de sa situation, regarde alternativement les personnes qui l'entourent et l'objet dont elle doit s'emparer, avance la main, puis la retire et subitement enlève le verre, le met dans sa poche et s'éloigne rapidement. Elle ne consent à restituer l'objet que lorsqu'elle est sortie de la salle...... »

242. « Chose singulière ! les suggestions d'actes peuvent se faire, non seulement pour le temps qui suit le sommeil, mais pour un délai ultérieur plus ou moins long. Un somnambule auquel on fait promettre pendant son sommeil qu'il reviendra tel jour, telle heure, bien qu'à son réveil il n'ait aucun souvenir de sa promesse, reviendra presque certainement le jour et l'heure désignés. A S..., j'ai fait dire qu'il reviendrait me voir au bout de treize jours, à dix heures du matin. Réveillé, il ne se souvenait de rien. Le treizième jour, à dix heures du matin, il était présent, ayant fait trois kilomètres depuis son domicile jusqu'à l'hôpital. Il avait passé la nuit à travailler aux forges, s'était couché à six heures du matin et à neuf heures se réveillait avec l'idée qu'il devait venir à l'hôpital me voir. « Cette idée, me dit-il, il ne l'avait pas eue les jours précédents, il ne savait pas qu'il devait venir; elle s'était présentée à son esprit au moment seulement où il devait l'exécuter. »

« Ainsi, une suggestion peut dormir inconsciente dans le cerveau où elle a été déposée pendant le sommeil et n'éclore que le jour assigné d'avance pour son éclosion. Des recherches ultérieures sont nécessaires pour bien élucider ce curieux fait de psychologie, pour établir combien de temps une suggestion hypnotique peut ainsi, par ordre, rester latente avant d'être réalisée ; il va de soi que tous les somnambules ne sont pas susceptibles de suggestions à si longue échéance....

243. M. Bernheim a suggéré à un de ses somnambules, l'idée de commettre un meurtre et voici comment la suggestion s'est réalisée :

« Désireux de voir jusqu'où peut aller la puissance de la suggestion chez Cl... j'ai un jour provoqué une scène véritablement dramatique. Je lui ai montré contre une porte un personnage imaginaire, en lui disant que cette personne l'avait insulté ; je lui donne un pseudo-poignard (coupe-papier en métal) et lui ordonne d'aller la tuer. Il se précipite et enfonce résolument le poignard dans la porte, puis reste fixe, l'œil hagard, tremblant de tous ses membres. « Qu'avez-vous fait, malheureux? Le voici mort. La sang coule. La police vient. » Il s'arrête terrifié ! On l'emmène devant un juge d'instruction fictif, mon interne !

« Pourquoi avez-vous tué cet homme ? — Il m'a insulté. — On ne tue pas un homme qui vous insulte. Il fallait vous plaindre à la police. Est-ce que quelqu'un vous a dit de le tuer ? » Il répond : « C'est M. Bernheim. » Je lui dis : « On va vous mener devant M. le procureur. C'est vous qui avez tué cet homme. Je ne vous ai rien dit, vous avez agi de votre propre chef. »

« On le mène devant mon chef de clinique, faisant fonctions de procureur. « Pourquoi avez-vous tué cet homme? — Il m'a insulté. — C'est étrange ! On ne répond pas à une insulte par un coup de poignard ! Etiez-vous dans la plénitude de vos facultés intellectuelles ? On dit que vous avez le cerveau dérangé parfois. — Non, monsieur ! — On dit que vous êtes sujet à des accès de somnambulisme. Est-ce que vous n'auriez pas obéi à une impulsion étrangère, à l'influence d'une autre personne qui vous aurait fait agir ? — Non, monsieur ; c'est moi seul qui ai agi, de ma propre initiative, parce qu'il m'a insulté ! — Songez-y, monsieur, il y va de votre vie. Dites franchement, dans votre intérêt, ce qui est. Devant le juge d'instruction, vous avez affirmé que l'idée de tuer cet homme vous avait été suggérée par M. Bernheim. — Non, monsieur j'ai agi tout seul ! — Vous connaissez bien M. Bernheim, vous allez à l'hôpital où il vous endort. — Je connais M. Bernheim seulement parce que je suis en traitement à l'hôpital où il m'électrise pour guérir ma maladie nerveuse, mais je ne le connais pas autrement. Je ne puis pas vous dire qu'il m'a dit de tuer cet homme, parce qu'il ne m'a rien dit. » — Et le procureur improvisé ne put lui arracher la vérité puisque la vérité pour lui était ma suggestion dernière : qu'il avait agi de son propre mouvement. La signification de cette expérience au point de vue psychologique et médico-légal appelle bien des réflexions !

« Réveillé et revenu à son état normal, Cl... croit avoir dormi paisiblement sur sa chaise et n'a aucun souvenir du drame dont il a été l'auteur ; les émotions terribles qui l'ont assailli ; les scènes violentes évoquées devant lui n'ont laissé aucune empreinte dans son cerveau. On le promènerait pendant des heures en état de somnambulisme, les yeux ouverts, on lui imposerait les actes les plus bizarres, il les accomplirait résolument ; on le ramènerait ensuite à la place où on l'a transformé en somnambule, pour le réveiller ou le ramener à sa vraie nature, il ne se rappellerait absolument rien de ce qui s'est passé dans cette seconde vie automatique imposée par la volonté d'une autre personne[1].

244. M. le Dr Pitres, professeur à la Faculté de médecine de Bordeaux, a fait à sa clinique de l'hôpital Saint-André, plusieurs leçons sur les *Suggestions hypnotiques*, qui ont paru d'abord, nous l'avons dit déjà,

---

[1] BERNHEIM, *op. cit.*, p. 19, 20, 21, 22, 34, 35.

dans la *Gironde* et dans le *Journal de médecine de Bordeaux*, avant d'être réunies en brochure [1]. Au point de vue de l'influence de la suggestion sur certains actes criminels ou délictueux, les constatations de M. le Dr Pitres présentent ce caractère particulier, qu'elles ont été faites avant que l'auteur pût connaître les conclusions de mon Mémoire et que, d'autre part, elles m'étaient totalement inconnues, au moment où j'avais fait mes propres expériences. La concordance de nos vues n'en est, ce me semble, que plus remarquable.

« Nous avons étudié jusqu'à présent, dit M. le Dr Pitres, les suggestions provoquées pendant le sommeil hypnotique et n'ayant d'effet que pendant la durée de ce sommeil. Nous allons nous occuper aujourd'hui des suggestions provoquées, comme les précédentes, sur des sujets hypnotisés, mais différant de celles que nous connaissons déjà en ce que *leurs effets se prolongent après le réveil, ou se manifestent seulement pendant l'état de veille, plus ou moins longtemps après le réveil.*

« Pour que vous vous rendiez compte bien exactement de l'intérêt que présentent les expériences que nous allons faire, permettez-moi de vous faire observer que les sujets hypnotisés ne conservent habituellement, lorsqu'ils sont revenus à l'état normal, aucun souvenir de ce qui s'est passé pendant qu'ils étaient endormis. Ils ne se rappellent pas les actes qu'ils ont exécutés pendant le sommeil hypnotique ; ils ne se souviennent ni des hallucinations qui leur ont été suggérées, ni des ordres qui leur ont été donnés. Les faits accomplis dans l'état de

---

[1] Dr Pitres, *Des suggestions hypnotiques.* Bordeaux, Féret et fils, éditeurs.

sommeil sont oubliés ordinairement aussitôt après le réveil et restent pendant toute la durée des états de veille ultérieurs en dehors de la sphère d'activité normale de la mémoire et de la conscience. Eh bien! malgré cela, il est possible de provoquer, pendant le sommeil, des suggestions qui persistent après le réveil. On peut donner au sujet hypnotisé des ordres qui seront exécutés après le retour à l'état normal, en vertu d'une impulsion inconsciente, à laquelle le sujet obéit passivement, sans savoir pourquoi, puisqu'il n'a aucun souvenir d'avoir reçu antérieurement l'ordre qu'il exécute tout à fait automatiquement.

« Les faits de ce genre ne sont connus que depuis fort peu de temps. M. Liébeault (1866) et M. Ch. Richet sont, je crois, les premiers observateurs qui les aient signalés. Tout récemment, M. le professeur Bernheim (de Nancy) vient de reprendre et de développer considérablement leur étude.

« J'ai vérifié, aussitôt que j'ai eu connaissance du travail de M. Bernheim, la plupart des observations relatées par mon éminent collègue de Nancy, et vous allez pouvoir vous rendre compte de la netteté frappante de leurs résultats [1]. »

245. Dans sa quatrième leçon, M. Pitres aborde les considérations médico-légales, relatives aux suggestions. Parlant d'abord des attentats dont les somnambules peuvent être l'objet, il constate que ce n'est pas là le côté le plus intéressant de la médecine légale de l'hypnotisme. Et il ajoute :

[1] Pitres, *op. cit.*, p. 36.

« Les phénomènes de suggestion pourraient être exploités dans une intention coupable. Un malfaiteur habile, bien au courant de l'état actuel de nos connaissances sur les manifestations de l'hypnotisme et sur les procédés à employer pour les produire, pourrait faire commettre par des sujets hypnotisés des actes criminels, et cela simplement en suggérant au sujet des illusions sensorielles, des hallucinations ou des impulsions automatiques en rapport avec l'acte à exécuter. Il n'y a pas encore, il est vrai, à ma connaissance, d'exemples de crimes accomplis sous l'influence immédiate de suggestions. Cependant il est à craindre que des faits de ce genre se produisent un jour ou l'autre, et il convient d'être préparé par des réflexions antérieures à résoudre les problèmes qui se poseront alors. Je vais faire devant vous une expérience qui vous démontrera, je l'espère, que ces études préliminaires sont largement justifiées par les phénomènes que nous connaissons et que nous sommes en mesure de produire à notre gré.

« Je fais venir Albertine et je lui donne une pièce d'or.

« Je vous en fais cadeau, lui dis-je. Elle est à vous. Tâchez seulement de ne pas vous la laisser voler. » Albertine, enchantée de ma générosité, me remercie avec effusion : elle place la pièce dans son mouchoir et enfonce le mouchoir dans sa poche. Je saisis alors le bras de la malade et je presse fortement sur la zone hypnogène du pli du coude. Cela suffit, vous le savez, pour provoquer immédiatement le sommeil léthargique. Sous l'influence de cette pression, la malade s'affaisse ; tous ses muscles sont maintenant en résolution ; elle ne répond pas quand on l'appelle, elle ne manifeste aucune douleur quand on la pique. Laissons-la dans cet état et faisons approcher Emma.

« Celle-ci arrive sans se douter de l'odieuse machination dont elle va être l'instrument tout à fait inconscient. Je l'endors par la compression des globes oculaires, et maintenant qu'elle est endormie, je lui dis : « Une fois que vous serez réveillée, vous vous dirigerez vers Albertine qui est couchée au milieu de la salle, vous fouillerez dans les poches de sa robe jusqu'à ce que vous trouviez un mouchoir. Dans ce mouchoir il y a une pièce d'or. Quand vous aurez trouvé la pièce, vous me l'apporterez, après avoir replié le mouchoir et l'avoir replacé dans la poche d'Albertine. »

« Cela dit, je réveille Emma : elle se dirige vers Albertine, fouille dans ses poches, prend la pièce d'or dans le mouchoir, remet le mouchoir à sa place et me rapporte la pièce. Pendant tout ce temps Albertine n'a pas bronché. Nous allons la réveiller, elle se désolera de la perte de son trésor, mais elle ne pourra pas nous dire comment et par qui elle en a été dépouillée. Quant à Emma, elle a accompli un ordre banal. Elle n'a pas volé sciemment. Elle n'est pas coupable au sens moral du mot. Elle a été l'instrument passif d'un acte délictueux dont je suis seul responsable moralement et dont je devrais être seul responsable devant la justice [1]. »

246. J'ai dit plus haut que M. Beaunis, professeur de physiologie à la Faculté de médecine de Nancy, avait d'abord apporté une grande incrédulité dans la question de la suggestion, mais que, vaincu par l'évidence des

---

[1] Pitres, *op. cit.* p. 51.

faits, il avait hautement proclamé la réalité des phénomènes hypnotiques. Il a fait lui-même un grand nombre d'observations et ses études sur le *Somnambulisme provoqué*[1], ont fait de lui l'un des membres les plus distingués de l'Ecole de Nancy.

« Dans ces dernières années, dit-il, au début du livre dont je viens de citer le titre, la question du somnambulisme provoqué est entrée dans une nouvelle phase, grâce aux travaux de Charcot, Ch. Richet, Dumontpallier, etc., et grâce surtout aux recherches du Dr Liébeault qui ont servi de point de départ aux travaux des professeurs Bernheim et Liégeois, sur la suggestion hypnotique.

« Jusqu'ici, toutes les fois que cette question a surgi, après un moment de vogue passagère, elle est retombée dans l'oubli devant l'indifférence du public et surtout devant la réserve dédaigneuse du monde médical.

« En sera-t-il de même aujourd'hui ? Je crois pouvoir affirmer que non.

« La réalité des faits hypnotiques est actuellement admise par un grand nombre de médecins et sera vite démontrée pour ceux qui voudront bien examiner les faits sans idée préconçue et sans préjugé d'école. »

247. M. Beaunis a abordé, dans le chapitre intitulé : *De la spontanéité dans le somnambulisme*[2], les suggestions d'actes à accomplir postérieurement au réveil. Voici ce qu'il dit à ce sujet :

---

[1] BEAUNIS, *Le somnambulisme provoqué. Etudes physiologiques et psychologiques*, 1 vol. in-18.
[2] *Ibidem*, p. 41.

« Un caractère des actes effectués dans un moment éloigné de l'époque de la suggestion, c'est que l'initiative pour leur mise à exécution, à l'instant où la pensée en naît, paraît au sujet venir de son propre fonds, tandis que, pourtant, sous l'empire de la détermination qu'on lui a fait prendre, *il marche au but avec la fatalité d'une pierre qui tombe* et non avec cet effort réfléchi et contenu, cause de toutes nos actions raisonnables.

« Ces paroles du Dr Liébeault caractérisent d'une façon magistrale l'état de la volonté dans le somnambulisme provoqué :

« Je puis dire à un hypnotisé pendant son sommeil : dans dix jours vous ferez telle chose à telle heure, et je puis écrire sur un papier daté et cacheté ce que je lui ai ordonné. Au jour fixé, à l'heure dite, l'acte s'accomplit et le sujet exécute mot pour mot ce qui lui a été suggéré; il l'exécute *convaincu qu'il est libre, qu'il agit ainsi parce qu'il l'a bien voulu et qu'il aurait pu agir autrement*; et cependant, si je lui fais ouvrir le pli cacheté, il y trouvera annoncé dix jours à l'avance l'acte qu'il vient d'exécuter. *Nous pouvons donc nous croire libres et ne pas l'être.* »

248. Un peu plus loin [1], M. Beaunis constate que la façon dont les suggestions s'établissent chez les sujets et les moyens qu'ils emploient parfois pour y résister, donnent des renseignements précieux sur l'état de la volonté dans le somnambulisme.

« Rien de plus curieux, au point de vue psychologique, que de suivre sur leur physionomie l'éclosion et le dévelop-

---

[1] Beaunis, *Le somnambulisme provoqué. Etudes physiologiques et psychologiques*, p. 182.

pement de l'idée qui leur a été suggérée. Ce sera, par exemple, au milieu d'une conversation banale qui n'a aucun rapport avec la suggestion. Tout à coup, l'hypnotiseur, qui est averti et qui surveille son sujet sans en avoir l'air, saisit, à un moment donné, comme une sorte d'arrêt dans la pensée, de choc intérieur qui se traduit par un signe imperceptible, un regard, un geste, un pli de la face, n'importe quoi; puis la conversation reprend, mais l'idée revient à la charge, encore faible et indécise; il y a un peu d'étonnement dans le regard; on sent que quelque chose d'inattendu traverse par moments l'esprit comme un éclair; bientôt l'idée grandit peu à peu : elle s'empare de plus en plus de l'intelligence, la lutte est commencée; les yeux, les gestes, tout parle, tout révèle le combat intérieur; on suit les fluctuations de la pensée; le sujet écoute encore la conversation, mais vaguement, machinalement; il est ailleurs; tout son être est en proie à l'idée fixe qui s'implante de plus en plus dans son cerveau; le moment est venu; toute hésitation disparaît, la figure prend un caractère remarquable de résolution; le sujet se lève et accomplit l'acte suggéré.

« On conçoit facilement, que, suivant la nature gaie, triste, grotesque, étrange, criminelle même de l'acte suggéré, la scène change d'aspect; mais toujours l'ensemble de la physionomie traduit avec une fidélité et une puissance incroyables les mouvements intérieurs qui précèdent l'exécution et toute cette lutte entre la volonté du sujet et la fatalité de l'idée provoquée par l'hypnotiseur. Un tel spectacle serait un enseignement pour les artistes, les acteurs, en un mot pour tous ceux qui ont à rendre cette suprême qualité de l'art, l'expression.

« Cette lutte intérieure est plus ou moins longue, plus ou moins énergique, suivant la nature de l'acte suggéré et surtout suivant l'état même du somnambule. Quand le sujet a été souvent hypnotisé et surtout qu'il l'a été par la même personne, cette personne acquiert sur lui une telle puissance que les actes les plus excentriques, les plus graves, les plus dangereux même s'accomplissent sans lutte apparente et sans tentative appréciable de résistance.

« Les sujets ne se trouvent pas toujours du reste dans des

conditions identiques ; il est des jours dans lesquels ils obéissent moins facilement et résistent aux suggestions. Cela arrivait quelquefois à Mlle A... E... — Vous êtes récalcitrante aujourd'hui, lui disais-je. Cela se présente surtout quand on est resté quelques jours sans endormir le sujet ; il semble dans ce cas que le rapport étroit qui existe entre l'hypnotiseur et l'hypnotisé soit affaibli.

« Par contre, quand on l'a endormi plusieurs jours de suite et plusieurs fois dans la même journée, les suggestions se réalisent avec la plus grande facilité.

« En tous cas, *même quand le sujet résiste, il est toujours possible, en insistant, en accentuant la suggestion, de lui faire exécuter l'acte voulu. Au fond, l'automatisme est absolu* et le sujet ne conserve de spontanéité et de volonté que ce que veut bien lui en laisser son hypnotiseur : il réalise, dans le sens strict du mot, l'idéal célèbre : il est comme le bâton dans la main du voyageur.

« Aussi, contrairement à l'opinion de Pitres[1], je serais disposé à admettre en principe l'irresponsabilité des somnambules. On a bien signalé et on trouvera dans les Mémoires de Bernheim et de Pitres des exemples de résistance à l'impulsion suggérée ; mais ces exemples sont rares et je suis convaincu que, par un exercice gradué et une sorte d'éducation, on pourrait toujours arriver à faire exécuter à un somnambule l'acte qui répugne le plus à son caractère. Aussi Pitres lui-même est-il forcé d'admettre que « le médecin appelé à donner son avis sur le degré de responsabilité d'un sujet convaincu d'avoir accompli un acte délictueux ou criminel sous l'influence de suggestions hypnotiques, devra toujours conclure à l'irresponsabilité légale de l'accusé ».

« Quoi qu'il en soit, il n'est pas hors de propos d'étudier la façon dont les hypnotisés peuvent résister aux suggestions et les divers procédés qu'ils emploient dans ce but, en un mot les causes qui font que, dans certaines conditions, les suggestions ne réussissent pas. Je commencerai par deux observations qui montrent des exemples de ces résistances

[1] Pitres, *Des suggestions hypnotiques*.

à la suggestion et qui sont du reste intéressantes à plusieurs points de vue.

« Mlle A... E... est endormie par simple affirmation : « Dormez. » Une fois endormie, je lui dis :

« Écoutez-moi bien ; quand vous serez réveillée, vous irez dans la salle à manger, vous ouvrirez la porte d'en bas du buffet et vous prendrez dans le panier à argenterie une petite cuiller d'argent. Puis quand vous l'aurez prise, comme vous aurez peur qu'on ne la trouve sur vous, vous la mettrez dans la poche de votre amie sans qu'elle s'en aperçoive (son amie, Mme H... A..., était présente). Vous ne vous rappellerez pas que c'est moi qui vous l'ai dit et si on vous demande quelque chose à ce sujet, vous ne saurez rien.

« Puis je la réveille. Au bout d'un instant, sa figure exprime une véritable anxiété ; elle nous regarde d'un air singulier, puis après un moment d'hésitation elle se lève et va d'un pas délibéré dans la salle à manger. Nous l'entendons ouvrir le buffet, puis un bruit d'argenterie remuée et un peu après un bruit de papier froissé. Ensuite elle revient dans la pièce où nous étions ; elle est très rouge et paraît très émue

— Que fais-tu là ? lui demande Mme H... A...

— Moi ? rien.

— Et elle continue à causer avec nous le plus naturellement du monde. — Nous sortons et faisons un tour de promenade dans le jardin.

« Voyant au bout d'un certain temps que la seconde partie de la suggestion ne se réalisait pas (mettre la cuiller d'argent dans la poche de son amie), je l'endors de nouveau, tout en nous promenant, et une fois endormie je l'interroge.

— Qu'avez-vous fait tout à l'heure ?

« Alors, d'un ton très calme et comme si sa décision était prise et qu'elle s'attendît à tout :

— J'ai volé une cuiller d'argent.

— Pourquoi ?

— Je ne sais pas.

— Savez-vous que c'est très mal.

— Je ne pouvais faire autrement, ce n'est pas ma faute j'étais poussée.

— Qu'en avez-vous fait ?

— Je l'ai mise dans mon paquet (un paquet enveloppé dans du papier et qui se trouvait dans la salle à manger).

— Pourquoi ne l'avez-vous pas mise dans la poche de votre amie ?

— Je ne voulais pas qu'elle fût soupçonnée ; c'était moi qui avais volé ; tout devait retomber sur moi.

— Qu'auriez-vous fait de cette cuiller ? Où l'auriez-vous mise ? Dans votre chambre ?

— *Je ne l'aurais pas gardée* ; je n'aurais pas voulu me servir d'une cuiller volée ; je l'aurais jetée.

— Une fois réveillée, elle ne se rappelle rien.

« Mme H... A..., qui venait d'être témoin de cette scène, me disant à ce propos qu'elle ne *croyait pas qu'elle céderait à une pareille suggestion*, je lui proposai d'en faire l'essai. Je l'endors par la fixation du regard, elle me prévenant de son côté *qu'elle ferait son possible pour résister à la suggestion*. Une fois endormie, je lui dis.

« A votre réveil vous irez prendre la même cuiller et vous la mettrez dans votre poche ; j'ajoute : Vous aurez beau résister, vous ne pourrez pas faire autrement.

« Et je la réveille. Nous assistons alors à un spectacle des plus curieux, à celui du combat intérieur qui se livre dans son esprit ; sa figure, très expressive et très mobile, reflète toutes les phases de la lutte violente entre sa volonté et l'autorité de la suggestion qui lui a été faite ; ses yeux noirs révèlent toute la concentration de la pensée sur cette idée de vol qui hante son cerveau ; la face prend un caractère de sombre résolution ; un peintre qui aurait eu à rendre Clytemnestre ou Macbeth n'aurait eu qu'à copier servilement le modèle que nous avions sous les yeux. Il est évident que la lutte est acharnée entre le bien et le mal ; mais quelque acharnée qu'elle soit, elle n'est pas longue. Mme H... A... se lève de son fauteuil ; on voit à son air dur, un peu farouche, que sa décision est prise ; elle va à la fenêtre, s'y arrête un moment, repart, s'arrête de nouveau, puis va droit au buffet, l'ouvre, prend la cuiller et la met dans sa poche. A cet instant, toute trace du combat intérieur de tout à l'heure a disparu ; la figure a repris son expression ordinaire ; elle est

12.

calme, un peu souriante. Nous l'avions suivie dans la salle à manger.

« Que faites-vous là, lui dis-je ?

— Rien.

— Qu'avez-vous fait tout à l'heure ?

— Rien, de l'air le plus innocent du monde.

Je la regarde et lui dis : Dormez. Elle s'endort immédiatement.

— Qu'avez-vous fait tout à l'heure ?

— J'ai volé une cuiller d'argent.

— Pourquoi ?

— Je ne pouvais faire autrement.

— Qu'en auriez-vous fait ?

— *Je l'aurais gardée.*

« Je la réveille. Elle ne se souvient de rien et est très étonnée quand je lui dis qu'elle a pris la cuiller d'argent comme son amie. C'est la première fois qu'une suggestion de ce genre leur était faite à l'une et à l'autre.

« Ces deux observations ne sont pas seulement intéressantes au point de vue de la résistance aux suggestions ; elles montrent encore jusqu'à quel degré on peut arriver par l'hypnotisme dans ce que j'appellerai l'exploration de l'intelligence humaine. On connaît les dragages faits dans ces derniers temps par les naturalistes pour étudier le fond de la mer ; on jette la sonde et on ramène à bord des échantillons qui nous font connaître ce qu'est la vie animale dans les profondeurs de l'Océan[1]. Ici n'en est-il pas de même ? On jette, pour ainsi dire, la sonde dans les profondeurs de l'âme humaine et on ramène des phrases, des idées, des sentiments qui vous font pénétrer dans les dessous de la vie morale, dans ce qu'il y a en nous de plus secret et de plus mystérieux.

« Voilà deux jeunes femmes d'une éducation à peu près semblable, vivant dans le même monde ; il ne faudrait pas les fréquenter longtemps pour être renseigné sur leur intelligence, leur caractère, leurs défauts, leurs qualités ; mais

---

[1] Voyez *Expédition* du Talisman. (*Science et nature*. Paris, 1884, p. 113, 170, 193, 232.)

l'être moral lui-même, l'être virtuel qui existe au fin fond de nous-mêmes et qui peut se révéler sous une impulsion donnée, vous ne le connaîtriez pas; elles ne le connaissent pas elles-mêmes. Vous les hypnotisez et cet être moral se montre à nu dans toute sa sincérité. Elles sont en apparence toutes les deux sur le même plan et cependant quelle distance n'y a-t-il pas entre elles? Il est évident que dans l'échelle morale, l'une occupe un degré bien supérieur à l'autre. Les réponses des deux sujets ne jettent-elles pas une lueur inattendue sur ce qu'il y a en eux de plus caché et de plus intime, et n'y a-t-il pas là un véritable exemple de psychologie expérimentale?

« Mais je reviens à la résistance aux suggestions. Dans certains cas, *cette lutte intérieure peut durer très longtemps, mais le sujet finit toujours par céder.* »

249. La *Revue de l'hypnotisme*[1] que j'aurai plus d'une fois l'occasion de citer, a publié dans le numéro du 1er août 1886, à propos du livre de M. Bernheim, un article important sur l'*Ecole de Paris et l'Ecole de Nancy;* ce travail n'est pas signé, mais il émane, dit M. le Dr Bérillon, d'un des hommes les plus « autorisés, à émettre son avis sur la question ».

Les divergences de doctrine qui séparent profondément les deux écoles y sont nettement formulées; mais je ne veux pas m'y arrêter en ce moment. Je dirai seulement que nous ne trouvons jamais, à Nancy, les trois états dits classiques : *léthargie, catalepsie, somnambulisme,* se produisant nécessairement *en dehors de la suggestion;* qu'au contraire nous produisons, par suggestion, tous les états possibles et imaginables.

---

[1] *Revue de l'hypnotisme expérimental et thérapeutique*, dirigée par M. le Dr E. Bérillon; paraît une fois par mois depuis le 1er juillet 1886.

Cette réserve faite, j'ai le droit d'invoquer, à l'appui de la thèse que je soutiens dans le présent ouvrage, le témoignage de l'un des médecins les plus distingués de Paris, quant au fait de l'automatisme somnambulique et de l'effet des suggestions criminelles.

« M. de la Mettrie a dit : « L'homme est une machine qui remonte elle-même ses ressorts, » et si l'on veut me permettre d'ajouter que l'homme est une machine pensante, nous aurons devant l'esprit l'être humain complet, dont l'analyse peut chaque jour, être très curieusement faite avec le concours de l'hypnose.

« L'hypnotisation nous permet, en effet, de voir dans la période léthargique, l'homme végétal, l'homme plante. Comme la plante, il respire, la sève circule dans ses veines, la nutrition s'opère ; mais il est inerte, et comme la plante, il reste fixé là où il repose.

« Dans la période cataleptique de l'hypnotisme, l'homme est l'automate le plus parfait que l'on puisse concevoir, passif ou actif, à la volonté de l'expérimentateur : passif, c'est un mannequin d'atelier d'artiste ; actif, il marche si vous le poussez en avant, il grimpe à l'arbre si vous lui mettez un arbre entre les bras, il combat si vous luttez avec lui, il se lave les mains si vous lui donnez du savon et une cuvette, il tricote si vous lui mettez des aiguilles et de la laine entre ses doigts, il montera à cheval si vous lui mettez le pied dans l'étrier ; au réveil, de tout cela, aucun souvenir. Est-il automate plus complet ? Dans l'état cataleptique, l'être humain est une machine active dont on a monté le ressort ; c'est l'homme machine.

« Dans la période somnambulique provoquée, c'est la machine pensante, esclave de l'idée suggérée par l'expérimentateur. Sur votre ordre le sujet se lève, s'habille, se met au piano, exécute les morceaux de musique que vous lui demandez, et cela avec une netteté de souvenir, une justesse, une force de doigté qu'il est loin de posséder au même degré dans l'état de veille. Commandez-lui d'être criminel, et une fois l'idée du crime suggérée et imposée, le cerveau mettra cette idée en action, en ayant recours à tous les artifices, à toute la violence nécessaires pour parfaire l'acte commandé. C'est la machine pensante par l'idée qui lui a été suggérée, et, au réveil, le pianiste, le criminel, auront oublié toute action accomplie ; et, si vous les interrogez, leur physionomie témoignera d'abord de l'étonnement, et, au récit des actes accomplis par eux, ils nieront avoir agi.

« Mais si, pendant le sommeil somnambulique, vous ordonnez au sujet hypnotisé de garder au réveil le souvenir des actes commis, alors la machine pensante, bien qu'elle ne puisse, pendant l'hypnose, se soustraire à l'accomplissement des actes dont vous lui avez suggéré les idées, reprendra ses droits au réveil. Elle sera indignée des actes qu'elle a commis ; elle se repentira, implorera le pardon, voudra réparer le mal qu'elle a fait, et vous suppliera de l'y aider de toutes vos forces, de toute votre autorité. Si vous paraissez hésiter la machine pensante pleure, se met en colère et menace. La machine pensante est redevenue l'être humain pensant, conscient et il est indigné de l'abus que vous avez fait de sa personne [1]. »

250. M. Jules Claretie, aujourd'hui membre de l'Aca-

---

[1] *Revue de l'hypnotisme expérimental et thérapeutique*, 1886, p. 40.

démie française et Administrateur général du Théâtre-Français, publiait, en 1884, dans le *Temps*, des *Chroniques parisiennes*, dont les lecteurs de ce journal ont conservé le plus agréable souvenir. Il consacra au phénomène de la suggestion son article du 11 juillet 1884; j'ai déjà cité plus haut [1] la lettre que lui adressa à ce sujet, M. le général Noizet. M. Claretie voulut se rendre compte par lui-même de la réalité des faits que j'avais avancés dans le *Mémoire* que je venais de lire à l'*Académie des sciences morales et politiques* et dont il avait bien voulu me demander communication. Voici ce qu'on lit dans son article :

« Le remarquable Mémoire de M. Jules Liégeois, professeur de droit à Nancy, a quelque peu bouleversé les notions du public sur la responsabilité humaine. M. Liégeois pourrait ajouter aux exemples qu'il a donnés d'obéissance absolue à la suggestion hypnotique ce fait dont j'ai été le témoin et je dirais volontiers, en manière de plaisanterie, la victime.

J'ai été, moi, empoisonné par une pensionnaire de la Salpêtrière à qui l'on avait suggéré l'idée de m'empoisonner.

M. Gilles de la Tourette, interne de M. Charcot, dont j'ai loué déjà le talent d'écrivain, fait passer devant moi, à l'état somnambulique, une jeune femme, Blanche W..., aux traits fins et doux, avec des yeux bleus tranquilles et bons. Dans cet état, Blanche W... obéira automatiquement à la suggestion qu'on imprimera dans son cerveau :

— Ce monsieur qui est là (on me montrait), tu le vois bien ?

— Oui.

— Eh bien ! il a tué René !

— René ?

C'est le nom d'un interne.

[1] *Revue de l'hypnotisme expérimental et thérapeutique*, p. 17.

— Il l'a tué ? répète la jeune femme.

Et ses traits expriment la plus profonde horreur pour l'assassin, qui est moi.

— Veux-tu venger René ?

— Oui ! oui !

— Eh bien ! tu iras tout à l'heure présenter ce verre à ce monsieur. Il y a du poison dedans.

— Bien !

On réveille Blanche W.... Elle sourit, ne semble pas avoir souvenir de ce qu'on lui a dit; puis, doucement, avec une bonne grâce charmante et un sourire d'une féminité adorablement perfide, la pauvre inconsciente me présente le verre qu'elle croit empoisonné en me disant :

— Il fait bien chaud, ne trouvez-vous pas? Est-ce que vous ne voulez pas boire ?

— Si, avec plaisir.

Elle a tout aussitôt un rapide sourire, joyeux, bientôt dissimulé. Puis elle porte le verre à sa bouche, feint d'y tremper ses lèvres et me le rend ensuite.

— Faites semblant d'être malade, me dit à voix basse un interne. Si elle croyait que le poison n'a pas produit son effet, elle serait capable d'avoir, de fureur, une crise !

Je dis alors, tout haut, que je ne sais ce que j'éprouve. Ce verre d'eau m'a fait mal. Il me brûle. On m'emmène dans une pièce à côté et une des personnes présentes dit alors à la jeune femme :

— Qu'est-ce que tu as donc fait boire à ce monsieur ? Il est empoisonné !

Alors, avec une inoubliable expression d'effroi, — je la regardais à travers une fente de la porte, — elle pousse un cri, elle répète avec une volubilité effarée qu'une actrice comme Sarah Bernhardt aurait peine à rendre avec cette éloquence : — Ah ! mais ce n'est pas moi !... Vous avez l'air de m'accuser là !... Ce n'est pas moi ! Ce n'est pas moi ! J'ai bu la première !... La première ! Vous l'avez bien vu ! tout comme une coupable terrifiée et se débattant devant le juge d'instruction.

Et ne dites pas que toute cette scène était une comédie. J'ai eu la preuve de l'absolue sincérité des faits observés.

Une détonation bruyante a, par exemple, le don de faire tomber les hystériques en catalepsie ! Eh bien ! on met entre les doigts de Blanche W..., à l'état somnambulique, un journal, un morceau de papier en lui disant : — C'est un pistolet ! Tire !

Réveillée, elle presse la gâchette imaginaire, elle *tire* ce journal qu'elle croit un pistolet, et, entendant réellement la détonation qui n'existe pas, elle tombe raide, en plein état cataleptique. Raideur des membres, pose incroyable, voilà qui n'est pas, ne peut pas être simulé.

Et cela fait frémir cette obéissance d'un être humain à un ordre dont il ne se rend aucun compte, cette suppression de la volonté, cette volition remplacée par un état automatique. M. Liégeois et le docteur Bernheim n'ont pas conclu et ne pouvaient conclure en étudiant la suggestion. Mais quand on pense qu'un homme doué du pouvoir d'hypnotiser (et chacun de nous a ce pouvoir) peut se dire, en prenant sa tasse de café ou en fumant son cigare au coin du feu, qu'à telle heure, au moment même où il regarde s'envoler la fumée bleue de son londrès, l'être à qui il a ordonné de tuer, de voler, d'insulter, de frapper, obéit ponctuellement, — sans sourciller, sans hésiter, sans comprendre, — à l'idée criminelle qu'on lui a suggérée ; quand on pense que l'automate n'aura jamais conscience de ce qu'il aura fait, qu'il répondra qu'il a commis ce vol ou tué cet homme « sans savoir pourquoi » ou « parce que la victime l'avait bien mérité », on éprouve un petit frisson intérieur et l'on se demande si bien des crimes qui ont épouvanté l'humanité n'ont pas été des forfaits suggérés. Lacenaire, homme de volonté, suggérait l'idée de tuer à ses complices.

« C'était une pâte molle, disait le témoin d'un procès, en parlant d'une femme ; elle allait au vice aussi bien qu'à la vertu. » Ce que le Dr Bernheim traduit en langage psychologique : c'était un cerveau docile à toutes les suggestions, un cerveau suggestible. Pâte molle, donc matière à crimes. Ah ! volonté, volonté humaine, orgueilleux libre arbitre, où êtes-vous à de certaines heures, et qu'est-ce que ce cerveau qu'on pétrit comme une cire et dans lequel on enfonce, comme dans du beurre, cette sorte de stigmate intellectuel : l'idée, la possibilité d'un crime ?

— L'homme est le roi des animaux. Et qui a dit ça ? L'homme ! s'écrie Thomas Vireloque, le cynique inventé par Gavarni.

Un individu passe ; dans la cervelle de ce roi de la création il dépose, comme une graine empoisonnée, une idée sinistre — et ce souverain obéit servilement à la suggestion mauvaise.

C'est la vérité, cela, l'âpre, atroce, cruelle, sinistre vérité. Mais on a besoin, après l'avoir constatée, de rouvrir quelque poète du devoir, de l'héroïsme, de l'honneur, quelque philosophe consolant qui nous suggère, du moins, des idées généreuses, des pensées hautes, des appétits de dévouement ou, ce qui est aussi rare, d'honnêteté quotidienne — et change en noble statue, comme le ferait la main d'un maître sculpteur, la misérable *cire molle* dont est faite l'humanité [1]. »

251. M. J. Delbœuf, professeur à l'Université de Liège, dont le nom reviendra plus d'une fois sous ma plume, a publié, en 1886, d'abord dans la *Revue de Belgique*, et ensuite en brochure, une étude sur l'hypnotisme, sous le titre : *Une visite à la Salpêtrière*.

« Parmi les effets les plus surprenants du somnambulisme [2] provoqué, il faut, dit-il, ranger les suggestions à échéance. On sait que les ordres donnés pendant le sommeil hypnotique sont, au réveil, exécutés presque infailliblement, au jour et à l'heure fixés.

« Vous commandez au sujet une lecture, un récit, des

---

[1] *Le Temps*, du 11 juillet 1884. L'expérience faite devant M. Jules Claretie par M. Gilles de la Tourette a eu lieu en juin 1884. (Voir Gilles de la Tourette, l'*Hypnotisme et les états analogues*, etc., p. 131.

[2] Br. in-8°, Bruxelles, 1886, Librairie européenne, C. Muquardt.

paroles, une promenade, une visite ; la lecture, l'écrit, seront faits, les paroles prononcées, il fera la promenade, il fera la visite. Parfois il se forgera un motif pour accomplir cette chose dont l'idée lui vient, sans savoir d'où ; parfois il se dira qu'il agit sans savoir pourquoi ; parfois enfin, il obéira machinalement, perdant bientôt le souvenir de ce qu'il a fait.

M. Delbœuf cite ensuite une partie de l'extrait que nous avons donné ci-dessus [1] du livre de M. Beaunis, *Le somnambulisme provoqué*, puis il continue :

« Je ne puis rien ajouter à ce tableau si vrai, à ces observations si judicieuses. Quand je me suis rendu à Paris, je n'avais jamais, comme je l'ai dit, pratiqué l'hypnotisme. Sans être porté à nier, je voulais cependant voir par mes yeux, pour me rendre un compte exact des choses. Et, même après avoir vu, mes doutes ne furent pas complètement levés.

« Mais depuis, j'ai pu m'assurer que tout ce qu'avance M. Beaunis, dans ce passage est de la plus absolue exactitude. Le somnambule, entre les mains de son hypnotiseur, est plus que le *cadavre* auquel doit ressembler le parfait disciple d'Ignace. C'est un esclave qui n'a plus d'autre volonté que celle qu'on lui inspire, qui, pour accomplir les ordres qu'on lui impose, poussera la précaution, la prudence, la ruse, la dissimulation, le mensonge jusqu'aux dernières limites. Il ouvrira, il fermera les portes sans bruit, marchera sur ses bas, avec l'oreille et l'œil au guet, et quelle oreille ! quel œil ! Il se souviendra de ce qu'on voudra, il oubliera ce qu'on voudra. Il accusera, en justice, de la meilleure foi du monde,

[1] V. p. 205.

un innocent; il aura vu ce qu'il n'a pas vu, si on lui a commandé de le voir ; il aura entendu ce qu'il n'aura pas entendu[1], il aura fait ce qu'il n'a pas fait. Il jurera ses grands dieux qu'il a agi librement, volontairement, inventera, s'il le faut, des motifs et couvrira complètement son hypnotiseur.

« En théorie, une pareille puissance est tout ce qu'il y a au monde de dangereux. Je crois qu'en pratique, cependant, sauf en ce qui concerne les abus corporels et les testaments, elle ne l'est pas ou l'est peu. On s'alarme, me semble-t-il, outre mesure. Les côtés bienfaisants de l'hypnotisme l'emportent sur les côtés malfaisants. Et puis, ce qui est est. Les poisons sont nuisibles : pourrait-on, devrait-on interdire à la science de les étudier, d'apprendre à les créer, d'en rechercher les vertus?.....

252. Nous invoquerons maintenant l'autorité de M. le Dr Mesnet, médecin de l'Hôtel-Dieu de Paris. M. Mesnet avait déjà, en 1855, appelé l'attention des savants sur les faits observés par Braid, dans un travail publié par les *Archives de médecine* (en 1860)[2], quelques années avant les intéressantes communications faites à la *Société de chirurgie*, par M. le professeur Azam, de Bordeaux, qui avait observé sa première malade en 1858

---

[1] Le lecteur se rappellera l'affaire de Tisza-Eslar. Le jeune Moritz, fils du sacristain de la synagogue, âgé de treize ans, est confié par le juge à un commissaire spécial qui l'emmène chez lui. Quelques heures heures après, l'enfant accusait son père d'avoir aidé ses coreligionnaires à égorger la jeune protestante Esther. (Note de M. Delbœuf, p. 36.)

[2] *Archives de médecine*, février 1860. Nous aurons l'occasion de revenir ultérieurement sur cet important travail.

et publié ses recherches dans les *Archives de médecine*, également en 1860.

M. Mesnet a publié dans la *Revue de l'hypnotisme*, une intéressante *Etude médico-légale sur le somnambulisme spontané et le somnambulisme provoqué*. J'aurai à parler encore de ce mémoire, dans le chapitre que je consacrerai aux faits judiciaires : j'en détacherai seulement en ce moment les passages ci-après. Il s'agit d'un jeune homme inculpé de vol, qui avait été soumis à une expertise médico-légale, et chez lequel M. Mesnet, pour éclairer la justice, a provoqué, de concert avec M. le Dr Paul Garnier, des suggestions criminelles[1].

« L'étude que nous avions faite des influences hypnotiques exercées *directement* sur le malade et des troubles provoqués par leur *action immédiate*, devait avoir pour complément une nouvelle expérience, à savoir : dans quelle mesure nous le trouverions accessible aux *suggestions posthypnotiques?* c'est-à-dire : un ordre lui étant donné tel jour, serait-il exécuté par lui, le lendemain, sans provocation directe, à l'heure dite ?

L'importance de cette nouvelle épreuve se déduisait naturellement des conditions qui avaient amené dans mon service ce malade inculpé de vol ; elle devait, en outre, donner un nouveau point d'appui aux conclusions que le médecin légiste allait avoir à formuler dans son rapport.

Tel jour, à ma visite, ce malade, avec qui je causais, fixa les yeux sur moi et s'endormit ; il continuait à me répondre sans plus entendre ni voir mes élèves qui m'entouraient. Les conditions étaient favorables pour tenter l'expérience ; je l'emmenai dans mon cabinet afin de ne point être entendu du dehors, je fixai énergiquement son attention — il était tout oreilles — et je lui dis, en lui montrant un de mes externes :

---

[1] *Revue de l'hypnotisme*, 1er avril 1887, p. 310.

« — Vous voyez la chaîne de montre de M. X...? La voyez-vous? — Oui. — Eh bien ! je vous ordonne demain, pendant ma visite, de prendre adroitement cette chaîne et la montre, de mettre le tout dans votre poche et de vous en aller aussitôt ! M'avez-vous bien compris ? » Il eut un mouvement de surprise avec secousse dans les membres et une expression de mécontentement très évidente. — Il ne me répondit pas. — J'insistai en lui disant : — « *Je vous l'ordonne. Je le veux.* » Il répondit : « Oui », avec un geste brusque et saccadé. Je le ramenai à son lit et le réveillai aussitôt en lui soufflant sur la figure. — Il ignorait absolument ce que nous venions de faire, de dire, où nous étions allés...

Le lendemain, en entrant dans ma salle, à neuf heures, je le rencontre causant dans le vestibule de choses indifférentes avec les élèves de mon service qui attendaient ma visite. Il avait sa tenue habituelle, toute sa liberté d'esprit ; aucune trace de préoccupation ni de souci n'apparaissait dans sa personne. Je lui dis de retourner à son lit, ce qu'il fit aussitôt. Dans le cours de ma visite, arrivé près de lui, je lui demandai :

— Comment il avait passé la journée précédente ? — S'il avait, la veille, mangé comme d'habitude ? — Comment il avait passé la nuit ? — Comment il se trouvait ce matin ?

A toutes ces questions, il me fit des réponses satisfaisantes ; ne se plaignant que d'insomnie ou, pour mieux dire, d'un sommeil agité, de bavardage pendant la nuit... ce qu'il ne savait que par le dire de ses voisins.

Pendant le cours de ma visite, il accompagna mes élèves en causant avec eux, mais avec moins d'entrain que d'habitude et en se rapprochant volontiers de M. X..., mon externe qu'il semblait regarder avec un intérêt tout particulier.

Après avoir parcouru la première salle, nous passâmes dans la seconde, en traversant le palier de l'escalier. Il ne nous suivit pas. Ma visite terminée, j'envoyai un de mes élèves lui dire de venir me parler ; je lui demandai s'il savait quel jour le docteur Garnier viendrait le voir ? Il me répondit de la manière la plus nette et la plus naturelle qu'il ne saurait me fixer le jour... que M. Garnier venait sans le prévenir... mais qu'il ne tarderait sans doute pas !...

A ce moment, nous étions tous réunis près de la table sur laquelle je signais mes cahiers, — lui, presque en face de moi, à ma droite — M. X... de l'autre côté, à ma gauche; nous causions des malades sortants et du nombre des lits vacants pour la consultation que j'allais faire.

Le malade, qui ne prêtait plus d'attention à notre conversation, était debout, immobile, les yeux fixés sur la chaîne de montre de M. X..., qui apparaissait dans l'entrebâillement de son paletot. Sa physionomie était calme, son regard contemplatif, — il se détachait évidemment de plus en plus du milieu qui l'entourait, — il s'hypnotisait à la vue des anneaux brillants qu'il avait devant les yeux ; et nous fûmes tous témoins silencieux d'une lutte intérieure dont nous suivîmes pas à pas, les différentes phases.

Le regard fixé sur la chaîne, il s'absorbait de plus en plus ; ses pupilles se dilataient, ses paupières, largement ouvertes, n'avaient plus de clignement ; l'œil devenait humide, et la conjonctive légèrement injectée. Sa figure, calme et impassible d'abord, prit une expression singulière dans laquelle il était facile de lire un sentiment d'angoisse qui s'accusait non seulement par le plissement de la peau du front, mais surtout par des troubles considérables de la circulation capillaire ; — telle partie de la face était rouge, injectée, — telle autre profondément décolorée avec une teinte terne et livide, — une grande perturbation dans l'action physiologique des vaso-moteurs venait de s'accomplir dans la circulation périphérique.

En même temps que se produisaient ces divers phénomènes, la respiration d'abord calme et superficielle, devenait rapide, anhéleuse, profonde, s'accompagnant de tremblements musculaires et parfois de secousses brusques des membres.

Le pouls était rapide.

Après avoir, à diverses reprises, incliné sa tête et son corps vers M. X..., il fit lentement un pas en avant, puis lentement un autre pas et porta ses deux mains vers la chaîne, qu'il ne toucha pas. Plusieurs fois il retira ses mains avant de les mettre au contact du métal ; puis, brusquement, dans un mouvement rapide, il détacha la clef de la boutonnière du gilet, retira la montre et la mit dans la poche de son pantalon.

Au même instant, il quitta la salle en courant, traversa le couloir, le palier, et descendit précipitamment l'escalier jusqu'au premier étage.

Au bas de l'escalier, je le retrouvai aux prises avec un infirmier qui l'avait suivi ; — il était dans un état d'égarement complet ; — je lui soufflai sur les yeux et, à l'instant même, il se mettait en rapport avec nous.

Reconduit dans mon cabinet, je lui demandai ce qu'il avait. Il me répondit qu'il n'avait rien...

— D'où venez-vous ? qu'avez-vous fait ?

— Monsieur, je ne sais pas !

Je retirai de sa poche la montre qu'il y avait mise, en lui demandant : « — Comment avez-vous cette montre ? Est-elle à vous ? — Non. — Mais, je le sais bien qu'elle n'est point à vous, puisque vous venez, en notre présence, de la prendre à M. X... ! »

A ce mot, il s'exclama avec énergie : « — Je ne suis point un voleur ! » et il se mit à fondre en larmes avec des sanglots et des soupirs, accusant une grande émotion...

Au même instant, il cessa complètement d'être en rapport avec nous ; aux larmes succédèrent des crises d'une violence extrême, pendant lesquelles il voulut à diverses reprises se précipiter la tête contre les murs, en répétant : « — Je ne suis point un voleur ! c'est une infamie ! » Ses violences étaient telles qu'il fallut une dizaine de personnes pour le maintenir.

Pendant plus d'une demi-heure, il nous présenta la succession rapide et la plus exagérée des diverses phases des perturbations hypnotiques. — Après le spasme, le collapsus léthargique, dans lequel nous n'avions plus aucune manifestation d'activité physique ni mentale, dans lequel les fonctions organiques de respiration, de circulation subissaient un ralentissement considérable. Puis des alternatives de catalepsie et d'extase, d'une durée de quelques minutes à peine, avec occlusion complète de tous les sens et de tous les divers modes de sensibilité périphérique.

Les diverses tentatives de réveil que je fis par l'insufflation sur la face, sur les yeux, par la projection d'eau froide à la face furent inutiles ; l'état hypnotique dans lequel il était ne se rattachant à aucun acte extérieur, mais bien à l'influence de sa propre émotion, échappait par cela même à toute action personnelle exercée sur lui. Profitant d'un instant d'extase contemplative, je lui fis la prise du regard, et, grâce à cette substitution, je l'éveillai en lui soufflant sur la face, ce que je n'avais pu faire quelques minutes avant.

Envisagés dans leur ensemble, les faits que nous venons d'exposer offrent un grand intérêt, car ils permettent, dans une certaine mesure, de faire l'analyse psychologique du malade, dans les différentes phases de l'acte que nous lui avons commandé.

Au moment où je l'ai fait appeler pour lui demander quel jour M. Garnier viendrait le voir, il était encore en pleine possession de lui-même ; sa tenue, le calme de sa physionomie, ses réponses justes et précises en témoignent. Le trouble, ou plutôt l'ébranlement cérébral, commence à l'instant où, les yeux fixés sur la chaîne de montre, l'idée suggérée s'impose à son esprit. Nous voyons alors la perturbation de ses facultés grandir proportionnellement aux troubles extérieurs qui se développent devant nous, tant du côté de la face que du côté des yeux, dilatation des pupilles, injection de la conjonctive — troubles de l'innervation des vaso-moteurs de la face, avec teintes rouges ou décolorées par places — troubles profonds de la respiration — tremblements et secousses tétaniques des membres — accélération du pouls.

L'expression de sa face *semble* traduire les émotions intérieures qui l'agitent. Du moment que l'idée suggérée a pris possession de son esprit, il subit un entraînement auquel il ne peut plus se soustraire. Il est d'abord en lutte avec deux influences opposées : l'une, suggérée, qui le pousse vers l'objet qu'il doit prendre ; l'autre, personnelle, de résistance à l'acte qui lui a été commandé. La fixité de son regard, l'expression de ses traits, le plissement de son front, toute sa physionomie indique la lutte, le mouvement de son esprit. Mais bientôt sa personnalité, sa volonté de plus en plus chancelantes, à mesure que la domination de l'idée s'impose plus impérieuse, s'effacent et disparaissent, et il n'est plus alors qu'un être inconscient, un instrument aveugle à la merci de l'idée qui l'entraîne.

Tel exécute le vol comme nous venons de le voir, tel combine le suicide (Mesnet, *Archives*, 1860). Tel autre peut être homicide — incendiaire ! Et après l'accomplissement de ces actes inconscients, la crise cesse, le malade se réveille, reprend les habitudes de sa vie normale, sans garder *souvenir* de la période qu'il vient de traverser. Quand le magistrat intervient, tout désordre a cessé : en présence d'un homme qui ne peut expliquer ses actes, qui se retranche derrière la défaillance de sa mémoire, le juge d'instruction est amené à croire à un système de défense ; *il passe outre,* bien que le malade réponde invariablement : *Je ne sais pas !* et que le fait accompli, qu'il *ignore réellement*, ait souvent eu pour témoin une nombreuse assistance !

Quelque obscures qu'elles puissent paraître, nous espérons que les progrès incessants de nos études en psychologie morbide mettront en pleine lumière ces importantes questions ; et que nous arriverons, dans un avenir prochain, à convaincre les magistrats de la réalité de ces phénomènes pathologiques qui concluent à : *automatisme — inconscience — amnésie !* »

253. M. Charles Fourcaulx, avocat à la Cour d'appel de Paris, a publié dans le journal *la Loi*[1] le récit d'expériences par lui instituées en vue de vérifier l'exactitude des conclusions formulées dans mon *Mémoire* de 1884, lu à l'*Académie des sciences morales et politiques*. Il avait obtenu à cet effet le précieux concours de M. Focachon, pharmacien à Charmes, dont j'aurai plus d'une fois l'occasion de parler ultérieurement.

[1] *La Loi*, 4 nov. 1885, p. 4016.

13.

L'idée nous était venue d'accepter l'hypothèse du dernier roman de M. Jules Claretie, « Jean Mornas » et, nous plaçant dans la situation de son héros, de suggérer à notre sujet l'accomplissement des actes racontés par le romancier, afin de juger du degré de réalité conforme auquel nous atteindrions.

Sans doute l'auteur de « Jean Mornas » s'est livré, avant d'écrire, à une expérience de même sorte, car les détails les plus fantastiques de l'œuvre sont admissibles et nous pouvons affirmer que nous avons « vécu » ce roman avec minutie.

Voici :

La fille X..., une fois endormie de la façon la plus complète et *la mieux contrôlée*, je lui ai enjoint de revenir le lendemain à telle heure, de s'introduire furtivement chez M. Focachon, prenant garde d'être aperçue, de voler un bracelet dans une armoire que j'indiquais, et de me l'apporter chez moi secrètement, après différents circuits destinés à me garantir de tout soupçon de connivence. J'ajoutais qu'en aucun cas elle ne devait m'accuser ni me trahir.

On ne se douterait pas de la ponctualité mise à l'exécution de mes ordres, encore moins de l'adresse stupéfiante avec laquelle le vol fut commis en ma présence, car je guettais, caché derrière une porte vitrée. A l'heure dite, les détours faits, cette fille se présentait chez moi, où j'étais revenu, et tirait de sa poche, avec des précautions de mystère infinies, le bijou que j'avais exigé.

Le soir même, M. Focachon l'endormait à nouveau.

Entre eux s'engageait alors, devant nous, le dialogue suivant :

« Un bracelet a été dérobé chez moi aujourd'hui. Vous devez savoir par qui. — Comment voulez-vous que je le sache? — Vous ne devez pas l'ignorer. — Pourquoi? — Parce que je suis sûr que vous connaissez le voleur. Nommez-le moi ! — Je ne peux pas. — Je le veux. — Puisque je vous dis que je ne peux pas ! — Vous savez bien cependant que vous n'avez pas de volonté ici. Il n'y en a qu'une, la mienne. Obéissez. — (*Après une résistance muette et avec effort visible.)* Eh bien ! c'est moi ! — Ce n'est pas possible ! — Si, c'est moi ! — Vous n'êtes pas capable d'une pareille action. Il faut qu'on vous ait forcée à la commettre ? — Non. — Vous n'avez certainement pas fait cela pour vous seule. — Si ! — Je ne vous crois pas. — Eh bien ! non ! — Pour qui, alors ? — Oh ! ça, je ne vous le dirai pas. — Je l'exige pourtant ! — Jamais ! — Je vous ordonne de me le dire. — Ça m'est égal ! Je renoncerai plutôt à vous voir. Je le regretterai, car vous me faites du bien, mais je ne dirai jamais ça. »

Et, malgré toutes les instances, à l'encontre des injonctions les plus autoritaires, elle tint bon et refusa toute révélation.

L'hypnotiseur est convaincu cependant qu'en multipliant ses ordres il serait parvenu à lui arracher son secret, ayant en maintes circonstances vaincu des refus aussi prolongés et non moins opiniâtres.

Voilà toute la thèse de M. Claretie justifiée.

Mais ici nous avons compliqué l'épreuve, le même sommeil durant. Ecoutez :

« J'ai à me venger de quelqu'un. Voulez-vous m'aider ? — Tout de suite. — Vous savez que M. Z... est mon ennemi. — Je crois bien ! — Alors, vous allez le dénoncer. Aussitôt éveillée, vous écrirez au juge de paix de Charmes pour lui dire que vous avez été accusée ici du vol d'un bracelet, mais que vous êtes innocente, que le coupable est M. Z... et que vous l'avez vu commettre ce vol. — Mais ce sera faux puisque c'est moi qui ai pris le bracelet. — N'importe ! vous écrirez cela. — Soit, mais ce n'est pas vrai. — Si, c'est vrai ; car vous êtes trop honnête fille, pour avoir volé. Ce n'est pas vous... Vous entendez bien ! Ce n'est pas vous, je vous dis que ce n'est pas vous ! — *(avec conviction)* Mais non, ce n'est pas moi ! — C'est M. Z..., qui est le voleur ! Vous l'avez vu. — *(avec énergie)* Oui, je l'ai vu. C'est lui. — Vous allez l'écrire au juge de paix. — Tout de suite ! Il faut bien que je le dénonce. »

Et, dès son réveil, persuadée de la vérité entière de sa dénonciation, elle rédigeait, cachetait et affranchissait séance tenante et spontanément une lettre adressée au juge de paix et qu'elle allait porter à la poste, quand on l'a rendormie pour l'en empêcher. Cette lettre est entre mes mains, la voici textuelle :

Charmes, le 5 octobre.

Monsieur le juge de paix,

Je viens m'acquitter d'un devoir. Ce matin, il a été volé chez M. Focachon, à l'heure d'une heure, un bracelet. J'ai été par un moment accusée, mais bien injustement, je vous le jure, car je suis tout à fait innocente.

Le voleur, je dois vous le nommer, car j'ai tout vu. C'est M. Z... (*Ici le nom en toutes lettres*). Voici comme cela s'est passé. Il s'est introduit dans le salon de M. Focachon à une heure, il a passé par la petite porte de la rue du Four et a volé un bracelet de Mme Focachon, qui se trouvait dans une armoire, près de la fenêtre. Je l'ai vu. Il l'a mis dans sa poche et ensuite il est reparti. Je vous jure que cela est tel que je le déclare. Il est le seul voleur, et je suis toute disposée à l'avouer devant la justice.

(*Signature.*)

Aucun des termes de la lettre n'a été dicté à cette fille et la dernière phrase, où elle met son témoignage à la disposition de la justice est entièrement due à son initiative. Maintenant elle a tout oublié et serait la première étonnée si on lui racontait cet épisode; mais pour peu qu'on le lui eût suggéré, elle ne manquerait pas de se rendre, aussi bien dans quinze jours ou un mois d'ici, devant un tribunal quelconque pour déposer sous la foi du serment et avec la plus entière sincérité, au sujet de ces mêmes faits, dont le magnétiseur lui aurait imposé l'hallucination persistante.

Voilà bien le faux témoignage. Et il est d'autant plus dangereux, comme le fait remarquer M. Liégeois, professeur à la Faculté de droit de Nancy, d'autant plus redoutable que le témoin est convaincu de la réalité de ce qu'il affirme, et que nulle tentative des magistrats ne peut, par suite, amener chez lui ni un remords ni une contradiction.

254. M. le Dr Ladame, privat-docent à l'Université de Genève, a publié dans les *Archives de l'anthropologie criminelle et des sciences pénales* et réuni ensuite en brochure une intéressante étude sur l'*Hypnotisme et la médecine légale*[1]. Après avoir rapporté quelques exemples choisis parmi les suggestions d'actes données à des somnambules par M. Bernheim et par moi, M. Ladame ajoute[2] :

« Dans ces expériences de meurtres par armes à feu, non seulement les sujets ont l'illusion complète du pistolet supposé qu'ils tiennent dans leur main vide, mais ils entendent très bien le bruit de la détonation lorsqu'ils font partir le coup imaginaire.

« M. Liégeois, professeur de droit à Nancy, est un de ceux qui ont le mieux étudié, au point de vue juridique, les conséquences des crimes expérimentaux commis par les hypnotiques. On a vivement critiqué ses observations et ses conclusions, mais il me semble que les critiques ont souvent fait fausse route..... M. Liégeois a été frappé des résultats obtenus dans les expériences sur l'hypnotisme, et sa conscience de juriste a été fortement ébranlée à la vue des conséquences légales des suggestions criminelles. Nous ne sommes pas de ceux qui lui jetteront la pierre parce qu'il a eu le courage de dire toute sa pensée, et nous honorons trop le but qu'il poursuit, la sauvegarde de l'innocence et la recherche des vrais coupables, pour lui reprocher d'avoir porté le trouble dans la société contemporaine par son cri d'alarme, auquel on a donné un si grand retentissement.

---

[1] Br. in-8° de 82 p. Lyon, 1888, A. Storck, imprimeur-éditeur.
[2] *Ibidem*, p. 49.

« Au moyen âge, dit-il, le combat judiciaire ou l'é-
« preuve par le feu étaient bien plus *commodes* pour
« rendre la justice que les lenteurs, les formalités, les
« enquêtes, les longs débats prescrits par notre code
« d'instruction criminelle... Il ne s'agit pas de savoir
« si la suggestion hypnotique rend la poursuite des
« crimes plus difficile, mais si elle peut réellement être
« employée pour commettre ou faire commettre des
« crimes. »

« Posée en termes aussi simples, la question ne peut
être évidemment résolue que dans un sens affirmatif.
Oui, la suggestion hypnotique peut être employée à
l'accomplissement de délits et de crimes. La preuve en
est faite expérimentalement. Et si les expériences de
suggestion criminelle n'ont pas une valeur absolue,
c'est qu'elles ont été faites jusqu'ici par d'honnêtes
gens. Les crimes commis dans les laboratoires sont fictifs, cela est vrai, mais il n'en reste pas moins certain
qu'entre les mains de malfaiteurs les suggestions hypnotiques pourraient devenir un instrument criminel très
dangereux. Tout le monde est d'accord sur ce point. »

255. *Le magnétisme animal, étude critique et expérimentale sur l'hypnotisme,* tel est le titre d'un volume
qu'a fait paraître, en 1884, après ma lecture à l'Académie, M. le Dr Fernand Bottey, ancien interne des hôpitaux de Paris [1].

M. le Dr Bottey, qui déclare, ainsi que les expérimentateurs de Nancy, que l'hypnotisme peut être produit,
non pas seulement chez des hystériques, comme on le

---

[1] Paris, 1884, 1 vol. in-18, Plon et Nourrit, éditeurs.

professe à la Salpêtrière, mais aussi chez des sujets *sains*, a consacré une partie de son livre au côté médico-légal de la suggestion.

« Quand on voit, dit-il[1], l'individu soumis au sommeil nerveux devenir, soit pendant le somnambulisme, soit dans l'état de veille, un instrument de crime d'une précision d'autant plus effrayante que l'auteur qui l'a provoqué est constamment oublié, on ne peut s'empêcher de songer que tous les simulacres de crimes expérimentaux, reproduits dans un but scientifique, pourraient être effectués d'une façon véritable, dans un but criminel, et rentrer ainsi dans le domaine de la médecine judiciaire. »

Un peu plus loin[2], parlant des suggestions post-hypnotiques, M. Bottey cite un certain nombre d'expériences faites par lui :

« Plusieurs de nos somnambules nous ont signé, plusieurs heures après le réveil, et en présence de témoins, des billets de 100 francs et 200 francs et même davantage, l'ordre leur en ayant été donné pendant l'état hypnotique.

« A d'autres, nous avons fait commettre des vols. Nous disons à S. R... que, dans la journée, vers quatre heures, elle verrait une montre en or sur une table et qu'elle ne pourrait résister à la tentation de la voler. A l'heure indiquée, c'est-à-dire sept heures après l'hypnotisation, nous surveillons S. R..., et nous la voyons rôdant autour de la table en question, sur laquelle nous avions placé notre montre... Elle la prend, la regarde,

---

[1] Dr Bottey, *op. cit.*, p. 136.
[2] *Ibidem*, p. 141.

puis la remet..., recommence ce manège plusieurs fois; enfin après une lutte évidente en elle-même, elle finit par la prendre brusquement et par la mettre dans sa poche, après avoir regardé si personne ne la voyait. Lorsque, dans la soirée, nous avons voulu nous faire restituer l'objet volé, nous avons assisté à une telle scène de désespoir de la part de S. R..., voleuse malgré elle, que nous avons dû, par une nouvelle hypnotisation, lui donner une suggestion négative qui lui fit oublier tout ce qui s'était passé...

« Nous avons provoqué [1] par la suggestion des suicides sous différentes formes et à échéances diverses. Quelques sujets, sur notre ordre, pendant l'état hypnotique, se sont tiré des coups de revolver, soit immédiatement après le réveil, soit quelques heures après. D'autres se sont empoisonnés : S. L... a avalé, deux jours après la suggestion, un breuvage noirâtre que nous avions fait recouvrir de la suscription *poison* sur étiquette rouge; avant d'accomplir ce suicide présumé, elle avait eu soin d'écrire une lettre dans laquelle elle annonçait qu'elle allait se donner la mort et qu'il ne fallait en accuser personne. Le plus curieux fut que, lorsqu'elle eut ingurgité le poison, qui n'était autre que de l'eau colorée, elle ressentit de violentes coliques dont nous eûmes toutes les peines du monde à la dissuader. »

Il ne faudrait pas traiter légèrement de semblables expériences, et par exemple laisser agir le poison imaginaire : il en pourrait résulter, chez certains sujets doués d'une puissante représentation mentale et connaissant

---

[1] D\u1d63 BOTTEY, *op. cit.*, p. 144.

les effets de l'agent toxique supposé, les plus graves accidents et peut-être la mort. On fera bien d'y prendre garde.

Cet avertissement donné — et donné plus sérieusement que certaines personnes ne pourraient le croire — rendons la parole à M. Bottey :

« A certains sujets, nous avons fait tirer des coups de revolver sur des personnes, tant amies qu'inconnues, soit aussitôt après le réveil, soit même plusieurs heures et plusieurs jours après que l'ordre en avait été intimé. Il est très intéressant, dans ce cas, d'étudier l'état d'esprit dans lequel se trouve le sujet : lorsque l'ordre doit être accompli peu de temps après le réveil, celui-ci n'a pas le temps de le raisonner et l'exécute *avec la fatalité d'un automate poussé par une force irrésistible*[1]. Quand, au contraire, l'acte suggéré doit être accompli à une échéance assez longue (plusieurs heures ou plusieurs jours), le sujet se rend compte de la gravité de l'action qu'il va commettre ; il essaye de réagir, mais le plus souvent il succombe dans cette lutte, car une force plus puissante que sa volonté le domine ; comme on l'a dit parfaitement, « c'est la reproduction expérimentale de « la volonté qu'on retrouve chez certains aliénés, qui, « eux aussi, voudraient bien, mais ne peuvent pas vou- « loir[2] ».

« Le fait suivant montrera jusqu'à quel point les sujets sont persuadés de leur propre responsabilité. L...

---

[1] Nous en trouvons plusieurs exemples soit dans nos propres observations, soit dans celles de M. le professeur Forel, de Zurich, qui nous occuperont tout à l'heure. — (J. L.)

[2] Féré. Communication à la Société médico-psychologique. Mai 1883.

reçoit de nous, en somnambulisme, l'ordre de tirer, à son réveil, un coup de revolver sur une personne imaginaire qu'elle verra devant elle. L'action est ponctuellement exécutée par L..., revenue à l'état de veille[1], et nous feignons d'emporter un cadavre au dehors de cette chambre. Une heure après cette scène, nous revenons auprès de L... avec un de nos amis qui, se faisant passer pour un juge d'instruction, lui demande quels sont les motifs qui l'ont poussée à tirer sur une personne qui ne lui voulait aucun mal, et si, par hasard, ce ne serait pas M. Bottey qui l'aurait endormie et qui lui aurait ordonné pendant son sommeil d'accomplir cette action. L... répond alors qu'elle *ignore absolument* si M. Bottey lui a donné un ordre semblable, mais ce dont elle est persuadée, c'est que lorsqu'elle a tiré sur la personne inconnue, *elle était comme une folle*[2], et que toutes les puissances humaines n'auraient pu l'empêcher d'accomplir cet acte.

256. M. le docteur A. Forel, professeur à l'Université de Zurich, après un séjour à Nancy, pendant lequel il a suivi les cliniques de M. le Dr Bernheim, s'est mis à pratiquer l'hypnotisme et la suggestion, principalement au point de vue thérapeutique.

Toutefois, il a été, comme moi, frappé des conséquences importantes qui en peuvent résulter sous le rapport médico-légal. Il a récemment fait, à Zurich, des expériences de suggestion d'actes criminels, devant une réunion composée de tout ce que cette ville compte

---

[1] J'examinerai ultérieurement si c'est bien *l'état de veille*.
(J. L.)

[2] Non souligné dans le texte.

de plus distingué dans le monde de la magistrature et du barreau.

M. le professeur Forel a bien voulu, sur ma demande, avec une complaisance dont je ne saurais trop le remercier, m'adresser, le 13 mars 1888, une lettre dont j'extrais les passages suivants :

« Le président de la *Société des juristes zuricois*[1], M. l'avocat Goll, vint me prier de faire à la société, dans une séance *privée* [2], une démonstration de mes expériences hypnotiques. Croyant de mon devoir de rendre le monde du barreau attentif aux dangers de l'hypnotisme, tout en lui expliquant la chose, j'ai accepté. La séance a eu lieu vers la fin de janvier. Ces messieurs étaient très nombreux : la majorité des représentants influents du barreau de Zurich y était.

« J'ai commencé par faire, pendant une heure environ, un exposé théorique de l'hypnotisme, et des travaux de l'Ecole de Nancy, en particulier, en laissant en suspens la question du mesmérisme, des courants fluidiques, de la transmission de pensée, de la polarité humaine, etc., parce que ces questions me paraissent encore bien douteuses, et avoir bien besoin d'être reprises par des têtes claires, véridiques, etc...

« J'ai hypnotisé diverses personnes (j'en avais pris sept avec moi), et finalement la fille du restaurant où nous étions, pour leur montrer un cas nouveau. Un des

---

[1] « Société qui s'est fondée, dit M. Forel, sur des bases très « honorables, lancée par l'élite morale et intellectuelle du barreau « zuricois, et excluant, par des règlements sévères, de son sein, « tous les éléments véreux. »

[2] Les membres de la Société avaient été seuls invités. Les deux procureurs généraux de Zurich assistaient à la séance.

assistants (un juriste) a voulu se faire hypnotiser, mais cela n'a pas été, parce que, comme en cas pareil, en général, il avait la tête trop pleine du sujet.

« J'ai, entre autres, endormi un homme de 66 ans, ancien alcoolique, guéri par la suggestion, et bon somnambule. Pendant qu'il dormait sur son fauteuil, je lui dis tout d'un coup : — Voilà là, devant vous, un mauvais drôle qui ne vaut rien : il vous faut le tuer ! Tenez, voilà un couteau ! (Je lui mets un morceau de craie dans la main droite), plantez-le lui dans le ventre ! — A ces mots, il empoigne avec violence la craie, se lève avec une expression de colère et d'émotion violente, et enfonce, avec l'énergie et la sûreté de quelqu'un qui combat pour sauver ses jours, la craie, à trois ou quatre reprises, dans... l'air qui se trouvait devant lui, car j'avais eu soin de le placer devant un espace vide.

« Le crime consommé, il tremblait avec violence. Je voulus lui prendre la craie. Impossible ! Il l'enfonça dans sa poche comme le paysan tyrolien y enfonce son arme, après le duel au couteau. Effrayé moi-même de l'effet produit, je me donnai toutes les peines du monde pour le tranquilliser en le désuggestionnant et lui suggérant l'amnésie. Après cela, je le réveillai. Il ne se souvenait plus de rien distinctement. Mais il avait une vague idée qu'il s'était passé « quelque chose de mauvais » *oppis verfehlt's* « (etwas verfehltes,) comme disent les Zuricois. Il cherchait dans sa tête et était inquiet.

« Il faut dire que c'était la *première suggestion criminelle que je faisais*[1]. J'ai peur moi-même de ces scènes

---

[1] Dira-t-on à M. Forel, comme on me l'a objecté à moi-même, que son sujet était préparé, entraîné, « *éduqué* » à reproduire ces scènes de crimes pour rire ?

émotionnelles violentes, dont les savants parisiens qui s'occupent d'hypnotisme racontent tant de cas à faire dresser les cheveux sur la tête. Il me semble qu'on n'a pas le droit de jouer ainsi avec les émotions de ces pauvres sujets, et que cela peut leur nuire. Je le fis dans ce cas, précisément parce que j'étais devant des juristes et voulus leur montrer où peut mener la suggestion. Je refis les expériences à mon cours, devant les étudiants, mais je fis seulement tuer à mon sujet un ours imaginaire qui arrivait sur lui.

« Mon second cas juridique était un gamin de onze ans et demi, qu'on pouvait suggestionner à l'état de veille, mais chez lequel cependant le sommeil renforçait la suggestion; je lui disais : — « Tu ne peux plus bouger. » — Il restait cloué sur place, etc...

« Je lui dis : « Regarde ce monsieur ! là, devant toi ! (un des juristes). Tu le connais très bien. Il t'a volé ton mouchoir de poche. » Il répondit « non ! » mais il suffit de l'endormir, et de lui répéter la chose pendant le sommeil, pour que la suggestion opérât. Après son réveil, il connaissait M. X... et se souvenait du vol du mouchoir de poche. De lui-même alors, il ajouta les détails. C'était dans la division A de l'asile de Burghözli, à telle heure, etc... Et il affirma, jura devant Dieu que c'était vrai, malgré les dénégations de votre honoré confrère. Alors, je le rendors et lui dis que tout cela n'est pas vrai, qu'il n'a jamais prétendu que M. X... lui ait volé son mouchoir, etc., etc.

« L'altercation entre ce gamin et notre collègue, après le réveil du premier, fut très amusante. Le gamin nie tout ce qu'il venait d'affirmer, et se fâche aussi énergiquement que M. l'avocat, lorsque ce dernier lui prouve qu'il vient de dire le contraire un instant auparavant.

« C'était également la première *hallucination rétroactive*[1] que je faisais, car ces expériences me répugnent aussi. Ce phénomène est, psychologiquement, presque identique, ou au moins analogue à ce que les Allemands ont appelé *Erinnerungs täuschung*, phénomène psychopathologique qui se produit chez des gens bien portants mais un peu nerveux, et chez des aliénés. Une scène qu'on voit, des paroles qu'on entend, vous font l'effet de quelque chose qu'on a déjà vu ou entendu identiquement de même dans le passé. C'est une sorte de dédoublement de l'ensemble des perceptions d'un moment, qui sont faussement reconnues comme ayant déjà eu lieu dans le passé. »...

« La séance, commencée à huit heures, se termina après onze heures, et MM. les juristes, dont beaucoup étaient des incrédules, sont repartis convertis. »

Dans une précédente lettre, adressée à M. le Dr Bernheim, le 23 janvier 1888, M. Forel lui faisait connaître que son cours sur l'hypnotisme était suivi par quatre professeurs, quatre-vingts étudiants et nombre de médecins ; vous m'avouerez, ajoutait-il, « que le petit hypno-
« tisme ou hypnotisme fruste[2] de Nancy ne fait pas mal
« son chemin à Zurich ».

Ajoutons, que M. le professeur Forel avait, à la date précitée du 23 janvier 1888, essayé l'hypnotisme sur *cent neuf*

---

[1] Nous étudierons spécialement ce curieux phénomène dans un chapitre ultérieur.

[2] Expression par laquelle l'Ecole de la Salpêtrière désigne les phénomènes produits à Nancy par opposition au « *grand hypnotisme* » que provoquent les expérimentateurs parisiens.

sujets ; sur ce chiffre, il avait réussi pour 82 et échoué pour 27. Le plus grand nombre de ces échecs « tombait du reste sur la première moitié, où il « manquait, dit-il, « d'assurance et de méthode [1] ».

Enfin M. le Dʳ Forel, en m'adressant avec une parfaite obligeance, les documents que je viens de reproduire, termine ainsi sa lettre : « J'oubliais le principal, qui est « de vous dire, Monsieur, que *je suis complètement d'ac-* « *cord avec vous,* — autant qu'il me paraît et que je « puis me permettre d'avoir une opinion, — *sur le côté* « *légal de la question.* »

257. Parmi les écrivains, en grand nombre, qui, dans la presse parisienne se sont occupés de mon *Mémoire*, lu à l'*Académie des sciences morales et politiques*, je dois une mention toute spéciale à MM. Victor Meunier, du *Rappel*, et H. de Parville, du *Journal des Débats*. Ce sont eux qui, les premiers, ont pris mes recherches au sérieux et les ont appréciées avec bienveillance ; je leur en conserve une durable reconnaissance. On me permettra dès lors de m'appuyer ici de l'opinion de M. H. de Parville ; voici comment l'éminent rédacteur scientifique du *Journal des Débats* appelait, le 8 mai 1884, l'attention du grand public sur les questions relatives à la suggestion hypnotique [2].

« Magnétisme, hypnotisme, illusions hier, réalités aujourd'hui. Certes, il a fallu du temps, beaucoup de temps, avant que l'on se décide à étudier de près ces faits étranges, mais on peut affirmer que maintenant les physiologistes les plus

---

[1] Lettre de M. le Dʳ Forel à M. le Dʳ Bernheim, 23 janvier 1888.

[2] *Revue des sciences* du *Journal des Débats*, 8 mai 1884.

éminents considèrent comme hors de conteste les principaux phénomènes de l'hypnotisme et du magnétisme animal. Le système nerveux peut être influencé par des causes extérieures encore mal définies, au point de modifier complètement l'individu au moral et au physique, de le transformer en automate et de substituer par diverses suggestions à sa volonté une volonté étrangère. Les expériences tentées en Allemagne et en France dans ces dernières années ne laissent plus aucun doute à cet égard [1]. M. Liégeois, professeur de droit à la Faculté de Nancy, vient d'attirer de nouveau l'attention sur ces faits dans un Mémoire intéressant, en insistant surtout sur les conséquences qu'ils présentent pour la médecine légale et sur les applications qu'on pourrait en tirer au point de vue du droit civil et du droit criminel. La thèse de M. Liégeois est neuve et hardie; elle peut être soutenue avec de grandes apparences de vérité.

M. Liégeois a voulu d'abord se rendre compte par lui-même de la réalité des phénomènes hypnotiques, et bien voir jusqu'à quelle limite extrême on pouvait pousser l'influence de l'homme sur son semblable. Avec le concours de son collègue, M. le professeur Bernheim [2], il a hypnotisé un certain nombre de personnes absolument saines de corps et d'esprit. Il est arrivé aux mêmes conclusions que ses devanciers. L'hypnotisé devient un automate inconscient; mais, ce qui est bien plus singulier, c'est qu'il conserve pendant des jours, des semaines, des traces de cet automatisme, au point que les suggestions antérieures persistent longtemps et peuvent l'exciter à accomplir des actes indépendants de sa volonté. L'opérateur peut inspirer à son sujet l'idée d'actes criminels qui, au réveil, seront accomplis fatalement, de point en point, à plusieurs jours, à plusieurs mois d'intervalle même, affirme M. Liégeois. Ainsi, certains sujets sont allés, au jour et à l'heure fixés par M. Liégeois, s'ac-

---

[1] Voir nos *Causeries scientifiques*, tomes XIX et XXI. Expériences de la Salpêtrière et de la Pitié, expériences de M. Heidenhain, de Breslau.

[2] Ceci n'est pas tout à fait exact; il faudrait dire : « En même temps que », etc.

cuser au bureau de police ou chez le procureur de la République de crimes imaginaires, avec tous les détails et dans les termes mêmes qu'il leur avait dictés la veille ou l'avant-veille. D'autres ont exécuté ou cru exécuter des actes effroyables. Une jeune fille, entre autres, a assassiné sa mère en tirant sur elle, avec le plus grand sang-froid, un coup de pistolet à bout portant. Inutile de dire que l'arme n'était pas chargée. D'autres ont reconnu des engagements qu'ils n'avaient jamais pris et signé des effets en bonne et due forme pour s'acquitter de dettes qu'ils n'avaient jamais contractées. D'autres enfin, chez lesquels on avait provoqué certaines hallucinations, ont affirmé sur la conscience qu'ils avaient la certitude absolue d'avoir vu, entendu, touché tout ce qui leur avait été suggéré! Ces expériences, bien conduites dans une direction donnée, ne sont pas sans présenter de gravité. M. Liégeois en conclut naturellement qu'en ce qui concerne la justice civile, la suggestion peut intervenir dans un grand nombre d'actes importants, pour les fausser ou les entraver, qu'elle peut intervenir aussi en ce qui concerne la justice criminelle dans des actes dont les hypnotisés eux-mêmes sont victimes, ou dans des actes qu'ils accomplissent irrésistiblement, ou enfin dans des actes imaginaires dont on leur a fait admettre la réalité. Les magistrats auraient donc à tenir compte, à l'occasion, de ces suggestions et à découvrir, derrière celui qui a perpétré l'acte, le véritable coupable, c'est-à-dire l'auteur de la suggestion. Le rôle du médecin légiste aurait à prendre de ce chef une nouvelle et considérable importance. Strictement, les idées de M. Liégeois sont justes, et d'autant plus justes à notre sens que nous ne croyons pas que la suggestion soit un phénomène exclusivement réservé au somnambulisme; nous avons des raisons de penser que c'est un phénomène plus commun qu'on ne le croit; il est exagéré chez l'hypnotisé, alors il apparaît dans toute son évidence, mais, pour être moins accentué chez certains sujets il ne s'ensuit pas qu'il n'existe pas plus ou moins. Des causes inconscientes agissent sans cesse sur nous et modifient notre personnalité. Ne dit-on pas souvent que telle ou telle personne exerce un certain ascendant sur ses semblables?

Ne sait-on pas que l'influence bonne ou mauvaise de tel ou tel individu retentit sur les autres? Que de phénomènes suggestifs jouent leur rôle sans que nous nous en rendions un compte exact! Le milieu exerce son action; on n'est plus le lendemain ce que l'on était la veille; l'entourage a marqué son empreinte. La pensée d'autrui retentit sur celle du voisin; le souvenir inconscient change les idées, les actes même, et le déterminisme par résultante de souvenirs et de combinaisons psychiques pourrait bien ne pas être un vain mot. Au fond, le magistrat, aujourd'hui comme avant la thèse de M. Liégeois, n'en reste pas moins toujours devant la solution du même problème : découvrir le véritable coupable. Seulement l'horizon s'est agrandi et les méthodes d'investigation pourront devenir plus précises et plus certaines [1].

« Ce qu'il importe avant tout de bien montrer, c'est qu'en vérité la suggestion est un phénomène commun, facile à produire, et qui ne saurait échapper à l'attention des observateurs. Les exemples abondent : MM. Liégeois et Bernheim en ont donné d'excellents, obtenus pour les besoins de leur thèse; il n'est pas superflu d'en citer d'autres qui n'ont pas été recueillis avec une idée préconçue.

Il y a déjà plus de vingt ans que, loin de tout milieu civilisé, nous provoquions par suggestion les actes les plus bizarres chez des Mosquitos hypnotisés; ils imitaient à distance tous nos mouvements; véritables automates dont nous

[1] M. Liégeois pose, en concluant son Mémoire, la question de savoir si la justice, connaissant l'influence sur certains tempéraments des pratiques hypnotiques, a le droit d'y recourir, afin d'obtenir des aveux ou des éclaircissements refusés par les accusés lorsqu'ils sont dans leur état normal. Il répond nettement que le magistrat ne saurait se permettre un pareil acte attentatoire à tous les droits de la défense et violant la liberté morale de l'accusé. La question n'est plus de notre domaine; mais le médecin aura toujours le devoir de rechercher si le sujet est impressionnable au point de subir une volonté étrangère. Le champ d'observation et de contrôle sera par cela même considérablement élargi.

tirions à volonté les ficelles. Mais il s'agissait surtout là de suggestions d'ordre physique...

258. M. Focachon, pharmacien à Vézelise (Meurthe-et-Moselle), précédemment à Charmes (Vosges) est l'auteur de la célèbre expérience de vésication par suggestion hypnotique dont j'aurai à parler plus loin en détail. Il a, nous l'avons vu tout à l'heure, prêté son concours à M. Fourcaulx en vue de produire les faits de suggestion dont le récit a paru dans le journal judiciaire *La Loi* et que nous avons reproduit ci-dessus.

Sur ma demande, M. Focachon a bien voulu me communiquer les trois observations suivantes de suggestions d'actes criminels ; je ne fais que copier ou résumer la note que je dois à son extrême obligeance.

1re observation. — « J. D..., 27 ans, née à Vézelise ; constitution nerveuse, non hystérique ; peu intelligente, éducation très incomplète ; probité reconnue. J. D... est couturière. L'ayant soumise à l'influence hypnotique, le 25 septembre 1887, je lui suggérai, dit M. Focachon, pendant le somnambulisme, l'idée de dérober, pour satisfaire à des goûts de toilette que ses ressources personnelles ne lui permettaient pas de satisfaire, des coupons d'étoffe qu'elle savait très bien exister chez une de ses clientes (prévenue d'avance et qui se prêta à l'expérience ; les coupons étaient placés dans une armoire, ordinairement fermée, mais laissée ouverte pour cette occasion). Je demandai au sujet s'il connaissait bien ces coupons et l'endroit où ils étaient placés ; sur sa réponse affirmative, je lui dis : « J..., vous êtes réellement trop mal mise, vous ne pouvez plus vous présenter nulle part ainsi ; Mme X... part, le 1er octobre pour Nancy ; vous vous rendrez chez elle sous prétexte de lui essayer le vêtement que vous lui faites, et là vous irez à l'armoire où sont les coupons que vous connaissez bien ; vous enlèverez ces coupons, vous les placerez sous vos vêtements pour sortir de la maison. Il va sans dire que vous serez très prudente, et que personne ne vous aura fait de suggestion relative à ce vol. » Je lui suggère ensuite que, grâce à cette étoffe dérobée, elle pourra se vêtir convenablement et véritablement faire meilleure figure ; que chez moi, du reste, elle pourra rapidement transformer ces coupons en un gracieux vêtement, à l'aide de notre machine à coudre, et cela, le soir même, en cachette de sa famille.

« J. D..., proteste d'abord très énergiquement, demande pour qui on la prend, se met à pleurer et me prie de la réveiller pour ne plus entendre de semblables propositions ; puis, petit à petit, la calmant, lui atténuant l'importance de son vol, qui passera d'ailleurs parfaitement inaperçu, stimulant aussi sa coquetterie, je finis par l'amener à me dire qu'elle réfléchira.

« Le 1er octobre au soir, J. D... se présentait chez moi, avec l'étoffe en question, demandait qu'on lui permît de se servir une heure ou deux de notre machine à coudre, pour achever un vêtement à une de ses clientes, qu'elle nous dit fort pressée, la machine allant plus rapidement que le travail à la main.

« A ce moment, je dis à J. D..., qu'elle avait l'air souffrant et qu'avant de se mettre au travail, elle devrait dormir quelques instants, ce qu'elle fit aussitôt.

« A son réveil, tout était oublié ; le sujet, sur une suggestion détruisant la première, n'avait plus aucune notion de ce qui lui avait été suggéré et de ce qu'il avait fait lui-même.

« Dans le cas présent, la suggestion a été exécutée jusqu'au bout, et même avec certains raffinements, le sujet ayant essayé de me donner le change relativement à la provenance des coupons qu'elle avait entre les mains.

2ᵉ observation. — *Développement du penchant à l'ivrognerie.* — M. D..., née à Goviller, constitution lymphatique, 19 ans. L'ayant hypnotisée le 10 janvier 1888, je suggère à M. D..., très sobre, très réservée et habituellement timide, qu'elle aura un penchant très marqué pour les liqueurs fortes, l'eau-de-vie, l'absinthe, boissons qu'elle exècre à l'état normal, et qu'elle en absorbera jusqu'à ivresse complète, mais que ce penchant ne se manifestera chez elle que le 1ᵉʳ février.

« Rendue à elle-même, M. D..., ne paraît se souvenir de rien et se comporte d'une façon irréprochable jusqu'au jour fixé par moi.

« A ce moment, où elle est surveillée attentivement, on la voit rôder dans plusieurs cabarets de bas étage et y absorber avec un visible plaisir de l'absinthe, de l'eau-de-vie, de l'anisette, jusqu'à complète ivresse. Questionnée le lendemain, à propos de son étrange conduite, elle répondit qu'elle avait peut-être tort d'agir ainsi, mais que désormais elle ne pourrait faire autrement, et que, du reste, elle éprouvait un grand plaisir à se mettre en cet état.

« Le 3 février, j'hypnotisai de nouveau M. D... et je m'empressai de faire disparaître un vice si bien développé et si promptement grandi.

14.

3ᵉ observation. — *Vengeance suggérée, avec la jalousie comme idée impulsive.* — M. C... est un sujet de 28 ans, bien équilibré, d'une bonne constitution ; nature honnête, sans mauvais penchant appréciable. C... a été hypnotisé six ou huit fois, pour faire disparaître des douleurs névralgiques qui le gênaient fort ; il devait se marier peu de temps après les visites qu'il me fit.

« Soumis le 20 février 1888 à l'influence hypnotique, le sujet arrive en peu de séances au somnambulisme. Le 28, alors que son cerveau est dans un véritable état d'automatisme, je lui fais le récit suivant, accompagné de suggestions appropriées au résultat que je désirais obtenir.

« Je sais que vous devez, sous peu, vous marier avec une de vos cousines ; je vous préviens que votre camarade Z... vous a remplacé auprès d'elle, et que, le mois prochain, leur mariage se fera. Ces choses, vous le comprenez très bien, ne peuvent se passer ainsi ; il faut à la fois, vous venger de Z... et empêcher ce mariage. Pour cela, quand Z... viendra vous prendre chez moi, vous lui jetterez au visage un flacon contenant de l'acide sulfurique, pour le défigurer. (Z... prévenu par moi, se prêta à l'expérience avec la plus grande obligeance. Quant à M. C... il sait très bien que l'acide sulfurique est un corrosif puissant et qu'en agissant ainsi, son camarade sera aveuglé et souffrira beaucoup, mais il est tout entier à l'idée de sa vengeance et ne voit pas au delà).

« Réveillé quelques instants après M. C... paraît n'avoir aucune conscience de ce que je lui ai dit ; il se trouve soulagé, manifeste même une certaine gaieté, puis se rasseyant, il me demande tout à coup si je pourrais lui confier un petit flacon d'acide sulfurique, pour nettoyer un tonneau en mauvais état. Je lui réponds que la vente de ce produit ne nous est pas permise dans ces conditions ; il insiste alors, me disant que je le connais bien, que je sais parfaitement qu'il n'en veut pas faire un mauvais usage. J'ai alors l'air de céder à sa demande et je lui donne un flacon d'eau légèrement colorée, comme l'acide sulfurique du commerce [1]. Il paraît fort satisfait, et me demande si l'acide est très concentré.

« Sur ces entrefaites, Z... entre dans ma pharmacie, M. C... l'aborde, lui serre la main droite, et, de son autre main libre, tirant son flacon de sa poche, en projette le contenu au visage de Z... en criant :

« Tiens, c..., voilà ce que tu mérites. »

« Quelques instant après, C..., ramené à son état normal, n'a plus le moindre ressentiment contre Z... et ne se doute en aucune façon du pseudo-drame qu'il vient de jouer. »

259. *L'Association française pour l'avancement des sciences* ayant tenu à Nancy, en 1886, son congrès annuel, l'occasion me parut favorable pour faire des expériences d'hypnotisme au point de vue médico-légal, devant la *Section des sciences médicales*, présidée par M. le Dr Bouchard, professeur à la faculté de médecine de Paris.

Le *Journal des Débats* [2], a publié le compte rendu de la communication que j'avais été admis à présenter devant plus de *cent cinquante médecins*, amenés à Nancy

---

[1] Ce flacon était dûment étiqueté : *Acide sulfurique, poison.* (Note de M. Focachon.)

[2] *Journal des Débats*, 24 août 1886.

par les travaux du Congrès. C'était la *première fois*, à ma connaissance, que des sujets hypnotiques étaient produits en séance publique d'une société savante : on m'accordera qu'il était difficile de réunir de meilleures conditions d'un contrôle sévère et éclairé.

Voici le compte rendu dont il s'agit :

SECTION DES SCIENCES MÉDICALES

De l'hypnotisme au point de vue médico-légal. — Communication faite dans la séance du 18 août, par M. Liégeois, professeur à la Faculté de Droit de Nancy, correspondant du ministère de l'instruction publique.

M. Liégeois se propose de soumettre aux membres du Congrès, quelques expériences d'hypnotisme dont il lui semble qu'il y a à tirer d'importantes conséquences, au point de vue de l'application de la loi pénale.

Il rappelle qu'il a lu, en 1884, à l'Académie des sciences morales et politiques, un Mémoire sur la suggestion hypnotique dans ses rapports avec le droit civil et le droit criminel [1]. Les faits relatés dans ce travail ont soulevé autant d'étonnement que d'incrédulité. On a reproché à l'auteur de n'être point médecin, d'avoir mal observé, etc. Il n'a pas cru devoir répondre à ces critiques, étant persuadé que la vérité se ferait jour par la seule force des choses. Sans doute, M. Liégeois n'est pas médecin, et il ne l'a jamais plus vivement regretté qu'en ce moment; mais il lui a semblé que, comme légiste, il pouvait légitimement appeler l'attention du monde savant et du grand public sur les considérations qui se rattachent à la suggestion. Puis il invoque l'autorité

---

[1] *De la Suggestion hypnotique*, etc. Paris, 1884. Alph. Picard, éditeur.

de physiologistes éminents : M. Liébeault, qui, depuis un quart de siècle, a ouvert la voie où s'engagent aujourd'hui tant de travailleurs ; M. Bernheim, qui, le premier, a fait pénétrer dans les cliniques officielles la suggestion employée dans un but thérapeutique; M. Beaunis, qui, dans son livre récent sur le *somnambulisme provoqué*, a attesté l'exactitude des expériences de M. Liégeois [1].

Ces expériences, d'ailleurs, ont été refaites un grand nombre de fois, à Paris, à Rochefort, à Lille, etc. ; toutes ont donné des résultats identiques à ceux qu'avaient obtenus antérieurement et l'orateur lui-même et M. Bernheim, agissant sur des sujets différents et sans jamais avoir concerté leurs épreuves.

M. Liégeois expose comment le droit est intéressé au plus haut degré dans les questions qui touchent à l'hypnotisme ; comment on peut, chez les somnambules produire un état d'automatisme complet et leur suggérer des actes délictueux ou criminels qu'ils accompliront fatalement.

Deux sortes de suggestions, entre autres, peuvent être faites : 1° pendant le sommeil ; 2° à l'état de veille. M. Liégeois présente à la section deux sujets qu'il a préalablement endormis et il suggère à l'un d'eux l'idée d'aller, cinq minutes après son réveil, écrire sur le tableau noir la phrase suivante : « Heureux sera le jour où l'hypnotisme entrera régulièrement dans le domaine de la science. »

Réveillé, le sujet qui « ne se souvient de rien » (c'est

---

[1] *Le Somnambulisme provoqué*, p. 160 à 162. Paris, 1886. Baillière et fils, éditeurs.

là la caractéristique ordinaire du somnambulisme provoqué) va, au bout de cinq minutes, écrire sur le tableau la phrase demandée. Peu de temps après, M. le Dr Henrot, maire de Reims, propose de faire écrire de nouveau la phrase déjà citée, en remplaçant la lettre *r* par la lettre *k*. Le sujet, endormi une seconde fois, puis réveillé, va écrire à la craie, la phrase ci-après : « Heukeux seka le jouk où l'hypnotisme entkeka kégulièkement dans le domaine de la science. »

La phrase a été écrite couramment, comme le désirait M. Henrot, qui se déclare satisfait. Revenu à sa place et en pleine possession de ses facultés, le sujet a perdu tout souvenir de l'acte qu'il vient d'accomplir et il ne peut comprendre que l'on ait écrit la phrase étrange qu'il a tracée lui-même.

Sur deux autres sujets, une jeune fille assez délicate et un jeune homme très robuste, M. Liégeois produit des phénomènes de catalepsie, de contracture, de mouvements automatiques, etc. de nature à intéresser l'auditoire.

Forcé d'abréger sa discussion pour faire place à d'autres communications, M. Liégeois fait remarquer, en terminant, que les somnambules peuvent être, de la part de ceux qui les ont endormis, l'objet des attentats les plus graves, *sans en conserver le moindre souvenir au réveil;* il rappelle à ce sujet les faits judiciaires déjà cités dans son Mémoire de 1884 et sur la nature desquels la présence de quelques dames dans l'auditoire l'empêche d'insister. D'autre part, et surtout, il appelle l'attention de ses auditeurs sur les conséquences fort importantes que doit entraîner, au point de vue de l'application de la loi pénale, la possibilité de faire commettre par suggestion des crimes ou des délits, par des personnes susceptibles d'arriver au sommeil somnambulique et qui, ayant agi dans un état de véritable automatisme, devraient être acquittées. Dans ce cas, il faudrait rechercher et punir, comme seul coupable, l'auteur de la suggestion criminelle.

CHAPITRE VII

LES EFFETS PHYSIOLOGIQUES

L'anesthésie chirurgicale. — La vésication par suggestion. — Les stigmates.

SOMMAIRE

260. Phénomènes physiologiques du somnambulisme.
261. Mouvements automatiques.
262. Mouvements rendus impossibles.
263. Catalepsie suggestive. Paralysie.
264. Illusions psycho-sensorielles.
265. Expériences de Durand (de Gros).
266. Anesthésie chirurgicale. Opérations pratiquées pendant le sommeil magnétique.
267. Ablations de dents pratiquées sans douleur.
268. Anesthésie chirurgicale produite par l'auteur, au moyen d'une suggestion donnée vingt-quatre heures à l'avance. Lettre de M. Liébeault à M. Victor Meunier, du *Rappel*.
269. M. Liébeault et l'accouchement sans douleur par suggestion.
270. Accouchement d'une primipare ; observation du Dr Pritzl, de Vienne.
271. Accouchement. Observation de M. le Dr Dumontpallier, médecin de l'Hôtel-Dieu.
272. Accouchement. Observation de M. le Dr Mesnet, médecin de l'Hôtel-Dieu.
273. Une femme peut-elle être accouchée sans le savoir ? Opinion de M. le Dr Brouardel, doyen de la Faculté de médecine de Paris.
274. Vésication par suggestion hypnotique. Expérience de M. Focachon.

275. Seconde expérience rapportée par M. Beaunis.
276. Action de la suggestion sur les sécrétions, l'urine, la sueur, les larmes, le lait.
277. Epistaxis produit par suggestion ; expérience de l'auteur.
278. Neutralisation, par suggestion, des effets d'un vésicatoire normal.
279. Expérience de M. le D\ Dumontpallier.
280. Congestion cutanée produite par l'auteur.
281. Expériences de MM. Bourru et Burot.
282. Que les faits qui précèdent expliquent les caractères prétendus miraculeux des *stigmatisés*.
283. La stigmatisée Louise Lateau ; opinion de M. le professeur Delbœuf, de Liège.
284. Rapprochements avec les extatiques du moyen âge.
285. Vie de sainte Thérèse.
286. Caractère naturel de l'extase.
287. Stigmatisés du moyen âge ; saint François d'Assise.
288. Opinion du P. Debreyne, trappiste.
289. Conclusion : Ni supercherie, ni miracle ! Opinion opposée à celle de Virchow, de Berlin.

260. Parmi les phénomènes physiologiques du somnambulisme et de la suggestion, il en est qui ne sont pas de nature à exercer une grande influence sur les rapports juridiques ; on me pardonnera d'en parler très brièvement.

Déjà, dans le sommeil léger, on produit à volonté la catalepsie suggestive. On lève le bras du sujet et on lui affirme qu'il ne peut le baisser, et le mouvement ne peut plus être par lui rétabli spontanément.

Toutefois, je laisse de côté les degrés inférieurs du sommeil pour ne m'attacher qu'aux somnambules ; ici le champ de la suggestion est presque sans limites assignables; même, — et c'est en cela que l'Ecole de Nancy a le plus contribué aux progrès de la science, — la plupart des suggestions peuvent, non seulement être obtenues pendant le sommeil, mais encore à l'état de veille, au moins chez les personnes qui, d'ailleurs très sensibles à l'influence hypnotique, ont déjà été hypnotisées plusieurs fois.

261. **Des mouvements.** — Toutes sortes de mouvements peuvent être suggérés, et ils se produisent automatiquement, ou bien, au contraire, ils sont rendus impossibles, au gré de l'expérimentateur.

Je dis à un sujet mis en somnambulisme : « Quand vous vous réveillerez, vous balancerez le bras ou la jambe jusqu'à ce que je dise tel mot ou que je fasse telle chose ; vous vous lèverez et frapperez trois fois la terre du pied ; vous battrez des mains ; vous ferez une fois le tour de la chambre ; vous vous mettrez à genoux et vous baiserez le parquet ; vous irez prendre un marteau et vous enfoncerez un clou à tel endroit ; vous danserez, etc., etc. » Et tout cela se réalise comme je l'ai annoncé.

262. Ou bien, au contraire, je rends tel ou tel mouvement impossible. — « Une fois éveillé, vous ne pourrez vous lever ! » Et le sujet fait de vains efforts pour quitter le siège sur lequel il est assis. La permission à lui donnée par l'expérimentateur lui rend la liberté de ses mouvements. Une autre fois, je lui dis : « Quand vous serez levé, vous ne pourrez plus vous asseoir, ou vous ne pourrez plus remuer le bras ; ou, la main étant fermée, vous ne pourrez plus l'ouvrir ; ouverte, il vous sera impossible de la fermer. Si vous ouvrez la bouche, vous resterez ainsi jusqu'à ce que je vous délivre ; si vous la fermez, vous ne pourrez plus l'ouvrir. Ou encore, votre bouche peut être, à votre gré, ouverte ou fermée, mais vous ne pourrez plus parler, etc., etc. »

Tout cela peut aussi être produit à l'état de veille. Par exemple, le sujet étant éveillé, on trace sur le plancher une ligne imaginaire qu'il ne pourra franchir : arrivé à cette ligne, il s'épuise en efforts superflus ; on lui persuade que ses pieds sont collés au sol, que ses jambes fléchissent, qu'elles ne peuvent plus le porter, qu'il tombe et ne peut plus se relever, et tout se passe comme on l'a prédit.

263. **De la catalepsie.** — Puis, c'est la catalepsie que l'on produit à volonté. Pendant le sommeil hypnotique, les bras levés en l'air ou placés dans les positions les plus incommodes, restent indéfiniment dans cet état, sans causer aucune fatigue à l'hypnotisé ; on produit à volonté la contracture d'un bras, d'une jambe, des deux bras, des deux jambes ; successivement tous les doigts de la main ou quelques-uns d'entre eux sont contracturés ; dans un doigt, une ou plusieurs phalanges sont successivement soumises ou soustraites à la même influence. Il suffit, pour produire ces singuliers résultats, d'un mot, ou même d'un geste, qui fasse pénétrer la volonté de l'opérateur dans le cerveau du sujet.

La paralysie peut aussi être suggérée : paralysie d'un ou de plusieurs membres ou de la langue. L'hypnotisé est entre les mains de celui qui l'a endormi comme ces mannequins que l'on voit dans les ateliers des peintres.

264. **Illusions psycho-sensorielles.** — La suggestion peut encore produire les plus étonnantes illusions des sens. On fera prendre, à volonté, au sujet endormi,

je l'ai même fait plus d'une fois à l'état de veille, — du sel pour du sucre, du sucre pour du sel, de l'eau pour du vin, un breuvage nauséabond pour une boisson délicieuse, de l'huile de foie de morue pour une eau-de-vie excellente, de l'aloès pour du chocolat ; on lui fera manger une pomme de terre crue pour une poire fondante, et — le fait a été constaté par moi — il refusera, tant il la trouvera succulente, d'en donner la plus petite partie à un ami ; ou bien il dévorera des choux rouges crus en guise de filet de bœuf. De même on lui fera aspirer avec délices des vapeurs d'ammoniaque en lui persuadant que c'est un parfum de muguet ou de foin coupé, et *la muqueuse nasale n'en sera nullement affectée*; si, au contraire, on lui place sous le nez un verre d'eau en lui assurant que c'est de l'ammoniaque, il se détournera vivement, ressentira des picotements dans les narines, aura du larmoiement, etc.

Qu'on présente au somnambule un verre vide ou même un verre imaginaire, en lui persuadant qu'il a soif et qu'il doit se désaltérer avec un verre de bordeaux ou de champagne, et il se mettra aussitôt à boire, en se félicitant de l'excellente qualité du vin ; j'ai vu, plus d'une fois, dans ce cas, le mouvement de déglutition s'opérer, pendant que le sujet mis en expérience lève la tête pour vider son verre. Et si alors on lui dit : « Mais, « mon ami, ce vin était trop fort, vous en avez trop bu ; « vous êtes ivre, vous ne pouvez plus vous tenir de- « bout ! » les symptômes de l'ivresse apparaissent, la langue s'embarrasse, la démarche devient incertaine, le malaise évident, on provoquerait avec la plus grande facilité les vomissements, etc., etc.

265. Tous ces faits singuliers que j'ai produits moi-même, et qu'on peut reproduire à volonté, avaient été signalés, dès 1860, par M. le Dr Durand de Gros (Philips) dans son excellent *Cours de brindisme*, dont j'ai déjà parlé. Dans une séance donnée à Paris, au *Cercle de la presse scientifique*, cet éminent physiologiste avait fait de nombreuses expériences sur des personnes choisies parmi les spectateurs. M. Laverdant, qui s'était soumis à l'influence hypnotique, a raconté dans la curieuse lettre ci-après les sensations qu'il avait éprouvées et les épreuves qu'il avait subies[1] :

« Paris, 22 avril 1860.

« Mon cher docteur,

Si vous croyez utile de recueillir le témoignage des individus soumis à vos expériences, voici le mien :

J'avoue que je ne m'étais pas pressé d'aller à vos conférences, bien que je porte intérêt à toute nouveauté sincère et sérieuse, et bien que j'aie pour vos travaux si désintéressés un affectueux respect. Je me trouvai enfin au Cercle de la rue Richelieu, un jour que vous fîtes suivre votre exposé de principes d'un essai d'expériences. Les jeunes gens que vous demandiez de préférence, ne s'étant pas trouvés en nombre suffisant, je vous offris ma tête chauve et blanchissante.

En vérité, je n'avais pas d'autre but que de boucher un trou, remplir un des fauteuils vides et je ne nourrissais aucunement l'espérance de devenir un sujet intéressant. On a vainement essayé de me magnétiser autrefois, et j'arrivais persuadé qu'hypnotisme et somnambulisme sont des variétés d'un même phénomène.

Cependant, je fixai sur votre disque un œil consciencieux et docile.

Deux minutes ne me semblaient point passées, que j'éprouvai un sentiment de fatigue et d'assoupissement. Comme

[1] PHILIPS, *Cours de braidisme*, p. 117.

il m'arrive assez souvent, entre sept et neuf heures du soir, un *piquer un chien* (c'est pour le moment l'argot des salons de Paris) je me dis : autant vaut dormir ici mon petit sommeil, en attendant les expériences, et je m'accommodai pour faire un petit somme.

Le sommeil ne vint pas, mais, à sa place, un engourdissement au cerveau, un malaise, un état de torpeur. Je conservai parfaitement l'intelligence des choses, car, vous voyant retirer de ma main le disque je me dis, un peu étonné et souriant avec moi-même : « Tiens ! je suis pris. »

J'étais pris en effet et vous me fîtes monter sur l'estrade et asseoir dans un fauteuil. J'estimais que, depuis le début de l'expérience, cinq ou six six minutes s'étaient écoulées ; mes amis présents disent trois ou quatre seulement.

Je demeurai isolé un quart d'heure environ, tandis que je vous sentais ou entendais occupé de mes compagnons d'épreuve. J'avais les yeux fermés, appesantis. Je m'agitais ; je passais incessamment les mains sur la partie supérieure du crâne, comme pour me débarrasser d'un afflux excessif, ou de sang, ou de force nerveuse, lequel me semblait produire, non pas une exaltation, mais, plutôt une perturbation profonde, une perversion, une paralysie. Je n'éprouvais pas une douleur vive, pas même une souffrance précise, mais, un malaise immense qui tenait, pourrais-je dire, de la souffrance morale. Je me sentais infirme, annihilé[1].

Bientôt commença votre action sur moi, et je devins véritablement machine sous votre volonté motrice. Vous affirmiez un fait : de prime abord j'hésitais à le croire, et tout aussitôt j'étais obligé de me rendre à l'évidence du fait accompli.

— Vous ne pouvez plus ouvrir les yeux ! Et vainement j'essayais de les ouvrir et vainement mon sourcil se relevait et la peau de mon front se ridait soulevée : les paupières étaient collées.

— Vous êtes cloué sur ce fauteuil, vous ne pouvez plus

---

[1] Ce malaise s'est dissipé petit à petit ; cependant, jusqu'au lendemain, j'ai éprouvé un peu de fatigue au cerveau. Il paraît que je suis d'un tempérament très nerveux.

vous lever ! Et vainement, mes bras libres, et qui passent pour très vigoureux encore, s'appuyant aux bras du fauteuil, essayèrent de soulever la masse inerte du bassin et des jambes; j'étais cloué.

— Levez-vous ! Vous ne pouvez plus ni vous asseoir, ni vous baisser ! Et tous mes efforts pour changer de place et rompre cet état de paralysie ridicule, demeuraient infructueux. J'étais libre jusqu'à la taille à peu près ; dans tout le reste du corps, asservi.

Pendant que ces opérations suivaient leur cours, je causais avec les spectateurs les plus voisins de l'estrade et je donnais à la masse du public le détail de mes impressions, soit spontanément, soit pour répondre aux questions qui m'étaient adressées.

— Vous ne pouvez plus ouvrir la bouche. Et mes mâchoires se trouvèrent tout à coup soudées indissolublement.

Ici, l'expérimentateur, après avoir ainsi diversement paralysé mon système musculaire, s'avisa de faire mouvoir ma machine à son gré, contre mon vouloir.

— Tournez vos bras l'un sur l'autre. Je le fis involontairement.

— Allez vite. Bien. Vous ne pouvez plus vous arrêter. Et mes bras tournèrent violemment, indéfiniment, et je ne pus les retenir, malgré que je fisse des efforts résolus et puissants pour les comprimer, les opposant dans des axes contraires, les froissant l'un contre l'autre dans une lutte désespérée. J'y épuisai vite mes forces inutilement.

« — Puis, vinrent deux expériences sur les perturbations des sens, qui échouèrent.

On m'apporta un verre d'eau et l'expérimentateur se proposait de me faire trouver dans cette eau pure, telle saveur qu'il me plairait d'indiquer. Je demandais le jus de la canne à sucre, produit de mon pays lointain, et pour le coup, je n'opposais aucune résistance, car, j'avais fort envie de retrouver le goût exquis qui me fait faute depuis vingt ans, et je ne bus que de l'eau claire.

Sur le conseil d'un médecin de l'auditoire, l'expérimentateur me proposa du vin de France ; je ne goûtai encore que de l'eau.

L'expérience sur l'odorat ne réussit pas beaucoup mieux. J'avais demandé encore un produit des tropiques, l'odeur de jamrose et j'eus le désagrément de ne sentir que de l'ammoniaque. Ici, je dois avouer, pour être exact, que l'action de l'expérimentateur semble avoir été, du moins jusqu'à paralyser un moment le sens de l'odorat, car, deux fois, j'ai porté le flacon d'ammoniaque à mon nez sans rien sentir, et ce n'est qu'à la troisième épreuve que l'odeur forte et répugnante a été perçue.

Je dois ajouter qu'un moment après, sur une autre personne plus jeune, les perturbations du sens du goût ont été produites. Non seulement le sujet a cru, en buvant de l'eau, boire du vin de champagne, mais (ce qui est plus curieux) tous les effets d'une véritable ivresse s'en sont suivis : titubations, rire, hébètement, délire.

Enfin, comme j'achevais d'expliquer au public l'effet un peu manqué de l'ammoniaque, l'expérimentateur me dit :

Vous allez bégayer ; bégayez, vous ne pouvez plus vous empêcher de bégayer ! Et j... j... j... je bégayai, à mon grand regret, en vérité, et commençant à être un peu confus et honteux des faiblesses de ma pauvre chair.

— Vous allez perdre la faculté d'émettre la voyelle A et même la notion de cette lettre. Essayez : vous ne pouvez pas dire A. Et il y eut dans l'assemblée un murmure de doute et des sourires ; je souris moi-même, faisant un grand geste de doute et de mauvaise humeur ; mais, il me fut impossible de dire A.

L'expérimentateur me dit d'écrire mon nom, et l'un de mes voisins, témoin d'une autorité assurément très sérieuse, le rédacteur distingué, de la *Revue des Deux-Mondes* et du *Journal des Débats*, membre du Conseil général de l'Algérie, M. Jules Duval, mon excellent ami, me présenta un livre qu'il tenait à la main. J'écrivis mon nom, *moins les deux A qu'il contient*. Vainement fis-je des efforts énergiques pour tracer ces deux lettres proscrites ; ma main écrasait le crayon sans pouvoir même tracer un jambage.

Voici ce que j'écrivis : *Lverdnt*.

Cette dernière expérience causa une surprise générale, un

intérêt qui tenait de la stupeur. Nous touchions ici, semblait-il, aux perturbations de l'intelligence même.

Je dois noter et vous soumettre à vous-même, mon cher docteur, l'observation d'un fait singulier, que nul n'a remarqué dans l'assemblée, et dont je n'ai eu moi-même le sentiment que par réflexion et plusieurs jours après.

J'avais perdu la faculté d'émettre la voyelle A, mais je n'avais pas perdu la *notion* de la lettre. Or, tandis que j'expliquais au public cette restriction, il m'est arrivé dix fois, peut-être, sans y songer, de prononcer des mots où se trouvait la lettre A. Je me souviens positivement d'avoir dit ceci : Je *la* vois, mais je ne peux *la* prononcer.

« Ainsi, il se trouve que je n'étais empêché et paralysé que sur le point spécial où mon attention se fixait, et c'est précisément alors que je voulais formellement, que je ne pouvais pas. Cette observation peut ne pas être sans importance pour les théoriciens [1]. »

266. **Anesthésie chirurgicale.** — L'anesthésie, soit spontanée, soit provoquée, est l'un des phénomènes les plus curieux et les plus intéressants que présente le somnambulisme.

Déjà dans les degrés inférieurs du sommeil, la sensibilité cutanée est plus ou moins émoussée ; mais chez les somnambules, on arrive souvent à une insensibilité telle qu'on pourrait et qu'on a pu effectivement l'utiliser pour des opérations chirurgicales.

Nous avons vu, dans le chapitre II, que, dès 1859, M. le Dr Paul Broca a communiqué à l'*Académie des sciences* la relation d'une opération pratiquée, sans douleur, sur une malade, préalablement hypnotisée ; or, il s'agissait de l'incision « d'un abcès volumineux et « extrêmement douloureux de la marge de l'anus ».

---

[1] DURAND DE GROS (Dr Philips), *Cours théorique et pratique de braidisme*, p. 117.

Quelques jours plus tard, une communication du même genre était faite à l'*Académie de médecine* par M. le Dr Guérineau, chirurgien des hôpitaux de Poitiers. Il avait amputé la cuisse d'un homme, durant l'anesthésie hypnotique. « Après l'opération, qui dura une minute et demie, dit M. Guérineau, j'adresse la parole au malade pour lui demander comment il se trouve ; il me répond qu'il *se croit en paradis*, saisit vivement ma main et la porte à ses lèvres pour la baiser. Il dit encore à un élève : « J'ai senti (sans douleur) ce qu'on m'a fait, et la preuve c'est que la cuisse a été coupée au moment où vous me demandiez si j'éprouvais quelque douleur [1]. »

M. le Dr Tavernier (de la Nièvre), rédacteur de l'*Opinion nationale*, a dit à M. le Dr Durand de Gros (Philips) avoir eu connaissance d'une amputation d'un doigt de la main pratiquée sans douleur par un chirurgien de province à la faveur du sommeil hypnotique [2].

Le Dr Esdaile, chirurgien des hôpitaux de Calcutta, avait antérieurement exécuté, en six années, plus de trois cents opérations capitales de toute espèce, dont beaucoup étaient de la nature la plus terrible, sans occasionner aucune douleur aux patients ; dans tous les cas l'insensibilité était produite de la même manière (par le mesmérisme) [3].

Un article publié par le Dr Charpignon, dans la *Gazette des Hôpitaux*, et mentionné par Durand de Gros, donne le relevé suivant :

---

[1] *Gazette des hôpitaux*, 29 décembre 1859, citée par Philips, *op. cit.*, p. 140.
[2] *Ibidem*, p. 141.
[3] *Ibidem*, p. 141, 142.

« C'est sous l'influence de cette théorie et de ces procédés qu'on voit, à dater de 1820, se produire des opérations chirurgicales d'une importance réelle. Ainsi, en 1829, M. J. Cloquet ampute un sein sur une dame magnétisée par le Dr Chapelain.

« En 1845, le Dr Loysel ampute, à Cherbourg, une jambe sur une demoiselle endormie par M. Durand, professeur de philosophie.

« En 1846, il enlève avec le même concours un paquet de glandes cervicales dégénérées au nommé Baysset, âgé de dix-huit ans; enfin, à Anne Lemarchand, une troisième fois, cette opération est encore pratiquée, sous la même influence.

« Ces observations ont été publiées dans une brochure intitulée *Recueil d'opérations chirurgicales sur des sujets magnétisés*, par Loysel, docteur en médecine, à Cherbourg.

« En 1847, le Dr Ribaud et M. Kiaro, dentiste, enlèvent, à Poitiers, une tumeur volumineuse de la mâchoire à une fille endormie par M. Valette.

« En mars 1845, amputation de la cuisse d'un jeune homme par le Dr Fanton; en septembre 1845, amputation du bras de Mme Northway par le Dr Joly. Vers la même époque amputation de la cuisse sur Miss Lakin par le Dr Toswel. »

M. le Dr Liébeault m'a dit avoir souvent provoqué l'ablation, sans douleur, de dents cariées chez des sujets qu'il avait préalablement endormis et qu'il envoyait immédiatement chez le dentiste.

M. le Dr Bernheim [1], parlant de l'un des sujets dont il

---

[1] Bernheim, *De la suggestion dans l'état hypnotique et dans l'état de veille*, p. 51.

LES EFFETS PHYSIOLOGIQUES 265

a relaté l'histoire, constate qu'il a obtenu, non seulement pendant le sommeil hypnotique, mais encore à l'état de veille, toutes les modifications possibles de la sensibilité. Il me suffit de dire : « Votre côté gauche est
« insensible, » si alors je pique avec une épingle le bras
« gauche, si j'introduis celle-ci dans sa narine, si je
« touche sa muqueuse oculaire, si je chatouille son pha-
« rynx, il ne sourcille pas; l'autre côté réagit. Je trans-
« fère l'anesthésie de gauche à droite; je produis l'anes-
« thésie totale, je la produis si profonde qu'un jour
« mon chef de clinique lui a enlevé cinq racines den-
« taires fortement enclavées, torturant les alvéoles pen-
« dant plus de dix minutes. Je lui disais simplement :
« Vous ne sentez absolument rien. » Il crachait son
« sang en riant, ne manifestant pas la moindre impres-
« sion douloureuse[1]. »

268. Enfin j'ai moi-même, par une suggestion donnée *vingt-quatre heures à l'avance*, provoqué un état d'anesthésie suffisant pour faire arracher sans douleur deux dents mauvaises. Mlle M. H..., excellente somnambule, m'ayant dit qu'elle devait aller, le lendemain, chez son dentiste pour se faire enlever deux molaires qui la faisaient beaucoup souffrir, je lui suggérai de n'éprouver aucune douleur. L'opération marcha fort bien; le surlendemain, Mlle H... qui, par son caractère honorable, m'inspire une confiance absolue, me dit qu'elle

---

[1] Le lecteur trouvera encore deux observations d'anesthésie chirurgicale par suggestion, faites, l'une par M. le professeur PITRES, de Bordeaux, l'autre par MM. les Drs H. MABILLE, directeur, médecin en chef de l'asile de Lafond, et J. RAMADIER, médecin adjoint, dans la *Revue de l'hypnotisme*, t. Ier, p. 93 et 111.

n'avait nullement souffert; elle avait senti (mais sans douleur) qu'on lui arrachait une petite portion de la gencive.

Le lecteur remarquera la concordance de cette indication avec la réponse faite plus haut à M. le Dr Guérineau, de Poitiers, par l'homme qui venait d'être amputé. Le fait relatif à Mlle H... a été porté par M. le Dr Liébeault, témoin de la suggestion et du récit de la principale intéresssée, à la connaissance de M. Victor Meunier, rédacteur du *Rappel*[1].

---

[1] M. Victor MEUNIER, dans le *Rappel*, du 18 août 1885, s'exprime ainsi :

« C'est par induction que M. Liébeault fut conduit pendant l'année 1882 et au commencement de la suivante à instituer ces premières expériences. Son point de départ était dans ces suggestions d'idées dont les exemples sont devenus familiers à tout le monde. Voici son raisonnement : « Si des malades obsédés d'idées fixes transmises du sommeil à la veille, éprouvent, par suite, des hallucinations, exécutent des ordres, etc., pendant ce dernier état; bien plus si, dans ces mêmes conditions, l'affirmation négative de certaines sensations empêche aussi leurs sens de fonctionner (au réveil) sur des catégories d'idées représentatives — comme par exemple de ne pas voir des personnes présentes, de ne pas les entendre, etc.; pour la même raison, me disais-je, ces malades éveillés, dans le cas où on les opérerait, ne devraient non plus ressentir de souffrances dans quelque point du corps que ce fût, si la suggestion leur en avait été faite pendant le sommeil.

« C'est en exécution de cette idée qu'ont été réunies les observations rapportées ci-dessus qui lui sont assurément favorables. Citons encore celle de M. le professeur Liégeois, de la Faculté de droit de Nancy, dont les lecteurs n'auront pas oublié le mémoire sur l'hypnotisme considéré au point de vue juridique : ayant endormi une somnambule, il lui inculqua l'idée fixe de se faire arracher sans douleur vingt-quatre heures après qu'elle serait sortie du sommeil nerveux, deux dents et une racine, ce qui se fit exactement comme il l'avait dit. C'est déjà notablement plus fort, quant à la durée de la suggestion anesthésique que ce qu'avait vu M. Liébeault. Mais ne saurait-on faire plus encore ? M. Liégeois, M. Beaunis, etc., n'ont-ils pas suggéré à leurs sujets hypnotisés

269. La possibilité de produire, dans certains cas, par suggestion, une anesthésie suffisante pour faire sans douleur des opérations chirurgicales devait amener les médecins à se demander si, par ce moyen, on ne pourrait pas faciliter l'accouchement.

M. le Dʳ Liébeault a examiné cette question dans son beau livre sur le *Sommeil*[1] :

« Il est, dit-il, un autre emploi du sommeil profond sur lequel mon attention a été attirée, c'est celui de rendre insensibles à leurs maux les femmes qui sont dans le grand travail de la parturition. Si une femme pouvait, en somnambulisme, n'avoir nullement conscience des douleurs de l'enfantement, il y aurait un grand pas de fait dans la science, à l'avantage de celles qui arriveraient alors dans cette forme de l'état passif. Elles jouiraient tant qu'on voudrait de l'immunité à la douleur produite par les anesthésiques, toujours difficiles à manier, et dont on ne peut continuer l'emploi que peu de temps, et de plus, ce que j'ai remarqué en extrayant des dents à des dormeurs, elles se prêteraient à tout ce que l'on demanderait d'elles comme si elles étaient éveillées. »

Toutefois, plusieurs essais tentés par M. Liébeault ne lui donnèrent que des résultats incomplets, sans doute parce que le degré de sommeil des femmes en travail n'avait pu être rendu assez profond.

Néanmoins les vues théoriques du savant médecin de Nancy sont aujourd'hui confirmées par les faits sui-

des actes à cent jours et plus de date. Pourquoi de même la suggestion anesthésique ne serait-elle pas réalisable après d'aussi longues périodes de temps ? »

[1] Dʳ Liébeault, *Du sommeil et des états analogues*, p. 385.

vants, dont j'aurai plus tard à tirer d'importantes conséquences au point de vue juridique.

270. La *Revue de l'hypnotisme* a donné dans son numéro du 1ᵉʳ novembre 1886[1], d'après la *Wiener medizinische Wochenschrift*, la relation d'un accouchement pendant l'hypnotisme, par le Dʳ Pritzl, de Vienne. En voici l'analyse, faite par M. le Dʳ Ad. Olivier :

« Jusqu'à ce jour les opérations d'accouchement pendant l'hypnotisme ont été peu nombreuses. Cependant il en existe quelques-unes qui démontrent qu'il est possible, chez des femmes facilement hypnotisables, d'obtenir pendant toute la durée du travail une analgésie comparable à celle que donnerait le chloroforme. L'observation suivante, recueillie par le Dʳ Pritzl, est à ce point de vue des plus concluantes :

« Mᵐᵉ S. M... fut admise à l'hôpital le 10 septembre 1885 ; elle était âgée de trente-six ans et primipare. La santé a toujours été bonne; elle n'a aucun antécédent nerveux. Pendant le séjour de la malade à l'hôpital, on s'aperçut qu'on pouvait facilement l'hypnotiser en lui faisant regarder attentivement la boule d'un thermomètre. Pour y arriver, il suffisait de placer la boule à 15 centimètres de ses yeux et de la porter lentement en haut un peu au-dessus des yeux. Aussitôt que ceux-ci convergeaient, au bout de dix secondes généralement, elle devenait inconsciente, insensible aux piqûres d'épingle; on pouvait toucher la cornée sans produire de réflexe.

« Le 30 octobre, pendant la nuit, les signes prémoni-

---

[1] *Revue de l'hypnotisme*, t. I, p. 157.

toires du travail apparurent. Pritzl examina la malade, le 31, et trouva le fœtus en seconde position; l'orifice externe permettait l'introduction de deux doigts. A 8 heures du soir, on pouvait faire pénétrer trois doigts dans l'orifice externe. Pritzl rompit les membranes; les douleurs augmentèrent d'intensité. La malade devint très agitée, se jetant de côté et d'autre et se plaignant de souffrir beaucoup.

« Pritzl résolut alors de l'hypnotiser par le procédé habituel. Il suffit de lui faire regarder la boule du thermomètre pour la rendre inconsciente et immobile. Il était 10 heures 40 du soir.

« Sous l'influence de l'état hypnotique, les douleurs changèrent de caractère ; elles revinrent à un intervalle de deux minutes environ ; elles étaient plus fortes et duraient cinquante secondes en moyenne. Au moment de l'acmé de chaque contraction, les muscles abdominaux se contractaient aussi vigoureusement, au moins, que pendant le travail ordinaire. Pendant toute la durée de la douleur, la femme restait absolument inconsciente, bien que de temps en temps elle fléchît son avant-bras gauche et roidît sa jambe gauche. Elle remuait la tête d'un côté à l'autre, et de temps en temps elle fronçait les sourcils et poussait des gémissements; pendant l'intervalle des contractions, elle restait absolument calme, comme si elle dormait.

« Ces douleurs fortes ne restèrent pas inefficaces, et l'orifice utérin se dilata assez rapidement par suite des progrès de la descente de la tête; à la douzième douleur, la tête était à la vulve et proéminait entre les grandes lèvres; enfin, l'enfant naissait à 11 heures 15 du soir. Il pesait 2,900 grammes et avait 50 centimètres de long. Après une période de repos de cinq minutes, l'utérus commença de nouveau à se contracter énergiquement, les douleurs durant alors un peu moins longtemps que pendant la période expulsive (en moyenne treize secondes), tout en ayant la même intensité.

« Les muscles abdominaux se contractaient avec une énergie plus grande que ne l'avait jamais vu Pritzl après l'accouchement. Ce ne fut qu'à la quatorzième douleur que le placenta fut expulsé dans le vagin, que les contractions utérines cessèrent ; après avoir attendu trois quarts d'heure, Pritzl fit l'extraction du placenta en tirant sur le cordon. On éveilla alors la parturiente en criant et en la secouant, et surtout en lui faisant respirer de l'ammoniaque. En revenant à elle, elle fut extrêmement surprise de se trouver accouchée, et déclara que depuis le moment où elle avait regardé la boule elle avait bien dormi. Les suites de couches furent absolument normales. »

271. M. le Dr Dumontpallier, médecin de l'Hôtel-Dieu de Paris, a, de son côté, communiqué d'abord à la *Société de biologie*[1] et publié ensuite dans la *Revue de l'hypnotisme*[2] une note sur l'*Analgésie hypnotique dans le travail de l'accouchement*.

J'en reproduis ici la plus grande partie. Le lecteur remarquera que M. Dumontpallier distingue les trois états différents du sommeil hypnotique : *léthargie, catalepsie, somnambulisme*, que l'Ecole de Paris appelle *classiques* et que l'Ecole de Nancy n'a jamais produits... que

---

[1] Séance du samedi 26 février 1887.
[2] *Revue de l'hypnotisme*, 1er mars 1887, t. I, p. 257.

quand elle a voulu les produire. Mais ces divergences de vues théoriques ne doivent pas nous arrêter en ce moment; je ne veux retenir que le fait en lui-même, sauf à l'interpréter ultérieurement.

« En 1878, dit M. Dumontpallier, j'avais exposé devant la Société Médicale des Hôpitaux les avantages de l'analgésie chloroformique pendant le travail de l'accouchement. Les faits que j'ai observés depuis cette époque ont confirmé les conclusions de mes premières recherches. Il était donc tout naturel, sachant que l'analgésie est un des caractères de la période somnambulique de l'hypnotisme, que j'eusse l'idée d'étudier les résultats de l'hypnotisme expérimental chez la femme en travail.

« L'occasion s'étant présentée pour moi de faire cette étude je n'ai pas hésité. Voici dans quelles conditions a été pratiquée cette première expérience personnelle : au mois d'octobre 1886 entrait dans mon service, à la Pitié, une jeune femme de vingt-quatre ans, enceinte de six mois. Je la savais hypnotisable et, dès les premiers jours d'octobre, je déterminais facilement le somnambulisme par la pression sur le vertex, en même temps que par la suggestion verbale. La pression sur le vertex ou la suggestion employées isolément suffisaient pour produire le somnambulisme, mais les deux procédés, employés simultanément, donnaient un résultat plus rapide et plus complet.

« Le somnambulisme fut d'abord mis en usage, pendant la grossesse et cela avec succès pour calmer et faire disparaître les douleurs utérines qui se répétaient plusieurs fois par jour. Bientôt ces douleurs cessèrent complètement.

« L'hypnotisme ne fut déterminé chez cette jeune femme, jusqu'à la fin de sa grossesse, que dans le but de produire un entraînement qui devait rendre plus facile et plus certaine l'hypnotisation au moment de l'accouchement.....

« Le 26 décembre, je quittais la Pitié pour prendre possession de mon nouveau service à l'Hôtel-Dieu où cette jeune femme devait bientôt me rejoindre. Le 28 décembre, les premières douleurs avaient commencé dans la nuit :

douleurs faibles, éloignées d'abord, puis plus fortes, plus fréquentes à partir de six heures du matin, et, quand j'arrivai, à huit heures et demie, la parturiente me demandait de tenir ma promesse, de la faire accoucher sans douleur.....

« Le somnambulisme fut facilement déterminé par la pression sur le vertex ; les contractions utérines avaient lieu toutes les six à dix minutes et avaient une durée de une minute quarante-cinq secondes. La parturiente, pendant le somnambulisme, sentait très bien les contractions utérines, mais elle affirmait que ces contractions n'étaient pas douloureuses. Venait-on à la réveiller ; aussitôt que les contractions utérines avaient lieu, la parturiente souffrait, elle criait et demandait à être endormie de nouveau.

« Pendant l'état de veille on constate que les contractions utérines sont plus fortes, moins longues et que l'intervalle qui les sépare n'est guère que de quatre minutes.....

« Quoi qu'il en soit, dans le cas particulier dont nous rapportons l'observation, il est permis de supposer, sinon d'affirmer, que l'état de somnambulisme a diminué la fréquence et la puissance des contractions utérines, tout en prolongeant la durée de chacune des contractions. — Mais la patiente, lorsqu'elle était réveillée, réclamait l'hypnotisation, parce qu'elle ne souffrait pas, bien qu'elle se rendit parfaitement compte dans l'état somnambulique, de la marche du travail. — « Voilà, disait-elle, une grosse douleur, voilà une petite douleur. » — Voulez-vous être réveillée ? — « Oh ! non, répondait-elle immédiatement, quand je dors je ne souffre pas, et quand je suis réveillée, je crie. J'ai tant souffert avant votre arrivée. »

« Les contractions petites et moyennes ne réveillaient pas la parturiente, mais une très forte contraction la réveillait en sursaut, ses yeux étaient hagards et sa figure exprimait subitement une très vive souffrance. Elle pouvait cependant être endormie de nouveau, et si les douleurs n'étaient pas excessives, le réveil n'avait pas lieu. — De une heure vingt à sept heures du soir, le travail marchait d'une façon régulière et la parturiente réclamait toujours d'être réendormie, lorsqu'elle avait été réveillée par l'acuité d'une douleur ou par l'expérimentateur.

« Il résultait donc de l'observation attentive, continue, pendant dix heures, de neuf heures du matin à sept heures du soir, que l'état somnambulique avait procuré plusieurs heures d'analgésie utérine, et cela, à la grande satisfaction de la parturiente.

A partir de sept heures vingt, la pression sur le vertex et la suggestion verbale ne déterminèrent plus le somnambulisme, les douleurs étaient trop vives, — à huit heures quarante, l'accouchement était terminé. — Les suites de couches furent normales et aujourd'hui, 27 janvier, cette jeune femme est bien portante. L'enfant est né dans des conditions favorables, il n'y a pas eu de menace d'asphyxie au passage; il a été mis en nourrice *quatre* jours après sa naissance.

« Quels enseignements peuvent être tirés de cette observation ? D'abord, il est établi par ce fait particulier que, chez une primipare, l'état somnambulique a pu déterminer pendant la première période de l'accouchement une analgésie complète, et que, pendant la seconde période, l'analgésie complète n'a été qu'intermittente, — c'est-à-dire que l'analgésie cessait d'exister lorsque survenaient de très violentes contractions utérines.

Mais, dans la troisième période du travail, lors des fortes pressions de la tête sur le périnée et de l'engagement de l'occiput sous l'arcade pubienne, l'hypnotisation a été impossible chez cette jeune femme.

« Voilà ce que j'ai observé. Toutefois, une observation rapportée par le Dr Pritzl [1], assistant de Karl Braun, à Vienne, permet de penser que, dans l'état léthargique, la femme peut accoucher sans avoir conscience de l'accouchement.

« Il importe donc de ne pas s'en tenir à la période somnambulique; mais de produire l'état léthargique, pour obtenir l'analgésie absolue, surtout à la fin du travail de l'accouchement.

« Ces faits imposent des remarques d'ordre scientifique et d'ordre pratique.

---

[1] Léonard, thèse de Paris, 1886. Hystérie pendant la grossesse et pendant l'accouchement. — Pritzl, *Wiener medizinische Wochenschrift*, 7 novembre. 1885, obs. trad. par Potocki, interne des hôpitaux.

« Scientifiquement, ils démontrent que l'hypnotisation peut produire l'analgésie utérine pendant le travail de l'accouchement. — Cette analgésie, analogue à l'analgésie utérine chloroformique, est incomplète dans l'état somnambulique, parce que de violentes contractions utérines suffisent pour déterminer le réveil. — Cette analgésie peut être complète dans l'état léthargique, parce que les violentes contractions utérines ne détermineraient pas le réveil.

« Dans cette dernière phase de l'hypnotisme, *la femme peut accoucher sans avoir conscience de la naissance de son enfant*, et si elle a souffert, sans crier, pendant le travail, *elle n'a pas conservé le souvenir de la douleur, une fois réveillée*[1].

Dans l'état somnambulique, la parturiente conserve sa conscience, elle cause avec les personnes qui l'assistent, elle mesure la durée et la force des contractions utérines, elle se rend parfaitement compte de la marche du travail et elle ne souffre pas.

272. De son côté, M. le Dr Mesnet, médecin de l'Hôtel-Dieu, membre de l'Académie de médecine, a communiqué à la savante compagnie, en 1887, une intéressante observation qui a été publiée dans la *Revue de l'hypnotisme*[2] sous ce titre : *Un accouchement dans le somnambulisme provoqué, déductions médico-légales*. Nous la résumerons ainsi qu'il suit :

Il s'agit d'une fille, Alice D..., domestique, âgée de vingt-deux ans, qui, les années précédentes, avait, à l'hôpital Saint-Antoine, présenté les phénomènes les plus intéressants de l'hypnose et qui, rentrée dans le service de M. Mesnet, à l'Hôtel-Dieu, à l'occasion de vomissements incoercibles liés au début d'une grossesse, y accoucha le 1er avril 1887.

---

[1] Non souligné dans le texte.
[2] *Revue de l'hypnotisme*, 1er août 1887, p. 33.

M. le Dr Mesnet rappelle d'abord les deux observations rapportées ci-dessus, l'une du Dr Pritzl, assistant de Karl Braun, à Vienne, l'autre de son collègue à l'Hôtel-Dieu, M. Dumontpallier. Ces deux observations complètes et rigoureuses lui enlevaient toute inquiétude à cet égard [1].

« Le sommeil, dit M. Mesnet, s'obtient chez Alice D.. avec une extrême facilité et presque instantanément, par l'occlusion des paupières, par la fixation du regard sur un objet quelconque, par un bruit sourd, par la projection d'un rayon lumineux, par le simple commandement : *Dormez!* en un mot, par tous les procédés mis en usage à cet effet, voire même par la seule pensée qu'on veut l'endormir, ou par l'idée qu'en faisant telle ou telle chose, elle s'endormira...

En quelques secondes, Alice est en état de somnambulisme : les paupières closes, les globes oculaires convulsés en bas, les membres inertes en repos sur son lit, ou relevés et fixes dans l'état cataleptoïde si bien décrit par Lasègue; elle semble complètement détachée du monde extérieur, elle reste inerte et immobile tant qu'une interpellation directe ne vient point réveiller ses activités psycho-sensorielles engourdies.

Dès qu'on lui adresse la parole, ses traits s'animent, elle devient attentive, elle répond aux questions qu'on lui adresse, elle prend part à la conversation avec une telle liberté d'esprit, avec une si grande facilité de langage, qu'elle semblerait jouir de l'intégrité de ses facultés intellectuelles, à qui la jugerait sur cette première impression.

Mais poursuivez l'examen, mettez en jeu ses autres facultés, vous verrez combien son impressionnabilité, sa sensibilité morale est mobile et désemparée; vous la ferez rire ou pleurer à volonté... vous lui créerez toute sorte d'hallu-

---

[1] Autre accouchement hypnotique du 17 avril 1887, par MM. Auvrard et Varnier. (*Annales de gynécologie et d'obstétrique*, mai 1887.)

cinations, d'illusions qu'elle prendra pour des réalités... elle vous exprimera résolument une volonté de résistance à tels ou tels ordres que vous lui donnerez ; mais insistez avec énergie, elle cédera, tout en protestant contre votre autorité.

— Pourquoi avez-vous cédé, puisque vous ne le vouliez pas ?

— Parce que, monsieur, vous me l'aviez commandé, et que je n'ai pas pu résister !... »

« Les premières douleurs s'étaient déclarées dans la soirée du 30 mars ; le 31, elles devinrent plus vives, plus rapprochées ; à minuit, l'infirmière va chercher l'interne, M. Lion, qui constate un commencement de dilatation du col, des contractions énergiques, des douleurs violentes et mal supportées. M. Lion endormit la malade en lui fermant les paupières. En quelques secondes elle était en somnambulisme ; les paupières closes, les globes oculaires convulsés en bas, les membres dans l'état cataleptoïde conservant les positions qu'on leur donnait ; l'hyperexcitabilité neuro-musculaire en plein exercice.

La malade avait néanmoins toute sa lucidité d'esprit, et continuait à sentir comme avant, car elle s'agitait dans son lit, et criait avec force à chaque nouvelle douleur.

M. Lion l'interpelle et lui dit :

— Vous souffrez beaucoup ! Je vais vous calmer.

Et, tout en exerçant de légères frictions sur son ventre, il ajoute :

— Vos douleurs sont moins vives ;
— Elles diminuent de plus en plus ;
— Elles ont complètement disparu ;
— Vous n'éprouverez plus jusqu'à la fin de votre accouchement qu'une sensation de pression, très supportable, nullement douloureuse, et vous aiderez aux contractions en poussant vous-même de toutes vos forces.

Vous avez bien compris tout ce que je viens de vous dire... et il en sera ainsi !

Telle était la suggestion à laquelle nous avions préparé la malade depuis longtemps, et sur laquelle nous comptions pour conduire à bien son accouchement.

Aussitôt, elle cessa de crier en affirmant qu'elle ne

souffrait plus, qu'elle n'éprouvait qu'un resserrement intérieur nullement douloureux. Son visage était calme, elle répondait fort tranquillement à chacune de nos questions, s'interrompant à peine quand survenait une douleur, et se plaignant amèrement de l'infirmière qui l'avait laissée souffrir si longtemps avant d'aller chercher l'interne... »

Le travail continue régulièrement ; la malade est agitée, mais elle affirme qu'elle ne souffre pas ; elle n'a qu'une inquiétude, c'est qu'on la réveille, aussi répète-t-elle à chaque instant : « Laissez-moi dormir ! ne me réveillez-pas ! je suis bien ainsi ! »

A trois heures et demie les suggestions ne suffisent plus à calmer les douleurs. La parturiente laisse échapper de longs gémissements, en se tordant sur elle-même, criant qu'elle n'en peut plus..... Elle a paru à M. le Dr Mesnet, à partir de ce moment, souffrir autant que toute autre à l'état de veille, si l'on mesure l'intensité de la douleur aux manifestations extérieures qui semblent l'exprimer.

« Et cependant, ajoute-t-il, — fait important à noter, — la malade n'est pas sortie un moment de l'état somnambulique dans lequel nous l'avions placée; les douleurs ont été impuissantes à la réveiller; les paupières n'ont pas cessé d'être closes, les yeux convulsés en bas, les catalepsies partielles, toujours faciles à réaliser, de même que les phénomènes d'irritabilité neuro-musculaire. Aucune convulsion ne s'est montrée, aucune menace de transformation de l'état somnambulique en l'état léthargique n'est apparue[1]. »...

A cinq heures moins un quart, l'accouchement se terminait. Immédiatement après l'accouchement, la malade étant

[1] N'y a-t-il pas là un nouvel argument en faveur des doctrines de l'École de Nancy ? Le lecteur appréciera. (J. L.)

toujours dans l'état de somnambulisme, demande quel est le sexe de son enfant, et exprime un grand mécontentement en apprenant que ce n'était point une fille, comme elle le désirait.

Quelques tranchées surviennent sur ces entrefaites, à peine senties par la malade qui, de nouveau, était devenue suggestionnable; et la délivrance se fait d'elle-même un quart d'heure après.

Une fois le lit changé, la toilette de la mère et de l'enfant terminée, la malade est réveillée en lui soufflant sur les yeux.

Elle se frotte les paupières, les ouvre, s'étonne qu'il fasse déjà jour, paraît surprise qu'on soit près d'elle à une heure si matinale, et demande si elle a dormi longtemps?

Puis, portant la main sur son ventre, elle s'écrie : *Tiens! qu'est devenu mon ventre? — Ce n'est pas possible?* Elle ne sait rien de ce qui s'est passé dans la nuit... elle ne se souvient de rien!! Apprenant qu'elle est accouchée, elle demande si son enfant est une fille? Elle ignore absolument le sexe qu'elle savait une minute auparavant dans le sommeil hypnotique; et quand on lui dit qu'elle a mis au monde un garçon, elle éprouve le même désespoir qu'elle avait montré étant endormie.

Quel exemple plus convaincant peut-on trouver de la scission de la mémoire dans les deux états de veille et de sommeil !!!

La contre-épreuve faite à neuf heures du matin, au moment de la visite, nous apporte encore un nouveau témoignage; nous trouvons la malade éveillée, dans l'ignorance la plus complète de ce qui s'est passé de minuit à 5 heures; nous l'endormons et elle nous raconte, avec preuves à l'appui, tous les détails de son accouchement.

Il ne viendra à l'esprit de personne que l'influence analgésique de l'hypnose puisse jamais devenir un procédé utilisable dans la pratique de l'accouchement en général; tout au plus, pourra-t-elle être applicable à quelques cas isolés, individuels...

Permettez-moi, en terminant, d'appeler tout particulièrement votre attention sur les trois points essentiels de cette communication :

1° Une jeune femme de 22 ans, très hypnotisable depuis sa première jeunesse, accouche pour la première fois.

Abandonnée à elle-même pendant la première période de la dilatation du col, elle supporte très impatiemment ses premières douleurs, avec les exagérations propres à sa constitution nerveuse.

Mise en état de somnambulisme, et suggestionnée, elle cesse immédiatement de souffrir, et arrive, jusqu'à la dernière heure de son accouchement, à la dilatation complète du col, sans un cri, sans un gémissement, sans cesser un instant d'être en rapport avec nous, nous disant : *qu'elle sent venir les contractions, mais qu'elle ne souffre pas... qu'elle se trouve bien dans cet état !*

A partir de la dernière heure, pendant la période d'expulsion, nous n'avons plus eu d'action sur elle, et dès lors les souffrances *ont paru*, d'après son attitude, ses cris, ses gestes, ses impatiences, aussi violentes que chez une parturiente à l'état de veille, bien que le sommeil n'ait point été interrompu, et que *les douleurs apparentes* qu'elle manifestait ne l'aient point éveillée.

L'effet analgésique de l'hypnose, complet et absolu, dans la longue période de dilatation du col, aurait-il donc été insuffisant, peut-être nul, pendant le travail de la dilatation périnéale ? Et cependant, la malade réveillée, en pleine possession d'elle-même, nous affirmait n'avoir souffert à aucun moment.

2° La contractilité de l'utérus n'a point été troublée ; le travail, commencé à onze heures du soir et terminé à cinq heures un quart du matin, chez une primipare, a marché régulièrement ; il a duré six heures, sans arrêt, avec des contractions régulières, efficaces, et progressivement croissantes jusqu'au moment de l'expulsion.

La délivrance a été facile.

Le retrait de l'utérus rapide, sans hémorrhagies.

3° Tout était terminé depuis une demi-heure quand nous

réveillâmes la malade; *ce fut l'affaissement de son ventre qui lui donna le premier éveil de son accouchement.*

Bien qu'elle eût *paru* ressentir vivement les dernières douleurs de la période d'expulsion, *aucun souvenir* de cette dernière phase n'existait à son *réveil*.

Nous avions donc sous les yeux une nouvelle et très remarquable preuve de la scission de la mémoire, tant de fois constatée chez elle, dans la comparaison de ses deux états de veille et de sommeil, de même que sa réviviscence, puisque, l'endormant de nouveau, elle nous racontait toutes les péripéties de son accouchement, nous disant qu'elle avait cessé de souffrir dès qu'on l'avait endormie ; mais que, pendant la dernière heure, elle avait beaucoup souffert.

En dernière analyse, nous dirons que l'accouchement s'était fait complètement à son insu, puisque, réveillée, elle n'en avait aucune notion, aucune connaissance !

DÉDUCTIONS MÉDICO-LÉGALES

Ces considérations psychologiques nous donnent un témoignage nouveau et irrécusable de l'invariabilité des troubles de la mémoire dans la série des phénomènes hypnotiques, et nous conduisent à cette déduction logique, fort importante en médecine légale, que ce dédoublement de la mémoire pourrait devenir, dans telles circonstances particulières, l'occasion facile de SUBSTITUTIONS D'ENFANT au moment de l'accouchement, telles que substitution d'un enfant vivant à un mort, et *vice versa*..., substitution d'un garçon à une fille, et réciproquement, etc.

273. Enfin, M. le Dr Brouardel, doyen de la Faculté de médecine de Paris, a, à la fin de 1887, examiné, à son cours de médecine légale, la question suivante : *Une femme peut-elle être accouchée sans le savoir?* La *Revue de l'hypnotisme*, que nous venons de citer déjà, nous fournit encore, sur ce point, le résumé ci-après de l'opinion formulée par l'éminent professeur :

Une femme peut-elle être accouchée sans le savoir ?

Telle est la question qui a été plusieurs fois posée en cour d'assises, et dont M. le professeur Brouardel s'occupait dans une de ses dernières leçons.

Déjà Hippocrate avait répondu affirmativement, dans le cas d'une crise de coma. Mais il est bien rare qu'une femme se trouve seule dans cet état. Or, la question médico-légale se pose ordinairement ainsi : Une femme raconte qu'elle a accouché étant endormie, et elle ajoute que l'enfant a été étouffé sous les couvertures. Jusqu'à une certaine époque, on répondait : « C'est impossible. » Mais il s'est produit un fait à la clinique de Paul Dubois, qui ne nous permet plus d'être aussi absolu. Une fille entre le soir, très fatiguée. Elle se couche s'endort, et à minuit elle se réveille en disant : « Tiens ! je suis mouillée; » elle veut se lever et, alors seulement, elle s'aperçoit qu'elle a un enfant entre les jambes. Ce fait, observé dans des conditions scientifiques chez une fille primipare, ne laisse pas de doute dans l'esprit.

On trouve bien dans Montgomery deux exemples semblables, mais ils ont le défaut d'avoir un peu la tournure des faits divers qu'on lit dans les journaux. Une fois, c'est un lord anglais qui était couché à côté de milady et qui, tout d'un coup, pendant que sa femme dormait profondément, sent un troisième petit personnage se remuer dans le lit. Une autre fois, la même chose se passe pour une femme qui couchait avec sa petite fille. C'est celle-ci qui est la première à constater la naissance.

Dans le sommeil artificiel, il n'est pas douteux qu'une femme puisse accoucher sans s'en apercevoir. Il y a deux siècles s'est jugé un procès qui a fait très grand bruit et qui n'a duré que vingt-deux ans. Au moment où la femme du seigneur de La Palisse allait accoucher, elle s'était endormie et on avait fait sortir tout le monde de la chambre, sous prétexte qu'elle avait besoin de repos; car on sait que, dans ce temps-là, toute la famille assistait aux accouchements. Puis, quand on était revenu, l'enfant était né pendant le sommeil de la mère. Or, on l'avait fait disparaître et on lui avait substitué aussitôt un remplaçant, qu'on voulait faire hériter du seigneur de La Palisse. La sage-femme a avoué plus tard avoir donné à la mère un breuvage narcotique.

Dans ces derniers temps, d'intéressantes observations d'accouchements ayant eu lieu pendant l'état d'hypnotisme ont été recueillies par MM. Mesnet, Dumontpallier, Pritzl et plusieurs autres. Dans tous ces cas, l'accouchée n'avait aucun souvenir de ce qui s'était passé pendant son sommeil, et rien n'était plus frappant que l'étonnement manifesté par la malade de M. Mesnet en particulier, en voyant son ventre aplati et en entendant vagir son enfant à côté d'elle. Comment la mère aurait-elle pu se douter d'une substitution d'enfant, si elle avait eu lieu ?

La question rappelée par M. Brouardel n'a donc pas perdu de son intérêt, et il est possible que plus d'une fois encore la justice criminelle ait à décider si une femme a pu être accouchée sans le savoir [1].

274. Vésication par suggestion hypnotique. — Que la suggestion puisse, chez les somnambules, produire les phénomènes d'anesthésie ou d'analgésie, dont nous venons de voir des exemples, cela est déjà bien extraordinaire. Mais voici une nouvelle série d'expériences hypnotiques plus surprenantes encore.

« La stupeur fut grande, a écrit M. Delbœuf, même parmi les adeptes du magnétisme animal, lorsque, vers le milieu de l'année 1885, on entendit parler d'un pharmacien de Charmes-sur-Moselle, M. Focachon, qui, ayant appliqué du papier gommé sur l'épiderme d'une femme Elisa F..., sujet tout spécialement doué, en lui faisant croire que c'était un vésicatoire, avait obtenu les effets ordinaires de cette médication : vésicule et sérosité. Pas de supercherie : la *jeune*[2] personne avait,

---

[1] *Revue de l'hypnotisme*, 1ᵉʳ janvier 1888, t. II, p. 217.
[2] Le mot *jeune* est de trop. (J. L.)

pendant tout un jour, été tenue en observation. L'expérience fut répétée plusieurs fois avec plein succès. On put produire sur ses bras, de la même façon, des plaies considérables comme celles qu'amèneraient l'enfoncement d'un clou, en un mot, de vrais stigmates [1], etc. »

J'ai été témoin, et même un peu acteur (bien peu, on le verra plus loin), lors de la célèbre expérience dont parle M. Delbœuf. Elle m'a paru si importante et si grosse de conséquences, au double point de vue physiologique et psychologique, que j'en ai aussitôt informé M. H. de Parville, à qui elle a fourni la matière d'une grande partie de sa *Revue des sciences* du *Journal des Débats* du 11 juin 1885.

De mon côté, j'ai rédigé une note sommaire qui a paru dans les *Mémoires de l'Académie de Stanislas*, de Nancy.

On me permettra de la reproduire ici :

M. Focachon, pharmacien, à Charmes-sur-Moselle (Vosges), après avoir assisté à quelques cliniques de M. le Dr Liébeault, de Nancy, s'est livré, avec beaucoup d'intelligence et de succès, à l'étude des phénomènes hypnotiques. Il vient de réaliser, dans des conditions qui paraissent présenter toutes les garanties désirables, une expérience des plus intéressantes, dont nous allons présenter un rapide historique.

La nommée Elisa F..., âgée de trente-neuf ans, était atteinte d'hystéro-épilepsie ; ses attaques se produisaient depuis quinze ans, de trois à cinq fois par mois. M. Focachon ayant réussi à la mettre en somnambulisme, a

---

[1] J. DELBOEUF, *Une visite à la Salpêtrière*, p. 17.

pu, par simple suggestion, éloigner d'abord, puis faire cesser ses crises. L'amélioration est excessivement remarquable. La reconnaissance que cette femme a conçue pour celui qui l'a soignée avec tant d'intelligence, l'a portée à se soumettre à certaines expériences utiles aux progrès de la science.

Une première fois, M. Focachon, produisit par suggestion pendant le sommeil somnambulique, et sans l'intervention d'aucune idée émotive, d'abord le ralentissement (six pulsations de moins par minute), puis l'accélération (vingt pulsations de plus, pendant le même temps), des mouvements du cœur. Cette constatation fut faite au moyen du sphygmographe, au laboratoire de physiologie de la Faculté de médecine de Nancy, par M. le Dr Beaunis, professeur de physiologie, en présence de son collègue, M. le Dr Bernheim et de MM. le Dr Liébeault, Liégeois, professeur à la Faculté de droit, et le Dr René, chef des travaux physiologiques. M. le professeur Beaunis a communiqué cette observation à la *Société de biologie*, en 1884 [1].

Une autre fois, la nommée Elisa F... étant atteinte d'une douleur au-dessus de l'aine gauche, M. Focachon eut l'idée d'essayer, en vue de la guérir, de lui suggérer pendant le sommeil provoqué, la formation d'un vésicatoire qui devait être et qui est resté purement fictif, mais qui n'en produisit pas moins un effet tout à fait comparable à celui qu'on aurait pu obtenir par les moyens ordinaires. Le lendemain, à l'endroit où elle devait se produire, il y avait une grande bulle remplie de sérosité. Peu après cette époque, l'ingénieux expérimenta-

---

[1] Beaunis, *Le somnambulisme provoqué*, 2e édit., p. 44.

teur recourut au même procédé pour faire disparaître chez Elisa F... une douleur névralgique, située à la région claviculaire droite; par simple affirmation verbale, faite pendant le sommeil somnambulique, il produisit des brûlures, en tout semblables à celles qu'eût données l'application de pointes de feu; ces brûlures, bien nettement accusées laissèrent des escarres réelles.

M. le Dʳ Liébeault et quelques autres personnes ayant été avisés de ces résultats, si remarquables et, on peut le dire sans exagération, si extraordinaires, il leur parut utile de renouveler l'expérience dans des conditions qui offrissent toutes les garanties de contôle et de vérification désirables.

M. Focachon amena la nommée Elisa F... à Nancy, chez M. le Dʳ Liébeault, le 2 décembre 1884. M. le Dʳ Bernheim indiqua, comme devant devenir le siège de la vésication, une partie du corps qui, située entre les deux épaules, ne pouvait être atteinte avec les mains par le sujet mis en expérience. Malheureusement, la suggestion fut faite un peu tardivement, M. Bernheim ayant été retenu jusqu'à onze heures du matin, par son service d'hôpital, il en résulta que l'effet produit par la simple suggestion ne put être constaté le jour même par les expérimentateurs nancéiens.

Quoi qu'il en soit, voici comment les choses se passèrent : M. Focachon et M. le Dʳ Liébeault surveillèrent la somnambule jusqu'à cinq heures et demie du soir, sans la quitter. Durant ce temps, on ne la laissa éveillée qu'une heure et demie environ. A cinq heures et demie, on procéda à la vérification des effets attendus, en présence de MM. Bernheim, Liébeault, Liégeois, Dumont, chef des travaux physiques à la Faculté de médecine. On constata une rougeur, circonscrite dans les limites tracées à l'avance et en quelques endroits des points de couleur plus foncée, présentant une certaine saillie. En outre, Elisa, qui, depuis le début de son sommeil provoqué, avait accusé de la chaleur, se plaignait d'une sensation de brûlure et de démangeaisons, qui l'auraient portée, si on ne l'avait empêchée, à se frotter le dos contre les meubles.

Cette expérience, interrompue par la nécessité où se trouvaient M. Focachon et Elisa F... de retourner à Charmes, ne fut pas jugée suffisamment concluante, et il fut convenu qu'on tâcherait d'en réaliser une autre plus complètement.

Cependant, le lendemain, M. Focachon envoyait à M. le Dr Liébeault, d'abord un télégramme, puis une lettre contenant un certificat de M. le Dr Chevreuse, de Charmes. Ce praticien avait constaté l'existence chez Elisa F... « d'un érythème vésiculeux entre les épaules;
« la pression était douloureuse en cet endroit et la par-
« tie de la chemise en contact avec la lésion, était macu-
« lée d'un liquide purulent. On aurait pu croire à une
« petite brûlure ». Mais la somnambule avait échappé à toute surveillance, pendant la nuit qui avait suivi son retour à Charmes. L'épreuve n'était donc pas concluante. On résolut de la renouveler. L'occasion se présenta à la suite d'un accès d'hystéro-épilepsie qui, après dix-huit mois d'interruption, survint, par émotion à Elisa F... Sous prétexte d'aller avec elle en consultation et sans la prévenir aucunement de ce qu'on attendait d'elle, M. Focachon la conduisit de nouveau à Nancy, le 12 mai 1885. Elle fut endormie à onze heures du matin,

par M. Focachon, devant MM. les professeurs Beaunis, Bernheim, etc. On choisit cette fois, un endroit situé sur l'épaule gauche et que la dormeuse ne pouvait atteindre avec la main; on y plaça quelques carrés de papier à timbres-poste et l'on posa, afin de les bien maintenir, plusieurs bandelettes de diachylon. Ce pansement, rudimentaire et purement fictif, avait été proposé par M. Liégeois, afin de rendre l'esprit de la somnambule plus attentif à l'idée de la vésication et d'en mieux déterminer le champ. Le sujet, à qui l'on ne fit, durant son sommeil, que trois suggestions, de quelques minutes chacune, passa la nuit entière, isolée et enfermée dans une chambre, préparée à cet effet.

Le lendemain, 13 mai, le pansement fut levé devant toutes les personnes qui s'étaient intéressées à l'expérience et le procès-verbal suivant fut rédigé par M. Beaunis, professeur de physiologie à la Faculté de médecine de Nancy.

« Le 12 mai 1885, à onze heures du matin, M. Focachon endort Mlle Elisa F... en présence de MM. Beaunis, Bernheim, Liébeault et de quelques autres personnes. Pendant son sommeil, on lui applique sur l'épaule gauche, huit carrés de papier de timbres-poste gommés, en lui suggérant qu'on lui applique un vésicatoire. Le papier de timbres-poste est maintenu par quelques bandes de diachylon et par une compresse, puis le sujet est laissé dans cet état toute la journée, après avoir été réveillée deux fois pour le repas de midi et celui du soir; mais on la surveille et on ne la perd pas de vue. Pour la nuit, M. Focachon l'endort, en lui suggérant qu'elle ne se réveillera que le lendemain matin, à sept heures (ce qui eut lieu). Le lendemain matin, à huit heures un quart, M. Focachon enlève le pansement, en présence de MM. Beaunis, Bernheim, Liébeault, Liégeois, etc. Nous constatons d'abord que les carrés de timbres-poste n'ont pas été dérangés. Ceux-ci enlevés, le lieu de leur application présente l'aspect suivant : dans l'étendue de 4 centimètres sur 5, on voit l'épiderme épaissi et mortifié, d'une couleur blanc jaunâtre ; seulement l'épiderme n'est pas soulevé et il ne forme pas de cloche ; il est épaissi, un peu plissé et présente, en un mot, l'aspect et les caractères de la période qui précède immédiatement la vésication proprement dite avec production de liquide. Cette région de la peau est entourée d'une zone de rougeur intense avec gonflement. Cette zone a environ un demi-centimètre de longueur. Ces faits constatés, on replace une compresse sèche par-dessus, pour examiner la peau un peu plus tard. Le même jour, à onze heures et demie, la peau désignée présente le même aspect que le matin. »

Ont signé : MM. les professeurs Beaunis et Bernheim, de la Faculté de médecine, le Dr Liébeault, Liégeois, professeur à la Faculté de droit, le Dr Simon, chef de clinique, MM. Laurent, statuaire et Brulard, interne de la Faculté.

Quelques jours plus tard, M. Focachon annonça à M. le Dr Liébeault, que lors de son retour à Charmes, le jour même où avait été dressé le procès-verbal qui précède, il avait constaté, sur sa somnambule et photographié, vers quatre heures du soir, trois ou quatre phlyctènes, à la place même où les expérimentateurs avaient reconnu la vésication en voie de se former. Cette photographie a été envoyée à chacune des personnes qui avaient assisté à l'expérience de la matinée. Le lendemain, 13 mai, il s'échappait de la plaie une sérosité épaisse et laiteuse. L'épreuve était complète [1].

275. M. le Dr Beaunis, après avoir rapporté dans son livre sur le *Somnambulisme provoqué* [2] l'importante expérience qui précède, ajoute :

« On pourrait dire qu'il s'agit là d'un fait exceptionnel, qu'on a affaire dans ce cas, à une aptitude individuelle particulière. Il est bien évident que ces expériences ne réussissent pas chez tous les somnambules, mais le fait d'Elisa n'est pas unique.

« Les mêmes expériences ont été répétées avec succès, par M. Focachon, sur une autre personne, Marie G... Cette fille souffrait, depuis trois ans, de douleurs névralgiques intenses ; comme elle tomba en somnambulisme, dès la première séance d'hypnotisation, M. Focachon lui appliqua par suggestion et successivement, deux vésicatoires sur la partie douloureuse, tous deux de la grandeur d'une pièce de cinq francs ; le premier fut appliqué en avant et un peu au-dessous du lobule de l'oreille gauche, le second au milieu de l'arcade temporale du même côté ; la vésication ne fut complète qu'au bout de quarante-huit heures et par conséquent plus lente à se produire que chez Elisa ; il y eut du reste, comme chez cette dernière, phlyctène suivi de suppuration. Les douleurs névralgiques disparurent complètement après douze séances d'hypnotisation.

---

[1] M. Beaunis a communiqué les faits ci-dessus relatés à la *Société de psychologie physiologique* de Paris, dans sa séance du 29 juin 1885 et présenté aux membres de la Société les photographies des deux vésicatoires.

[2] P. 73 et s.

276. « Aux faits dont je viens de parler, continue M. Beaunis, et sur lesquels j'ai cru devoir m'étendre assez longuement, il serait facile d'en ajouter d'autres.

« Ainsi, les sécrétions, comme l'urine, la sueur, les larmes, le lait, etc. peuvent être excitées par suggestion ; le flux menstruel peut être régularisé, diminué ou augmenté[1] ; on peut même, comme je l'ai vu chez Elisa, exciter d'un seul côté, la sécrétion lacrymale ; en un mot, il n'est pas pour ainsi dire de fonction organique qui échappe à la suggestion hypnotique. »

277. A la fin de 1883, j'ai moi-même — et ceci confirme ce que vient de dire M. Beaunis — suggéré à Mme H... que le lendemain, à trois heures, elle aurait un léger saignement de nez. Le surlendemain, elle me raconta que, passant à l'heure indiquée, dans la rue que j'habite, elle avait été étonnée de saigner du nez, ce qui lui arrivait fort rarement. Le fait est à la connaissance personnelle de M. Liébeault.

278. En 1886, nous eûmes l'idée, MM. Liébeault, Focachon et moi, de faire en quelque sorte la contre-épreuve de la curieuse expérience de vésication hypnotique que nous avons rapportée plus haut. Nous voulûmes voir si l'on ne pourrait pas, par suggestion, annuler l'effet d'un vésicatoire ordinaire et démontrer ainsi, sous une forme nouvelle et saisissante, la puissance extraordinaire de l'action du moral sur le physique. Le résultat répondit pleinement aux espérances que nous avions conçues et confirma les vues théoriques qui nous avaient guidés.

[1] BERNHEIM, *Revue de l'hypnotisme*, 1er nov. 1887, p. 138.
[2] BEAUNIS, *op. cit.*, p. 80.

Voici le procès-verbal qui fut dressé à cette occasion, par l'honorable Dr Liébeault ; il est resté jusqu'à ce jour assez peu connu, n'ayant, je crois, été publié que dans le *Rappel*, par M. Victor Meunier.

« Le 9 juillet 1886, à dix heures vingt-cinq du matin, dans le but de démontrer que, par suggestion hypnotique, il est possible de neutraliser l'action de l'emplâtre vésicatoire sur quelqu'un et dans le but de soumettre la démonstration au contrôle de témoins compétents, il a été fait devant nous (dans le cabinet du Dr Liébeault,) par M. Focachon, l'expérience suivante :

Mlle Elisa F... sa somnambule, étant endormie, un morceau de toile vésicante d'Albespeyres a été divisé en trois parts : l'une d'elles, formant un carré de 5 centimètres de côté, a été placée sur la face palmaire de son avant-bras gauche, à la réunion du tiers supérieur au tiers moyen. Une autre de 2 centimètres de côté seulement a été mise au même point correspondant de son avant-bras droit, puis, pour constater tout à fait d'une manière certaine, la qualité de l'agent révulsif employé, la dernière portion a été appliquée par M. le Dr Brullard, sur la partie antérieure et supérieure de la poitrine d'un phtisique de l'Hôpital civil. Ceci fait, M. Focachon a affirmé énergiquement à Mlle Elisa F..., plongée déjà en somnambulisme, que le tissu épispastique appliqué sur son avant-bras gauche, n'y produirait aucun effet vésicant. Puis, de ce moment, dix heures vingt-cinq du matin à huit heures du soir, la somnambule, réveillée seulement vers midi, n'est jamais restée seule. Or, voici ce qui a eu lieu. Nous étant réunis de nouveau à huit heures du soir, le pansement, qui n'était nullement dérangé, fut enlevé. Nous constatâmes qu'à l'avant-bras gauche, au siège du vésicatoire, la peau était restée intacte, ainsi qu'il en avait été fait la suggestion ; seulement, il y avait de la rougeur autour d'une piqûre d'épingle inaperçue au moment du pansement et siégeant près d'un point de la peau qui était occupé par le bord externe du vésicatoire. A l'avant-bras droit où était placé le second révulsif, il existait au-dessous un piqueté de l'épiderme bien marqué et la patiente y accusait une sensation douloureuse. Comme, en ce point, la vésication paraissait imminente, nous résolûmes d'attendre encore et nous priâmes M. Focachon de réendormir son sujet et de remettre les deux vésicatoires à leur ancienne place. Quarante-cinq minutes après, nous procédâmes à un nouvel examen, il y avait alors à droite deux phlyctènes bien marquées, et dont l'une, la plus petite, percée par l'un de nous, laissa écouler de la sérosité.

Ainsi, de ce qui précède, il résulte pour nous, soussignés, que, par suggestion, dans l'état somnambulique, on peut neutraliser les effets d'un vésicatoire cantharidien et ce qui confirme cela, encore plus, c'est que le vésicatoire, de même sorte que ceux dont nous venons de relater les effets, et qui a été posé par M. Brullard sur son malade de l'hôpital civil, a amené sur ce sujet la production d'une ampoule magnifique, au bout de huit heures d'application [1]. »

Signé : **J. Liégeois, Liébeaut, Brullard.**

---

[1] Le lendemain matin, carte postale de M. Focachon : « Le petit « vésicatoire produit un écoulement abondant, il est très en- « flammé. »

279. Depuis la publicité donnée au fait de vésication par suggestion rapporté ci-dessus, des observations nouvelles faites par les médecins les plus autorisés sont venues confirmer les constatations des expérimentateurs de l'Ecole de Nancy et ne peuvent plus laisser aucun doute dans l'esprit de ceux qui ne se laissent point aveugler par le parti-pris.

M. Dumontpallier a communiqué à la *Société de biologie* des expériences dans lesquelles il a produit par suggestion, chez des hystériques hypnotisables, des congestions locales et des élévations de température de plusieurs degrés dans des régions limitées à volonté.

280. Dès 1883, j'avais produit, sur un des meilleurs sujets que j'aie jamais observés, Mme D..., dont il a été question plus haut[1], une congestion de la peau, grande comme une pièce de cinquante centimes; une fois, notamment, la suggestion, faite au domicile de Mme D..., en présence de son mari et de M. et Mme M..., amena une rougeur qui dura trois ou quatre jours.

Ceci explique les faits suivants, dont la portée est, nous le verrons bientôt, fort considérable.

281. MM. Bourru, professeur de clinique médicale à l'école de médecine navale de Rochefort, et Burot, agrégé à la même école, ont communiqué à la *Société de biologie*, le 11 juillet 1885, des faits d'épistaxis et de sueur sanguine par suggestion hypnotique chez un sujet hémiplégique et hémianesthésique. Ces expériences ont été répétées avec le même résultat, sur le même sujet,

[1] V. n°s 169 et 170.

par M. le Dr Mabille, directeur de l'asile de Lafond (La Rochelle).

Nous empruntons le récit des faits à l'importante étude qu'a publiée sur la *Grande hystérie chez l'homme* M. le Dr A. Berjon, médecin de la Marine, d'après les travaux de MM. Bourru et Burot[1] :

« MM. Bourru et Burot savaient que, dans l'état de somnambulisme, la suggestion de toutes sortes d'actes volontaires réussissait toujours au moment précis qui avait été commandé. Ayant mis V... en somnambulisme, l'un de nos maîtres lui fit la suggestion suivante : « Ce soir, à « 4 heures, après t'être endormi, tu te rendras dans mon « cabinet, tu t'asseoiras dans le fauteuil, tu te croiseras les « bras sur la poitrine et tu saigneras du nez. » En lui ordonnant de s'asseoir et de croiser les bras, on avait surtout pour but d'éviter que des mouvements quelconques avec les mains, une friction, un coup, etc., pussent donner lieu à l'hémorrhagie qu'on cherchait à obtenir.

« A l'heure dite, il quitte ses camarades après s'être hypnotisé lui-même, va s'asseoir au lieu indiqué et dans la position ordonnée, et bientôt on vit suinter de la narine gauche, c'est-à-dire du côté non paralysé et sans provocation aucune, quelques gouttes de sang. Plusieurs médecins et étudiants de l'Ecole furent témoins de ce fait.

« Un autre jour, le même expérimentateur traça le nom du sujet sur les deux avant-bras avec l'extrémité mousse d'un stylet de trousse; puis il lui dit, une fois plongé en somnambulisme : « A 4 heures, ce soir, tu t'endormiras et « tu saigneras aux bras sur les lignes que je viens de tracer, « et ton nom sera écrit sur tes bras en lettres de sang. » Quelques minutes avant l'heure fixée, on le suit attentivement pour s'assurer que rien encore ne paraît sur les bras. Bientôt on le voit s'hypnotiser, traverser les corridors et aller se mettre à la place indiquée. Au bras gauche, les caractères se dessinent en relief et en rouge vif, et quel-

[1] V. p. 36, *op. cit.*

ques gouttelettes de sang perlent en plusieurs points. Trois mois après, les caractères étaient encore visibles, bien qu'ils eussent pâli peu à peu; à droite, côté paralysé, le phénomène ne se produisit pas.

Depuis cette époque le malade, comme on sait, a été transporté à l'asile des aliénés de Lafond, près La Rochelle. Le Dr Mabille, directeur de l'établissement, qui a continué et poursuivi les diverses expériences entreprises à Rochefort, a renouvelé l'expérience des stigmates. En voici le résumé, d'après une note lue par M. Burot au Congrès scientifique de Grenoble de 1885 :

« Le 2 juillet 1885, le Dr Mabille trace légèrement une
« lettre sur chaque avant-bras, et prenant la main gauche :
« A 4 heures, tu saigneras de ce bras » ; prenant alors la
« main droite : « Et de celle-ci. — Je ne peux pas saigner du
« côté droit, répond le malade. » C'est le côté paralysé.
« Avec la ponctualité ordinaire, le sang coule à l'endroit
« marqué à gauche, rien à droite. Enfin, notre confrère a
« renouvelé cette expérience devant une quarantaine de
« personnes, médecins pour le plus grand nombre, magis-
« trats, etc. Le sujet étant en somnambulisme, il trace une
« lettre sur le poignet gauche : « Tu vas saigner de suite de
« cet endroit, commande-t-il. — Cela me fait grand mal.
« — N'importe, je t'ordonne de saigner. » Le membre
« devient turgescent, la lettre se dessine rouge et saillante;
« enfin, des gouttelettes de sang apparaissent et sont cons-
« tatées par l'assistance. Toutefois, dans cette dernière
« expérience, il y eut une erreur de lieu. Ce fut la lettre
« tracée au voisinage, l'avant-veille, qui laissa suinter le
« sang. Peut-être la suggestion n'avait-elle pas été assez
« précise; peut-être l'exécution était-elle trop rapprochée
« du commandement, car c'était la première fois que la
« suggestion n'était pas faite pour un temps éloigné de
« quelques heures. Au surplus, cette erreur de lieu nous
« paraît sans importance, car les lignes tracées légèrement
« sur la peau avec un instrument mousse n'ont d'autre but
« que de donner à la suggestion une plus grande précision.
« Nous ne doutons pas que l'expérience puisse réussir sans
« cette précaution. »

« Dans la même session de Grenoble, M. Burot a lu, au nom du Dr Mabille, une note sur les *Hémorrhagies cutanées par auto-suggestion* dans le somnambulisme provoqué.

« Nous ne pouvons mieux faire que de la transcrire ici :

« D'une note inédite concernant l'auto-suggestion dans
« le somnambulisme provoqué, j'extrais ce qui suit, en ne
« retenant des phénomènes constatés que ce qui a trait aux
« hémorrhagies de la peau et en résumant brièvement les
« faits qui ont permis de les observer.

« Le 5 août 1885, à ma visite vers 8 heures et demie du
« matin, en présence de M. le Dr Ramadier, médecin-
« adjoint de l'asile de Lafond, et de M. Chauvelot, interne
« du service, je plonge V... dans le somnambulisme et,
« désireux de combattre les insomnies du malade, je lui
« dis : Ce soir, à 8 heures, vous direz au gardien Ernest :
« Ernest, venez donc me coucher, j'ai besoin de dormir. »
« Puis, vous irez vous coucher et vous dormirez jusqu'à
« 5 heures du matin. Pendant votre sommeil, vous n'en-
« tendrez rien, vous ne verrez rien, vous ne sentirez rien.
« Vous m'entendez, V...? — Oui, Monsieur. »

« A 7 heures 57 environ, V..., qui se promène dans la
« cour, reste le regard fixe, a quelques légères convulsions
« de la face ainsi qu'il arrive chez lui lorsque le terme de
« la suggestion approche, puis il tombe dans le sommeil,
« ou plutôt dans cet état intermédiaire décrit par M. Du-
« montpallier ; son hyperesthésie gauche a disparu. Il répète
« à son gardien les paroles citées plus haut, et à 8 heures
« précises dort d'un profond sommeil. A partir de ce
« moment, sans qu'il me soit possible de le réveiller, car il
« ne voit rien, n'entend rien, ne sent rien, et la pression
« des zones hystérogènes reste sans effet, V... renouvelle
« spontanément la série des expériences auxquelles il a été
« antérieurement soumis. C'est ainsi qu'il presse avec les
« doigts sur les globes oculaires comme pour être mis en
« léthargie, ouvre les paupières pour passer à la catalepsie,
« se frotte le vertex pour arriver au somnambulisme [1] et

---

[1] Je rappelle que nous n'avons jamais rencontré, à Nancy, les trois phases dites classiques de l'Ecole de Paris. (J. L.)

« entame le dialogue suivant, faisant *seul* demandes et
« réponses.

« D. — V..., m'entendez-vous ? — R. — Oui, Monsieur.

« D. — Donnez-moi votre bras ? — R. — Oui, Monsieur.

« D. — V..., un quart d'heure après votre réveil, il y
« aura un V sur votre bras, à la place que je marque
« (il désigne lui-même l'endroit sur son bras), et ça sai-
« gnera, vous m'entendez, je veux que ça saigne ? — R. —
« Oui, Monsieur.

« D. — V... comptez jusqu'à 10 et réveillez-vous à 7.

« V... compte 1, 2, 3, 4, 5, 6, 7, semble sortir de son
« sommeil, puis achève de compter 8, 9, 10 et s'arrête. Le
« sommeil se manifeste ensuite par des ronflements sonores.
« Puis, environ un quart d'heure après ce dialogue, V...
« est pris de la crise que nous avons l'habitude d'observer
« chez lui, lorsque les stigmates lui ont été suggérés. A la
« fin de cette crise, nous examinons son bras et nous
« voyons un V, et ce V est couvert de sang. Cette effusion
« sanguine s'est produite aux lieu et place d'un V suggéré
« par moi le 3 août, en présence de MM. les Drs Barth et
« Delarue, de la Rochelle. (Méthode de MM. Bourru et Burot.)

« Les mêmes phénomènes se sont produits à deux re-
« prises, dans la même nuit, au même endroit et par le
« même mécanisme. V... s'est réveillé exactement à cinq
« heures précises du matin, sans savoir qu'il avait dormi,
« et avec la conviction qu'il sortait de cueillir des fleurs
« dans le jardin de l'asile..... »

Un autre fait intéressant a été constaté par M. Mabille, à propos des hémorrhagies provoquées. Un jour, voulant faire saigner V... du bras, et ne pouvant y parvenir, il lui demande pourquoi il ne saignait pas. — Je ne peux pas, répond le sujet. — Pourquoi ne pouvez-vous pas ? — Parce que je n'ai pas de sang, là. — Où est donc votre sang ? — A la tête. — Eh ! bien, saignez à la tête. Immédiatement, on obtient une hémorrhagie à la face, à l'endroit qu'on avait assigné.

Ces faits se passent de tout commentaire. Il suffit de les enregistrer, en faisant remarquer qu'ils ont été constatés dans des conditions qui défient toute suspicion.

17.

282. Tous ces phénomènes, dit M. le Dr Beaunis, expliquent bien des faits jusqu'alors incompréhensibles, et, en particulier, les phénomènes présentés par les *stigmatisées* du moyen-âge et des temps modernes. Et il rappelle, à cette occasion, le passage suivant de sa thèse pour le doctorat en médecine[1] :

« Il suffit de regarder avec attention une partie de
« son corps, d'y penser fortement pendant quelque
« temps, de la soumettre aux passes dites magnétiques,
« pour y éprouver des sensations indéfinissables, des
« picotements, des ardeurs, etc. On peut trouver des
« preuves de ce fait dans les descriptions si minutieuses
« des expérimentateurs homœopathes; on en trouve la
« preuve encore plus frappante chez ces fameux mysti-
« ques du moyen âge, dont le front, les mains, les pieds
« étaient, aux heures d'extase, le siège de fluxions,
« de sueurs de sang, et même de véritables plaies. »

MM. Alfred Maury[2] et le Dr Liébeault[3] avaient déjà fait entrevoir comment les faits, réputés surnaturels et miraculeux, de stigmates, de sueurs de sang, etc., devaient trouver leur explication dans des phénomènes qui, pour avoir été rarement observés ou incomplètement interprétés, n'en rentrent pas moins dans les cadres de la physiologie. Les expériences récentes que nous venons de rapporter, celles particulièrement de M. Focachon et de MM. Bourru et Burot, ne peuvent plus, ce me semble, comme le dit M. le Dr Beaunis,

---

[1] Beaunis, *De l'habitude en général*, p. 22; Thèse de Montpellier, 1856.

[2] A. Maury, *La magie et l'astrologie*.

[3] Liébeault, *Du sommeil et des états analogues*.

laisser aucun doute sur la valadité de cette interprétation.

283. Si nous rapprochons maintenant les notions scientifiques précises, incontestables, que nous venons d'acquérir, d'un fait — réputé par beaucoup miraculeux — sur lequel on a longtemps discuté, il y a une quinzaine d'années, nous ne pourrons manquer de juger qu'il s'en trouve éclairé d'une éclatante lumière. Je veux parler de la fameuse stigmatisée de Bois-d'Haine (Belgique), de Louise Lateau.

M. Delbœuf, professeur à l'Université de Liège, avec une sagacité qui l'honore grandement, avait eu, en 1869, une vue singulièrement juste de la question, et il l'avait résolue dans les termes mêmes où nous devrions le faire aujourd'hui, en disant, contrairement à l'avis du professeur Virchow, de Berlin : « *Ni supercherie, ni miracle !* »

« C'est le 24 avril 1868, douze jours après la fête de Pâques, que Louise Lateau, alors âgée de 18 ans (elle était née le 30 janvier 1850), femme depuis cinq jours seulement, malade et languissante depuis plus d'un an, vit apparaître son premier stigmate, celui du côté gauche. Le vendredi suivant, le second stigmate apparut au pied gauche ; et ce fut le troisième vendredi qu'elle les eut tous les cinq. Enfin, près de cinq mois plus tard, le sang suinta du front.

En octobre de l'année suivante, la *Revue catholique* publia l'étude médicale du Dr Lefebvre, de Louvain, qui parut deux mois plus tard en brochure. Je dévorai cette brochure, intéressante et assez bien composée ; et quelques jours après, le 22 décembre, je faisais insérer dans le *Journal de Liège* un long article anonyme où je discutais à fond le cas de Louise Lateau.

Cet article ne satisfit ni les croyants, ni les esprits forts, ni les savants. Il se trouve aujourd'hui que, si j'avais à le refaire, je n'aurais d'autre changement à y introduire que d'y remplacer parfois l'hésitation par l'affirmation. Qu'on me pardonne d'en citer des extraits.

« Je commencerai, écrivais-je, par reconnaître entièrement la véracité du professeur. Je suis parfaitement convaincu de la réalité des faits qu'il affirme avoir constatés ou vérifiés... Je reconnaîtrai encore volontiers avec l'auteur qu'il faut écarter tout à fait l'hypothèse d'une supercherie. Ne fût-ce que l'impossibilité, pour ainsi dire absolue, où se trouve même le médecin, avec toutes les ressources de son art, de reproduire de semblables phénomènes, cela suffirait pour faire rejeter une semblable supposition. Ajoutons à cela la simplicité de la jeune fille..., l'élévation relative de son caractère, et enfin les soins scrupuleux qui ont été pris pour éviter toute supercherie, car M. Lefebvre a l'air de savoir que ce ne serait pas la première fois qu'on aurait aidé le bon Dieu à faire un miracle. »

« Je donnais ensuite en résumé le récit des faits extraordinaires observés chez Louise, à savoir la stigmatisation avec écoulement périodique et les extases accompagnées d'anesthésie et de catalepsie partielles. Après avoir rappelé les phénomènes semblables constatés par l'histoire ou observés dans les hôpitaux : « Actuellement encore, disais-je, dans les maisons d'aliénés, on a bien des fois l'occasion d'assister à des scènes d'extase et de catalepsie ; les femmes hystériques y sont assez sujettes, *et le somnambulisme réel ou artificiel s'y rattache par bien des côtés.*

« Je montrais en même temps l'insuffisance des renseignements fournis par M. Lefebvre sur les antécédents de Louise Lateau, sur son enfance, son entourage habituel, ses relations accidentelles, ses occupations en dehors de sa besogne journalière. Je faisais ressortir l'action décisive que peut avoir sur toute une vie l'événement en apparence le plus insignifiant, exemple, une histoire de bonne d'enfants, une lecture imprudente, un sermon, un rêve. Je reconstruisais l'histoire probable de Louise par le rapprochement des dates, et je montrais que c'était son imagination ardente et mystique qui produisait et les stigmates, et les extases, et ces scènes où elle mimait avec une exactitude si étrange, les derniers actes de la passion du Christ.

« Voilà donc, concluais-je vers la fin de cette étude, voilà donc un phénomène expliqué à la façon dont l'homme explique toute chose, vu son impuissance à remonter aux causes premières. Je ferai observer que cette puissance de l'imagination est incontestable, incontestée, et qu'il est conforme aux règles d'une psychologie profonde d'établir cette relation même entre le moral et le physique. Nous connaissons l'influence du physique sur le moral ; nous savons quel rôle immense jouent les impressions, les sensations, l'éducation sur le développement intellectuel de l'individu. Nous savons aussi par les faits que l'intelligence réagit à son tour sur les organes de relation ; *le rêve et l'hallucination ne sont pour ainsi dire que les phénomènes habituels retournés, où la cause devient effet et l'effet cause.* Jusqu'où peut aller ce rôle inverse ? Voilà la question. Une jeune fille, dit-on, en voyant saigner une de ses compagnes, fut tellement émue qu'elle sentit au bras un coup de lancette ; un condamné à mort, à qui on fit croire qu'on lui ouvrait les veines et qui entendit comme le sang couler, tomba en défaillance et mourut. *Dans certains cas exceptionnels et morbides, ne peut-il pas se faire qu'à la sensation éprouvée se joigne la modification organique correspondante, comme, par exemple, dans les deux cas précités, une hémorrhagie réelle ?* Je crois qu'il serait téméraire et contraire aux notions que nous possédons sur les relations du physique et du moral de nier cette possibilité d'une manière absolue... »

« Voilà ce que j'écrivais en 1869. Or, en 1877, le grand Virchow, parlant des stigmates de Louise Lateau, proclamait solennellement ce dilemme : *Supercherie ou miracle !* puis l'Académie de Belgique s'occupait de la question et, par l'organe de son rapporteur, M. Warlomont, s'arrangeait pour laisser ouverte la seconde solution. Il n'y avait ni supercherie, ni miracle[1]..... »

---

[1] DELBOEUF, *Une visite à la Salpêtrière*, p. 18. — Voy. aussi Dr WARLOMONT, *Louise Lateau, rapport médical sur la stigmatisée*

284. Il est intéressant et, ce me semble, absolument légitime, de comparer Louise Lateau et les phénomènes qu'elle a présentés de notre temps, — et qui ont été longtemps comme un problème insoluble, — à ces personnages et à ces faits de l'histoire religieuse considérés par les uns comme miraculeux et par les autres comme une preuve de l'ignorance, de la sottise et de la fourberie humaines.

285. Qu'on lise par exemple le passage ci-après de la *Vie de sainte Thérèse :*

« On éprouve une sorte de sommeil des puissances de l'âme, de l'entendement, de la mémoire, de la volonté, dans lequel, encore qu'elles ne soient pas entièrement assoupies, *elles ne savent comment elles opèrent* ; on éprouve une espèce de volupté qui ressemble à celle que pourrait sentir une personne agonisante, ravie de mourir dans le sein de Dieu. L'âme ne sait alors ce qu'elle fait ; elle ignore même si elle parle ou si elle se tait, si elle rit ou si elle pleure ; c'est une heureuse extravagance, c'est une céleste folie, dans laquelle elle s'instruit de la véritable sagesse, d'une manière qui la remplit d'une inconcevable consolation. Les yeux se ferment d'eux-mêmes, ou, s'ils demeurent ouverts, ils ne voient presque rien ; ils ne sauraient lire, quand ils le voudraient ; ils connaissent bien que ce sont des lettres, mais ils ne peuvent pas les distinguer ni les assembler, parce que l'esprit n'agit point alors ; et si l'on parlait à cette personne, elle n'entendrait rien de ce qu'on lui dirait ; elle tâcherait en vain de parler, parce qu'elle ne

---

de Bois-d'Haine, 1 vol. in-8°. Bruxelles, 1875, C. Muquardt, libraire de la cour, et Paris, J.-B. Baillière et fils.

saurait ni former ni prononcer une seule parole. Toutes les forces extérieures l'abandonnent et celles de son âme augmentent pour pouvoir mieux posséder la gloire dont elle jouit[1]. »

N'est-on pas frappé de l'analogie singulière que présente cet état d'extase avec la plupart des phénomènes, soit du somnambulisme provoqué, soit du somnambulisme naturel, dont nous aurons aussi à nous occuper ?

Je ne saurais, à raison du but spécial de ce travail, développer comme elle mériterait de l'être la comparaison que je viens d'indiquer ; j'y ajouterai seulement quelques détails indispensables.

La concentration de la pensée sur un objet vers lequel se tendent toutes les puissances de l'organisme, explique les visions des extatiques du moyen-âge. L'idée, en l'absence de toute sollicitation extérieure des sens, laquelle est suspendue pour ainsi dire par l'extase, devient plus qu'une image nettement et vivement perçue ; elle prend alors tous les caractères de la réalité et produit les phénomènes que nous provoquons aujourd'hui artificiellement : visions, sensations, stigmates, etc.

Ainsi en a-t-il été, non seulement de sainte Thérèse, mais encore de toutes les extatiques : sainte Marie de l'Incarnation, sainte Gertrude, sainte Brigitte, sainte Ida, Anne-Catherine Emmerich, etc.[2].

287. Il faut expliquer de la même manière que nous l'avons vu faire par M. Delbœuf, pour Louise Lateau, les

[1] *Vie de sainte Thérèse*, écrite par elle-même, trad. d'Arnauld d'Andilly.

[2] *Encyclopédie moderne*, 1848, T. XIV, p. 810, V° *Extase*, par M. Alfred Maury.

stigmates ou plaies qu'ont présentés, à différentes époques, certaines personnes d'une piété exaltée. Plus d'une fois il est arrivé que leur pensée, à l'état d'extraordinaire concentration produit par l'enthousiasme religieux et par une véritable *vision* de la passion du Christ, a amené sur leurs pieds, leurs mains, ou à la poitrine une reproduction plus ou moins parfaite des blessures du Crucifié.

Parmi ceux qui ont offert sur quelques parties du corps la représentation des plaies du Christ, le plus célèbre est saint François d'Assise. « Il en fut marqué, dit M. Alfred Maury[1], le jour de l'Exaltation de la Croix sur le mont Alverne, par Jésus-Christ, qui lui apparut sous la figure d'un séraphin ailé, et des blessures duquel s'échappèrent des traits de flamme qui percèrent ses membres et son côté. Saint Bonaventure dit avoir vu ces plaies et ajoute qu'elles rendaient du sang. Depuis, Benoît de Reggio, Charles de Saeta, Angel del Pas, Mathieu Carery, Agolini de Milan, le frère lai Dodo, Philippe d'Acqueria, et principalement des femmes, parmi lesquelles il faut placer sainte Gertrude, sainte Lidwine, sainte Hélène de Hongrie, sainte Osanne de Mantoue, sainte Ida de Louvain, sainte Christine de Strumbelen, sainte Jeanne de la Croix, sainte Lucie de Marni, ont présenté sur leurs membres des impressions analogues. Plusieurs stigmatisées appartiennent à ce siècle ; telles sont : Colombe Schanolt, Madeleine Lorger, Rose Serra, Anne-Catherine Emmerich, la stigmatisée du Tyrol et celle des environs de

---

Encyclopédie moderne, 1846, T. XIV, p. 813. V° *Extase*, par M. Alfred Maury,

Grasse. Non seulement plusieurs saints et saintes ont éprouvé les douleurs du crucifiement, mais certaines saintes ont encore ressenti les souffrances de la couronne d'épines, et, qui plus est, elles ont offert sur le front les traces incontestables de ce cruel supplice, à la suite de la vision dans laquelle elles s'étaient vues ainsi martyrisées. Dans ce nombre, on compte sainte Gertrude, sainte Catherine de Sienne, Pasithée et Clarisse de Cogis, Catherine de Ranconisio, Veronica Giuliani, Anne-Catherine Emmerich. »

288. M. Alfred Maury, à la fin de l'article *Extase*, de l'*Encyclopédie moderne*, auquel nous venons d'emprunter l'alinéa précédent, s'autorise enfin, et ce me semble avec raison, de l'avis d'un médecin éclairé devenu trappiste, le P. Debreyne, qui a émis l'opinion que l'état de nos connaissances en physiologie permettait de « rendre « une plaie saignante à un jour ou à une heure fixe de « la journée[1]. »

« *Ni supercherie, ni miracle !* » telle est la conclusion qui ressortira du chapitre que nous allons consacrer aux hallucinations. Elle est plus consolante que le dilemme posé par Virchow, le grand physiologiste de Berlin, et dans lequel il écartait à bon droit le miracle, ne laissant ainsi d'autre alternative qu'une supercherie, dont la plupart des âmes pieuses nous paraissent avoir été accusées avec une véritable injustice.

[1] P. J. C. Debreyne, *Essai sur la théologie morale considérée dans ses rapports avec la physiologie et la médecine*, 3ᵉ édition, Paris, 1843.

CHAPITRE VIII

LES EFFETS PSYCHOLOGIQUES
Les hallucinations. — L'amnésie.

SOMMAIRE

290. Qu'il est imprudent de nier *a priori* certains faits, par cela seul qu'on n'en a pas l'explication.
291. La magie dans l'antiquité, Apollonius de Tyane et Apulée, Lactance et les magiciens.
292. Hallucinations positives ou négatives constatées par Lactance.
293. L'hallucination spontanée est compatible avec l'état de santé.
294. Exemples cités par M. Ch. Richet, professeur à la Faculté de médecine de Paris.
295. Hallucination de M. Delbœuf, professeur à l'Université de Liège.
296. Image hallucinative cachant les objets situés derrière elle.
297. L'hallucination spontanée liée à la vivacité et à l'énergie de la représentation mentale.
298. Balzac, M. Levasseur, Gustave Doré, Beethoven, Milton.
299. Transition à l'hallucination provoquée.
300. Le monde de l'hallucination est, pour ainsi dire, sans limites assignables.
301. Hallucinations antérieurement décrites. Renvoi.
302. Classification.
303. Hallucinations positives. Diverses expériences de l'auteur.
304. Hallucination terrible donnée par M. Ch. Richet.
305. Evocation des morts par hallucination.
306. Evocation de personnes absentes. Expériences de l'auteur et de M. Ch. Richet.
307. Hommes qui se croient changés en bêtes.

308. Hallucinations positives. Expériences de M. Bernheim.
309. Hallucinations négatives. Expériences de l'auteur.
310. Opinion de M. le professeur Beaunis sur les hallucinations négatives.
311. Expérience d'hallucination négative compliquée, faite par MM. Beaunis et Liégeois.
312. Hallucinations rétroactives. Leur importance au point de vue juridique.
313. Expériences de M. le Dr Bernheim.
314. Possibilité de faire porter de faux témoignages par hallucination rétroactive.
315. Suggestions hallucinatoires à longue échéance.
316. Suggestion de M. Bernheim à 63 jours.
317. Suggestion de M. Beaunis à 172 jours.
318. Suggestion de M. Liégeois à 365 jours. Relation publiée par le *Journal des Débats*.
319. Amnésie partielle.
320. Amnésie totale.
321. Perte de la notion des voyelles et des consonnes.
322. Le sujet ne peut plus écrire son nom.
323. Onomatomanie expérimentale.
324. Changements de personnalité. Expériences de l'auteur.
325. Expériences antérieures de M. Richet.

290. Quand, pendant des siècles, l'humanité a cru à certains pouvoirs jugés plus ou moins surnaturels, quand elle a affirmé l'existence de certains faits restés sans explication, quand les plus grands génies comme les esprits les plus humbles ont proclamé et affirmé mille et mille fois ce qu'ils considéraient comme des prodiges, il serait prudent de ne pas tout nier *à priori*, de ne pas se croire en possession de la vérité totale, de ne pas prétendre que ces croyances, ces traditions vingt fois séculaires ne reposaient sur rien, qu'elles n'étaient qu'une vaine et trompeuse image qui aurait abusé les hommes, toujours avides de merveilleux et de miracles.

Sans doute, il y aura eu beaucoup d'erreurs, mais elles auront été soutenues par quelques faits réels, mal interprétés; on aura considéré comme produits par une puissance inconnue, mystérieuse, des phénomènes qui en réalité, étaient le résultat de la volonté humaine plus ou moins consciente de son pouvoir. Au lieu de déclarer que tous les prodiges attestés par les témoignages les plus autorisés étaient un pur néant, il est préférable de rechercher si véritablement on ne pourrait pas en reproduire quelques-uns et les faire rentrer dans les cadres de la vérité scientifique.

291. C'est ce qui est arrivé pour les hallucinations, que nous allons maintenant étudier.

Les plus grands écrivains de l'antiquité sont remplis de faits et de récits merveilleux, de prodiges, d'apparitions, de songes prophétiques, d'incantations, d'opérations magiques, etc., et l'on sait que, non seulement le moyen âge, mais encore l'époque moderne n'ont pas été à l'abri de ces croyances à l'existence de mauvais esprits, de puissances occultes et méchantes, sans cesse occupés à tromper l'homme, à le séduire, à l'entraîner au mal, en lui donnant, en compensation, la faculté de nuire à ses semblables.

Appollonius de Tyane et Apulée, ont eu, dans le monde romain, la réputation d'avoir été de grands magiciens, de véritables thaumaturges. Pour Apulée, c'est non pas au temps où il vivait, mais seulement un siècle et demi plus tard, à l'époque de l'empereur Constantin que la légende s'est entièrement constituée. Lactance, qui était d'origine africaine, connaît la mauvaise réputation de son compatriote. Il le mentionne dans son *Traité des institutions divines*, à propos d'une vive polémique contre un hérériasque. « Cet impie, dit-il, appré-

« ciait avec une merveilleuse subtilité les prodiges
« opérés par Jésus-Christ, sans pourtant oser les nier.
« Il prétendait démontrer qu'Apollonius en avait accom-
« pli de pareils, sinon de plus éclatants. Je m'étonne
« qu'il ait omis Apulée, dont on a coutume de citer une
« foule de miracles. » Lactance admet d'ailleurs parfaitement l'efficacité des incantations magiques. « Tout
« l'art et toute la puissance des magiciens, dit-il, consis-
« tent à évoquer les anges déchus ; ceux-ci répondent à
« l'appel, obscurcissent la pensée de l'homme et l'éga-
« rent par leurs images trompeuses. *Alors on ne voit
« plus ce qui est; on croit voir ce qui n'est pas*[1]. »

292. Ces paroles de Lactance viennent à l'appui de ce
que je disais tout à l'heure. Et si les anciens ont eu tort
de croire au pouvoir magique de certains hommes ou à
l'intervention de *démons* ou de *génies* malfaisants, il y
avait cependant quelque chose de réel au fond de leurs
erreurs, il y avait, si je puis ainsi parler, comme un ré-
sidu de vérité, puisque, dans le somnambulisme, nous
pouvons faire en sorte qu' « *on ne voie plus ce qui est*, ou
« qu'on *croie voir ce qui n'est pas.* »

Ce sont là, en effet, purement et simplement, décrites
par Lactance il y a quinze siècles, nos *hallucinations
négatives ou positives*.

293. Constatons d'abord, avant de passer à l'étude de
l'hallucination provoquée, que, contrairement à l'opinion
professée par beaucoup de médecins aliénistes, l'hallu-

---

[1] Paul MANCEAUX, *Apulée magicien, histoire d'une légende africaine*, Revue des deux mondes, 1ᵉʳ février 1888, p. 602.

cination spontanée est parfaitement compatible avec l'état de santé.

Le D·· Brierre de Boismont est, je crois, l'un des premiers parmi les auteurs qui ont réagi contre cette tendance de certains esprits trop exclusifs, à voir, dans les phénomènes hallucinatoires, la preuve de l'aliénation mentale ou d'une prédisposition à en être atteint. Dans son traité *Des hallucinations*[1], d'une inspiration si large et si élevée, il se refuse à classer parmi les fous, Socrate à cause de son *démon*, Jeanne d'Arc à cause de ses *voix* et Pascal, à cause de ses *visions*. Les raisons qu'il apporte à l'appui de son opinion nous semblent tout à fait convaincantes, et nous ne pouvons qu'y renvoyer le lecteur[2].

294. M. Ch. Richet, professeur à la Faculté de médecine de Paris, a soutenu une thèse analogue dans la *Revue philosophique*[3]; il a cité un certain nombre de cas d'hallucinations spontanées, en dehors de l'aliénation mentale.

« Un peintre ayant perdu sa belle-sœur, dont il était fort épris, l'a pendant quelques jours, vue fréquemment à côté de lui, sous une forme réelle, absolument comme si elle était vivante.

« Un académicien que je ne désigne pas autrement, âgé, presque aveugle, mais ayant la pleine possession de lui-même et de ses facultés, voit des personnages divers

---

[1] Brierre de Boismont, *Des hallucinations*, 3ᵉ édit., 1 vol. in-8º, Paris 1862, Germer Baillière.
[2] V. notamment l'observation bien connue, concernant le libraire Nicolaï, de Berlin, p. 33.
[3] *Revue philosophique*, 1885, t. XX, p. 333.

venir auprès de lui, s'asseoir à ses côtés et passer devant ses yeux. Il se rend parfaitement compte qu'il ne s'agit là que de visions sans réalité extérieure.

« Une jeune femme de ma famille a eu, étant âgée de dix ans, au moment de la mort de son père, l'hallucination de l'ombre de son père.

« Un littérateur russe, d'une intelligence tout à fait remarquable, m'a raconté avec détails une hallucination qu'il a eue à deux reprises différentes à un jour de distance. Quoiqu'il ne soit pas convaincu qu'il s'agissait là, non d'une apparition mais d'une hallucination, il n'y a pas de doute à cet égard; car il était seul et la soi-disant apparition n'a eu aucune action sur des objets matériels.

« Si, conclut avec raison M. Ch. Richet, on parvient à démontrer qu'à l'état normal, chez des intelligences irréprochables, il y a parfois hallucination complète, on aura donné l'explication la plus vraisemblable des apparitions, et on aura réduit à néant les histoires d'apparitions et de fantômes qui se trouvaient dans des recueils scientifiques. »

295. M. Delbœuf, professeur à l'Université de Liège, ajoute aux faits que je viens de citer son témoignage personnel :

« J'ai, écrit-il dans la *Revue philosophique*[1], perdu ma mère en janvier 1870; elle était dans sa quatre-vingt-quatrième année et je ne l'avais jamais quittée. Quoique dans l'ordre des choses, sa perte m'a été des plus sensibles et je ne pouvais me faire à l'idée que nous étions séparés pour toujours. Fréquemment je la revis dans

---

[1] *Revue philosophique*, 1885, t. XX, p. 513.

mes rêves, souvent comme vivante, quelquefois comme morte, mais toujours agissante. Un jour, à mon réveil, je l'aperçus, assise à mon chevet, dans l'attitude où la représente une photographie très bien faite que je possède d'elle. Elle me regardait avec des yeux extraordinairement brillants. Elle les avait conservés très vifs jusqu'à son dernier jour, mais cette fois leur éclat était vraiment surnaturel. La bouche semblait prête à me parler. Cette apparition dura quelque temps, peut-être cinq minutes, peut-être davantage encore, et j'avais la pleine conscience que c'était une hallucination. Seulement l'illusion m'était douce et chère et j'essayai de la prolonger le plus longtemps possible. Quand elle eut disparu ou à peu près, je communiquai mes impressions à ma femme, preuve que j'étais parfaitement éveillé.

296. « Mais ce que ce phénomène, qui en soi, doit-être assez commun, présente à mon sens de particulièrement intéressant, c'est que je fis certaines observations curieuses : par exemple que l'image ne bougeait nullement et s'éteignait peu à peu tout en conservant sa forme ; et puis — ce qui me parut tout à fait remarquable — qu'elle était d'abord absolument opaque, cachant les objets qui se trouvaient derrière elle, et qu'à mesure qu'elle devenait plus vague elle devenait aussi plus transparente. J'avais donc tout mon raisonnement et toute ma faculté d'observation. Circonstance à noter, cette apparition fut tellement frappante qu'aujourd'hui encore je sais l'évoquer sans peine. »

297. Cette faculté que possèdent certaines personnes d'avoir de véritables hallucinations à l'état de veille,

tient évidemment à la vivacité et à l'énergie de la représentation mentale. Dans un état de grande concentration de la pensée, sous l'influence de certaines émotions, de certaines circonstances extérieures, des idées-images fortement éclairées comme par une sorte de rayonnement intérieur, de lumière mentale, si je puis ainsi parler, peuvent revêtir, même pour un esprit parfaitement équilibré, tous les caractères de la réalité objective.

298. De grands écrivains, des artistes, des orateurs, ont souvent eu en partage cette faculté de *voir* l'objet de leurs pensées comme s'il se trouvait placé sous leurs yeux. Balzac raconte de lui-même que, s'il se représentait un canif entrant dans sa chair, il en ressentait la souffrance ; qu'en se figurant la bataille d'Austerlitz, il voyait les troupes se battre, il entendait le cliquetis des armes, la fusillade, le canon, le cri des blessés, etc. Un membre de l'Institut, M. Levasseur, bien connu par ses beaux travaux sur l'Economie politique et la science géographique, m'a dit un jour, à Nancy, que, dans sa jeunesse il ne pouvait assister à une opération sans ressentir lui-même une douleur à la partie du corps correspondant à celle qu'atteignait, chez le patient, l'instrument du chirurgien. On cite des peintres, à qui il suffisait de voir une fois une personne, pour en pouvoir faire ensuite un portrait fort ressemblant ; pendant le travail, ils évoquaient l'image du modèle et la voyaient aussi distinctement que s'il eût été présent. On assure que Gustave Doré était du nombre des artistes doués de cette faculté singulière.

Des compositeurs de musique ont assuré entendre des

LES EFFETS PSYCHOLOGIQUES 315

symphonies rien qu'en y pensant et c'est sans doute une semblable puissance de remémoration qui permettait à Beethoven, devenu sourd, de composer des œuvres admirables, et à Milton, aveugle, de *voir* et de décrire, en les dictant à sa fille, les splendeurs incomparables de son *Paradis perdu* [1].

299. Les hallucinations spontanées vont nous aider à mieux saisir le mécanisme de la production des hallucinations provoquées.

300. Ici, sans quitter le terrain solide et sûr de l'expérimentation, sans sortir des bornes de la science, il semble au premier abord — c'est une impression que j'ai plusieurs fois entendu exprimer — que l'on entre dans un monde inconnu, plein de fantasmagories et de chimères, que l'on confonde toute notion du possible et de l'impossible, que l'on fasse revivre tout ce peuple de visions, de fantômes, d'apparitions, de sortilèges, par lesquels l'humanité a été, pendant des siècles, si profondément troublée, émue ou terrifiée.

Et cependant, au fond, rien de plus simple. Le somnambule, objet de notre étude, dort du sommeil hypnotique; il est là sous nos yeux, immobile et muet; son visage a revêtu une expression de calme tout à fait remarquable; il est étranger au monde extérieur; il ne voit ni n'entend rien; il est livré à tous sans défense; à quoi pense-t-il? A rien, répond-il le plus souvent.

Mais, que l'expérimentateur lui adresse la parole, et aussitôt tout un monde nouveau s'ouvre devant

---

Dr LIÉBEAULT, *Du sommeil et des états analogues*, p. 103.

lui : au gré de celui qui parle, les rêves les plus étranges, — car c'est un rêve — les visions les plus fantastiques prises pour d'incontestables réalités, les conceptions les plus sublimes ou les plus extravagantes, les tableaux les plus tristes ou les plus riants, les splendeurs des cimes neigeuses ou les perspectives infinies de l'Océan, ses vagues, ses vaisseaux, ses tempêtes, ses abîmes, les monstres qui peuplent ses profondeurs, le ciel, la terre ou l'enfer, tout pourra être évoqué, tout sera vu, comme si le rêve était la réalité, comme si l'image était la chose elle-même, vue, touchée, sentie! Quelle puissance étonnante, qu'un mot aura mise en mouvement et qu'un léger souffle suffira à faire évanouir!

Bien entendu cependant, on ne fera sortir du cerveau du patient, que ce qui, à une époque quelconque, y avait une fois au moins pénétré, à moins toutefois que la suggestion ne soit la description même et comme la construction et la création instantanée de l'hallucination.

Arrivons maintenant aux faits.

301. Les hallucinations ne nous sont pas restées jusqu'ici absolument étrangères. J'ai cru devoir, en effet, dans le chapitre IV, en greffer un certain nombre sur des suggestions d'actes, en vue de préparer, de motiver ou de compléter ces dernières.

C'est ce que nous avons vu dans les observations ci-dessous rappelées :

OBSERVATION I. — Mme T... *voit* ridiculement habillée, de vert et de rouge, la petite-fille de Mme Sch... qui avait des vêtements de couleur sombre ;

Observation II. — La même *voit* un prétendu voleur qui veut faire d'elle une recéleuse;

Observation III. — La même a *vu* et *entendu* deux misérables qui se disputaient le produit d'un vol;

Observation IV. — Mlle P... a *vu* son amie, qu'elle reconnaît avoir tuée;

Observation VIII. — M. Th... *voit* dans mon jardin deux cygnes imaginaires et un renard fictif, qui veut emporter un cygne.

301. Mais il nous faut maintenant étudier les hallucinations en elles-mêmes. Nous examinerons successivement :

§ 1. *Les hallucinations positives;*
§ 2. *Les hallucinations négatives;*
§ 3. *Les hallucinations rétroactives;*
§ 4. *Les hallucinations à longue échéance;*
§ 5. *L'amnésie partielle ou totale;*
§ 6. *Les changements de personnalité.*

§ 1. — Hallucinations positives.

303. En matière d'hallucinations, le pouvoir de l'expérimentateur est vraiment prodigieux, comme je l'ai dit précédemment.

On fera apparaître aux yeux du sujet tout ce qu'on voudra et cela, soit par suggestion pendant le sommeil, soit, dans certains cas, même à l'état de veille. L'hallucination apparaît, selon qu'on l'a suggéré, ou pendant le sommeil somnambulique, ou aussitôt après le réveil;

18.

l'échéance en peut aussi être reportée à plusieurs heures, à plusieurs jours, à plusieurs mois. Je donnerai bientôt la relation d'une suggestion à une année d'intervalle.

On peut faire voir au somnambule le ciel ou l'enfer, Dieu, la Vierge, les saints, les anges, des personnes absentes ou décédées[1], on lui fait entendre une musique céleste et on le fait assister au sabbat; on le transporte en un point quelconque du globe ou même dans un autre monde. Les hallucinations les plus riantes et les plus terribles peuvent être tour à tour provoquées. Je persuade à Mⁿᵉ P... qu'elle est dans un beau jardin, entourée de fleurs; elle les voit, elle en aspire le parfum; elle se baisse, pour en cueillir quelques-unes et en faire un bouquet[2]. Puis, sans transition, et comme par un coup de baguette magique, nous sommes à Chamonix, sur la mer de glace; je lui fais admirer le Mont Blanc et les aiguilles secondaires qui se dressent autour du dôme central; une crevasse du glacier nous arrête; je montre à Mⁿᵉ P... la belle teinte azurée de ses parois; elle s'effraie de la profondeur de l'abîme ouvert sous ses pas; elle recule et m'attire en arrière; je la rassure et lui dis qu'elle peut sauter d'un

---

[1] « Quand une personne est hypnotisée, dit le docteur Hack Tucke (*Annales médico-psychologiques*, 4ᵉ série, t. VI, p. 427 et t. VII, p. 261), souvent on lui fait croire par suggestion qu'elle voit un individu absent. »
Taine, *De l'intelligence*, t. II, p. 20.

[2] M. Taine a assisté à des expériences analogues chez le Dʳ Puel. « On annonçait, dit-il, à la somnambule qu'elle était dans un parterre de fleurs; elle faisait le geste de les cueillir et de les respirer avec délices. »
Op. cit., t. II, p. 20, note 1.

bord à l'autre. Toute frayeur disparaît et elle franchit, d'un bond, la crevasse qui l'avait d'abord épouvantée.

Je fais voir à la même ou à d'autres, — un animal quelconque : un rat, un renard, un chat sauvage, un oiseau, un serpent, un lion. Si je dis au sujet hypnotisé qu'il a très peur, sa frayeur est extrême; si je lui dis qu'il ne craint rien, mais qu'il doit faire cesser le danger que courent les assistants, alors il ne songe plus qu'à protéger les enfants, les femmes qui sont près de lui. Je lui mets un pistolet dans la main et il tue l'animal; il le voit tomber, le sang coule, etc.

On sait qu'on peut mourir de peur, M. Ch. Richet en a cité plusieurs exemples. Je crois qu'on pourrait, avec une hallucination, tuer aussi sûrement qu'avec un poignard. Si je disais à telle ou telle personne : « Vous avez tué; on va vous juger et vous condamner, » elle le croirait. Je la conduirais devant le magistrat, en prison, devant la cour d'assises; elle assisterait aux débats, s'entendrait condamner à mort. Ramenée à la maison d'arrêt, elle se verrait bientôt conduite au supplice, saisie par le bourreau ou par ses aides; elle sentirait sur son cou le tranchant de l'acier!... Je n'oserais affirmer que, chez certaines organisations très impressionnables, la mort ne serait pas le dénouement d'une telle scène. En tout cas, c'est une expérience que je ne tenterai pas. Je ne conseille à personne ni de la faire ni de s'y soumettre.

304. Comme exemple d'hallucination terrible, le suivant laisse peu à désirer.

« Un jour, dit M. Ch. Richet, une des malades de Beaujon désira voir en rêve un cimetière. Arrivée près la grille de la tombe qu'elle voulait visiter, elle s'arrêta, déclarant qu'il lui serait impossible d'aller plus loin. Je lui ordonnai néanmoins d'aller plus avant, d'ouvrir la grille, d'entrer dans la tombe et de soulever les planches du cercueil. A ce moment, elle éprouva une telle émotion, un sentiment d'horreur et de dégoût tel que jamais je n'oublierai l'expression qui se peignit sur ses traits. A la suite de cette émotion, trop forte, j'en conviens, elle fut atteinte d'une crise nerveuse qui dura près d'une heure et que j'eus beaucoup de peine à calmer[1]. »

305. On peut faire apparaître l'image de personnes décédées ou absentes. A l'une des somnambules qui se sont prêtées à mes expériences, j'ai fait voir, sur sa demande, son père, mort depuis quelques années ; elle n'en fut nullement troublée.

306. Un autre jour, ayant endormi Mme D..., je demandai à sa mère qui elle désirait que je lui fisse voir. Sur son indication, j'affirme à Mme D... que bientôt elle va voir entrer chez M. Liébeault, où nous étions réunis, son propre frère, officier d'infanterie de marine, alors au Tonkin. Réveillée, la jeune femme voit un officier ouvrir la porte ; elle reconnaît son frère, elle lui parle, elle s'étonne de son arrivée inopinée ; son émotion est telle que ses larmes coulent ; sa mère elle-même est profondément touchée de la naïveté et de la sincérité des sentiments qu'elle exprime.

« Mon ami F..., dit M. Richet, était séparé de sa mère depuis longtemps. Lorsqu'il fut endormi je lui proposai

[1] Ch. Richet, *L'homme et l'intelligence*, p. 180.

de lui faire voir sa mère, il accepta aussitôt. « Je la vois, je la vois, me dit-il; elle travaille, elle pense à moi! » et il se mit à verser des larmes de joie ; tout d'un coup, sa joie se changea en tristesse. « Hélas! dit-il, elle ne peut pas me voir! » et il s'agitait désespéré [1].

307. « On peut aussi annoncer aux individus endormis qu'ils sont changés en telle ou telle forme de bête; que leur nez a pris des développements exagérés: qu'ils ont trois bras, un seul œil, etc. Toutes ces visions étranges sont aussitôt aperçues [2].

308. Le somnambulisme profond est, dit M. Bernheim [3], caractérisé par la possibilité de développer au réveil des hallucinations complètes. Voici quelques exemples :

Je suggère à Cl... pendant son sommeil qu'il verrait, à son réveil, M. St..., un confrère présent, la figure rasée d'un côté et un immense nez en argent. Une fois réveillé, ses yeux s'étant portés par hasard sur notre confrère, il part d'un immense éclat de rire : « Vous avez donc fait un pari, dit-il, vous vous êtes fait raser d'un côté ! Et ce nez ! vous étiez donc aux Invalides ? »

Une autre fois, je lui suggère, dans une salle de malades, qu'il verra dans chaque lit un gros chien à la place des malades, et il est tout étonné, à son réveil, de se trouver dans un hôpital de chiens.

Un jour qu'il me racontait avoir été maltraité par la femme de son propriétaire, je lui suggérai qu'à son réveil il verrait le mari entrer dans la salle et lui ferait des remontrances sur les agissements de sa femme, puis qu'après cinq minutes de ces remontrances bien accentuées,

---

Th. Richet, *L'homme et l'intelligence*, p. 178.
Ibid, p. 180.
Bernheim, *De la suggestion*, etc., p. 24.

il se rendormirait spontanément. Aussitôt réveillé, il voit en effet son propriétaire, et s'avançant vers lui : « Ah! bonjour, M. H..., je suis content de vous rencontrer, car je dois vous dire ce que j'ai sur le cœur. Votre femme est une mauvaise femme ; elle m'a battu. Cela ne se passera pas comme ça. Je vais aller me plaindre à la police, etc., etc. » Au bout de quelques minutes pendant lesquelles il continue à récriminer vivement, il va se rasseoir sur une chaise et se rendort.

A D..., je dis, en présence de M. le docteur Christian, médecin en chef de l'asile de Charenton : « Quand vous vous réveillerez, vous irez à votre lit ; vous y trouverez une dame qui vous remettra un panier de fraises, vous la remercierez, vous lui donnerez la main, puis vous mangerez les fraises. » Réveillé une demi-heure plus tard, il va à son lit et dit : « Bonjour, madame, je vous remercie beaucoup » ; il lui prend la main. Je m'approche, il me montre le panier de fraises. « Où est-elle, la dame ? » lui dis-je. Il répond : « Elle est partie ; la voici dans le corridor » ; il me la montre par la fenêtre. Puis il mange les fraises, l'une après l'autre, les portant délicatement à la bouche, les suçant avec délice, jetant les pédicules, s'essuyant les mains de temps en temps avec une apparence de réalité dont l'imitation serait difficile.

Au même sujet, je fais manger aussi tantôt des cerises, tantôt des pêches, ou des raisins imaginaires ; ou bien je lui fais prendre, quand il est constipé, une bouteille d'eau de Sedlitz imaginaire. Il prend la bouteille fictive, verse dans un verre fictif, en boit successivement trois ou quatre, faisant tous les mouvements de déglutition, la trouve amère, remet le verre en place et a quelquefois dans la journée plusieurs (jusqu'à quatre ou cinq) selles provoquées par ce purgatif imaginaire. Toutefois, certains jours de grande constipation, l'imagination ne suffit pas à provoquer un effet physique aussi considérable.

Chez une dame G..., intelligente, impressionnable, nullement hystérique, je provoque à son réveil les hallucinations les plus complexes, intéressant tous les organes sensoriels. Je lui fais entendre de la musique militaire dans la cour de l'hôpital, des soldats montent, entrent dans la salle ; elle voit un tambour-major faire des pirouettes devant son lit ; un musicien s'approche d'elle, lui parle ; il est ivre ; il lui tient des propos inconvenants ; il veut l'embrasser ; elle lui applique une paire de soufflets, et appelle la sœur et l'infirmière, celles-ci accourent et mettent l'ivrogne à la porte. Toute cette scène, suggérée pendant le sommeil, se déroule devant elle, spectatrice et actrice, avec autant de lumière que la réalité. Elle a beau avoir subi nombre de fois des hallucinations analogues, elle ne peut s'y dérober. Elle regarde autour d'elle et demande aux autres malades si elles n'ont pas vu et entendu. Elle ne peut distinguer l'illusion de la réalité ; quand tout est terminé et que je lui dis : « C'est une vision que je vous ai donnée », elle comprend bien que c'est une vision, mais elle affirme que c'est plus qu'un rêve, que c'est aussi net que la réalité même.

A une jeune fille hystérique dont j'ai parlé, je fais voir, à son réveil, une bague à son doigt, un bracelet au bras, ou bien je lui donne un bel éventail orné des portraits de personnes qu'elle connaît. Elle est tout heureuse du cadeau, mais au bout de trois à quatre minutes, chez elle, l'objet a disparu, et depuis que l'expérience lui a appris la volatilité de ces cadeaux, elle me supplie chaque fois de les lui laisser, de ne plus les lui enlever.

Chez d'autres, ces hallucinations durent plus longtemps. A une dame hystérique, Mme L..., je fais voir au réveil le portrait de son mari ; elle le voit et continue à le voir encore le lendemain au bout de vingt-quatre heures, sachant fort bien que le portrait n'existe pas. Un autre jour, je lui dis : « A votre réveil, vous verrez assise sur cette chaise, Mme L... » (C'était Mme R... qui occupait cette chaise.) Réveillée, elle voit Mme L... et parle à la personne supposée. Après dix minutes de conversation, je lui dis : « Mais, vous vous trompez, ce n'est pas Mme L..., c'est Mme R... qui est devant vous. » Elle est convaincue que c'est Mme R..., sait que c'est une illusion sensorielle, et cependant ne peut s'y dérober. Comme l'illusion persiste et lui est désagréable, au bout d'une demi-heure je la rendors sur sa demande pour rendre à Mme R... sa véritable physionomie.

Ces suggestions d'hallucinations, dont je pourrais multiplier les exemples, ne réussissent pas chez tous les somnambules.

A D..., j'affirme qu'à son réveil il verrait un chien dans son lit et le caresserait. Réveillé, il chercha sous l'édredon sans rien trouver, disant qu'il croyait avoir rêvé qu'un chien était dans son lit.

A un autre, je dis : « A votre réveil, vous me verrez saigner abondamment du nez. » Réveillé, il me regarde et dit : « Vous avez dû saigner du nez abondamment. » Il ne voyait pas de sang ; l'idée seule de mon épistaxis existait dans son cerveau.

Ainsi, parmi les somnambules, les uns n'obéissent qu'aux suggestions d'actes, d'autres sont susceptibles en même temps d'illusions sensitivo-sensorielles plus ou moins complètes ; tel peut être affecté de démangeaisons, de douleurs, c'est-à-dire d'illusions de la sensibilité tactile, mais non d'illusions sensorielles. On ne réussit point, par exemple, à lui faire sucer du sel avant son réveil, lui disant que c'est du sucre, et à lui faire conserver le goût sucré dans la bouche ; à son réveil, il perçoit le goût du sel et non du sucre ; on ne peut lui faire voir les objets en rouge ou en jaune, l'illusion sensorielle ne réussit pas, pas plus que l'hallucination.

Chez d'autres, suggestions d'actes, d'illusions sensitivo-sensorielles, d'hallucinations, tout réussit. Le même sujet d'ailleurs qui, dans les premières séances, restait rebelle aux illusions sensorielles et aux hallucinations, peut se perfectionner par l'habitude et arriver, au bout de séances multipliées, à réaliser toutes les conceptions hallucinatoires commandées à son cerveau hypnotisé [1].

§ 2. — Hallucinations négatives.

309. L'hallucination négative est assurément l'un des phénomènes les plus étranges et les plus saisissants que présente le monde mystérieux du somnambulisme.

[1] Bernheim, *De la suggestion*, etc., p. 24.

A volonté, on fait disparaître aux yeux du sujet, en tout ou en partie, une personne ou un objet quelconque, et alors la personne ou l'objet sont pour lui comme s'ils n'étaient pas.

A Camille S..., endormie, je suggère, chez M. Liébeault, que, une fois éveillée, elle ne me verra ni ne m'entendra plus. La suggestion se réalise. Revenue à un état en apparence absolument normal, elle rentre en communication avec le monde extérieur, marche, parle, agit comme tout le monde; elle voit toutes les personnes présentes excepté moi, elle entend tout ce qui se dit, excepté ce que je dis. Je lui parle, elle ne m'entend pas; on lui demande où je suis, elle dit n'en rien savoir et croit que je suis parti; si on lui affirme que je suis encore présent, elle soutient qu'on veut se moquer d'elle; elle n'est pas folle; si j'y étais, elle me verrait bien, etc. Si on la fait marcher dans une direction telle qu'elle doive me rencontrer, elle se heurte à moi, s'arrête devant l'obstacle, mais sans se rendre compte de sa nature.

Si je mets sur ma tête mon chapeau que j'avais ôté, elle le voit suspendu en l'air, sans comprendre comment il échappe aux lois de la pesanteur; cela lui paraît drôle, c'est de la physique, etc. Je prends un éventail et le tiens à la main; cet objet lui semble n'avoir aucun support; je l'agite en différents sens, elle est plus étonnée encore; elle ne peut concevoir qu'un éventail que personne ne tient, se livre à des manœuvres aussi étranges, aussi fantastiques, etc.

Ou bien encore, je lui dis, pendant le sommeil hypnotique : « Au réveil, vous ne verrez plus ici que des femmes; réveillée elle ne voit plus les hommes qui sont présents, juge vides les sièges qu'ils occupent, va s'asseoir sur les genoux de l'un d'eux et croit être sur une chaise inoccupée, etc.

Tout cela assurément est fort singulier. C'est un des phénomènes qui, pour les personnes qui le voient pour la première fois, semblent le moins compatibles avec la raison, le témoignage de nos sens, les habitudes de notre esprit, et paraissent donner je ne sais quel air louche de compérage aux rapports de l'hypnotiseur et de l'hypnotisé. Cela est fâcheux, mais qu'y faire ? Les choses sont ainsi, et je préviens charitablement ceux qui voudraient les nier qu'ils se prépareraient, le faisant, une cruelle déconvenue.

310. « Quand ces hallucinations négatives, dit M. Beaunis, portent sur des sensations simples, elles sont encore assez facilement explicables. Lorsque je dis à un sujet : Vous ne voyez plus le rouge, on peut supposer qu'une catégorie d'éléments rétiniens (ou d'éléments corrélatifs) a été paralysée, de même que lorsque je dis : Vous ne pouvez faire tel mouvement, je paralyse un certain groupe de muscles.

« Mais faire disparaître une personne qui se trouve là de façon que le sujet ne puisse l'entendre ni la voir, ni la sentir, il y a là quelque chose de plus inexplicable que de faire apparaître une personne absente. Dans ce dernier cas, en effet, on comprend encore qu'une idée dominante puisse acquérir une telle intensité qu'elle se transforme en sensation et détermine ainsi le phénomène hallucinatoire ; mais, dans le premier cas, une explication du même genre est plus difficilement acceptable.

« Mais ce qui est plus étrange encore, c'est qu'on peut

faire disparaître une personne *partiellement*. Le sujet ne la verra pas, mais il l'entendra ; il pourra la voir et l'entendre, mais il ne sentira pas son contact. On conçoit quelles combinaisons d'expériences, quelles scènes singulières de toute nature on peut imaginer, et il semble qu'on entre là dans le domaine du merveilleux, et pourtant ce merveilleux n'est que la réalité la plus exacte et la plus authentique. »

311. J'ai fait, de concert avec M. Beaunis, en présence de M. Liébeault et de quelques autres personnes, l'expérience suivante, un peu plus compliquée que celles que j'ai rapportées plus haut.

Je suggère à Mme H... pendant le sommeil hypnotique qu'une fois éveillée elle ne verra ni n'entendra M. Beaunis[1]. A son réveil, la chose se réalise. M. Beaunis se place devant elle, elle ne le voit pas ; il lui parle, elle ne l'entend pas. Je prie alors M. Beaunis qui, pour Mme H... n'existe plus ou du moins est absent, de faire des passes devant ses yeux ; celle-ci est toujours parfaitement éveillée, cause avec les personnes présentes, voit et entend tout le monde, excepté M. Beaunis. Au bout d'un certain nombre de passes, elle s'endort.

Je cède maintenant la parole à M. Beaunis, pour le récit de la suite de l'expérience : le lecteur ne pourra qu'y gagner.

[1] M. Beaunis, qui a donné le récit de cette expérience dans *Le somnambulisme provoqué*, p. 178, me semble avoir été mal servi par sa mémoire, quand il ajoute que *je suggère à Mme H... qu'elle sentira quand il la touchera et restera en rapport avec lui par le contact.* Je crois être sûr de n'avoir pas fait cette seconde suggestion. L'expérience ne m'en semble que plus intéressante et plus inexplicable encore.

« Dans ce sommeil, elle n'est plus en rapport qu'avec moi ; elle m'entend, me répond et ne voit et n'entend plus aucune des personnes présentes; M. Liégeois lui parle, elle ne lui répond pas ; il essaie de la réveiller, impossible. Une fois cet état bien constaté, je la réveille.

« Elle n'est pas plutôt réveillée qu'elle se retrouve dans le même état où elle était avant que je l'eusse endormie, c'est-à-dire qu'elle ne me voit plus, qu'elle ne m'entend plus, et qu'elle n'est plus en rapport avec moi que par le toucher, tandis qu'elle entend et voit toutes les personnes présentes. Il faut que M. Liégeois lui enlève la suggestion négative pour qu'elle m'entende et me voie de nouveau.

« Le même jour, je recommence l'expérience avec Mlle A... E...

« Je l'endors et lui suggère qu'elle n'entendra ni ne verra M. Liégeois. Bref, l'expérience suivit la même marche et eut absolument le même résultat que la première fois. Le lendemain, les mêmes expériences sont répétées avec la même réussite devant un certain nombre de personnes. Il faut noter que les passes étaient faites à quelques centimètres de la figure du sujet. Je me contente de mentionner cette expérience sur laquelle j'aurai occasion de revenir plus tard.

« Dans ces expériences d'hallucinations négatives, on peut toujours, il est vrai, supposer la simulation. Je ne puis ici discuter cette question de la simulation dont j'ai déjà dit quelques mots plus haut. La conviction ne peut se faire que quand on étudie les faits par soi-même et non par ouï-dire ; c'est ainsi que la mienne s'est formée, et tout ce que je pourrais dire ne modifierait pas évidemment la manière de penser d'un incrédule. Là encore, comme le dit M. Paul Janet, ce sont les circonstances antérieures qui servent de preuves, et ces preuves, il faut les chercher dans les phénomènes physiologiques de l'hypnotisme que je n'ai pas à étudier ici.

« Il y a dans ces hallucinations négatives des faits qui paraissent au premier abord bien singuliers et bien difficiles à expliquer et qui, cependant, après réflexion, montrent avec quelle logique les phénomènes se coordonnent dans l'esprit du sujet. »

§ 3. — Hallucinations rétroactives.

312. Il y a hallucination rétroactive quand on donne à un somnambule, la suggestion qu'il a vu faire ou entendu dire des choses qui n'ont jamais existé, qu'il s'en souviendra, au réveil, qu'il en sera absolument convaincu, qu'il en témoignera au besoin, et qu'aucune dénégation, aucune affirmation contraire ne pourra détruire la conviction qui sera entrée dans son cerveau.

C'est là un moyen auquel on pourrait recourir pour faire porter, même en justice et sous la foi du serment, de faux témoignages qui, dans certains cas, pourraient être d'autant plus redoutables que la sincérité du faux témoin serait absolue.

L'hallucination rétroactive nous est déjà connue ; je crois devoir me référer aux exemples que j'en ai donnés dans les observations déjà résumées antérieurement, savoir :

Observation III. Deux voleurs se disputant le produit d'un vol (n° 161) ;

OBSERVATION IV. Meurtre d'une jeune fille par son amie (n° 162) ;

OBSERVATION IX. Dette imaginaire acceptée comme vraie (n° 168) ;

OBSERVATION X. Billet à ordre (n° 169);
— XI. Cautionnement (n° 170).

C'est à propos de ces expériences que M. Beaunis, professeur de physiologie à la Faculté de médecine de Nancy, a écrit :

« Je laisserai de côté les hallucinations rétroactives,
« dont l'importance a été si bien mise en lumière par
« M. Liégeois [1]. »

Ce que j'aurai à dire plus loin des suggestions à l'état de veille augmentera encore singulièrement la gravité de ce genre de suggestions.

313. Mais je veux auparavant corroborer l'opinion que j'ai exprimée à ce sujet en 1884, en rapportant ici quelques expériences de mon collègue et ami M. Bernheim.

« J'ai pu constater, dit-il, que chez beaucoup de sujets on peut développer de véritables *hallucinations rétroactives;* on peut leur suggérer qu'à un moment déterminé ils ont vu tel fait, commis tel acte, dont l'image créée dans leur cerveau apparaît comme un souvenir vivant qui les domine, au point qu'il est pour eux une réalité incontestable.

Voici, par exemple, une de mes somnambules, Marie G..., femme intelligente, impressionnable, nullement hystérique. Je la mets en sommeil profond et je lui dis : « Vous vous êtes levée dans la nuit. » Elle répond : « Mais non. » J'insiste : « Vous vous êtes levée quatre fois pour aller à la selle ; et la quatrième fois vous êtes tombée sur le nez. Cela est certain ; et quand vous vous réveillerez, personne ne

[1] BEAUNIS, *Le somnambulisme provoqué*, p. 176.

pourra vous faire croire le contraire. » A son réveil, je lui demande : « Comment cela va? » — « Bien, me dit-elle, mais cette nuit, j'ai eu de la diarrhée, je me suis levée quatre fois ; même je suis tombée et me suis fait mal au nez. » Je lui réponds : « Vous avez rêvé cela ; vous ne m'aviez rien dit tout à l'heure : aucune malade ne vous a vue. » Elle persiste dans son affirmation ; elle n'a pas rêvé ; elle a parfaitement conscience de s'être levée ; toutes les malades dormaient, et elle reste convaincue que c'est arrivé.

Un autre jour, pendant son sommeil, je lui demande dans quelle maison elle habite et quels sont ses colocataires. Elle me dit entre autres que le premier étage est habité par une famille, père, mère, plusieurs petites filles et un vieux garçon restant chez eux. Alors je lui dis ce qui suit : « Le 3 août (il y a quatre mois et demi), à trois heures de l'après-midi, vous rentriez chez vous ; arrivée au premier étage, vous avez entendu des cris sortant d'une chambre, vous avez regardé par le trou de la serrure ; vous avez vu le vieux garçon commettant un viol sur la petite fille ; vous l'avez vu ; la petite fille se débattait, elle saignait ; il lui mit un bâillon sur la bouche. Vous avez tout vu ; et vous avez été tellement saisie que vous êtes rentrée chez vous et que vous n'avez rien osé dire. Quand vous vous réveillerez, vous n'y penserez plus ; ce n'est pas moi qui vous l'ai dit ; ce n'est pas un rêve, ce n'est pas une vision que je vous ai donnée pendant votre sommeil magnétique ; c'est la réalité même ; et si la justice vient plus tard faire une enquête sur ce crime, vous direz la vérité. » Cela dit, je change le cours de ses idées, je détermine des suggestions plus gaies ; à son réveil je ne lui parle plus de ce fait. Trois jours après, je prie un de mes amis, avocat distingué, d'interroger cette femme, comme s'il était juge d'instruction. En mon absence, elle lui raconte les faits dans tous leurs détails, donnant les noms de la victime, du criminel, l'heure exacte du crime ; elle maintient ses dires énergiquement ; elle sait quelle est la gravité de son témoignage ; si on l'appelle à comparaître devant les assises, malgré l'émotion qu'elle en ressent, elle dira la vérité, puisqu'il le faut ; elle est prête à jurer devant Dieu et les hommes !

M'étant approché de son lit après la déposition, mon ami, faisant office de magistrat, la fit répéter devant moi. Je lui demandai si c'était bien la vérité, si elle n'avait pas rêvé, si ce n'était pas une vision comme celles que j'avais l'habitude de lui donner pendant son sommeil. Elle maintint avec une conviction inébranlable son témoignage. Cela fait, je l'endormis pour déraciner cette suggestion. « Tout ce que vous avez dit au juge d'instruction, lui dis-je, n'est pas : vous n'avez rien vu le 3 août ; vous ne savez plus rien de rien ; vous ne vous rappellerez même pas que vous avez parlé au juge d'instruction ; il ne vous a rien demandé et vous ne lui avez rien dit. » A son réveil, je lui dis : « Qu'avez-vous dit à Monsieur, tantôt ? » — « Je n'ai rien dit. » — « Comment, vous n'avez rien dit, dit le magistrat, vous m'avez parlé d'un crime qui a eu lieu dans votre maison le 3 août ; vous avez vu le nommé X..., etc. » La femme Marie G... resta interdite. La nouvelle du crime la suffoquait ; elle n'en avait jamais entendu parler. Quand M. X... insista, lui-disant qu'elle-même avait signalé ce crime, elle n'y comprit rien ; une violente émotion la saisit à la nouvelle qu'elle serait appelée en justice pour témoigner. Et pour calmer cette émotion, je dus l'endormir de nouveau et passer l'éponge sur toute cette scène véritablement effrayante de réalité. A son nouveau réveil, le souvenir de tout était effacé sans retour et le lendemain conversant avec elle et amenant à dessein la conversation sur les gens de sa maison, elle m'en parla naturellement comme si jamais il n'en avait été question entre nous.

Il y a plus encore. Nous avons vu que certains sujets hypnotisables peuvent, sans être hypnotisés de nouveau, par simple affirmation à l'état de veille, subir des illusions ou des hallucinations variables : ceux-ci peuvent subir de même des hallucinations rétroactives ; ce qui se passe pathologiquement chez les aliénés qui se figurent avoir assisté à telle scène, avoir commis tel acte, meurtre ou vol, et retracent tous les détails du crime dont ils ont été acteurs ou spectateurs, peut être réalisé artificiellement chez certaines personnes, par simple affirmation, avec une facilité effrayante.

A Sch..., l'un de mes somnambules, je dis : « Vous avez vu cette nuit, mon chef de clinique, M. le Dr G..., à côté de votre lit, il s'est trouvé mal, il a vomi ; même, vous lui avez donné votre mouchoir pour s'essuyer. » L'idée suggérée s'imposait comme image rétrospective réelle à son cerveau. Une heure après ayant rencontré M. le Dr G..., Sch... lui dit : « Je vous ai vu cette nuit ; vous étiez bien malade. » — « Comment, vous m'avez vu, je n'étais pas à l'hôpital ! » — « Je vous ai bien vu, il était 4 h. 5 minutes ; vous étiez malade ; c'était une indisposition : il n'y avait pas de votre faute. »

Un autre jour je lui dis : « Vous êtes sorti de la salle ce matin ; vous avez été devant la chapelle, vous avez regardé par le trou de la serrure ; deux hommes se battaient, etc. » — Il l'avait vu, et le lendemain, l'ayant fait mander dans mon cabinet auprès d'une personne se faisant passer pour commissaire de police, il raconta les faits, donna le signalement des ouvriers ; l'un avait eu le bras cassé, il l'avait vu porter en civière dans la salle de chirurgie ; c'est lui qui avait commencé la querelle. Il se déclara prêt à témoigner en justice et à prêter serment. Le pseudo-commissaire lui ayant insinué, en mon absence, que c'était peut-être une illusion, une idée suggérée par moi, il parut vexé de cette observation et maintint énergiquement qu'il avait vu et ne disait que ce qu'il avait vu. J'ajoute que cet homme jouit de sa raison ; malade guéri, il fait office d'infirmier auxiliaire au service et a des antécédents honnêtes.

Ces faits ne sont pas isolés. Un de mes honorés collègues de la Faculté de droit a fait, en même temps que moi, des expériences nombreuses du même ordre, à l'état de veille et à l'état de sommeil, sur d'autres sujets hypnotisables : il est arrivé à des résultats concordants. De graves réflexions surgissent. Qu'y puis-je ? Faut-il étouffer la vérité [1] ?

314. A quels abus ne pourrait pas se prêter l'hallucination rétroactive en matière de faux témoignage ? Il serait difficile de le dire à l'avance.

[1] Bernheim, *De la suggestion dans l'état hypnotique et dans l'état de veille*, p. 98.

M. Bernheim et moi, nous n'avons fait *voir*, aux sujets mis en expérience, que des personnages imaginaires; mais l'on pourrait tout aussi facilement évoquer l'image de personnes vivantes et les faire *voir* accomplissant un crime.

Il serait curieux et intéressant de faire l'essai suivant :

Je suppose un crime effectivement commis, un homme a été assassiné par exemple. Je me renseigne exactement sur toutes les circonstances du fait, et je donne à quelques-uns des somnambules que fournit chaque jour la clinique de M. Liébeault, une hallucination identique. Je leur fais *voir* à tous successivement, les différents actes du crime; ils *voient* l'assassin guettant sa victime; ils *assistent* à la lutte; ils entendent les cris, les appels désespérés, les exclamations suprêmes; ils sont terrifiés par le spectacle que j'évoque devant eux; mais surtout je leur *montre le criminel*, dans l'accomplissement même de son forfait, et ce criminel sera pour eux, *la personne qu'il me plaira de leur désigner!* Et tous iront déposer devant la justice, feront des récits concordants, prêteront serment de dire la vérité, et, en leur âme et conscience, ils la diront, puisqu'ils ne raconteront que ce qu'ils auront *vu* et *entendu*.

Quelles graves réflexions s'imposent ici à notre esprit[1].

Plus d'une fois déjà, on m'a dit à ce propos : « Mais « vous allez rendre impossible la poursuite des crimes ! »

---

[1] Quelle situation que celle qui serait faite à un homme contre qui de pareilles charges seraient accumulées, et qui serait, pour une raison ou pour une autre, dans l'impossibilité d'invoquer un *alibi!*

Je répondrai très simplement : Impossible? Non. Difficile? Oui. Mais qu'y puis-je ?

Il ne s'agit pas de savoir si une vérité est commode ou gênante, mais si elle est démontrée. Si elle existe, il faut, bon gré mal gré, qu'on s'en arrange et qu'on vive avec elle. Je ferai remarquer d'ailleurs, que, plus les institutions sociales se perfectionnent, plus les citoyens trouvent de sécurité dans des garanties que l'innocent peut invoquer, dans des formes qui le protègent, et plus la distribution de la justice criminelle devient délicate et difficile. Un jour, dit une légende qui est parvenue jusqu'à nous, un sultan des Ottomans se promenant dans les rues de sa capitale; il rencontra une jeune paysanne qui se plaignait qu'un soldat lui eût volé du lait, pour le boire; le soldat niait; le sultan lui ouvre le ventre d'un coup de sabre, et l'estomac du misérable laisse échapper du lait mêlé avec son sang. Le peuple admira beaucoup la justice de son souverain. Assurément, il avait eu recours à un procédé expéditif. Mais, qui de nous voudrait être jugé ainsi? Et, si le soldat avait été accusé faussement, qui donc lui eût rendu la vie?

Au moyen âge, le combat judiciaire ou l'épreuve par le feu étaient bien plus *commodes*, pour rendre la justice, que les lenteurs, les formalités, les enquêtes, les longs débats prescrits par notre Code d'instruction criminelle. Qui s'aviserait cependant de proposer un retour en arrière?

La question infligée aux accusés, afin de leur faire confesser leur crime, a été supprimée il y a un siècle à peine. Pense-t-on que, lors de cette suppression, plus d'un magistrat, je dis parmi les meilleurs, ne l'ait pas déplorée profondément ; qu'il n'ait pas gémi de voir rompre avec une tradition ancienne et respectée : qu'il n'ait pas prédit qu'on ne pourrait plus désormais assurer une répression efficace des crimes? Va-t-on cependant nous proposer de rétablir la torture?

§ 4. — Hallucinations à longue échéance.

315. Nous avons vu qu'on peut, pendant le sommeil hypnotique, donner au patient des hallucinations qui se réalisent durant le somnambulisme et d'autres qui ne produiront leur effet qu'après le réveil.

Mais ce n'est pas tout. On peut différer jusqu'à un certain moment l'éclosion de la suggestion. Je dis par exemple, au sujet, pendant qu'il est endormi — et même à quelques-uns à l'état de veille : « Vous ferez ou vous
« verrez telle chose, dans un quart d'heure, dans une
« heure, ou quand vous quitterez la salle où nous
« sommes, ou quand je ferai tel geste, ou prononcerai
« telle parole, ou quand vous serez arrivé dans telle rue,
« ou une fois que vous serez rentré chez vous. »

En un mot, on peut apposer à la suggestion telle condition que l'on veut.

Il pouvait être intéressant de savoir combien de temps pourrait durer l'effet de la suggestion. C'est ce que nous avons successivement cherché à déterminer, MM. Bernheim, Beaunis et moi.

316. M. Bernheim avait provoqué une hallucination et des actes qui s'étaient réalisés après 63 jours[1].

---

[1] Bernheim, *op. cit.*, p. 28.

« Au mois d'août dernier, je dis, pendant son sommeil, au somnambule S..., ancien sergent, dont je relaterai l'observation : « Quel jour serez-vous libre dans la première semaine du mois d'octobre ? » Il me dit : le mercredi. — « Eh bien alors, écoutez bien : Le premier mercredi d'octobre, vous irez chez le Dr Liébeault (qui m'avait adressé ce sujet); et vous trouverez chez lui le Président de la République qui vous remettra une médaille et une pension. » — « J'irai », me dit-il. Je ne lui en parle plus. A son réveil, il ne se souvient de rien. Je le vois plusieurs fois dans l'intervalle je détermine chez lui d'autres suggestions et ne lui rappelle jamais la précédente. Le 3 octobre (soixante-trois jours après la suggestion), je reçois de M. le Dr Liébeault la lettre suivante : « Le somnambule S... vient d'arriver aujourd'hui chez moi à onze heures dix minutes. Après avoir salué en entrant M. F... qui se trouvait sur son chemin, il s'est dirigé vers la gauche de ma bibliothèque sans faire attention à personne et je l'ai vu saluer respectueusement, puis entendu prononcer le mot : Excellence. Comme il parlait assez bas, je suis allé immédiatement vers lui; en ce moment, il tendait la main droite et répondait : « Merci, Excellence. » Alors je lui ai demandé à qui il parlait. « Mais, m'a-t-il dit, au Président de la République. » Je note qu'il n'y avait personne devant lui. Ensuite, il s'est tourné encore vers la bibliothèque et a salué en s'inclinant, puis est revenu vers M. F... Les témoins de cette scène étrange, quelques instants après son départ, m'ont naturellement questionné sur ce qu'était ce fou. Ma réponse a été qu'il n'était pas plus fou et qu'il était aussi raisonnable qu'eux et moi ; un autre agissait en lui. »

J'ajoute qu'ayant revu S... quelques jours plus tard, il m'affirma que l'idée d'aller chez M. Liébeault lui était revenue subitement le 3 octobre à dix heures du matin, qu'il ne savait pas du tout les jours précédents qu'il devait y aller, et qu'il n'avait aucune idée de la rencontre qu'il y ferait.

Quelque singuliers, quelque inexplicables que soient ces phénomènes de suggestion à longue échéance, devant éclore à un moment assigné d'avance et que le cerveau prépare ou médite, à l'insu du sujet, je n'ai pas hésité à les relater;

j'aurais hésité en présence d'un fait isolé ; je les ai reproduits tant et tant de fois sur divers somnambules que je n'ai pas le moindre doute sur leur réalité. L'interprétation est du domaine de la psychologie.

317. Le Dr Beaunis a, de son côté, réalisé une suggestion à 172 jours d'intervalle :

« Le 14 juillet 1884, l'après-midi, après avoir mis Mlle A... E..., en état de sommeil hypnotique, je lui fais la suggestion suivante, (je transcris la note prise sur mon cahier d'observations) :

« Le 1er janvier 1885, à dix heures du matin, vous me verrez ; je viendrai vous souhaiter la bonne année ; puis après vous l'avoir souhaitée, je disparaîtrai. »

« Le 1er janvier 1885, j'étais à Paris (Mlle A... E..., habite Nancy). Je n'avais parlé à personne de cette suggestion.

« Voici ce que le jour même elle raconta à une de ses amies, et ce qu'elle me dit plus tard, ainsi qu'au Dr Liébeault et à d'autres personnes.

« Le 1er janvier, à dix heures du matin, elle se trouvait dans sa chambre quand elle entendit frapper à sa porte.

« Après avoir dit : « Ouvrez », elle me vit entrer à sa grande surprise et lui souhaiter de vive voix la bonne année.

« Je repartis presque aussitôt et, quoiqu'elle se mît de suite à la fenêtre pour me voir sortir, elle ne m'aperçut pas. Elle remarqua aussi, ce qui ne laissa pas de l'étonner, à cette époque de l'année, que j'avais un habillement d'été (c'était celui-là même que je portais le jour où je lui avais fait la suggestion).

« On eut beau lui faire observer que j'étais à Paris à

cette date et que je ne pouvais avoir été chez elle le 1ᵉʳ janvier, elle persista à soutenir qu'elle m'avait vu, et aujourd'hui encore, *malgré mes affirmations*, elle est convaincue que je me suis présenté chez elle.

« Ainsi, après 172 jours d'intervalle, la suggestion que j'avais faite s'est réalisée dans ses plus petits détails. Pour ma part, je ne mets pas en doute que les suggestions ne puissent réussir après un temps beaucoup plus long et peut-être même après plusieurs années [1]. »

318. Après M. Bernheim et avant M. Beaunis, j'avais moi-même provoqué, à 100 jours d'intervalle, certains faits qui sont sans intérêt en présence de la suggestion à 365 jours que j'ai faite le 12 octobre 1885 et qui s'est réalisée le 12 octobre 1886.

Voici l'observation telle que l'a publiée le *Journal des Débats* [2].

Le 12 octobre dernier, M. Liégeois a vu se réaliser très exactement une suggestion qu'il avait faite le 12 octobre 1885, c'est-à-dire trois cent soixante-cinq jours auparavant.

Toutes les précautions convenables avaient été prises en vue d'assurer la sincérité de l'expérience. La suggestion avait été faite en 1885, au jeune P. N..., déjà plusieurs fois hypnotisé. C'est un très bon sujet que M. Liégeois a présenté, au mois d'août dernier, à la section médicale du Congrès de Nancy de l'*Association française pour l'avancement des sciences*. Un secret absolu avait été observé par l'expérimentateur, et le sujet en question igno-

---

[1] BEAUNIS, *Le somnambulisme provoqué*, p. 233.
[2] *Journal des Débats*, 1ᵉʳ novembre 1886.

rait entièrement l'expérience dont il devait être l'objet.

L'ayant préalablement hypnotisé, M. Liégeois avait dit à P. N..., le 12 octobre 1885 :

« Dans un an, à pareil jour, voici ce que vous aurez l'idée de faire : Vous viendrez chez M. Liébeault dans la matinée. Vous vous direz que vos yeux ont été si bien depuis un an, que vous devez aller le remercier, lui et M. Liégeois. Vous exprimerez votre gratitude à l'un et à l'autre, et vous leur demanderez la permission de les embrasser, ce qu'ils vous accorderont volontiers.

« Cela fait, vous verrez entrer dans le cabinet du docteur un chien et un singe savants, l'un portant l'autre; ils se mettront à faire mille gambades et mille grimaces et cela vous amusera beaucoup. Cinq minutes plus tard, vous verrez entrer un bohémien suivi d'un ours apprivoisé ; cet homme sera heureux de retrouver son chien et son singe, qu'il craignait d'avoir perdus. Et, pour divertir la société, il fera aussi danser son ours, un ours gris d'Amérique, de grande taille, mais très doux et qui ne vous fera pas peur. Quand il sera sur le point de partir, vous prierez M. Liégeois de lui donner dix centimes comme aumône, et vous les lui remettrez vous-même. »

Le 12 octobre 1886, M. Liégeois s'était rendu chez M. Liébeault avant neuf heures. A neuf heures et demie ne voyant rien venir ; il était retourné chez lui et supposait que la suggestion faite un an auparavant ne produisait aucun effet. Mais le jeune P. N... arriva à dix heures dix minutes ; il adressa à M. Liébeault les remerciements dont l'idée lui avait été suggérée, et demanda si M. Liégeois ne viendrait pas. Celui-ci, prévenu par un exprès, se hâta de se rendre de nouveau à la clinique

de l'éminent docteur. A peine est-il arrivé que P. N...
se lève et vient lui exprimer les sentiments de gratitude,
qu'il avait déjà témoignés à M. Liébeault. Puis, l'hallucination, jusque-là retardée par l'absence de M. Liégeois,
se produit exactement dans l'ordre prévu : N... voit
entrer un singe et un chien savants qui se livrent à leurs
exercices ordinaires ; il s'en amuse beaucoup. Ces
exercices terminés, il voit le chien s'avancer vers lui et
faire la quête, tenant une sébile dans sa gueule ; il emprunte dix centimes à M. Liégeois et fait le geste de les
donner au chien ; enfin, il voit, dit-il, un bohémien qui
emmène le singe et le chien. L'ours ne parut pas, et
N... ne songea pas à embrasser MM. Liébeault et Liégeois. Sauf ces deux points, la suggestion avait été
pleinement réalisée.

Ces faits se sont passés en présence de MM. le docteur
Liébeault, Liégeois, professeur à la Faculté de Droit ;
D..., ingénieur civil à Paris ; Del..., chef de bataillon
en retraite, et de quinze à vingt autres personnes, malades ou curieux.

L'expérience terminée, N... se plaint d'être un peu
« énervé ». M. Liégeois l'endort du sommeil somnambulique pour le calmer et le remettre en parfait état. Pendant qu'il est ainsi endormi, il lui dit : « Pourquoi avez-
vous vu tout à l'heure ce singe et ce chien ? — Parce que
vous m'en aviez donné la suggestion, le 12 octobre 1885.
— Ne vous êtes-vous pas trompé d'heure ? Je croyais
vous avoir indiqué neuf heures du matin ? — Non,
Monsieur, c'est vous qui faites erreur : vous m'avez
endormi, non sur le banc où je suis en ce moment,
mais sur celui qui est en face ; puis, vous m'avez
fait aller avec vous dans le jardin où vous m'avez dit de

revenir dans un an à pareille heure ; or, il était dix heures dix minutes. — Mais pourquoi n'avez-vous vu aucun ours et ne nous avez-vous pas embrassés, M. Liébeault et moi? — Parce que vous ne m'avez dit cela qu'une fois, tandis que le reste de la suggestion avait été dit deux fois. »

MM. Liébeault et Liégeois et toutes les personnes présentes furent étonnés de la netteté et de la précision de ces réponses, et l'expérimentateur avoua que les souvenirs du sujet hypnotisé lui semblaient très supérieurs aux siens en exactitude.

Au bout de dix à quinze minutes, N... est réveillé; il est en parfaite santé, il n'a aucun souvenir de ce qu'il a dit ou fait, en vertu de la suggestion de l'année précédente ; il a également oublié ce qu'il vient de dire pendant le sommeil somnambulique. Aucune trace n'en subsiste plus dans son esprit.

Quant à l'état dans lequel N... a eu son hallucination et a fait les actes suggérés, il a paru de plus en plus à M. Liégeois qu'on ne pouvait le considérer comme étant l'état de veille normal ; l'expérimentateur pense, au contraire, — et M. Liébeault partage sa manière de voir, — qu'il se produit en pareil cas une sorte de *condition seconde* analogue au cas de Félida X... de Bordeaux, dont M. le professeur Azam a entretenu, il y a quelques années, l'*Académie des sciences morales et politiques*. Ce serait donc, si l'on peut ainsi parler, une *condition seconde provoquée ;* cette désignation paraîtrait aujourd'hui, à M. Liégeois, préférable à celle de *condition prime*, qu'il avait d'abord proposée dans son *Mémoire* lu à l'Institut en avril 1884.

§ 5. — L'amnésie.

319. L'une des plus curieuses expériences faites à Nancy par Hansen, le magnétiseur qui a expérimenté en 1879, à Breslau, devant M. le professeur Heidenhain, l'une de celles qui excitaient parmi les spectateurs le plus vif étonnement, consistait dans la production d'une amnésie partielle.

Le sujet, questionné sur ses nom, prénoms, âge, lieu de résidence, répond d'abord comme il convient ; puis on lui affirme qu'il a oublié tout cela, qu'il ne sait plus qui il est, dans quelle ville il se trouve, etc. Interrogé de nouveau, il déclare qu'en effet, il ne peut plus répondre à ces questions.

Je ne me suis pas borné à produire, chez plusieurs personnes, cette intéressante amnésie partielle ; je l'ai poussée plus loin et suis arrivé à provoquer une amnésie totale.

320. Je dis à Mme T... « Vous ne vous souvenez plus de rien ; vous ne savez pas si vous êtes morte ou vivante, homme ou femme, si vous êtes mariée, si vous avez des enfants, etc. A tout ce qu'on vous demandera vous répondrez invariablement : « Je ne sais pas. »

Interrogée par quelques-uns des assistants, Mme T..., dont le regard a pris une étrange expression de stupeur répond à tout le monde : « Je ne sais pas..., je ne sais pas..., je ne sais pas. » Son cerveau semble avoir été, en un instant, privé de toutes les notions, de toutes les idées, qu'a pu y imprimer sa vie passée ; il ne présente plus qu'un vide immense, absolu, insondable !

Renouvelée avec Mme D..., l'expérience a donné un résultat identique [1].

321. J'ai donné plus haut, en l'empruntant au curieux livre du docteur Philips [2], une lettre adressée à l'auteur par un publiciste distingué, M. Laverdant. Ce dernier raconte comment, le docteur Philips lui ayant fait perdre la notion de la lettre *a*, il lui devint impossible d'écrire son nom correctement, et il ne put tracer que les lettres *Lverdnt*.

J'ai refait cette expérience plusieurs fois, en la variant de la façon suivante.

Je dis au jeune Eugène L..., âgé de 15 ans : « Vous ne pouvez plus, en écrivant votre nom, tracer que les consonnes ; vous avez perdu la notion des voyelles. » Puis, le résultat annoncé une fois obtenu, je dis, au contraire : « Vous ne pouvez plus écrire que les voyelles ; vous n'avez plus la notion des consonnes. » L'événement justifie ma prédiction. Plusieurs sujets, d'âge et de sexe différents, soumis à cette expérience, ont été mis,

---

[1] Si cette expérience d'amnésie totale pouvait être prolongée, ne produirait-on pas artificiellement un état semblable à celui qui s'est manifesté spontanément chez la personne dont parle Macnish (*Philosophy of sleep*, p. 215), cité par M. Taine : « Une jeune dame américaine, au bout d'un sommeil prolongé, perdit le souvenir de tout ce qu'elle avait appris. Sa mémoire était devenue table rase. Elle fut obligée d'apprendre de nouveau à épeler, à écrire, à calculer, à connaître les objets et les personnes qui l'entouraient, etc. » — Taine, *De l'intelligence*, t. I, p. 156, 4e édition, 1883.

Nous verrons aussi plus loin deux cas analogues, signalés, l'un, par M. le Dr Azam, de Bordeaux, l'autre par M. le Dr Dufay, sénateur de Loir-et-Cher.

[2] *Cours théorique et pratique de braidisme*, p. 120 ; 1860, Paris, Baillière et fils.

comme M. Laverdant, dans l'impossibilité d'écrire leur nom, en y faisant entrer telle lettre, ou telle catégorie de lettres, que j'avais exclue à l'avance.

322. L'épreuve a même été poussée plus loin. Mlle Louise D... a 15 ans; elle est élève au pensionnat de X... Je lui fais d'abord écrire ses nom, prénoms et adresse; puis je lui suggère l'idée qu'elle ne peut plus, qu'elle ne sait plus écrire. Je suis cependant très étonné de la voir écrire, tant bien que mal, le mot *Louise;* mais je remarque que les caractères qu'elle a tracés ne ressemblent pas à ceux qu'elle avait d'abord formés; je soupçonne qu'elle a fort habilement *dessiné* son prénom, d'après le modèle qu'elle avait sous les yeux, — à peu près comme font ces gens qui, sans savoir écrire couramment peuvent cependant former les lettres qui composent leur nom. Je déjoue aussitôt cet adroit subterfuge, qui me montre que j'ai affaire à un esprit délié. Je dis à Mlle D... : « Vous ne pouvez ni écrire ni *dessiner* votre nom. »

Et alors elle avoue qu'elle ne peut plus écrire aucune lettre sur le papier, où elle avait d'abord tracé le mot *Louise.*

323. L'une des formes de l'amnésie les plus singulières assurément c'est l'onomatomanie, c'est-à-dire une maladie de la mémoire qui fait qu'on oublie les noms propres, que l'on fait de vains efforts pour les retrouver, et que cette recherche infructueuse produit chez ceux qui s'y livrent une inquiétude un malaise, une angoisse qui revêtent un caractère vraiment maladif.

Il m'avait semblé, *a priori*, que, comme tous les

troubles de la parole ¹, de la mémoire ², ou de la volonté ³, l'onomatomanie pourrait être reproduite expérimentalement.

En conséquence, j'ai fait, au mois de novembre 1885, des expériences dont M. Henri de Parville a rendu compte dans les termes suivants, dans la *Revue des sciences* du *Journal des Débats*.

« En lisant notre dernier article sur l'onomatomanie, M. Liégeois, professeur à la Faculté de Droit de Nancy, bien connu pour ses recherches sur l'hypnotisme, s'est demandé si l'on ne pourrait pas reproduire chez des hypnotisés l'oubli persistant des noms propres et le besoin maladif de les retrouver. Il a voulu en un mot, faire de l'onomatomanie expérimentale. Et d'après les renseignements qu'il a bien voulu nous communiquer, ses expériences, comme il l'avait prévu, ont été suivies d'un succès complet. Il a choisi deux sujets intelligents qui suivent depuis quelque temps la clinique du Dr Liébeault, un jeune homme âgé de seize ans, M. Paul N..., et une jeune fille âgée de vingt ans, Mlle M..., pourvue du brevet de l'enseignement supérieur.

On leur suggère pendant le sommeil l'idée qu'au réveil ils auront perdu la mémoire des noms propres. Et en effet, il leur fut impossible d'en retrouver un seul, pas même le leur. On pourrait néanmoins dire qu'ils le savaient, mais que, par suite de l'ordre transmis pendant le sommeil, ils se refusaient à le répéter. Mais cette hypothèse est peu admissible, parce qu'ils éprouvèrent même

---

¹ V. Kussmaul, *Les troubles de la parole.*
² V. Th. Ribot, *Les maladies de la mémoire.*
³ V. Th. Ribot, *Les maladies de la volonté.*

de grandes difficultés à écrire les noms propres, malgré les ordres les plus impératifs de l'opérateur ; ils subissaient cette absence de mémoire avec une sorte de colère.

— Prenez ce crayon et écrivez mon nom, commande M. Liégeois, à Mlle M... Elle trace assez rapidement la première lettre et s'arrête. Paul N... vient à son aide et successivement ils finirent à eux deux par trouver les trois lettres suivantes. Mais, arrivés là, ils se troublent et hésitent entre les terminaisons *coh*, *cos*, *diz*, pour arriver enfin au nom entier. Alors ils le lisent, mais dès que les yeux ont quitté le papier ils ne se souviennent plus.

Deux jours plus tard, l'expérience fut renouvelée en présence de M. Beaunis, professeur à la Faculté de médecine, avec quelques variantes. Je laisse la parole à M. Liégeois :

« Mlle M... est endormie et je lui fais la même suggestion que l'avant-veille ; quant à Paul N... j'agis un peu différemment. L'ayant hypnotisé, je lui suggère l'idée de lire, une fois *éveillé*, la Revue des sciences du *Journal des Débats* du 5 novembre, et j'ajoute que, cette lecture faite, il éprouvera les troubles de la mémoire qui y sont décrits.

« *Au réveil*, il prend le *Journal des Débats* et lit le passage indiqué, qui paraît l'impressionner vivement. Il n'a plus aucun souvenir de ce que je lui ai dit pendant le sommeil et ne se doute guère de ce qui va arriver. Alors, je l'interroge et lui demande successivement de me dire mon nom, celui de MM. Liébeault, Beaunis, etc. Il ne peut répondre. Je le prie de me dire dans quelle rue il demeure ; cette rue portant un nom propre, il lui est impossible de me l'indiquer. — Et moi, où demeuré-je ?

— Rue de la Source. — Par où passe-t-on pour aller dans cette rue ? — Rue de la Monnaie. — Et après ? Il ne répond plus, parce que les rues portent des noms propres. Il ne peut se rappeler le nom des rues Stanislas, Saint-Dizier, etc. Variant l'expérience, je dis à Paul N... et à Mlle M... : Quand on vous dira un nom, vous pourrez le répéter une fois, mais pas davantage. Comment m'appelle-t-on ? — Liégeois. — Vous dites ? — Silence complet. — Et cette personne qui est là ? — M. Liébeault. — Vous avez parlé si bas que je n'ai pas entendu. Répétez, s'il vous plaît ? — Même mutisme.

« Enfin, comme dernière expérience, je leur ai suggéré qu'ils ne pouvaient plus conjuguer aucun verbe, et qu'ils seraient forcés d'employer l'infinitif. Dès lors, ils se mirent à causer ensemble dans un vrai langage nègre. — Vous venir ici, moi étudier le soir, puis dessiner, etc. — Cette expérience paraissant contrarier Paul N... et Mlle M..., j'y mis fin promptement.

Les deux sujets, pendant le cours de ces essais, étaient manifestement en proie à de l'agacement et semblaient souffrir de ne pouvoir retrouver le mot cherché.

Evidemment les tentatives de M. Liégeois ne rappellent pas complètement les symptômes maladifs signalés par MM. Charcot et Magnan ; mais elles n'en présentent pa moins un certain intérêt et peuvent avoir une conséquence pratique. M. Liégeois nous écrit en effet : « Ce « que la suggestion hypnotique peut faire artificiel- « lement en créant de toutes pièces des phénomènes « qu'elle anéantit aussitôt par simple commandement, « elle pourrait, je crois, le défaire aussi bien dans tous « les cas où la nature opère spontanément. En d'autres « termes, celles des personnes atteintes d'onomato-

« manie qui seraient hypnotisables pourraient être gué-
« ries par simple suggestion hypnotique. » Il y aurait
là, en effet, des expériences utiles à tenter. Et puisque
M. Liégeois s'offre pour les exécuter, on peut espérer
que la question sera tranchée à la première occasion. Ce
ne serait pas la première fois que l'hypnotisme aurait
rendu des services dans le traitement des maladies mentales. Mais cette fois la démonstration serait nette et
d'une véritable portée. Attendons les faits. »

§ 6. — Changements de personnalité.

324. A la fin de 1883, j'avais, même à l'état de veille,
suggéré à Mme D..., en présence de son mari, de son
père et de sa mère, les changements de personnalité les
plus curieux. J'avais fait d'elle successivement un
vicaire de la cathédrale de Nancy, un marin, un général
la prima-donna du théâtre, etc. On serait inexact en
disant que Mme D... *jouait* merveilleusement ces divers
rôles, il faut dire qu'elle les *vivait*, mais avec une exactitude des détails, une netteté des contours, une intensité de l'expression extraordinaires. Ce n'est, en effet,
qu'un rêve vécu, mais combien la mimique de ce rêve
n'est-elle pas supérieure à celle de bien des acteurs, je
dis des meilleurs !

325. Avant moi, M. Ch. Richet avait fort bien étudié
ces changements de personnalité ; il avait publié en
1883, dans la *Revue philosophique*, sous ce titre :
La personnalité dans le somnambulisme, un travail
important basé sur des observations curieuses. Voici

le récit des expériences intéressantes auxquelles il a donné le nom d'*objectivation des types*, et qui sont encore des phénomènes d'amnésie par un certain côté.

« Endormies et soumises à certaines influences, A... et B... oublient qui elles sont : leur âge, leurs vêtements, leur sexe, leur situation sociale, leur nationalité, le lieu et l'heure où elles vivent. Tout cela a disparu. Il ne reste plus dans l'intelligence qu'une seule image, qu'une seule conscience : c'est la conscience et l'image de l'être nouveau qui apparaît dans leur imagination.

Elles ont perdu la notion de leur ancienne existence. Elles vivent, parlent, pensent, absolument comme le type qu'on leur a présenté. Avec quelle prodigieuse intensité de vie se trouvent réalisés ces types, ceux-là seuls qui ont assisté à ces expériences peuvent le savoir. Une description ne saurait en donner qu'une image bien affaiblie et imparfaite.

Au lieu de concevoir un type, elles le réalisent, l'objectivent. Ce n'est pas à la façon de l'halluciné, qui assiste en spectateur à des images se déroulant devant lui; c'est comme un acteur, qui, pris de folie, s'imaginerait que le drame qu'il joue est une réalité, non une fiction, et qu'il a été transformé, de corps et d'âme, dans le personnage qu'il est chargé de jouer.

Pour que cette transformation de la personnalité s'opère, il suffit d'un mot prononcé avec une certaine autorité. Je dis à A... : « Vous voilà une vieille femme; » elle se voit changée en vieille femme, et sa physionomie, sa démarche, ses sentiments, sont ceux d'une vieille femme. Je dis à B... : « Vous voilà une petite fille »; et elle prend aussitôt le langage, les jeux, les goûts d'une petite fille.

Encore que le récit de ces scènes soit tout à fait terne et incolore, comparé à ce que donne le spectacle de ces étonnantes et subites transformations, je vais cependant essayer d'en indiquer quelques-uns,

Voici quelques-unes des *objectivations* de M... :

En paysanne. Elle se frotte les yeux, s'étire. « Quelle

heure est-il? quatre heures du matin ! » (Elle marche comme si elle faisait traîner ses sabots.) « Voyons, il faut que je me lève ! allons à l'étable. Hue ! la rousse ! allons, tourne-toi... (Elle fait semblant de traire une vache.) « Laisse-moi tranquille, Gros-Jean. Voyons, Gros-Jean, laisse-moi tranquille, que je te dis !... Quand j'aurai fini mon ouvrage. Tu sais bien que je n'ai pas fini mon ouvrage. Ah ! oui, oui ! plus tard... »

En actrice. Sa figure prend un aspect souriant, au lieu de l'air dur et ennuyé qu'elle avait tout à l'heure. « Vous voyez bien ma jupe. Eh bien, c'est mon directeur qui l'a fait rallonger[1]. Ils sont assommants, ces directeurs. Moi, je trouve que plus la jupe est courte, mieux ça vaut. Il y en a toujours trop. Simple feuille de vigne. Mon Dieu, c'est assez ! Tu trouves aussi, n'est-ce pas, mon petit, qu'il n'y a pas besoin d'autre chose qu'une feuille de vigne. Regarde donc cette grande bringue de Lucie, a-t-elle des jambes, hein !

Dis donc, mon petit ! (Elle se met à rire.) Tu es bien timide avec les femmes ; tu as tort. Viens donc me voir quelquefois. Tu sais, à trois heures, je suis chez moi tous les jours. Viens donc me faire une petite visite, et apporte-moi quelque chose. »

En général. Passez-moi ma longue-vue. C'est bien ! c'est bien ! Où est le commandant du premier zouaves ? Il y a là des Kroumirs ! Je les vois qui montent le ravin... Commandant, prenez une compagnie et chargez-moi ces gens-là. Qu'on prenne aussi une batterie de campagne... Ils sont bons, ces zouaves ! Comme ils grimpent bien !... Qu'est-ce que vous me voulez, vous ?... Comment, pas d'ordre ? (*A part*)[2]. C'est un mauvais officier, celui-là ; il ne sait rien faire. — Vous, tenez... à gauche. Allez vite. — (*A part.*) Celui-là vaut mieux... Ce n'est pas encore tout à fait bien. (*Haut.*) Voyons, mon cheval, mon épée ! (Elle fait le geste

---

[1] C'est une femme, très respectable mère de famille et très religieuse de sentiments, qui parle.

[2] Les *apartés* de ces dialogues sont aussi très intéressants. Ils sont dits à voix très basse, mais distincte, en remuant à peine les lèvres.

de boucler son épée à la ceinture.) Avançons ! Ah ! je suis blessé !

En prêtre. (Elle s'imagine être l'archevêque de Paris, sa figure prend un aspect très sérieux. Sa voix est d'une douceur mielleuse et traînante qui contraste avec le ton rude et cassant qu'elle avait dans l'objectivation précédente.) (*A part.*) « Il faut pourtant que j'achève mon mandement. (Elle se prend la tête entre les mains et réfléchit.) (*Haut.*) « Ah ! c'est vous, monsieur le grand vicaire ; que me voulez-vous ? Je ne voudrais pas être dérangé... Oui, c'est aujourd'hui le 1er janvier, et il faut aller à la cathédrale... Toute cette foule est bien respectueuse, n'est-ce pas, monsieur le grand vicaire ? Il y a beaucoup de religion dans le peuple, quoi qu'on fasse. Ah ! un enfant ! qu'il approche, je vais le bénir. Bien, mon enfant. (Elle lui donne sa bague [imaginaire] à baiser.) (Pendant toute cette scène, avec la main droite, elle fait à droite et à gauche des gestes de bénédiction...) Maintenant, j'ai une corvée : il faut que j'aille présenter mes hommages au président de la République...
« Monsieur le Président, je viens vous offrir tous mes vœux.
« L'Église espère que vous vivrez de longues années ; elle
« sait qu'elle n'a rien à craindre, malgré de cruelles
« attaques, tant qu'à la tête du gouvernement de la Répu-
« blique se trouve un parfait honnête homme... » (Elle se tait et semble écouter avec attention.) (*A part.*) « Oui, de l'eau bénite de cour. Enfin !... Prions ! » (Elle s'agenouille.)

En religieuse. Elle se met aussitôt à genoux, et commence à réciter ses prières en faisant force signes de croix ; puis elle se relève : « Allons à l'hôpital. Il y a un blessé dans cette salle. Eh bien, mon ami, n'est-ce pas que cela va mieux ce matin ? Voyons ! laissez-moi défaire votre bandage. (Elle fait le geste de dérouler une bande.) Je vais avec beaucoup de douceur ; n'est-ce pas que cela vous soulage ? Voyons ! mon pauvre ami, ayez autant de courage devant la douleur que devant l'ennemi. »

Je pourrais encore citer d'autres objectivations de A... soit en vieille femme, soit en petite fille, soit en jeune homme, soit en *cocotte*. Mais il me paraît que les exemples donnés ci-dessus sont suffisants pour qu'on se fasse quelque idée de cette transformation absolue de la personnalité dans tel ou tel type imaginaire. Ce n'est pas un simple rêve : c'est un *rêve vécu*.

Les objectivations de B... sont tout aussi saisissantes que celles de A... En voici quelques-unes :

En général. Elle fait « hum, hum ! » à plusieurs reprises, prend un air dur et parle d'un ton saccadé... « Allons boire ! — Garçon, une absinthe ! Qu'est-ce que ce godelureau ? Allons, laissez-moi passer... Qu'est-ce que tu me veux ? » (On lui remet un papier qu'elle fait semblant de lire.) « Qu'est-ce qui est là ? » (Rép. C'est un homme de la 1re du 3.) — « Ah ! bon ! voilà ! (Elle griffonne quelque chose d'illisible.) Vous remettrez ça au capitaine adjudant-major. Et filez vite. — Eh bien ! et cette absinthe ? » (On lui demande s'il est décoré.) « Parbleu ! » — (Rép. C'est qu'il a couru des histoires sur votre compte.) — « Ah ! quelles histoires ? Ah ! mais ! Ah ! mais ! Sacrebleu ! Quelles histoires ? Prenez garde de m'échauffer les oreilles. Qu'est-ce qui m'a f... un clampin comme ça ? » (Elle se met dans une violente colère, qui se termine presque par une crise de nerfs.)

En matelot. Elle marche en titubant, comme le matelot qui descend à terre après une longue traversée. « Ah ! te voilà, ma vieille branche ! allons vadrouiller ! »

En vieille femme. On lui demande : « Comment allez-vous ? » elle baisse la tête en disant : « Hein ! » — « Comment allez-vous ? » Elle dit de nouveau : « Hein ! Parlez plus haut, j'ai l'oreille dure. » Elle s'asseoit en geignant, tousse, se tâte la poitrine, les genoux, en se disant à elle-même : « C'est les douleurs ! Aïe ! Aïe ! — Ah ! vous m'amenez votre fille ! Elle est gentille, cette enfant. Embrasse-moi, mignonne, et va jouer. Avez-vous un peu de tabac ? »

En petite fille[1]. Elle parle comme une petite fille de cinq à six ans : « *Ze* veux *zouer*. Raconte-moi quelque *sôse*. Jouons à cache-cache, etc. » Elle court en riant, se cache, fait *cou*.

---

[1] Cette objectivation a duré une heure et demie, sans que B... se soit démentie une seule fois dans son langage enfantin ou dans ses allures.

Ce jeu, très fatigant pour nous, dure près d'un quart d'heure. Il est remplacé par colin-maillard, puis cache-tampon, etc. Ensuite elle veut jouer à la *pépé*, la berce. On lui fait raconter l'histoire du petit Chaperon rouge, elle dit que c'est très joli, mais triste. On lui demande si c'est moral, et elle répond qu'elle ne sait pas ce que c'est que moral. Elle ne veut pas raconter d'autre histoire, se fâche, tire la langue, pleure, tape du pied, etc.; ne veut pas d'un polichinelle parce que c'est un joujou de petit garçon, dit qu'elle sera bien sage, demande sa poupée ou des confitures.

En M. X..., pâtissier. — Cette dernière objectivation était particulièrement intéressante, car, il y a plusieurs années, étant au service de M. X..., elle fut brutalisée et frappée par lui, si bien que la justice s'en mêla, je crois. B... s'imagine être ce M. X... : sa figure change et prend un air sérieux. Quand les *pratiques* arrivent, elle les reçoit très bien. « Parfaitement, monsieur, pour ce soir à huit heures, vous aurez votre glace ! Monsieur veut-il me donner son nom ? Excusez-moi s'il n'y a personne ; mais j'ai des employés qui sont si négligents. B...! B...! Vous verrez que cette sotte-là est partie.

Et vous, monsieur, que me voulez-vous ? (Réponse : Je suis commissaire de police, et je viens savoir pourquoi vous avez frappé votre domestique.) — « Monsieur, je ne l'ai pas frappée. » (Réponse : Cependant elle se plaint.) — Elle prend un air très embarrassé. « Monsieur, elle se plaint à tort. Je l'ai peut-être poussée, mais je ne lui ai pas fait de mal. Je vous assure, monsieur le commissaire de police, qu'elle exagère. Elle a fait un esclandre devant le magasin... » (Elle prend un air de plus en plus embarrassé.) « Que cette fille s'en aille. Je vous assure qu'elle exagère. Et puis je ne demande qu'à entrer en arrangement avec elle. Je lui donnerai des dédommagements convenables. » Réponse : Vous avez battu vos enfants.) « Monsieur, je n'ai pas *des* enfants : j'ai un enfant, et je ne l'ai pas battu. »

CHAPITRE IX

LA CONDITION SECONDE ET LES ÉTATS ANALOGUES

SOMMAIRE

326. Cas de condition seconde de Félida X..., étudié par M. le professeur Azam, de Bordeaux.
327. Antécédents de Félida.
328. M. Azam est appelé à lui donner des soins.
329. Description de l'état de Félida ; condition seconde ; ses caractères.
330. Grossesse de Félida ; conception en condition seconde.
331. Etat de Félida de 1859 à 1876.
332. La condition seconde s'accroît de plus en plus aux dépens de la condition normale.
333. Félida craint de paraître folle à cause des bévues que lui font commettre ses absences de souvenir.
334. La condition seconde occupe l'existence presque entière.
335. Phénomènes d'amnésie ; passage inostensible d'un état à l'autre.
336. Etat de Félida en 1876 et 1877 ; singuliers accidents de forme hystérique.
337. L'histoire de Félida est complétée par M. Azam dans un livre qu'il publie en 1887.
338. Habileté avec laquelle Félida dissimule son état ; une tentative de suicide n'interrompt pas la condition seconde.
339. Preuve de la séparation des deux existences chez Félida.
340. Etat de Félida en 1882.
341. Etat de Félida en 1887.
342. Cas de la *dame américaine de Mac-Nish* ; condition seconde
343. Troisième cas : Mlle R... L... Observation de M. le Dr Dufay.
344. Quatrième cas : Mlle X..., de Genève. Observation de M. le Dr Ladame.

345. Rapprochements entre les expériences de M. Liégeois, en 1884, et les faits de condition seconde.
346. Opinion de M. le professeur Beaunis.
347. L'auteur prouve qu'il a bien vu, en 1884, le phénomène d'amnésie constaté par M. Beaunis.
348. Etats analogues à la condition seconde. — M. Beaunis.
349. Pourquoi l'auteur renonce au nom de condition prime, qu'il avait proposé en 1884.
350. Il se propose de montrer que c'est en condition seconde que se réalisent les suggestions d'actes.
351. Comment M. Azam interprète le cas de Félida X...
352. Vues personnelles de l'auteur.
353. Ne pourrait-on guérir Félida X... par suggestion? Hypothèse de l'auteur.
354. Etat dans lequel se réalisent les suggestions d'actes.
355. Explication proposée. Distinction : amnésie ou hallucination négative.
356. Suggestions d'actes criminels ; analyse du phénomène psychologique.
357. Analogie entre l'exécution des suggestions d'actes et l'idée fixe du rêveur, du somnambule naturel, de l'aliéné.
358. M. le professeur Delbœuf et la « *prétendue veille somnambulique* ».
359. Réponse : Différences entre la condition seconde et l'état hypnotique ordinaire.
360. Expériences de M. le professeur von Kraft-Ebing, de Gratz (Autriche-Hongrie).

326. Sous le nom de *condition seconde*, M. le Dr Azam, professeur à la Faculté de médecine de Bordeaux a, le premier, décrit un ensemble de phénomènes très singuliers d'amnésie périodique et de dédoublement de la personnalité. C'est à l'*Académie des sciences morales et politiques* qu'il a d'abord communiqué l'observation relative à Félida X... chez laquelle se sont présentés des états de conscience, qui jusque-là, n'avaient guère été observés, ni par les psychologues, ni par les physiologistes. J'ai cru découvrir, sinon une identité complète, du moins une singulière analogie entre les faits cons-

tatés par M. Azam et l'état particulier dans lequel, suivant moi, s'accomplissent les suggestions d'actes qui ont été faites à des somnambules. Ce rapprochement sur lequel j'aurai à revenir un peu plus loin, rend ici indispensable une analyse détaillée du Mémoire du savant professeur de Bordeaux.

327. Félida X... est née en 1843 ; vers l'âge de treize ans, elle a présenté des symptômes dénotant une hystérie commençante ; bonne couturière et d'une intelligence peu développée, elle travaillait à la journée à des ouvrages de couture. Vers l'âge de quatorze ans et demi se sont montrés les phénomènes qui doivent attirer notre attention.

« Sans cause connue, quelquefois sous l'empire d'une émotion, Félida X... éprouvait une vive douleur aux deux tempes et tombait dans un accablement profond, semblable au sommeil. Cet état durait environ dix minutes ; après ce temps et spontanément, elle ouvrait les yeux, paraissant s'éveiller et entrait dans le deuxième état qu'on est convenu de nommer *condition seconde*, que je décrirai plus tard ; il durait une heure ou deux, puis l'accablement et le sommeil reparaissaient et Félida rentrait dans l'état ordinaire. Cette sorte d'accès revenait tous les cinq ou six jours ou plus rarement et les personnes de son entourage, considérant le changement de ses allures, pendant cette sorte de seconde vie et son oubli au réveil, la croyaient folle [1]. »

328. Peu à peu les accidents de l'hystérie proprement dite s'aggravent ; Félida a des convulsions, on la croit

[1] Dr AZAM, *Amnésie périodique ou dédoublement de la personnalité*, 1877, p. 6.

de plus en plus atteinte de folie et M. Azam est appelé en 1858, à lui donner des soins.

Cependant, examinée avec attention, au point de vue intellectuel, elle se montre parfaitement raisonnable dans ses actes, ses idées, sa conversation. Presque chaque jour, elle est prise de ce qu'elle appelle sa *crise*, en fait elle entre dans son deuxième état. Le Dr Azam ayant été témoin des centaines de fois de ce phénomène, a pu le décrire avec exactitude.

« Félida est assise, un ouvrage quelconque de couture sur les genoux ; tout d'un coup, sans que rien puisse le faire prévoir et après une douleur aux tempes plus violente qu'à l'habitude, sa tête tombe sur sa poitrine, ses mains demeurent inactives et descendent inertes le long du corps, elle dort ou paraît dormir, mais d'un sommeil spécial, car ni le bruit ni aucune excitation, pincement ou piqûres ne sauraient l'éveiller ; de plus, cette sorte de sommeil est absolument subit. Il dure deux à trois minutes ; autrefois il était beaucoup plus long ; après ce temps, Félida s'éveille mais elle n'est plus dans l'état intellectuel où elle était quand elle s'est endormie. Tout paraît différent, elle lève la tête et ouvrant les yeux salue en souriant les nouveaux-venus, sa physionomie s'éclaire et respire la gaieté, sa parole est brève et elle continue, en fredonnant, l'ouvrage d'aiguille que dans l'état précédent elle avait commencé ; elle se lève, sa marche est agile et elle se plaint à peine des mille douleurs qui quelques minutes auparavant la faisaient souffrir ; elle vaque aux soins ordinaires du ménage, sort, circule dans la ville, fait des visites, entreprend un ouvrage quelconque, et ses allures et sa gaieté sont celles d'une jeune fille de son âge bien portante. Son caractère est complètement changé ; de triste elle est devenue gaie et sa vivacité touche à la turbulence, son imagination est plus exaltée ; pour le moindre motif elle s'émotionne en tristesse ou en joie ; d'indifférente à tout qu'elle était, elle est devenue sensible à l'excès.

« Dans cet état, elle se souvient parfaitement de tout ce

qui s'est passé pendant les autres états semblables qui ont précédé et aussi pendant sa vie normale. J'ajouterai qu'elle a toujours soutenu que l'état, quel qu'il soit, dans lequel elle est au moment où on lui parle est l'état normal qu'elle nomme sa *raison*, par opposition à l'autre état qu'elle appelle sa *crise*.

« Dans cette vie comme dans l'autre, ses facultés intellectuelles et morales, bien que différentes, sont incontestablement entières, aucune idée délirante, aucune fausse appréciation, aucune hallucination, je dirai même que dans ce deuxième état, dans cette condition seconde, toutes ses facultés paraissent plus développées et plus complètes. Cette deuxième vie où la douleur physique ne se fait pas sentir, est de beaucoup supérieure à l'autre ; elle l'est surtout par le fait considérable que nous avons déjà indiqué, que pendant sa durée Félida se souvient non seulement de ce qui s'est passé pendant les accès précédents, mais aussi de toute sa vie normale, tandis que, ainsi que je le redirai plus loin, pendant sa vie normale, elle n'a aucun souvenir de ce qui s'est passé pendant ses accès.

« Après un temps qui, en 1858, durait trois ou quatre heures, presque par jour, tout à coup la gaieté de Félida disparaît, sa tête se fléchit sur sa poitrine et elle retombe dans l'état de torpeur que nous avons décrit, — trois à quatre minutes s'écoulent et elle ouvre les yeux pour rentrer dans son existence ordinaire. — On s'en aperçoit à peine, car elle continue son travail avec ardeur, presque avec acharnement ; le plus souvent c'est un travail de couture entrepris dans la période qui précède, elle ne le connaît pas et il lui faut un effort d'esprit pour le comprendre. Néanmoins elle le continue comme elle peut en gémissant sur sa malheureuse situation ; sa famille, qui a l'habitude de cet état, l'aide à se mettre au courant.

« Quelques minutes auparavant elle chantonnait quelque romance, on la lui redemande, elle ignore absolument ce qu'on veut dire; on lui parle d'une visite qu'elle vient de recevoir, elle n'a vu personne.

Je crois devoir préciser les limites de cette amnésie. — L'oubli ne porte que sur ce qui s'est passé pendant la seconde période, aucune idée générale acquise antérieurement n'est atteinte, elle sait parfaitement lire, écrire, compter, tailler, coudre, etc..., et mille autres choses qu'elle savait avant d'être malade ou qu'elle a apprises dans ses périodes précédentes d'état normal.

« Dès 1858, je l'avais remarqué et je l'ai vérifié dans ces derniers temps, sur l'invitation de MM. *Liard* et *Marion*, professeurs de philosophie. Ces psychologues, qui ont bien voulu m'éclairer de leurs conseils, m'ont fait comprendre l'importance de ce caractère, car dans quelques faits célèbres de doublement de la vie l'oubli portait sur toute la vie passée, y compris les idées générales. — Il en était ainsi de la dame américaine de Mac-Nish[1].....

330. Si M. Azam avait pu avoir des doutes sur la séparation complète des deux existences de Félida, ils eussent été levés par ce qu'il va raconter.

Un jeune homme de dix-huit à vingt ans la connaissait depuis son enfance et venait dans la maison ; ces jeunes gens, ayant l'un pour l'autre une grande affection, s'étaient promis le mariage.

Un jour, Félida, plus triste qu'à l'ordinaire, dit à son médecin, les larmes aux yeux, que « sa maladie s'aggrave, que son ventre grossit et qu'elle a chaque matin, des envies de vomir, » en un mot, elle lui fait le tableau le plus complet d'une grossesse qui commence. Puis, dans l'accès qui suit de près, Félida dit, devant les personnes qui l'entourent : « Je me souviens parfaitement
« de ce que je viens de vous dire, vous avez dû faci-
« lement me comprendre, je l'avoue sans détours... Je
« crois être grosse. »

« Dans cette deuxième vie, sa grossesse ne l'inquiétait pas et elle en prenait assez gaiement son parti.

---

[1] Mac-Nish, *Philosophy of sleep*, p. 215.

« Devenue enceinte pendant sa condition seconde, elle l'ignorait donc pendant son état normal et ne le savait que pendant ses autres états semblables ; mais cette ignorance ne pouvait durer ; une voisine, devant laquelle elle s'était expliquée fort clairement et qui, plus sceptique qu'il ne convient, croyait que Félida jouait la comédie, lui rappela brutalement sa confidence après l'accès. Cette découverte fit à la jeune fille une si forte impression qu'elle eut des convulsions hystériques très violentes et je dus lui donner mes soins pendant deux ou trois heures.

« L'enfant conçu pendant l'accès a seize ans aujourd'hui ; nous en reparlerons plus loin.

« A cette époque (1859), je racontai ce fait à divers confrères ; la plupart me crurent le jouet d'illusions ou de tromperies ; seuls, trois hommes éminents, après avoir vu Félida X... avec moi, m'encouragèrent dans son étude : Parchappe, le célèbre aliéniste ; Bazin, médecin en chef de l'asile public des femmes aliénées et professeur à la Faculté des sciences de Bordeaux, et M. Gintrac père, directeur de l'Ecole de médecine et correspondant de l'Institut. — Pour tous les autres, la science était faite, et tout ce qui est en dehors du cadre connu ne pouvait être que tromperie.

« Pour ces esprits d'élite elle était à compléter en ce qui touche à l'étude si délicate des fonctions du cerveau et aucun fait ne devait être négligé. — M. Bazin me mit entre les mains un livre presque inconnu en France, *Neurypnology, or the nervous sleep*, de Braid, où l'hypnotisme est décrit ; c'est la lecture de ce livre qui fut l'origine des recherches qui occupèrent le monde savant à la fin de 1859 et que j'ai résumées en 1860 dans les *Archives de médecine et de chirurgie* et dans les *Annales médico-psychologiques de Paris*. Ces recherches signalées par Velpeau à l'Institut ont été confirmées par MM. Broca, Follin, Verneuil, Alfred Maury, Baillarger, Lasègue, etc..., et ne sont tombées dans une sorte d'oubli que par suite de leur malheureuse analogie avec les pratiques justement décriées du magnétisme animal.

331. M. Azam vient de nous décrire l'état de Félida.

en 1858 et 1859. Bientôt, il la perdit complètement de vue. La malade avait épousé le père de son enfant. Or, ce jeune homme, très intelligent, a observé avec soin l'état de sa femme de 1859 à 1876. Ces renseignements remplissent la lacune de seize années, qui existe dans l'observation directe de l'homme de l'art. Voici le résumé de ce qui s'est passé pendant ces seize années.

Vers l'âge de dix-sept ans et demi, Félida fait ses premières couches et pendant les deux années qui suivent, sa santé est excellente.

A dix-neuf ans et demi, les accidents déjà décrits, reparaissent avec une moyenne intensité. Un an après, deuxième grossesse, très pénible, accidents nerveux se rattachant à l'hystérie, accès de léthargie qui durent trois et quatre heures. A ce moment et jusqu'à l'âge de vingt-quatre ans, les accès se sont montrés plus nombreux et leur durée, qui a d'abord égalé celles des périodes d'état normal, commence à la dépasser; Félida est atteinte de paralysies partielles, d'accès de léthargie, d'extases, etc... tous phénomènes dus, comme chacun sait, à l'hystérie qui domine son tempérament.

« De vingt-quatre à vingt-sept ans, notre malade a eu trois années complètes d'état normal. Après ce temps, et jusqu'à 1865, c'est-à-dire pendant les six dernières années, la maladie a reparu avec la forme que je décrirai bientôt. J'ajouterai que pendant ces seize années Félida a eu onze grossesses ou fausses couches (y compris les couches de 1859) pour deux enfants aujourd'hui vivants.

« De plus, je dois signaler une particularité considérable.

« La condition seconde, la période d'accès, qui en 1858 et 1859 n'occupait qu'un dixième environ de l'existence, a augmenté peu à peu de durée, elle est devenue égale à la vie normale, puis l'a dépassée pour arriver graduellement à l'état actuel où, comme nous allons le voir, elle remplit l'existence presque entière.

« Dans les premiers mois de 1875, l'Académie de médecine de Belgique, saisie de la question *Louise Lateau*, chargea M. Warlomont de faire un rapport sur le sujet. Ce travail, très bien fait, insiste sur la réalité scientifique du phénomène dit *doublement de la vie, double conscience, condition seconde*, états qui peuvent être spontanés ou provoqués. M. Warlomont rappelle des faits célèbres, mais assez rares. Je reconnus en ces faits les analogues de mon observation de 1858. Bien que dès cette époque j'en eusse apprécié l'importance, je ne l'avais pas publiée, la considérant comme trop isolée dans la science, ou comme trop en dehors de la chirurgie, que je professe à Bordeaux.

« Je me mis donc à la recherche de Félida X... et je la retrouvai présentant les mêmes phénomènes qu'autrefois, mais aggravés.

« Aujourd'hui Félida X... a trente-deux ans, elle est mère de famille et dirige un magasin d'épicerie.

« Elle n'a que deux enfants vivants; l'aîné, conçu, nous l'avons dit, pendant une période d'accès, a le tempérament de sa mère, très intelligent, excellent musicien. Il a des attaques de nerfs, sans perte complète de connaissance, et, après ces crises nerveuses, des terreurs inexplicables qui rappellent le troisième état que nous avons décrit. Evidemment cet enfant, qui a aujourd'hui seize ans, subit l'influence de l'hérédité morbide.

« Au physique, Félida X... est amaigrie, sans avoir l'aspect maladif.

« Dès mon arrivée, m'ayant reconnu, elle me consulte avec empressement sur les moyens de sortir de sa triste situation. »

333. « Voici ce qu'elle me raconte : Elle est toujours malade, c'est-à-dire, elle a toujours des absences de mémoire qu'elle nomme improprement ses crises. Seulement ces prétendues crises, qui ne sont, après tout, que les périodes d'état normal, sont devenues beaucoup plus rares; la der-

nière remonte à trois mois. Cependant l'absence de souvenir qui les caractérise lui a fait commettre de telles bévues dans ses rapports avec des voisins que Félida en a conservé le plus pénible souvenir, et craint d'être considérée comme folle.

« Je l'examine au point de vue de l'intégrité de ses fonctions intellectuelles et *je n'y rencontre aucune altération.*

« Cependant, dans ce qu'elle vient de me dire, je démêle aisément qu'elle se souvient très bien de ce qui s'est passé pendant ce qu'elle nomme sa dernière crise, et cette intégrité du souvenir *me donne à penser.* Il y avait lieu ; car le lendemain son mari, dont je reçois la visite, me dit, que *l'état dans lequel est actuellement Félida depuis plus de trois mois est l'état d'accès ou de condition seconde*[1], bien qu'elle croie et soutienne le contraire. En effet, pour elle, aujourd'hui comme autrefois, l'état quelconque dans lequel elle se trouve est toujours l'état de *raison*, le souvenir que j'avais du passé m'avait donc déjà éclairé.

334. « Seulement, depuis que je ne l'avais étudiée, les périodes d'état normal sont devenues de plus en plus rares et de plus en plus courtes, si bien que l'état de condition seconde occupe l'existence presque entière.

« Dès ce jour, reconnaissant ce qu'avait de remarquable un état qui, durant seize années, modifiait si complètement la manière d'être, la personnalité de ma jeune malade, je l'étudiai presque chaque jour, avec le désir de publier son histoire. Pour éviter des longueurs, je ne relaterai que les faits principaux de mon étude, ceux du moins qui sont caractéristiques. »

335. « Pendant l'été de 1874, à la suite d'une émotion violente, Félida a été prise de ce qu'elle nomme à tort une crise qui a duré plusieurs mois sans interruption, et pendant lesquels elle a, suivant l'usage, perdu le souvenir. En effet son mari m'avait dit qu'elle avait eu à cette époque une période d'état normal si parfaite et si longue qu'il avait espéré la guérison.

[1] Non souligné par l'auteur.

« Il y a deux ans, étant dans son état ordinaire (c'est-à-dire en condition seconde), elle revenait en fiacre des obsèques d'une dame de sa connaissance ; au retour, elle sent venir la période qu'elle nomme son accès (état normal), elle s'assoupit pendant quelques secondes, sans que les dames qui étaient avec elle dans le fiacre s'en aperçoivent, et s'éveille dans l'autre état, ignorant absolument pourquoi elle était dans une voiture de deuil, avec des personnes qui, selon l'usage, vantaient les qualités d'une défunte dont elle ne savait pas le nom. Habituée à ces situations, elle attendit ; par des questions adroites, elle se fit mettre au courant, et personne ne put se douter de ce qui s'était passé.

« Il y a un mois, elle a perdu sa belle-sœur à la suite d'une longue maladie. Or, pendant les quelques heures d'état normal dont j'ai parlé plus haut, elle a eu le chagrin d'ignorer absolument toutes les circonstances de cette mort ; à ses habits de deuil seulement, elle a reconnu que sa belle-sœur qu'elle savait malade avait dû succomber.

« Ses enfants ont fait leur première communion pendant qu'elle était en condition seconde ; elle a aussi le chagrin de l'ignorer pendant les périodes d'état normal.

« Je dois noter entre la situation ancienne de notre malade et son état actuel une certaine différence ; autrefois Félida perdait entièrement connaissance pendant les courtes périodes de transition ; cette perte était même si complète qu'un jour, en 1859, elle tomba dans la rue et fut ramassée par des passants. Après s'être éveillée dans son autre état, elle les remercia en riant, et ceux-ci ne purent naturellement rien comprendre à cette singulière gaieté.

« Aujourd'hui il n'en est plus de même, cette période de transition a peu à peu diminué de longueur, et bien que la perte de connaissance soit aussi complète, elle est tellement courte que Félida peut la dissimuler en quelque lieu qu'elle se trouve. Cette période a la plus grande analogie avec ce qu'on nomme en médecine *le petit mal*, qui est la plus petite des attaques d'épilepsie ; toutefois, avec cette différence que le petit mal est la plupart du temps absolument subit ; tandis que certains signes, à elle connus, tels qu'une pression aux tempes, indiquent à Félida la venue de ces périodes.

« Voici ce qui se passe. Dès qu'elle les sent venir elle porte la main à la tête, se plaint d'un éblouissement, et après une durée de temps insaisissable elle passe dans l'autre état. Elle peut ainsi dissimuler ce qu'elle nomme une infirmité. Or, cette dissimulation est si complète, que dans son entourage son mari seul est au courant de son état du moment. L'entourage ne perçoit que les variations de caractère qui, je dois le dire, sont très accusées. »

336. Pendant les mois de novembre et décembre 1875, chaque jour, à des heures indéterminées, s'est montrée une période d'état normal de quelques minutes à une demi-heure de durée.

En janvier 1876, les intervalles grandissent et dans les trois ou quatre mois qui suivent, ils arrivent jusqu'à vingt-cinq jours contre deux ou trois heures d'état normal.

En septembre 1877, Félida n'avait pas eu de période de vie normale depuis environ deux mois et demi et la dernière n'avait duré que trois heures. Du reste, rien de changé dans les caractères respectifs des deux états; cependant le désespoir que lui cause cette amnésie est devenu si grand que, pendant une de ses dernières périodes de vie normale, Félida a cherché à se suicider.....

Félida revient à l'état déjà décrit, dans lequel la condition seconde durait trois et quatre mois contre douze à quinze heures d'état normal, souvent moins.

336. « Ici, bien que les phénomènes que je vais décrire touchent plus particulièrement à l'hystérie proprement dite, je les dirai, vu leur singularité.

« Félida perd des quantités de plus en plus notables de sang par la muqueuse de l'estomac ou de l'œsophage. Il s'écoule lentement de sa bouche pendant son sommeil. Alors, je le dis en passant, elle rêve qu'elle est à l'abattoir ou qu'elle voit égorger quelqu'un.

« Une fois, pendant la nuit, sans blessure d'aucune sorte, il s'est écoulé par exsudation, de la partie postérieure de la tête une notable quantité de sang.—Elle a des saignements de nez d'une seule narine, la gauche. Spontanément, une moitié de sa face rougit; elle présente aussi des congestions limitées, éparses sur les membres du même côté, et ces points rougis donnent une vive sensation de chaleur, presque de brûlure. Ces sensations s'accompagnent d'un gonflement local quelquefois si marqué, qu'un jour, Félida étant dans la rue, le gant qui recouvrait sa main gauche en a craqué.

« Du côté des sens, on observe aussi des phénomènes singuliers. Félida est très souvent sourde de l'oreille gauche; son odorat est presque oblitéré, sauf pour l'odeur du sang, qu'elle perçoit mieux qu'aucune autre. Son goût est presque nul.

« La prédominance des accidents du côté gauche n'a rien d'extraordinaire; elle est de règle dans l'hystérie; on ignore encore pourquoi.

« On voit combien ces faits viennent à l'appui de la pensée que nombre de phénomènes de nature hystérique sont sous la dépendance immédiate de la circulation capillaire. Que sont, en effet, ces hémorrhagies, ces gonflements? Ce sont des états passifs, ce sont les effets d'une paralysie momentanée des tuniques des capillaires. Ceux-ci se laissant distendre outre mesure par l'impulsion du cœur, le sang transsude au travers de leurs parois; par suite, il suinte des muqueuses et rougit ou gonfle les parties du corps recouvertes de peau. »

337. M. le Dr Azam a continué d'étudier avec un intérêt croissant, le singulier état de santé de Félida et il a donné le résultat de ses observations complémentaires, dans un ouvrage, paru en 1887 et qui a pour titre : *Hypnotisme, double conscience et alternations de la personnalité*[1]. C'est à ce livre que nous empruntons les constatations qui suivent :

---

[1] 1 vol. in-18, Paris, 1887, Baillière et fils.

338. En 1878, Félida X... a trente-cinq ans ; « elle est depuis longtemps, au premier abord, semblable à tout le monde ; cette ressemblance est si grande que, devenue très habile à dissimuler son amnésie et les troubles qui l'accompagnent, elle cache très bien une infirmité dont elle a honte, et seuls, son mari et moi, dans son entourage, savons discerner la condition dans laquelle elle se trouve à un moment donné [1].

Le fait suivant ne peut laisser de doute sur la séparation complète, par amnésie, des deux existences de Félida. Au mois d'avril 1878, étant en condition seconde, elle croit avoir la certitude que son mari a une maîtresse ; prise d'un affreux désespoir, elle se pend. Mais ses mesures sont mal prises, ses pieds renversent une table ; les voisins accourent et on la rappelle à la vie. Cette secousse n'a rien changé à son état. Elle s'est pendue en condition seconde, en condition seconde elle s'est retrouvée.

339. Pendant les périodes d'état normal subséquentes, rencontrant la femme sur laquelle, en condition seconde, se sont portés ses soupçons, elle la comble de prévenances et de marques d'amitié ; elle a eu et a aujourd'hui les relations les plus amicales avec cette personne qu'elle croit, dans l'autre condition, être la complice de son mari.

« J'ai raconté ailleurs, ajoute M. Azam, qu'à l'âge de seize ans Félida est devenue grosse, étant en condition seconde, et qu'elle l'ignorait absolument dans l'autre état.

« On le voit, l'intensité de la séparation entre les deux conditions n'a pas changé [2].

[1] Azam, *op. cit.*, p. 170.
Ibidem, p. 174 et 175.

« En 1882, pendant les vingt-cinq années qui se sont écoulées depuis 1857, le fond de la maladie est resté le même, mais il s'est fait peu à peu, surtout dans la durée respective des périodes, des modifications telles, que si je ne les avais pas vues se produire, je ne saurais comparer l'état actuel de Félida à celui que j'ai observé chez elle, dans les premiers temps de mon étude.

« Petit à petit et d'une façon pour ainsi dire insensible, la durée des périodes de condition seconde s'est accrue aux dépens de la vie normale et, vers 1865, c'est-à-dire après dix ans environ, la vie de Félida était partagée en deux parties à peu près égales ; en même temps, la durée des périodes de transition pendant lesquelles la perte de connaissance est complète, s'était réduite à quelques minutes, bientôt la durée des conditions secondes a été plus grande, partant les pertes de connaissance plus rares et cet état (la condition seconde) a duré pendant des journées entières. Après quinze à dix-huit ans de maladie (si c'est une maladie), j'ai pu observer que Félida était exactement dans la situation où elle était au commencement, avec cette différence que la condition seconde avait remplacé la vie normale, et réciproquement.

« Enfin, est venu un moment, qui est l'état actuel, pendant lequel Félida a vécu, ou vit à peu près toujours en condition seconde et où l'état normal, la vie normale avec sa perte de souvenirs si caractéristique, n'apparaissent plus qu'après des intervalles de quinze jours à trois semaines et ne durent que quelques heures et où les périodes de transition, qui ne duraient que quelques minutes, se sont réduites à quelques secondes ou à une durée si inappréciable, que Félida, qui veut que son entourage ignore sa maladie, peut les dissimuler complètement.

« Aujourd'hui, nous venons de le dire, mais nous tenons à y insister, l'existence à peu près entière de Félida se passe en condition seconde. Son mari, son fils et moi, seuls, le savons. Après quinze jours, un mois, deux mois, apparaissent de courtes périodes de vie normale précédées et suivies de transitions inappréciables. Leur apparition est quelquefois spontanée, mais elle est le plus souvent provoquée par une contrariété quelconque — les apparitions spontanées ont surtout lieu pendant la nuit...

« Est-il permis de supposer que cette jeune femme guérira ? Oui, sans doute ; mais seulement, nous le croyons, au moment de la vie qui approche pour elle où, chez les femmes, cessent d'habitude les manifestations de l'hystérie. Mais comment guérira-t-elle ? Il est probable que cette guérison se fera par la disparition des états qu'elle nomme ses *crises*, lesquels ne sont autre chose que ses périodes d'état normal ou de condition première. Alors se passera chez Félida ce phénomène singulier que sa condition seconde, qui aujourd'hui est presque toute sa vie, sera sa vie tout entière, et qu'ayant commencé son existence, jusqu'à l'âge de quinze ans, avec une personnalité, elle la terminera avec une autre, ayant eu, pendant une trentaine d'années, comme deux personnalités à la fois se partageant inégalement le temps.

« Etrange problème dont la solution est bien difficile ! Or, cette solution pourrait être demandée si Félida avait à encourir une responsabilité légale. Qu'arriverait-il, en effet, ou que serait-il arrivé, si, alors que cette jeune femme avait ses deux vies à peu près égales en durée, elle avait commis un crime ou un délit dans sa condition seconde, et que pendant sa condition première la justice lui en eût demandé compte ? Il est certain qu'elle l'eût absolument ignoré. Etait-elle responsable ?

« Sans revenir sur des détails déjà connus, je dois cependant insister sur cette absence de souvenir qui est le côté le plus saisissant de cette existence. On ne saurait croire — si l'on n'y réfléchissait sérieusement — les singulières péripéties que peut amener dans la vie ce partage en deux, provoqué par l'absence du souvenir. Voici quelques faits qui en donneront une idée : On lui donne un chien qui s'habitue à elle et la caresse chaque jour. Après quelque temps survient une période de vie normale ; à son réveil dans cette vie, ce chien la caresse ; elle le repousse avec horreur, elle ne l'a jamais vu, c'est un chien errant entré par hasard chez elle.

« Un jeune homme lui fait la cour ; pendant sa condition seconde elle s'abandonne à lui et devient grosse ; dans sa période de vie normale elle l'ignore et me consulte sur les troubles physiologiques de sa grossesse, qu'elle prend pour des maladies ; or, à chaque condition seconde, elle sait très bien qu'elle est grosse, et le dit à son entourage et à moi-même, cinq minutes avant de me consulter de nouveau.

« Dans sa condition seconde, elle croit que son mari a une maîtresse et se répand en menaces contre sa complice ; quelques instants après, elle rencontre cette femme et, ignorant tout, la comble de prévenances et de marques d'amitié.

« Je crois en avoir dit assez. Chacun, en s'examinant soi-même, peut se rendre compte de l'état d'esprit singulier dans lequel il serait, s'il se voyait subitement enlever le souvenir du dernier mois qui vient de s'écouler ; la vie serait alors semblable à un livre auquel on aurait arraché de loin en loin des feuillets.

« Quel singulier effet ferait la lecture d'un pareil livre !

« Telle a été et telle est encore Félida[1]. »

341. Enfin, en 1887, au moment où il publie son livre, M. Azam dit :

« Félida a quarante-quatre ans. Son état est le même « qu'en 1882. Les périodes de vie normale deviennent de « plus en plus rares. »

342. Nous voilà maintenant édifiés sur le cas de Félida X..., qui a tant excité l'intérêt des psychologues et des physiologistes. Voyons maintenant, avant d'aborder les réflexions qu'il doit nous inspirer, si nous ne pourrons pas le rapprocher de quelques autres faits présentant avec lui une plus ou moins grande analogie.

Nous trouvons d'abord le cas de la *dame américaine de Mac-Nish*.

Un journal de médecine des Etats-Unis, le *Medica-*

---

[1] Azam, *op. cit.*, p. 219.

Repository, en a publié la relation en 1816 ; cette observation est due au Dr Mitchell, qui en tenait les particularités du major Elliot, professeur à l'Académie militaire de West-Point. Quelques années plus tard, elle a été reproduite par Franck dans sa *Pathologie interne*, et enfin plus récemment par Mac-Nish, dans sa *Philosophie du sommeil;* c'est ce dernier auteur que M. Azam a traduit presque textuellement ainsi qu'il suit :

« Une jeune dame instruite, bien élevée et d'une bonne constitution, fut prise tout d'un coup, et sans avertissement préalable, d'un sommeil profond, qui se prolongea plusieurs heures au delà du temps ordinaire; à son réveil, elle avait oublié tout ce qu'elle savait, sa mémoire était comme une *tabula rasa*, et n'avait conservé aucune notion, ni des mots, ni des choses ; il fallut tout lui enseigner à nouveau ; ainsi elle dut réapprendre à lire, à écrire, à compter ; peu à peu, elle se familiarisa avec les personnes et les objets de son entourage, qui étaient pour elle comme si elle les voyait pour la première fois ; ses progrès furent rapides. Après un temps assez long, plusieurs mois, elle fut, sans cause connue, atteinte d'un sommeil semblable à celui qui avait précédé sa nouvelle vie. A son réveil, elle se trouva exactement dans l'état où elle se trouvait avant son premier sommeil ; mais elle n'avait aucun souvenir de tout ce qui s'était passé pendant l'intervalle ; en un mot, dans l'état ancien, elle ignorait l'état nouveau. C'est ainsi qu'elle nommait ses deux vies, lesquelles se continuaient isolément et alternativement par le souvenir. Pendant plus de quatre ans, cette jeune dame a présenté à peu près périodiquement ces phénomènes. Dans un état ou dans l'autre, elle n'a pas plus de souvenance de son double caractère que deux personnes distinctes n'en ont de leurs natures respectives; par exemple, dans les périodes d'état ancien, elle possède toutes les connaissances qu'elle a acquises dans son enfance et sa jeunesse; de son état nouveau elle ne sait que ce qu'elle a appris depuis son dernier sommeil. Si une personne lui est présentée dans un de ces états, elle est obligée de l'étudier et de la connaître dans les deux pour en avoir la notion complète. Et il en est de même de toute chose. Dans son état ancien, elle a une très belle écriture, celle qu'elle a toujours eue, tandis que, dans son état nouveau, son écriture est mauvaise, gauche, comme enfantine; c'est qu'elle n'a eu ni le temps ni les moyens de la perfectionner. Ainsi qu'il a été dit plus haut, cette succession de phénomènes a duré quatre années, et Mme X... était arrivée à se tirer très bien d'affaire sans trop d'embarras dans ses rapports avec sa famille. »

343. Un autre cas fort analogue à celui de Félida X... est celui de Mlle R. L..., qu'a fait connaître M. le Dr Dufay, de Blois, sénateur de Loir-et-Cher. Il s'agit d'une jeune fille, somnambule depuis son enfance, et chez laquelle pendant une douzaine d'années M. Dufay a pu observer les faits suivants. Ces accidents se sont surtout développés à la suite d'une immersion dans l'eau froide pendant une période d'accès.

« Il est huit heures du soir; plusieurs ouvrières travaillent autour d'une table sur laquelle est posée une lampe; Mlle R. L... dirige les travaux et y prend elle-même une part active, non sans causer avec gaieté. Tout à coup un bruit se fait entendre : c'est son front qui vient de tomber brusquement sur le bord de la table, le buste s'étant ployé en avant. Voilà le début de l'accès... Elle se redresse après quelques secondes, arrache avec dépit ses lunettes et continue le travail qu'elle avait commencé, n'ayant plus besoin des verres concaves qu'une myopie considérable lui rend nécessaires dans l'état normal, et se plaçant même de manière à ce que son ouvrage soit moins exposé à la lumière de la lampe. A-t-elle besoin d'enfiler son aiguille, elle plonge ses deux mains sous la table, cherchant l'ombre, et réussit en moins d'une seconde à introduire la soie dans le chas, ce qu'elle ne fait qu'avec difficulté lorsqu'elle est à l'état normal, aidée de ses lunettes et d'une vive lumière. Elle cause en travaillant, et une personne qui n'a pas été témoin du commencement de l'accès pourrait ne s'apercevoir de rien, si Mlle R. L... ne changeait de façon de parler dès qu'elle est en somnambulisme. Alors, en effet, elle parle *nègre*, remplaçant *je* par *moi*, comme les enfants; ainsi elle dit : *Quand moi est bête*. Cela signifie : Quand je ne suis pas en somnambulisme.

« Son intelligence, déjà plus qu'ordinaire, acquiert pendant l'accès un développement remarquable; sa mémoire devient extraordinaire, et Mlle R... peut raconter les moindres événements dont elle a eu connaissance à une époque quelconque, que les faits aient eu lieu pendant l'état normal ou pendant un accès de somnambulisme; mais, de ces souvenirs, tous ceux relatifs aux périodes de somnambulisme se voilent complètement dès que l'accès a cessé, et il m'est souvent arrivé d'exciter chez Mlle R. L... un étonnement allant jusqu'à la stupéfaction, en lui rappelant des faits entièrement oubliés de la *fille bête*, suivant son expression, et que la somnambule m'avait fait connaître. La différence de ces deux manières d'être est on ne peut plus tranchée[1]. »

« On le voit, ajoute M. Azam, le fait est incontestable, Mlle R. L... a comme deux personnalités. Bien qu'elle soit toujours Mlle R. L..., elle a non seulement deux manières d'être distinctes, pour celui qui l'observe, mais aussi pour elle-même; en effet, elle parle de *l'autre* à la troisième personne et elle ignore, dans son état premier, ce que cette autre a fait dans son état second[2] ».

344. M. le Dr Ladame, privat-docent à l'Université de Genève a, le 30 janvier 1888, communiqué à la *Société médico-psychologique* une *Observation de somnambulisme hystérique* dans laquelle se trouve constaté un dédoublement de la personnalité analogue à celui qu'a présenté Félida X...

Je vais emprunter à ce travail quelques indications, dont j'aurai plus loin à tirer certaines conséquences.

Mlle X... est âgée de 27 ans; dans sa première enfance elle éprouva une grande frayeur à la vue d'un incendie. C'est à la suite de cette peur, paraît-il, qu'elle devint somnambule. Elle se souvient très bien que son père et sa mère racontaient souvent qu'ils avaient dû la chercher, le matin, dans la cuisine ou dans les corridors de la maison, et la rapporter dans son lit, d'où elle s'échappait parfois à plusieurs reprises pendant la même nuit. Elle ne se souvient pas d'avoir fait des maladies graves

---

[1] Dufay (de Blois), *La notion de la personnalité. Revue scientifique*, 15 juillet 1876.
[2] Azam, *op. cit.*, p. 190.

pendant son enfance et son adolescence, mais les accès de somnambulisme n'ont jamais cessé ; ils se renouvelaient même assez fréquemment.

Placée à Vienne, en Autriche, comme couturière, elle faillit mettre le feu à la maison qu'elle habitait. Elle avait renversé une lampe allumée ; on arrêta ce commencement d'incendie, mais Mlle X... avait été bouleversée par l'émotion. Elle tomba alors dans un sommeil profond et resta deux jours et deux nuits sans qu'on parvînt à la réveiller. Ce fut sa première attaque de sommeil.

Elle rentra à Genève, et dès lors les attaques de sommeil se répétèrent. Bientôt on s'aperçut que la malade se réveillait parfois dans un état bien différent de son état normal et avec un caractère qu'on ne lui connaissait pas. « C'était, dit M. Ladame, une sorte d'*état second*, » pour nous servir de l'expression du docteur Azam.

Le Dr Ladame, à qui Mlle X... a été conduite par son fiancé, entreprend de la soigner. Il décrit ainsi quelques-unes des périodes de la singulière maladie dont elle est atteinte.

« Cependant les attaques de sommeil étaient toujours plus fréquentes. Elles apparaissaient à la moindre émotion, à la plus petite contrariété. Quand les accès sont imminents, elle a des battements de cœur, elle veut parler, mais ne peut pas dire un mot, et c'est alors que le sommeil la surprend. Lorsque Mlle X... s'endort d'elle-même et qu'elle se réveille dans son état second, son fiancé n'a aucun pouvoir sur elle ; c'est en vain qu'il multiplie les passes ; il ne parvient pas à l'éveiller. — Au moment où elle tombe endormie, elle a toujours un frisson. On remarque, pendant un certain temps, vingt à vingt-cinq minutes environ, un léger tremblement de tout son corps et un claquement de dents peu prononcé.

« A la fin d'octobre, étant encore indisposée, elle eut une assez forte crise, à la suite d'une discussion avec son fiancé, et resta une journée entière dans l'état second. Je la vis alors pour la première fois dans cet état. Ce fut seulement le matin, après la deuxième nuit qu'elle se réveilla, dans son état normal.

« Pendant l'état second, Mlle X... change complètement de caractère. Douce, aimable et un peu molle à l'état normal, elle devient impatiente, méchante, impétueuse, mais active et travailleuse. Elle mange avec un meilleur appétit et digère beaucoup mieux qu'à l'état normal. Elle n'a plus de maux d'estomac. Elle chante, elle joue du piano ; elle prend part à la conversation, riposte hardiment et a des mots qu'elle ne trouverait pas habituellement. Elle ne dit jamais de paroles grossières, mais elle a la main leste. Elle ne supporte pas la contradiction ; elle distribue généreusement des taloches et, un jour, elle disait à son fiancé : « Allons, mon ami, il faut nous marier de suite, pour que je puisse te faire marcher. » Revenue à l'état normal, elle ne se rappelle absolument rien de ce qu'elle a dit ou fait pendant l'état second, et elle n'a jamais voulu croire qu'elle s'est exprimée comme nous venons de le rapporter. Elle a même une fois mordu son fiancé à la main, parce qu'il voulait l'empêcher de sortir. En effet, dans l'état second, elle résiste vigoureusement lorsqu'on essaie de la forcer à faire ce qui ne lui convient pas, et elle déploie alors une grande force musculaire. Elle se raidit et s'impatiente. Il est évident qu'il y a dans cette conduite un certain degré d'automatisme impulsif, comme on l'observe dans tous les cas de somnambulisme.

« Au point de vue médico-légal, est-elle responsable ? Si elle venait à commettre un délit ou un crime pendant qu'elle est dans l'état second, devrait-on lui en faire porter la responsabilité ? Je ne discuterai pas cette question en ce moment. Je me bornerai à vous dire que le fiancé de Mlle X... ne la considère pas comme absolument imputable dans l'état second, bien qu'il la trouve fort désagréable. En tous cas, il ne lui a pas gardé rancune de la morsure qu'elle lui a faite[1]. »

[1] *Revue de l'hypnotisme*, 1er mars 1888, p. 259.

Mlle X... est traitée, mais sans succès, par l'électricité; M. Ladame lui propose un traitement par suggestion; elle refuse d'abord; son fiancé insiste vainement; une légère altercation qu'ils ont à ce propos amène une nouvelle crise de sommeil.

« Le 7, elle arrive chez moi avec son fiancé. Elle est de nouveau dans l'état second depuis une attaque de sommeil qui l'avait surprise la veille, au moment où elle jouait aux dames. Toute la nuit elle a été en l'air. Son fiancé n'a pu la réveiller. Elle ne me reconnaît pas et demande « qui est ce monsieur ». Je fais des tentatives inutiles pour la réveiller. Elle prétend qu'elle ne dort pas et veut s'en aller.

« La journée du 7 tout entière se passe dans l'état second. Elle joue aux dames, touche du piano, chante, puis se dispute avec son amie, sa sœur ou son fiancé. Elle mange avec grand appétit et travaille activement. Quand elle est dans son état normal, elle perd toujours au jeu de dames, mais lorsqu'elle est dans l'état second, elle gagne au contraire toujours, me disait son fiancé.

« Le lendemain, je lui rends visite. Elle est encore dans l'état second. Elle ne me reconnaît pas, et me demande ce que je veux. Je lui dis qu'elle dort et que je viens la réveiller. Elle prétend qu'elle ne dort pas et dit : « Il ne faut pas que ce monsieur revienne. » Son pouls est tranquille, son allure n'offre rien de particulier, et, si je ne savais pas qu'elle est dans son état second, je ne pourrais pas deviner qu'elle n'est pas dans son état normal. Sa mémoire est entière pour tout ce qui lui est arrivé auparavant, dans les états seconds antérieurs comme dans l'état normal. Mais il lui arrive souvent, dans l'état second, de ne pas reconnaître les personnes de sa connaissance dans l'état prime. Elle me parle du Dr Ladame comme si elle s'adressait à quelqu'un qui lui est étranger et me dit : « Je dirai à M. Ladame que vous avez voulu me réveiller quand je ne dormais pas, » et lorsque je lui dis : « Mais, c'est moi, le Dr Ladame, » elle proteste vivement.

« Le 9 novembre, elle se réveille au matin dans son état

normal, après une nuit plus calme. Elle ne peut comprendre que ce ne soit pas le 7, car elle n'a aucun souvenir de ce qui s'est passé depuis le 6 au soir.

« Le 10, séance d'électricité statique. A peine est-elle sur le tabouret qu'elle se met à trembler, elle pâlit, ses yeux se ferment et elle s'endort avant que je lui aie tiré des étincelles. Je suspens l'électrisation et je la réveille avec quelque difficulté. Elle sort de mon cabinet en disant qu'elle se sent « drôle ». Elle retombe en effet peu après dans l'état second. Dès lors, jusqu'au 18, elle a plusieurs crises. Elle revient chez moi, avec son fiancé, le 18 au matin. Elle est dans l'état second depuis quelques heures. Je la fais asseoir sur un fauteuil et je lui répète avec insistance qu'elle dort. Elle finit par en être persuadée et s'endort en effet. Il m'est alors facile de la réveiller et de la ramener ainsi à l'état normal. Elle consent enfin à tenter l'hypnotisme, et nous prenons rendez-vous pour le 21. »

Comme on pouvait s'y attendre, au moins pour qui connaît les puissants effets de la suggestion, M. Ladame est arrivé en quelques séances à guérir Mlle X... Elle travaille actuellement comme couturière dans un grand magasin de Genève, de huit heures du matin à huit heures du soir, tous les jours, sans se fatiguer et sans aucune envie de dormir.

345. Essayons maintenant de tirer quelques enseignements des rapprochements que l'on peut établir entre les phénomènes naturels, dont nous venons de voir quelques exemples, et ceux que l'on peut produire par suggestion.

L'Observation XV qui figure dans mon *Mémoire* de 1884 comprenait les faits suivants :

Je dis à Mlle P... : « Vous ne savez plus dessiner ; vous ne pouvez plus tracer un cercle ; vous ne pouvez plus tirer, sur cette feuille de papier, deux lignes parallèles. Votre cercle, si vous tentez d'en faire un, sera un carré; vos parallèles se couperont. » Mon interlocutrice ne croit pas un mot de ce que je lui dis; mais elle n'a plus aucune notion du dessin, décrit un cercle qui est un carré et trace des parallèles qui se coupent.

Je donne à faire à Mme D..., qui a une grande habitude du calcul, une addition de trois nombres, composés seulement de trois chiffres. Je lui annonce qu'elle pourra bien faire la somme des unités, mais qu'elle ne pourra trouver ni celle des dizaines, ni celle des centaines. Mes paroles sont accueillies par un sourire de défi. Aussi l'addition des unités marche-t-elle on ne peut mieux; mais là s'arrêtent les aptitudes mathématiques de Mme D..., elle fait de vains efforts pour trouver le total des deux premières colonnes de chiffres. De guerre lasse elle y renonce; je lui dis alors : « Vous pouvez faire cette opération. » Elle l'achève aussitôt sans encombre et me réplique d'un air triomphant : « *Mais je l'ai toujours pu !* »

Une autre fois, Mme D... tire sa montre et me demande quelle heure il est. Je lui dis : « Vous ne pouvez plus remettre votre montre à l'heure exacte. Quand l'une des aiguilles sera convenablement placée, c'est l'autre qui ne marquera pas le chiffre voulu. » Alors, la montre est soumise à une rude épreuve; les aiguilles, sous la main qui les fait mouvoir, sont comme affolées; elles avancent, reculent, avancent de nouveau, pour reculer encore, sans jamais s'arrêter à l'heure vraie..., jusqu'à ce que je lève la prohibition que j'avais d'abord portée.

Enfin, je prends trois pièces de monnaie; je les place dans la main de Mme D..., en lui disant : « Vous tenterez vainement de faire le compte de ces pièces; vous ne savez plus compter jusqu'à trois; vous les agiterez et les déplacerez continuellement, sans y arriver; vous compterez bien : une... deux..., mais vous ne parviendrez pas jusqu'à trois. » Les choses se passent comme je l'ai annoncé. Mme D... a beau s'escrimer, s'impatienter, compter une..., deux..., une..., deux..., elle ne trouve que deux pièces, là où tout le monde en voit trois. Un des assistants lui dit : « Mais vous êtes donc idiote! » Et elle se montre très offusquée de l'épithète.

Mêmes résultats avec Mlle P..., avec la jeune Louise D..., avec beaucoup d'autres personnes, qui ne peuvent ni mettre leurs gants, ni trouver leur poche, ni mettre la main sur le bouton d'une porte, ni trouver les manches de leur vêtement, etc., quand je leur ai suggéré l'idée qu'elles ne peuvent le faire.

Ce qui est surtout très singulier, disais-je en 1884, dans les expériences dont je viens de parler, et qui pourraient, on le conçoit être multipliées à l'infini, ce qu'il serait très intéressant d'étudier à fond et de bien caractériser, c'est l'état du sujet mis en expérience. Il ne présente pas la moindre apparence de sommeil; il a les yeux ouverts, les mouvements aisés, il parle, marche, agit comme tout le monde,; il prend part à la conversation, répond aux objections, les discute, a souvent des réparties heureuses : en un mot, il semble être dans un état absolument normal, excepté sur le seul point où porte la prohibition de l'expérimentateur.

Je ne sache pas qu'on ait donné encore aucun nom à cet état vraiment bizarre. Le mot de somnambulisme ne lui convient pas, ce me semble, car ici il n'y a pas de sommeil; ne pourrait-on l'appeler *condition prime*, par analogie avec le cas de Félida X..., que le D' Azam, de Bordeaux, a appelé *condition seconde*[1]. On aurait ainsi trois états différents : *condition seconde, condition prime*, et *condition normale*[2].

346. M. le D' Beaunis, dans son étude sur le *Somnambulisme provoqué*, a reproduit les deux alinéas qui précèdent et qu'il empruntait à mon *Mémoire* lu à l'Académie des sciences morales :

« M. Liégeois, dit-il[3], a bien vu que l'état des personnes
« sur lesquelles on peut produire ainsi des suggestions
« à l'état de veille a quelque chose de particulier... »

Et, un peu plus loin :

« De tous les auteurs qui ont entrevu ou indiqué cet

---

[1] D' Azam, *Amnésie périodique ou dédoublement de la personnalité*. — *Séances et travaux de l'académie des sciences morales et politiques*, 1877, 2° semestre, p. 363. — Le mémoire de M. Azam a été également publié dans la *Revue scientifique*, année 1876, t. XVII, p. 481. — Il peut être intéressant de rapprocher du cas de Félida X... celui de Mlle R... L..., qu'a fait connaître M. le D' Dufay, sénateur de Loir-et-Cher : *Revue scientifique*, 1877, t. XVIII, p. 69. (Note de 1884.)

[2] M. Ch. Richet ne parle-t-il pas d'un état analogue à celui que je propose d'appeler *condition prime* quand il dit : « La mé-
« moire, la conscience sont conservées. Nulle modification appa-
« rente n'est survenue. Les yeux sont ouverts. La volonté paraît
« intacte. Et cependant on peut constater certains phénomènes
« extrêmement nets d'automatisme, de suggestion, d'extase. »
L'homme et l'intelligence, p. 173, en note.
Et plus loin : « Chez ces deux femmes en effet, il n'y a pas, entre
« l'état de sommeil magnétique et l'état normal, cette différence
« nette et formelle qu'on voit dans les livres classiques. Chez
« elles, on peut provoquer presque tous les phénomènes d'hallu-
« cination sans qu'il y ait de clôture des paupières, et alors qu'est
« conservée exacte et complète la notion de la personnalité (p. 244). »
(Note de 1884.)

[3] Beaunis, *Le somnambulisme provoqué*, p. 160.

« état particulier, c'est M. Liégeois qui, à mon avis, l'a
« le mieux caractérisé au point de vue psychologique ;
« le tableau qu'il en donne est d'une exactitude frappante.

« Mais il manque un trait à ce tableau, et c'est précisé-
« ment ce trait qui constitue la caractéristique réelle de
« cet état spécial : je veux parler de cette *perte partielle de la mémoire* que j'ai signalée déjà, perte qui
« ne porte que sur la *suggestion qui vient d'être faite*,
« tandis que le souvenir est conservé pour tout le reste.
« Il y a là une distinction capitale et qui n'a été faite
« par aucun des observateurs précités[1].

347. En remerciant une fois de plus, M. Beaunis, du jugement si bienveillant qu'il a porté sur mes expériences, il me permettra, je pense, de lui faire remarquer que si je n'ai pas signalé expressément — et je reconnais qu'en cela j'ai eu tort — cette perte partielle de la mémoire dont il fait la caractéristique essentielle de l'état particulier qui nous occupe en ce moment, je n'avais pas manqué pourtant de l'apercevoir et d'en être frappé ; je crois même avoir été le premier à la reconnaître. En effet, dans l'observation rapportée ci-dessus (n° 345) où il est question de l'impossibilité suggérée à Mme D... de faire une addition de trois nombres, quand je lève l'interdiction, je note que Mme D... répondant à ces paroles : « Vous pouvez faire cette opération ! » me dit d'un air triomphant : « *Mais je l'ai toujours pu !* » La réponse rapportée par moi n'a pas de sens, si elle ne montre que Mme D... n'a conservé aucun souvenir de ce qui vient de se passer.

[1] Beaunis, *op. cit.*, p. 162.

De même, dans l'observation IV (V. n° 162), après avoir produit chez Mlle P... un automatisme si complet, qu'elle tire sans sourciller, un coup de pistolet sur sa mère, quand celle-ci lui reproche ce qu'elle vient de faire et que l'innocente criminelle répond : « Je ne t'ai pas tuée, puisque tu me parles ! » il était clair, pour moi, qu'aucun souvenir ne subsistait, dans la pensée de Mlle P..., de l'acte étrange qu'elle venait d'accomplir.

De même encore, dans l'observation V (V. n° 163), M. Th... a, selon la suggestion, présenté le poison supposé à sa tante, et je dis expressément : « *Quant au criminel, il ne se souvenait de rien*, etc. » Le résultat est identique dans l'observation VII (n° 165).

Enfin, à l'état de veille, je suggérais au même M. Th... dont je viens de parler[1], qu'il mangeait une poire excellente, tandis qu'en réalité, il mangeait une pomme de terre crue ; je lui souffle sur les yeux, alors qu'il tient à la main sa pomme de terre à demi mangée, et il *ne veut pas croire* qu'il y ait jamais mis la dent ! Qu'est-ce donc que cela, sinon de l'amnésie ? Et comment pourrait-on l'interpréter autrement ?

Donc, j'avais bien vu, dès 1884, cette perte partielle de la mémoire, dont parle M. Beaunis ; seulement j'avais eu le tort de n'en pas faire suffisamment ressortir l'importance et M. Beaunis a bien fait de relever ce que mes indications pouvaient, sur ce point, présenter d'incomplet.

Cela dit, je laisserai de nouveau la parole à M. Beaunis :

---

[1] La scène se passe à la fin de 1883, chez Mme D..., en présence de son mari, de son père, de sa mère, et du père, de la tante et du cousin de M. Th...

« Il importe avant tout de différencier cet état spécial de certains états qui, au premier abord, pourraient être confondus avec lui.

« On rencontre quelquefois chez certains sujets, et j'ai observé le fait chez Mme V..., Mlle A... E... et plusieurs autres, une forme particulière de somnambulisme provoqué. Le sujet s'endort de la façon ordinaire, mais les yeux restent ouverts ; sauf cette particularité, il présente tous les caractères du sommeil hypnotique tels qu'ils ont été décrits plus haut, et si l'on n'était pas prévenu de la possibilité du fait, on pourrait croire que le sujet n'est pas endormi ; j'ai vu continuer ainsi les passes, les injonctions, la fixation du regard, longtemps après que le sujet était tombé dans le sommeil hypnotique, et cela peut arriver facilement aux hypnotiseurs novices; mais quand on connaît ce phénomène, il est impossible de s'y tromper : la fixité du regard, l'immobilité absolue, le calme impassible de la figure, indiquent de suite que le sommeil est arrivé, et il est facile de s'en convaincre en faisant quelques expériences très simples, telles que celles de l'attitude cataleptique des membres ou des mouvements automatiques. Cet état ne se distingue en rien du sommeil hypnotique, sauf par l'ouverture des yeux.

« L'état de *fascination* décrit par le Dr Brémaud [1], me paraît se rapprocher beaucoup de ce sommeil somnambulique les yeux ouverts. Dans cet état, caractérisé entre autres choses par l'ouverture des paupières et la fixité du regard, le sujet, dit M. Brémaud, « a quelquefois conscience de son état et entend confusément ce qui se dit autour de lui ». Il n'y a là, à mon sens, qu'une forme de somnambulisme provoqué, due très probablement à ce que le sujet n'est pas encore arrivé au sommeil profond.

« L'état décrit par le Dr Liébeault, sous le nom de *charme*, se rapproche un peu plus du phénomène que nous étudions ici.

« Parmi les sujets que l'on peut endormir, dit-il [2], on en

---

[1] Brémaud, *Société de biologie*, 1883, séance du 27 octobre.
[2] Liébeault, *Sommeil*, p. 32.

« trouve qui arrivent seulement dans un engourdissement
« très curieux et désigné sous le nom de *charme ;* ceux-ci
« pensent encore activement et ont une conscience assez
« nette du monde extérieur ; mais si on leur affirme, par
« exemple, l'impossibilité de parler, de faire certains mou-
« vements, voire même de sentir, ou si on leur suggère l'idée
« d'actes absurdes, leur attention déjà sans ressort s'immo-
« bilise complètement sur les idées imposées, leur esprit les
« adopte et l'organisme obéit ; ce sont de vrais automates
« placés sur la limite de la veille et du sommeil. »

« En résumé, il résulte des faits qui viennent d'être exposés qu'on peut déterminer chez certains sujets un état
particulier qui n'est ni le sommeil hypnotique ni la veille.
Cet état se distingue du sommeil hypnotique par plusieurs
caractères : le sujet est parfaitement éveillé, il a les yeux
ouverts, il est en rapport avec le monde extérieur ; il se
rappelle parfaitement tout ce qui se dit ou se fait autour de
lui, tout ce qu'il a dit ou fait lui-même ; le souvenir n'est
perdu que sur un point particulier, la suggestion qui vient
de lui être faite ; c'est par là et par la docilité aux suggestions que cet état se rapproche du somnambulisme. Ces deux
caractères sont du reste les seuls qui le distinguent de l'état
de veille ordinaire. Le nom de *condition prime*[1], que M. Liégeois propose de lui attribuer, ne me satisfait pas beaucoup,
car il n'indique rien qui rappelle les caractères distinctifs de
cet état, et je préférerais le nom de *veille somnambulique,*
malgré la contradiction qui existe entre les deux termes[2].

« En quoi consiste cet état de *veille somnambulique ?* Comment est-il produit ? A quelle modification cérébrale cor-
respond-il ? Autant de questions insolubles pour le moment ;
la seule chose certaine, c'est qu'il constitue un état à part,
qui ne peut être confondu ni avec le sommeil hypnotique
ordinaire, ni avec l'état de fascination du Dr Brémaud, ni
avec le *charme* du Dr Liébeault, et pas plus avec le sommeil
hypnotique incomplet tel qu'il s'observe sur certains sujets.

---

[1] Nous verrons ci-après que j'ai renoncé à ce nom. — (J. L.)

[2] Les médecins emploient le terme *coma vigil ;* le mot *somno-
vigil* a été aussi employé par quelques magnétiseurs.

Ce n'est pas à dire pour cela qu'il y ait une différence tranchée, radicale, entre la veille somnambulique et le sommeil somnambulique, bien au contraire, et il est probable qu'on trouverait tous les degrés de transition, quoique je ne les aie pas observés : mais ce n'en est pas moins une chose utile que de caractériser et de différencier les deux termes extrêmes de la série.

« Faisons-nous autre chose, dans toutes nos classifications scientifiques, que de négliger volontairement les termes intermédiaires, pour fixer l'esprit sur des catégories bien nettes et bien tranchées qui servent de points de repère et permettent à notre intelligence de se retrouver dans l'infinie multiplicité des faits [1] ? »

349. Je dois d'abord débarrasser le terrain de la discussion du nom de *condition prime*, que j'avais proposé dans mon mémoire de 1884; il était assurément mal choisi et j'avais été égaré par je ne sais quelles réminiscences mathématiques. On sait que, dans leurs théorèmes, les géomètres emploient souvent les lettres A, A', A''... B, B', B'' pour désigner les points analogues de plusieurs figures; ce moyen m'avait paru pouvoir être transporté dans une matière, où je reconnais, avec M. Beaunis, qu'il ne rappelle aucun des caractères distinctifs de l'état qu'il s'agit de définir. Aussi, ai-je eu soin, au Congrès de Nancy de l'*Association française pour l'avancement des sciences*, d'employer, non plus le nom de *condition prime*, mais celui de *condition seconde provoquée* [2].

350. Ceci nous ramène à l'idée principale du présent chapitre, à savoir l'analogie, sinon même l'identité entre

---

[1] BEAUNIS, *Le somnambulisme provoqué*, p. 163.
[2] Congrès de Nancy, 1886.

l'état mental que nous cherchons à expliquer et les cas de *condition seconde* présentés par l'histoire de Félida X... et par les observations de la *dame américaine de Mac-Nish*, de la malade du Dr Dufay, et de celle du Dr Ladame.

351. Tout d'abord, comment M. le Dr Azam a-t-il interprété le cas de Félida X..., dont nous avons, d'après lui, au commencement de ce chapitre, résumé la curieuse histoire?

En premier lieu, il a constaté que jamais Félida, à aucun moment de sa vie, n'a cru être une autre personne; elle a parfaitement conscience qu'elle est toujours semblable à elle-même; elle ne répond donc pas à la définition de M. Littré, qui dit :

« La double conscience est un état dans lequel le
« patient, ou bien a la sensation qu'il est double, ou bien,
« sans avoir connaissance de sa duplicité, a deux exis-
« tences qui n'ont aucun souvenir l'une de l'autre et
« s'ignorent respectivement[1]. »

Félida n'a pas cette sensation, et dans l'une de ses existences, elle a le souvenir parfait de ses deux vies.

Elle ne croit pas non plus être une autre personne, comme la dame que cite Carpenter dans sa *Mental physiology*, qui, se croyant devenue un vieux *clergyman*, trouvait ridicule que ce médecin lui proposât un mariage.

M. Azam examinant ensuite les différents états physiologiques auxquels on peut comparer l'état de Félida X... entre dans des détails que je ne saurais reproduire ici;

Revue de philosophie positive, 1875.

on les trouvera d'ailleurs dans le livre qu'il a publié en 1887[1]. Et il conclut ainsi :

« Pour moi, en effet, j'y insiste malgré la singularité d'une assertion qui renverse l'idée qu'on se fait d'ordinaire des somnambules, lesquels sont gens qui marchent les yeux fermés... Félida n'en est pas moins une somnambule, mais dont tous les sens et toutes les facultés fonctionnent d'une façon normale. *Pour tout le monde elle est éveillée*[2], car elle a tous les caractères de la veille. Cependant, en fait, elle ne veille point ; c'est je le répète, une somnambule parfaite, ou mieux, totale. »

Pour démontrer sa proposition, M. Azam passe ensuite en revue quelques-uns des degrés et des variétés du somnambulisme et montre que cette gradation vers la perfection ou la totalité n'est due qu'à la persistance ou à l'éveil successifs des sens et des facultés. Et alors il étudie successivement l'enfant endormi (de huit à douze ans), les individus soumis à l'ivresse, au chloroforme, au haschich, à la belladone, les hypnotisés, etc. Quand l'activité du dormeur devient plus grande qu'à l'ordinaire, son sens musculaire s'éveille partiellement, il *marche endormi*, certains sens, certaines facultés deviennent actifs, il est *somnambule*.

Ici, depuis l'enfant que tout le monde connaît et qui, se levant sous l'influence du rêve, s'éveille après avoir heurté les meubles de sa chambre, depuis le marcheur, qui, endormi, poursuit sa route, jusqu'à la condition seconde de Félida, somnambulisme total ou parfait, on peut observer tous les degrés.

[1] Azam, *Hypnotisme, double conscience et altérations de la personnalité.*
[2] Non souligné dans le texte.

Plus loin, M. Azam parle d'un somnambule « dans « lequel les facultés de l'esprit agiraient à l'ordinaire, et « auquel les sens fonctionnant régulièrement donne- « neraient la notion exacte de ce qui l'entoure ; ce som- « nambule serait-il autre chose qu'un homme ordinaire, « éveillé ? »

« Je reconnais qu'il en a temporairement toutes les appa- rences ; mais pour l'observateur, il n'en a pas la réalité, car l'accès passé, il rentre dans la vie ordinaire, et alors il a ou- blié, comme un somnambule qu'il est, tout ce qui s'est passé pendant son accès, pendant sa condition seconde ou sa deuxième vie, quelle que soit la durée, la perfection ou la cause de celle-ci.

« Donc, l'absence de souvenir demeure le critérium de la différence des deux états, et si par hypothèse nous suppri- mons ce critérium, nous n'en saurons plus faire la distinc- tion. Il doit y avoir des gens que nous trouvons bizarres ou fous, surtout parce qu'ils ne nous ressemblent pas, et qui ne sont que des *somnambules totaux gardant le souvenir de leurs accès*, — ceci, bien entendu, ne peut être qu'une hypothèse dont la vérification est impossible dans l'état actuel de l'a- nalyse psychologique. — Cependant je la livre aux médita- tions des lecteurs. Tous les somnambules ont donc ce carac- tère commun : l'absence du souvenir de l'accès. Ainsi est la malade de M. Dufay, de Blois : aussi, la comparant à Félida, mon savant confrère dit : « Chez l'une comme chez l'autre, « l'amnésie appartient à l'état normal, à l'état physiolo- « gique. »

« Or, soit dit en passant, je ne pense pas qu'aucun cri- tique ait la pensée que, chez la malade de Blois, l'état nor- mal soit le plus parfait, celui dans lequel elle se souvient de sa vie entière, bien que pendant cet état, ainsi que pour Fé- lida, son intelligence soit supérieure à ce qu'elle est dans l'autre.

« Eh bien, rendez par la pensée à Mlle K..., de Blois, le sens complet et normal de la vue ; mettez-la ainsi en rap- port avec le monde extérieur : elle aura toutes les apparences de la vie ordinaire, avec une intelligence plus grande. Ce sera une somnambule *totale*, et au point de vue psychologique, elle sera Félida X...

« Par l'analyse qui précède, je crois avoir établi que l'éveil successif des sens et des facultés constitue une gradation du sommeil ordinaire au somnambulisme, que j'appellerai *total*, en passant par toutes les formes connues du somnambulisme. »

352. M. Azam me paraît avoir donné une interprétation généralement exacte de l'état de Félida X... Je suis de son avis quand il dit que la *condition seconde* de cette intéressante malade est un véritable somnambulisme ; oui, malgré toutes les apparences extérieures, Félida est somnambule, pendant tout le temps que durent ses accès, et, comme la *condition seconde* semble, depuis quelques années, être devenue habituelle, Félida est une *somnambule permanente*. Retenons ce mot : peut-être il nous donnera plus tard un élément de décision pour les graves questions juridiques qui pourraient s'élever à son sujet.

Quant à dire qu'elle est une somnambule *totale*, j'éprouve ici quelques scrupules. Il me semble que cette qualification serait mieux employée pour caractériser l'état dans lequel se trouvait la *dame américaine de Mac-Nish*, dont il a été parlé plus haut : celle-ci avait deux existences entièrement distinctes ; « dans son état an-
« cien, nous a-t-on dit, elle possédait toutes les connais-
« sances qu'elle avait acquises dans son enfance et sa
« jeunesse ; de son état nouveau, elle ne *savait que ce*
« *qu'elle avait appris* depuis son dernier sommeil ». Il y avait ainsi vraiment somnambulisme total. Cette dame s'est trouvée exactement dans la position où se serait débattue péniblement, si j'avais pu prolonger l'expé-

rience. Mme T... chez laquelle j'avais provoqué une *amnésie totale*[1].

Il n'en est pas ainsi chez Félida X... car, dans sa *condition seconde*, elle a conservé les connaissances acquises dans la condition normale, lecture, écriture, calcul; il n'y a là aucune perte de mémoire; les facultés, au contraire, semblent jusqu'à un certain point plus développées. L'amnésie n'apparaît que quand Félida rentre dans la condition normale; elle oublie alors tout ce qui s'est passé dans la condition seconde. On saisit aisément la différence.

353. Je présenterai encore une autre observation.

M. Azam ne dit rien des suggestions qui auraient pu être tentées pour faire cesser, chez Félida, les accès de condition seconde, c'est-à-dire de somnambulisme. Je viens de relire, avec le soin que commandent à la fois et le mérite de l'auteur et l'importance du sujet, tout ce que le savant professeur a écrit sur cette question, et je n'y vois pas un mot dont on puisse induire que la suggestion ait été tentée. Pour moi, je suis convaincu, quelque peu physiologiste que je puisse être, que, par suggestion et en employant la méthode de Nancy, on peut guérir Félida X... C'est une conviction qui remonte chez moi à l'époque où j'ai commencé à m'occuper d'hypnotisme. N'est-il pas singulier que M. Azam, ou n'ait rien tenté dans ce sens, ou ne dise rien de l'insuccès de ses tentatives? C'est une réflexion que je crois devoir soumettre à mon savant collègue de Bordeaux.

354. Quoi qu'il en soit, il me paraît, quant à moi, que

[1] V. *supra*, n° 320.

l'état mental auquel on a appliqué le nom de *condition seconde* est celui dans lequel se trouvent les somnambules *au moment précis où ils réalisent les suggestions d'actes*, surtout des actes graves, inconvenants, insolites ou délictueux.

J'ai été, le premier je pense, frappé de ce que cet état présente de tout à fait particulier. Mon *mémoire* de 1884, est, en effet, antérieur aux observations qu'a formulées sur ce point M. Beaunis et que j'ai rapportées ci-dessus.

Mais les expériences que j'ai faites, les études et les réflexions auxquelles je me suis livré depuis m'ont porté à généraliser et à étendre ce que mes conclusions antérieures pouvaient avoir de trop étroit.

Ainsi, je n'avais d'abord examiné, en 1883-1884, que le curieux état mental dans lequel se réalisent les suggestions faites à l'état de veille, par exemple, comme on l'a vu : que le sujet ne peut compter jusqu'à *trois* pièces de monnaie, ou qu'il ne peut faire une addition de plusieurs nombres, ou qu'il ne peut mettre sa montre à l'heure, etc.

355. Je crois maintenant pouvoir proposer l'explication suivante :

Que la suggestion ait été faite pendant le somnambulisme ou à l'état de veille — il m'a toujours paru que, chez les somnambules, cela était indifférent, et que peut-être même, dans le second état, on obtenait un automatisme plus complet — voici ce qui arrive :

Selon la nature de l'acte dont l'impossibilité a été suggérée, le cerveau du sujet produit ou une amnésie ou une hallucination négative.

Lui dit-on : « Vous pourrez compter jusqu'à deux, « mais vous ne pourrez aller jusqu'à trois. » C'est comme si on lui disait : vous oublierez le nombre *trois;* c'est une amnésie partielle; lui suggère-t-on qu'il pourra additionner la colonne des unités de trois nombres différents, mais qu'il ne pourra faire plus, c'est comme si on lui disait : vous ne saurez plus quel total donnent les chiffres des dizaines ou des centaines; c'est encore une amnésie partielle.

Que si l'on dit : Vous ne pourrez plus trouver les manches de ce vêtement que vous avez ôté! Vous essayerez vainement de mettre ce gant, de tourner le bouton de cette porte, etc., alors il se produit une hallucination négative : le sujet ne *voit* plus les manches du vêtement qu'il retourne de tous côtés, ni l'ouverture des gants, qui lui semblent n'en point avoir, ni le bouton de la porte, qui, pour lui a disparu, etc. Mais, ce qui est bien singulier c'est qu'un mot, un geste de l'expérimentateur, pourvu qu'ils soient compris, font disparaître cette incapacité qui coïncidait avec toutes les apparences extérieures d'une personne parfaitement éveillée et en possession de l'intégrité de ses facultés. Surtout encore, le sujet, une fois formulées les paroles qui lui permettent de faire ce qui lui avait été rendu impossible, répondra presque invariablement, tant l'amnésie est chez lui complète et instantanée : « Mais, je l'ai toujours pu! » Combien de fois ne m'a-t-on pas fait cette réponse!

356. Venons-en maintenant aux actes plus graves.

A-t-on suggéré à un somnambule de voler un objet de prix, de présenter du poison à une personne déterminée, ou de la battre, ou de lui tirer un coup de pistolet! Ici encore, nous croyons pouvoir proposer sinon une explication, au moins une interprétation admissible.

Dans l'état normal, chez une personne raisonnable, quand surgit une idée mauvaise, elle rencontre aussitôt pour lui faire contrepoids et en quelque sorte la battre en brèche, toutes les idées saines que la religion, la morale, le devoir, ou même seulement l'intérêt bien entendu ont inspirées à chacun de nous. Le sentiment de la dignité personnelle, l'honneur, la crainte de la honte ou du châtiment triomphent le plus souvent — et fort heureusement — de certaines impulsions plus ou moins volontaires, plus ou moins conscientes.

Il n'en est pas, il n'en saurait être de même pour le somnambule à qui l'on a suggéré l'idée d'un larcin ou d'un meurtre.

Si on lui dit : « Tel jour, à telle heure, vous déroberez « une montre, un couvert, une somme d'argent ! Ou vous « verserez ce breuvage à telle personne, ou vous tirerez « sur elle un coup de pistolet ! » c'est comme si l'on avait dit : « A tel moment, vous n'aurez plus qu'une seule pensée, celle du vol ou du meurtre. Tout ce qui pourrait vous en détourner, vous l'oublierez ! tous les sentiments honnêtes, devoir, moralité, honneur, ne représenteront plus absolument rien pour vous ; vous ne saurez plus ce que ces mots signifient ; il n'y aura plus dans votre cerveau qu'une pensée unique, absorbante, qui, — en l'absence de toute autre pensée — deviendra irrésistible, et cette pensée sera la pensée de l'acte suggéré ! »

Quand on examine attentivement l'état des sujets mis en expérience, on se rend bien compte des différentes phases que parcourt la pensée avant de devenir..., ce à quoi elle tend naturellement quand tous les obstacles ont été écartés, — c'est à dire un *acte*.

357. Le sujet est éveillé, son attitude est naturelle, aisée ; il cause avec les assistants ou s'intéresse à la conversation d'autrui ; comme il a oublié ce qui lui a été suggéré, il ne se doute pas de ce qui se prépare.

Soudain, au moment fixé, la pensée mauvaise apparaît ; un trouble à peine visible se manifeste ; c'est comme un nuage léger qui passe sur un ciel pur. Le somnambule ne prête pas grande attention à cette pensée qui se produit d'abord confuse et indéterminée. Mais, peu à peu, elle se précise, elle se formule dans son esprit ; vainement il cherche à lui résister ; il en sent d'abord la honte ou le danger ; mais l'obsession continue et s'accroît. Bientôt, le regard devient fixe, le visage prend une singulière expression, mêlée à la fois de crainte et de décision ; puis, toute autre idée ayant enfin disparu, l'idée fixe avec sa terrible puissance, s'impose au cerveau du sujet. Toute hésitation a cessé, tout scrupule est envolé, ou plutôt ils sont comme s'ils n'avaient jamais été. Alors, le sujet obéit à la suggestion ; il accomplira l'acte fatal, il l'accomplira coûte que coûte, dût-il y laisser la vie, rien ne peut plus l'arrêter.

Il l'accomplira, j'en suis convaincu, inconsciemment, en état de *condition seconde* « avec la fatalité d'une pierre qui tombe », comme a dit M. Liébeault. Puis, l'acte une fois accompli, le sujet rentre dans la vie normale, mais il y est rentré avec l'oubli complet de ce qu'il vient de faire : il y a *amnésie*, comme quand Félida passe de sa condition seconde à son existence normale.

Si l'on s'étonne de la puissance extraordinaire de

l'idée fixe suggérée, que l'on songe à l'idée fixe spontanée du rêveur, du somnambule naturel, de l'aliéné, De part et d'autre le mécanisme est le même ; de part et d'autre toute la force nerveuse de l'organisme se concentre sur un point unique, et par cette concentration elle produit des effets qui semblent parfois au-dessus des forces humaines !

358. M. Delbœuf, professeur à l'Université de Liège, a publié en 1887, dans la Revue philosophique, deux articles [1] sur *La prétendue veille somnambulique*, nom donné par M. Beaunis, on l'a vu plus haut, à l'état particulier que nous avions, en 1884, proposé d'appeler condition *prime*, mais qui n'est, en réalité, nous croyons l'avoir démontré, qu'une véritable condition *seconde*.

M. Delbœuf a institué des expériences, fort intéressantes d'ailleurs, desquelles il lui a paru résulter que la veille somnambulique est tout simplement l'état hypnotique ordinaire.

« La veille somnambulique, dit-il, ne diffère du somnambulisme ordinaire qu'en ce que l'acte par lequel le sujet est plongé dans cet état provient d'une suggestion antérieure, et que, entre cette suggestion à échéance et l'hypnose, s'est intercalé un certain intervalle de veille effective — ou parfois peut être purement apparente, si l'échéance est courte. C'est cette circonstance tout extérieure, qui a pu faire croire aux praticiens qu'il y avait là un phénomène d'un ordre nouveau.

« La veille somnambulique est suivie d'un réveil comme le sommeil ordinaire ou le sommeil hypnotique.

---

[1] *Revue philosophique*, 1887, t. I, p. 113 et 262. Voy. aussi p. 445 et 549.

Le réveil peut être obtenu par les procédés appliqués ordinairement au sommeil hypnotique.

« Les actions faites pendant la veille somnambulique sont susceptibles d'être l'objet du souvenir [1], mais le sujet ne garde aucune idée du moment où il y entre. Il en est d'ailleurs absolument de même par rapport à son entrée dans le sommeil hypnotique ordinaire, et aussi dans le sommeil physiologique.

« *Le sujet dressé de manière à faire la différence* [2] entre ses états normaux et ses états hypnotiques, et qui reconnaît par exemple que, dans l'état hypnotique, il est contraint, que ses sensations sont limitées à un seul objet, que les étrangetés des choses ou de ses actions ne lui causent aucun étonnement, retrouve tous ces caractères dans l'état de veille somnambulique, et, si exercé qu'il soit, ne le distingue aucunement de l'hypnose ordinaire. Il n'y a donc aucune raison de conserver une dénomination qui ne repose sur aucune réalité [3]. »

359. Je ne saurais en aucune façon partager l'opinion ainsi exprimée par M. Delbœuf.

Sans doute, il s'agit ici d'un des états qui peuvent être, chez les somnambules, développés sous l'influence de l'hypnotisme. C'est donc un état hypnotique, au sens

---

[1] Nous pensons le contraire, au moins en thèse générale, et quand le sujet n'a pas été dressé spécialement à cet effet ; or, au point de vue médico-légal, et c'est celui qui nous a toujours préoccupé, il est clair que celui qui voudrait faire accomplir un crime par l'hypnotisé ne l'aura pas *dressé* à se rappeler la suggestion faite. (J. L.)

[2] Non souligné dans le texte.

[3] *Loc. cit.*, p. 135.

large du mot. Mais ce n'est pas, comme le dit M. Delbœuf, l'état hypnotique *ordinaire*.

Dans ce dernier, le sujet, à la suite de certaines manœuvres, de certains procédés comme ceux que nous avons décrits, et qui peuvent d'ailleurs varier à l'infini, est plongé dans un état tout passif ; il est ordinairement assis, immobile et muet — sauf quand l'hypnotiseur l'interroge ; — il a *toutes les apparences du sommeil ordinaire*.

Au contraire, en *condition seconde*, quand l'hypnotisé réalise les suggestions d'actes qui lui ont été faites, une ou plusieurs heures, un ou plusieurs jours, un ou plusieurs mois, et j'irais jusqu'à dire une ou plusieurs années à l'avance, il a, pour tous ceux qui le voient marcher, parler, agir, *toutes les apparences d'un homme éveillé*. L'illusion sur ce point est si grande, que les expérimentateurs qui m'ont précédé, en avaient à peine entrevu la différence ou n'avaient pas songé à la caractériser avec précision. Il me semble donc, jusqu'à preuve contraire, que j'ai eu raison de distinguer deux états qui, quoique appartenant, si l'on peut ainsi parler, à la même famille physiologique, n'en présentent pas moins des caractères extérieurs si différents.

Et cette constatation est évidemment de grande conséquence au point de vue médico-légal, au point de vue des témoignages dont pourrait être l'objet un crime commis par suggestion, et de l'appréciation qu'en devraient faire les magistrats et les jurés.

360. Je ne sais si je me fais illusion, mais il me semble que l'interprétation que j'ai proposée, de l'état spécial dans lequel les hypnotisés réalisent les suggestions

d'actes, est confirmée par les expériences qu'a faites récemment M. le Dr Von Kraft-Ebing, professeur à l'Université de Gratz (Autriche-Hongrie).

M. de Kraft-Ebing a bien voulu — et je le prie d'en agréer mes remerciements — m'envoyer le récit qu'il en a publié dans le « *Oesterrieschischen Aertzlichen Vereinszeitung* ». Les expériences ont été faites devant la *Société de médecine de Styrie*.

Voici la traduction du passage où se trouve abordée la question qui fait l'objet du présent chapitre.

« On trouve ainsi chez le sujet trois états différents, une triple personnalité, chacun de ces états correspondant à un mécanisme nerveux particulier. Ces trois états de conscience ne se confondent jamais, chacun possède sa mémoire propre (I, l'état normal; II, celui d'hypnotisation expérimentale; III, celui d'autohypnotisation et de suggestion posthypnotique).

« Le passage de l'état I en II s'effectue au moyen d'une influence optique ou sensible (passes sur le front, compression des yeux) ou par de simples ordres.

« L'état III est produit par des suggestions faites dans l'état II ou par autohypnotisation. On peut modifier III en II de la même manière que II est développé en I. Le sujet est facilement ramené de II en I en soufflant sur ses paupières, en l'appelant ou simplement par l'ordre de l'expérimentateur.

« Dans l'état III, le sujet n'est pas susceptible de suggestion comme dans l'état II. Des faits suivants fort importants pour l'appréciation des anciens vols du sujet, il résulte que l'état III, qui se distingue mimiquement de II et de I présente encore des modifications, suivant qu'il est produit spontanément ou suggestionnellement. A la visite médicale du 24 janvier, la patiente est trouvée la tête cachée dans ses mains. Elle ne répond pas au salut habituel, regarde dans le vague, d'un œil vitreux, ne perçoit rien, ne voit même pas l'expérimentateur ordinaire. Celui-ci s'assied vis-à-vis d'elle pour mieux l'observer. Tout à coup la physionomie de la patiente prend un air attentif, son sens acoustique a perçu le tic tac de la montre ; elle se dirige vers cet objet, le détache habilement et le cache dans le creux d'un fauteuil. Quatre autres montres qui lui sont présentées sont ainsi enlevées et cachées dans le fauteuil ou enfouies dans une caisse de laurier-rose placée dans le corridor. La patiente prend ensuite un livre pendant la lecture duquel elle s'est mise, en tricotant, en état d'autohypnotisation. Toute excitation des sens reste sans effet, mais quelques mesures d'un lied ayant été chantées, elle s'effraie et est momentanément cataleptisée. Ensuite, un des médecins ayant fait sonner deux florins d'argent, elle se précipite comme un oiseau de proie sur le porte-monnaie et le fait disparaître dans sa poche.

« Les mêmes faits se produisent quand un autre médecin fait sonner des clés ; mais comme il ne veut pas donner ces clés, la patiente le frappe, lutte pour les obtenir et les cache derrière la porte. Ensuite, elle retourne tranquillement à son livre. Les objets volés sont repris par leurs propriétaires et le sujet est ramené dans l'état II, puis en I. Elle est très naturelle, ne sait rien de ce qui s'est passé et s'étonne seulement que les médecins soient entrés sans qu'elle les ait aperçus.

« Le 28, la patiente étant dans l'état I est amenée à regarder une montre brillante : elle tombe aussitôt en autohypnotisation et rentre en possession de son troisième état de conscience, au point même où celui-ci avait été, la fois précédente, interrompu par l'état II. Elle cherche les montres dans ses poches et entre en colère ; elle fait les mêmes recherches dans le pot de laurier-rose, paraît fort agitée, court dans sa chambre, fouille inutilement le fauteuil et tremble d'agitation ; par des passes sur le front, elle est ramenée dans l'état II et devient aussitôt tranquille et apathique. En II, elle écoute sans y faire attention une montre tenue près de son oreille et ne fait pas le moindre mouvement agressif. Peu après, elle est ramenée, par l'ordre de l'expérimentateur, dans l'état I.

« De la comparaison de ces états différents, il ressort que

dans l'état I la patiente est dans une condition psychique normale, en pleine possession de sa conscience, répond à toutes les excitations du monde extérieur d'une manière à peu près normale et offre une personnalité très respectable.

« Dans l'état II, le jeu de l'appareil psychique est complètement arrêté, l'idée de personnalité ou même de conscience disparaît. Le sujet ressemble à une personne endormie; mais l'arrêt psychique est tel qu'aucun phénomène de cet ordre n'est possible, pas même sous la forme d'images comme dans le rêve. Seuls, les sens du tact et de l'ouïe sont soustraits à cette suspension de la vie psychique; cependant, ici même, on n'observe que des perceptions qui servent à produire les phénomènes suggestifs. La volonté de l'expérimentateur facilite la perception. La subtilité de cette faculté dans la comparaison des sensations est étonnante. Par voie de suggestion, tout l'appareil psychique peut être employé; la réalisation des suggestions est machinale, purement automatique, mais d'une perfection étonnante. Cette deuxième personnalité ressemble à celle du somnambule, avec cette différence que celui-ci agit sous la pression d'idées rêvées, spontanées, tandis que le sujet placé dans l'état d'hypnotisation expérimentale n'est capable que d'actions suggérées. L'arrêt de toute autre fonction intellectuelle (jugement critique) et de toute spontanéité est digne de remarque. Fonctionnellement, la personne II est l'homme-machine de La Mettrie, un pur automate.

« Dans l'état III, l'arrêt psychique est beaucoup moindre que dans l'état II, tant qu'il s'agit d'autohypnotisation suggestive. Dans cette modification III *a*, l'analogie avec le somnambule est grande, quoiqu'ici il s'agisse d'autosuggestion et là, de l'exécution suggérée, des ordres de l'expérimentateur. Dans les deux situations, on rencontre l'automatisme, mais une merveilleuse précision d'exécution dans l'ordre d'idées produit spontanément ou suggestionnellement. »

En dehors de cet ordre d'idées, on ne trouve que la nuit ou de simples perceptions.

« L'autohypnotisation spontanée présente une modification *b* de l'état III.

« L'arrêt psychique se rapproche ici en intensité de celui de l'état II. Dans notre cas, le sens acoustique est seul capable d'excitation, quelquefois aussi le sens optique lorsque des objets brillants ont été la cause de l'autohypnotisation. Cette faculté une fois reçue fait fatalement de notre sujet une voleuse inconsciente et automatique. Dans cette seule direction d'esprit, une exécution automatique, inconsciente, mais complexe et précise, peut être obtenue. »

CHAPITRE X

LES SUGGESTIONS A L'ÉTAT DE VEILLE

SOMMAIRE

361. M. Paul Janet : *De la suggestion dans l'état d'hypnotisme*; Revue politique et littéraire.
362. Observations de l'auteur.
363. Classification des suggestions proposée par M. Paul Janet.
364. Point de difficulté pour la première classe.
365. Seconde classe de suggestions; discussion.
366. Suggestions à l'état de veille. Objections de M. Paul Janet.
367. Les faits constatés par M. Liégeois dépassent de beaucoup tout ce qui est contenu dans les faits précédents.
368. Difficultés que l'auteur a rencontrées pour ses expériences.
369. Suggestions à l'état de veille réalisées par M. Bernheim.
370. Comment M. Liégeois a été amené à faire, à l'état de veille, des suggestions d'actes.
371. Qu'il a trouvé souvent chez les sujets moins de résistance que dans le somnambulisme.
372. Changements de personnalité provoqués par suggestion à l'état de veille.
373. Jeune homme transformé en nourrice.
374. Changements d'état psychologique dans les suggestions à l'état de veille.
375. Que le sujet sent le moment où ce changement se produit.
376. Fait analogue constaté par M. Richet dans la *Revue philosophique*.
377. Cause pour laquelle les expériences de M. Richet ont tantôt réussi, tantôt échoué.
378. Il n'y a aucun changement d'état psychologique quand on se borne à produire des phénomènes purement physiologiques.

379. Gᵃˡ Noizet : passage concernant les suggestions à l'état de veille.
380. Même constatation dans la *Neurypnologie* de Braid.
381. Concordance des idées de Braid avec celles de l'auteur ; état de *veille apparente*.
382. Affirmation énergique appuyée de la fixité du regard.
383. Dʳ Beugnies-Corbeau : de la peur en thérapeutique et de la suggestion à l'état de veille.
384. Guérison opérée et sommeil produit par la peur.
385. Remarques de M. le Dʳ Bernheim sur l'observation précédente.
386. Opinion de M. le Dʳ Liébeault.
387. Nombreux faits du même ordre.
388. Mécanisme psycho-thérapeutique de la suggestion.
389. La transformation des impressions en actes.
390. Le sommeil provoqué engourdissant les facultés de raison, l'activité automatique cérébrale domine la situation.

361. M. Paul Janet s'est, nous l'avons dit déjà, occupé à différentes reprises de notre *Mémoire* de 1884 sur la *Suggestion hypnotique dans ses rapports avec le droit civil et le droit criminel*. D'abord, c'est d'après son avis, en somme favorable, malgré quelques réserves, que l'éminent secrétaire perpétuel, M. Jules Simon, en a autorisé la lecture devant l'*Académie des Sciences morales et politiques;* ensuite il a pris part à la discussion que nous avons reproduite ci-dessus (chap. v), et qui a rempli les séances de l'Académie des 26 avril, 8 et 10 mai 1884; enfin il a publié dans la *Revue politique et littéraire* quatre articles[1] sous ce titre : *De la suggestion dans l'état d'hypnotisme.*

Dans son premier article, M. Paul Janet fait connaître les sources auxquelles il faut se reporter pour étudier la question qui nous occupe[2]. Nous ne nous y arrêterons

[1] *Revue politique et littéraire*, 1884, 6ᵉ série, t. VIII, p. 100, 128, 178 et 198.
[2] *Ibidem*, p. 100.

pas, parce que les chapitres ɪ et ɪɪ du présent ouvrage comblent maintenant la lacune que présentait (nous avons expliqué pourquoi) notre travail de 1884. Il mentionne après les travaux de Braid et de MM. Liébeault, Mesnet, Charcot, Paul Richer, Dumontpallier, Charles Féré, Binet, Azam « les travaux récents dans lesquels, « dit-il, la théorie de la suggestion hypnotique a été « poussée le plus loin et de la manière la plus hardie ». Ce sont : *L'homme et l'intelligence*, de M. Ch. Richet, comprenant un chapitre sur le *somnambulisme provoqué;* 2° la brochure de M. Bernheim sur *La suggestion dans l'état hypnotique et dans l'état de veille;* 3° celle de M. le Dr Brémaud, médecin de la marine, sur *Les différentes phases de l'hypnotisme;* 4° enfin, notre lecture à l'*Académie des Sciences morales et politiques*, qui a conduit M. Paul Janet à l'étude qu'il publie dans la *Revue politique et littéraire.*

Dans une série de paragraphes, l'honorable académicien étudie successivement la méthode, la suggestion à l'état normal, les faits, les suggestions de mouvements, les suggestions de sensations, la simulation, les sujets hypnotiques et enfin les suggestions d'actes.

« Les suggestions d'actes, dit-il, sont les plus compliquées de toutes. Elles se composent non seulement de mouvements, mais de sensations, de paroles, de pensées, de manière à former un tout suivi et cohérent, absolument semblable (sauf la déraison) aux actes de la veille. Ces sortes de faits sont, de tous, les plus étonnants, ceux qui devraient être soumis à la critique la plus sévère et à une méthode rigoureuse, etc.[1]. » Suivent

---

[1] *Revue pol. et litt., loc. cit.,* p. 198.

des reproches analogues à ceux que nous avons déjà fait connaître, précédemment.

362. Pour le dire en passant, si, ce qui est possible, ces reproches sont fondés pour une certaine part, s'ils ont pu l'être surtout en mai 1884, il nous semble que M. Paul Janet s'est chargé de cette « critique sévère » que nous aurions dû exercer sur nous-même, ce dont nous sommes loin de nous plaindre d'ailleurs. Cette concession faite ne consentira-t-il pas à reconnaître que, si les expériences que nous avons publiées il y a quatre ans, ont résisté à toutes les vérifications, à tous les contrôles (et nous en avons, je crois, fourni la preuve dans le chap. VI) il n'était pas possible qu'elles eussent été si mal conduites qu'on l'a dit. Eût-il donc mieux valu opérer avec une méthode plus rigoureusement « scientifique » et n'arriver à aucun résultat nouveau ? Nous nous refusons à le croire.

363. M. Paul Janet, dans son quatrième article, distingue trois classes dans les suggestions d'actes :

1° La suggestion pendant le sommeil d'actes accomplis[1] dans le sommeil ;

2° La suggestion pendant le sommeil d'actes à accomplir pendant la veille ;

3° La suggestion pendant la veille d'actes à accomplir pendant la veille.

364. Pour le premier point, ajoute-t-il, peu ou point de difficultés. Et il montre comment l'analogie entre les faits de cette catégorie et ceux du somnambulisme naturel,

. Il faut lire évidemment « à accomplir ».

est de nature à faire écarter tous les doutes que pourraient soulever les expériences déjà faites. Or, c'est là précisément la raison pour laquelle nous nous en sommes à peine occupé, réservant toute notre attention pour les deux classes suivantes.

365. Quant à la seconde classe : Suggestion pendant le sommeil d'actes à accomplir pendant la veille, « nous
« sommes ici, dit M. Janet, en présence de faits bien
« plus singuliers qu'aucun de ceux que nous avons
« résumés et analysés jusqu'ici. Pour en bien faire com-
« prendre la difficulté, je signalerai le fait de ce genre
« le plus extraordinaire que nous rencontrions dans les
« auteurs et que j'emprunte à M. Bernheim. » (Suit la suggestion à 63 jours que nous avons rapportée sous le n° 346.)

« Voilà, continue le savant psychologue, un fait bien surprenant, et quelque confiance que l'on soit tenu d'avoir envers un savant sérieux qui l'atteste, il est certain cependant que de pareils faits devront attendre encore assez longtemps avant d'être admis dans la science à titre de faits démontrés[1]. Cependant, ici encore, procédons par degrés, et, au lieu de nous borner, selon l'expression modeste de Spinoza, « à un étonnement stupide », essayons de nous rapprocher peu à peu du fait afin de le circonscrire, de le caractériser, et de mettre le doigt par là même sur la vraie difficulté[2] ».

M. Paul Janet discute ensuite cette seconde catégorie de faits, et il trouve que pour certains d'entre eux, on

[1] Nous avons fait depuis une suggestion à 365 jours ; voy. n° 318. (J. L.)

[2] Paul JANET, loc. cit., p. 200.

arrive encore à une explication à peu près satisfaisante. Toutefois, une difficulté l'arrête : c'est que pour se rendre compte des suggestions à longue échéance (que nous avons étudiées dans le chap. VIII) il faudrait supposer une faculté inconsciente de mesurer le temps. Ici, dit-il, la filière des analogies est complètement rompue. Tout s'expliquait jusque-là par les lois de l'association des idées, des images et des mouvements ; mais nous faisons ici un saut brusque. Aucune association ne peut ici expliquer le fait de compter 13 jours sans le savoir. Nous sommes sur la pente des facultés mystérieuses du magnétisme animal. La théorie suggestive proprement dite est ici en défaut[1]. »

366. Arrivant enfin à ce qui fait l'objet du présent chapitre, c'est-à-dire aux suggestions à l'état de veille, M. Janet dit :

« Il nous reste à parler des suggestions faites pendant
« la veille elle-même et qui sont par conséquent *indé-*
« *pendantes de l'état de sommeil*[2]. Ici le champ des
« témoignages se restreint encore. Nous n'en avons plus
« que deux : celui de M. le Dr Bernheim et celui de
« M. Liégeois. Encore devons-nous distinguer profondé-
« ment ces deux témoignages, non parce que l'un est
« médecin et que l'autre ne l'est pas, — ce qui cepen-
« dant est déjà une différence importante, — mais, ce
« qui est beaucoup plus sérieux, c'est que les faits cités
« par M. Bernheim sont d'un tout autre genre que les
« faits de M. Liégeois.

---

[1] Paul JANET, *loc. cit.*, p. 201.

[2] Nous devons faire ici quelques réserves ; nous nous en expliquerons plus loin. (J. L.)

« En effet, les faits cités par M. Bernheim, dans le
« chapitre consacré par lui à la suggestion pendant la
« veille (chap. v), ces faits sont exclusivement des phé-
« nomènes de sensibilité avec motilité. Ce sont, dans
« l'ordre même où il les expose : 1° des contractures ;
« 2° des mouvements automatiques ; 3° le transfert de
« gauche à droite de l'anesthésie ou de l'analgésie ; 4° le
« réveil de la sensibilité; 5° la surdité, etc.; ces phéno-
« mènes peuvent être variés indéfiniment ; mais, si variés
« que soient tous ces phénomènes, ce ne sont, je le
« répète, que des phénomènes purement externes.

« Tout autres sont les faits cités par M. Liégeois. Ce
« ne sont plus des faits physiques dont l'authenticité
« peut toujours être prouvée ou la simulation déjouée
« par un médecin compétent. Ce sont des actes com-
« plets, cohérents, absolument semblables aux actes de
« la veille, et cela pendant la veille, et provoqués par
« des moyens d'action tels que ceux que nous exerçons
« sur les gens éveillés et en possession d'eux-mêmes.
« En voici quelques exemples :

« Mme D... est une jeune femme fort intelligente; elle
« a reçu une excellente éducation ; elle résiste d'abord
« énergiquement à toute suggestion ; peu à peu l'hési-
« tation arrive, et finalement la pensée et l'acte suggéré
« s'imposent à sa volonté défaillante. Je lui suggère
« l'idée qu'elle me doit mille francs. Elle se récrie.
« J'insiste : l'hésitation apparaît, puis la lumière se fait
« et la conviction se forme. La mémoire revient à
« Mme D...; elle reconnaît devant témoins, que mon prêt
« est réel et elle souscrit le billet suivant : Au 1er janvier
« prochain, etc... »

« Dans une autre circonstance, M. Liégeois nous dit :

« Je produis chez Mlle P... un automatisme si absolu,
« une disparition si complète du sens moral, que je lui
« fais tirer sans sourciller un coup de pistolet sur sa
« mère. La jeune criminelle paraît aussi éveillée que les
« témoins de cette scène... »

367. « Les faits de ce genre dépassent de beaucoup
« tout ce qui est contenu dans les faits précédents. Nous
« ne voulons ni les affirmer, ni les nier ; mais ce que
« l'on peut dire c'est qu'ils sont présentés sans aucun
« égard aux exigences rigoureuses de la méthode scien-
« tifique et de l'observation médicale. On fait faire à
« Mme D... et à Mlle P... des choses extraordinaires. Mais
« qui est-ce que Mme D... et Mlle P...? Quel est leur état
« physique et mental? Quels sont les antécédents héré-
« ditaires ? Sont-ce des hypnotiques ou de simples
« esprits faibles? Ont-elles été hypnotisées plusieurs
« fois, et ont-elles par là, contracté l'habitude de la sug-
« gestion? Tout le monde peut-il agir sur elles comme
« M. Liégeois? ou exerce-t-il sur elles une fascination
« particulière? En quoi consiste leur état de veille ordi-
« naire ? Sont-elles habituellement sujettes à l'automa-
« tisme, c'est-à-dire à subir passivement l'action des
« autres? Quelle différence y a-t-il entre ces deux états?
« Comment les fait-on passer de l'un à l'autre? Voilà
« bien des questions et mille autres que nous omettons,
« auxquelles nous ne trouvons aucune réponse dans
« M. Liégeois... On n'en finirait pas si l'on voulait rele-
« ver toutes les lacunes des expériences de M. Lié-
« geois, etc., etc.[1].

---

[1] *Revue pol. et litt.*, loc. cit., p. 202.

368. Avant d'essayer de compléter ce qui, dans nos explications de 1884, a pu paraître insuffisant, nous ferons une observation préliminaire. C'est que nous aurions été souvent — si nous avions été tenté de le faire — dans l'impossibilité de recueillir tous les renseignements qu'on exige de nous. Il ne faut pas oublier que nous n'avions, sur les sujets qui consentaient par complaisance à se soumettre à nos expériences, ni l'autorité, ni les moyens d'action dont dispose un médecin. Conçoit-on quelle situation nous eût été faite si, avant de faire des suggestions à tel ou tel sujet, nous avions fait une enquête en règle, et si nous lui avions demandé par exemple : Quel est votre état de santé? Êtes-vous hystérique? Avez-vous eu des crises de nerfs? Et vos parents? N'ont-ils jamais été névropathes, ou phtisiques, ou ataxiques, ou paralytiques généraux, ou aliénés, etc., etc. En vérité, l'on nous eût bien reçu.

Il ne faut donc pas nous demander, à nous, simple légiste et non physiologiste, ni psychologue, plus que nous ne pouvions raisonnablement obtenir de sujets sur lesquels nous n'avions aucune autorité. Cela dit, nous allons d'abord mettre le lecteur au courant des suggestions faites par M. Bernheim à l'état de veille et dont M. Paul Janet nous a parlé tout à l'heure.

369. Voici les passages essentiels du travail de M. Bernheim :

« J'aborde maintenant l'étude de quelques faits que j'ai observés sur la *suggestion à l'état de veille*.
J'ai constaté que beaucoup de sujets qui ont été hypnotisés antérieurement peuvent, sans être hypnotisés de nouveau, pour peu qu'ils aient été dressés par un petit

nombre d'hypnotisations antérieures (une, deux ou trois suffisent chez quelques-uns), présenter à l'état de veille l'aptitude à manifester les mêmes phénomènes suggestifs.

Voici par exemple, X..., un de mes malades habitués à l'hypnotisation et arrivant à un somnambulisme léger. Sans l'endormir, je lui dis, à brûle-pourpoint : « Fermez la main, vous ne pouvez plus l'ouvrir. » Il tient sa main fermée en contracture et fait des efforts infructueux pour l'ouvrir. Je fais étendre l'autre bras, la main ouverte, et je dis : « Vous ne pouvez la fermer. » Il essaie en vain de la fermer, amène les phalanges jusqu'à la demi-flexion les unes sur les autres et ne peut, en dépit de tous ses efforts, faire plus.

Je dis : « Maintenant, votre main fermée s'ouvre, votre main ouverte se ferme », et en quelques secondes, le phénomène se produit, et les mains restent immobilisées dans cette nouvelle situation.

Les mouvements automatiques réussissent très bien chez lui. Je dis : « Tournez vos bras, vous ne pouvez plus les arrêter. » Il les tourne indéfiniment l'un sur l'autre. J'ajoute : « Faites tous vos efforts pour les arrêter. N'usez pas de complaisance. Arrêtez-les, si vous pouvez. » Il fait des efforts, cherche à rapprocher les deux mains pour les caler l'une contre l'autre. Inutile, elles repartent, comme des ressorts entraînés par un mécanisme inconscient. J'arrête un des bras, l'autre continue à tourner : aussitôt que je lâche le premier, il va rejoindre son congénère et reprend son mouvement circulaire. Je produis de même le trismus, le torticolis, la paralysie suggestive d'un membre, etc.

Ce n'est pas une observation unique : la même chose se présente chez beaucoup de sujets hypnotisables et nullement hystériques, même ceux qui n'arrivent pas au sommeil profond, mais seulement au second ou troisième degré; ils présentent, du moins quelques-uns, à l'état de veille exactement les mêmes phénomènes qu'en hypnotisme, les uns seulement la catalepsie suggestive avec contractions musculaires ou contractures variables, les autres, la catalepsie avec les mouvements automatiques, d'autres en même temps, l'anesthésie sensitivo-sensorielle suggérée, d'autres jusqu'à des hallucinations ; et pour obtenir ces phénomènes de suggestion, je n'ai pas besoin de prendre une grosse voix d'autorité, ni de foudroyer mes sujets du regard : je dis la chose le plus simplement du monde, en souriant ; et j'obtiens l'effet non sur des sujets dociles, sans volonté, complaisants, mais sur des sujets bien équilibrés, raisonnant bien, ayant leur volonté, quelques-uns même ayant un esprit d'insubordination.

Des modifications de la sensibilité peuvent être obtenues chez certains par suggestion à l'état de veille.

Voici un fait remarquable : une jeune fille hystérique, mais qui n'a plus de crises, est dans mon service ; elle présente une hémianesthésie gauche sensitivo-sensorielle complète ; elle est d'ailleurs hypnotisable en sommeil profond.

A l'état de veille, elle subit la catalepsie ou contracture suggestive. Sans l'endormir, sans la toucher, je produis chez elle le transfert de l'hémianesthésie de gauche à droite.

Je lui dis : « Vous allez sentir de nouveau dans le bras et la main gauches ; la sensibilité va revenir complètement » ; je fixe impérieusement son attention sur ce retour de sensibilité. Au bout de trois minutes, elle sent une douleur vive à l'épaule ; à ce moment, l'épaule est sensible, l'avant-bras ne l'est pas encore, l'épaule droite est insensible ; la douleur s'irradie rapidement du centre à la périphérie, le long du bras jusque dans les doigts, puis disparaît. Cela dure de quelques secondes à un quart de minute. Le retour de la sensibilité accompagne l'irradiation douloureuse. La sensibilité est restaurée complètement dans le membre supérieur gauche ; elle est abolie dans le membre supérieur droit ; un transfert s'est opéré ; ce transfert n'a pas été suggéré ; la restauration seule de la sensibilité à gauche a été suggérée.

J'opère de même, soit simultanément, si la suggestion est assez impérieuse, soit successivement, si la suggestion est moins impérieuse ou moins efficace, le transfert dans les membres inférieurs : les sensibilités spéciales, odorat, goût, vision, audition, ont subi le plus souvent du même coup, et sans suggestion spéciale pour elles, le même transfert de gauche à droite.

On peut immédiatement provoquer de nouveau le transfert en sens opposé et ainsi de suite, autant de fois qu'on le veut.

Je puis produire la sensibilité croisée dans le membre supérieur gauche et le membre inférieur droit, par exemple, et *vice versa*, les autres membres restant anesthésiques.

En accentuant avec force la suggestion et soutenant, ce qui est quelquefois, mais pas toujours, possible, l'attention de la malade sur les deux bras et les deux jambes, je provoque le retour de la sensibilité sans transfert ; les deux côtés alors sont sensibles. Si, au contraire, la suggestion est insuffisante, l'irradiation douloureuse et la sensibilité s'arrêtent à moitié chemin ; le bras et la moitié supérieure de l'avant-bras, par exemple, restent seuls sensibles, le poignet et la main restant anesthésiques.

L'anesthésie se produit plus vite que la restauration de la sensibilité : celle-ci exige au moins une minute ; celle-là s'obtient instantanément. Je pique la main gauche avec une épingle, la malade réagit vivement (ses yeux étant fermés pour éviter toute supercherie) ; je lui dis : « Vous ne sentez plus rien », et je pique de nouveau : analgésie complète, immédiate.

Le transfert ou le retour complet de la sensibilité peut être effectué par un autre procédé, plus efficace encore, et qui incarne pour ainsi dire le rétablissement fonctionnel dans un phénomène visible et tangible.

Je fais lever le bras anesthésié, la main fermée ; le membre reste en catalepsie. Je dis alors : « Votre main va s'ouvrir, le bras va tomber et vous sentirez de nouveau. » Au bout d'une demi-minute à une minute, la main s'ouvre brusquement, comme par une secousse électrique douloureuse ; le transfert de sensibilité s'est opéré. En même temps, si je l'ai suggéré, s'établit un transfert de contracture ; l'autre main se ferme et le bras se cataleptise.

Au lieu de contracter les mains en flexion, je les contracte en extension, ouvertes, et je suggère l'occlusion des mains ; le même effet se produit.

J'empêche le transfert, je restaure la sensibilité dans le membre anesthésié, en la maintenant dans le membre sain, par le procédé suivant : je lève les deux bras et les deux jambes et je les maintiens en catalepsie, mains fermées ; alors je dis : « Vos mains vont s'ouvrir, vos jambes vont tomber et vous sentirez partout. » Après quelques instants, les mains s'ouvrent, les jambes tombent, la sensibilité est générale.

Enfin, si pendant que j'opère ces phénomènes suggestifs, je dis et je répète avec autorité : « La sensibilité revient sans douleur, vous n'avez aucune douleur » ; la malade recouvre sa sensibilité sans secousses ni irradiations douloureuses.

J'ajoute qu'au bout d'un temps variable, l'hémianesthésie gauche se reconstitue spontanément.

Toutes ces expériences, je les ai faites et répétées journellement pendant plusieurs semaines devant les élèves, devant plusieurs confrères et collègues qui ont pu les contrôler, comme ils ont contrôlé tous les faits que j'ai relatés, et ceux que j'aurai encore à relater[1]... »

370. Les observations que je viens de rapporter répondent déjà, en partie du moins, aux questions posées par M. Paul Janet. J'y dois maintenant ajouter quelques explications.

Quand j'ai commencé, vers le mois d'octobre 1883, à étudier, à la clinique de M. le Dr Liébeault, les faits hypnotiques, sans avoir, à l'origine, l'idée d'en faire l'objet d'une publication quelconque, j'ai été amené peu à peu, à m'occuper des suggestions d'actes faites à l'état de veille. Je n'avais *jamais vu faire ces sortes de suggestions*, ni à M. Liébeault, ni à M. Bernheim ; or, il arriva ceci : je crus remarquer que, quand Mme T... dont il a été parlé dans l'observation II (n° 160) se refusait à

---

[1] BERNHEIM, *De la suggestion*, etc., p. 47.

accomplir les suggestions faites pendant le sommeil somnambulique, je trouvais en elle moins de résistance quand je réitérais la suggestion à l'état de veille. Même, plusieurs suggestions faites exclusivement dans ce dernier état, furent exactement réalisées, alors que Mme T... avait — avec la fermeté de caractère qui la distingue — annoncé l'intention formelle et manifesté la certitude absolue de ne pas faire l'acte suggéré. Ainsi, je lui avais dit, une fois, sans l'endormir : « Ce soir, au moment où « vous vous mettrez à table, avec votre mari, vous « éteindrez la lampe, pour la rallumer aussitôt; puis, le « lendemain matin, vous irez au jardin, vous ferez un « bouquet et vous me l'apporterez chez M. Liébeault. » Mme T... m'assura, le lendemain, qu'elle avait fait tout ce qu'elle avait pu pour résister, mais qu'une force invincible l'avait poussée à réaliser ma suggestion.

Même résultat pour l'idée qui lui fut suggérée de se rendre chez Mme Sch.,. et d'aller, dans l'armoire de la salle à manger, prendre une bouteille de liqueur, s'en verser un verre et en offrir un autre à la personne chez qui elle se trouverait.

371. Mon attention une fois éveillée sur ce point, je fis de nombreuses suggestions d'actes à l'état de veille, et il me sembla de plus en plus que, comme je viens de le dire, je trouvais souvent moins de résistance chez le sujet mis en expérience, quand je le laissais en cet état, que quand je l'avais mis préalablement en somnambulisme.

C'est de cette manière que je réalisai la suggestion en vertu de laquelle Mlle P... tira un coup de pistolet sur sa mère. C'est encore au même procédé que j'eus recours pour faire souscrire à Mme D..., — jeune femme très intelligente et de caractère très arrêté, — des reconnaissances de dettes, des billets à ordre, un cautionnement, etc.

De même encore, un jour qu'elle parlait des honoraires plus que modestes qu'elle avait remis à M. le Dr Liébeault, je lui affirmai qu'elle était dupe d'une illusion ; qu'elle n'avait pas fait le paiement qu'elle croyait effectué ; elle se récria d'abord, puis, sur mon affirmation, appuyée par la fixité du regard, elle se disposait à payer sa dette une seconde fois, croyant ne l'avoir pas fait encore, quand je lui enlevai la suggestion à laquelle elle avait cru si rapidement.

Un jour, à M. Th..., dont j'ai parlé (n° 163), je dis de tirer sa montre de la poche de son gilet et de me la remettre ; il s'exécute aussitôt ; alors, le regardant fixement, je lui persuade que j'ai, non pas cette montre, mais deux montres exactement pareilles dans mes deux mains. Il les voit en effet et, invité à reprendre l'une des deux, il s'empare de la montre imaginaire, comme si l'image suggérée était plus nette et plus vive encore que l'objet qu'elle représente, et la remet gravement dans sa poche. Tout cela, sans que j'aie endormi M. Th..., sans qu'il ait fermé les yeux, sans qu'il ait cessé d'être en communication avec tous les assistants, sans que rien révèle en lui un état psychique particulier.

372. C'est encore à l'état de veille que, à la fin de 1883, je produisis chez Mme D... des changements de personnalité en vertu desquels elle se crut et devint successivement prêtre, général, moine, prima-dona du théâtre de Nancy, etc., etc.

Mme D... était un des meilleurs sujets hypnotiques que j'aie rencontrés et mes expériences l'intéressaient beaucoup, ainsi que son mari, son père et sa mère, dont l'un au moins était toujours présent. Malheureusement, une mort prématurée l'a enlevée, à la fleur de l'âge, à son mari et à sa famille ; elle devint grosse et se préoccupa singulièrement des suites possibles de l'événement qui se préparait. Désireux de lui rendre service, je lui proposai, tant en mon nom qu'au nom de M. Liébeault, de la faire accoucher par suggestion, avec le concours de son médecin ordinaire. Elle refusa, quoique son mari fût d'avis qu'elle acceptât. L'accouchement, qui fut des plus pénibles, dura vingt-quatre heures, les forces de la jeune femme s'épuisèrent et une fièvre puerpérale l'emporta rapidement. C'est pour moi un amer regret de penser qu'il eût pu en être autrement ; les observations que j'ai publiées plus haut d'accouchements par suggestion n'ont pu que contribuer depuis lors à me confirmer dans ce sentiment.

373. Quoi qu'il en soit, c'est, je le répète, à l'état de veille que dès la fin de 1883, je provoquais chez Mme D... les curieux changements de personnalité que M. Ch. Richet a qualifiés du nom d'objectivation des types.

C'est dans le même état encore que je persuadai, un jour, à M. Th..., grand jeune homme de 25 ans, qu'il était devenu nourrice. Il entra pleinement dans ce rôle imprévu et le vécut plutôt qu'il ne le joua. Je le vois encore, chez Mme D..., en présence du père et de la mère de cette dernière ; on lui remit entre les bras un poupon formé de quelques morceaux d'étoffe ; il le prit avec précaution, ouvrit délicatement un corsage fictif, donna au bébé un sein imaginaire, et me dit pudiquement : « Je me tourne, parce qu'il y a du monde. »

Mᵐᵉ D... riait à se tordre. Puis, l'allaitement terminé, elle désira endormir elle-même M. Th...; celui-ci prétendit que c'était plutôt lui qui endormirait la jeune femme ; je les mis en présence l'un de l'autre, et tandis qu'ils se regardaient longuement, je leur fis des passes qui les endormirent tous deux.

374. J'ajouterai ici une observation qui me paraît avoir une certaine importance.

Il m'a semblé déjà, à la fin de 1883, que, pour faire réussir une suggestion à l'état dit de veille, il y avait un certain changement d'état psychologique à produire chez les sujets, d'ailleurs très sensibles et antérieurement hypnotisés, qui seuls peuvent réaliser ce curieux phénomène. Ce changement me semble dû à la concentration de la pensée sur l'idée suggérée, et je l'ai toujours, pour ma part, obtenu assez rapidement, en appuyant mes paroles d'une fixation du regard très énergique.

375. Chez Mᵐᵉ D..., le changement d'état eût pu, si je l'avais voulu et si elle y eût consenti, échapper à tout le monde ; j'aurais pu le produire — je l'ai dit, et cela a semblé bien étrange — au théâtre, dans un salon, en chemin de fer, sans que personne y prît garde. C'était l'affaire de quelques secondes, mais — et c'est ce que je tiens à constater — Mᵐᵉ D... sentait le moment précis où l'objectivation du type proposé allait se réaliser. Ainsi plus d'une fois, ma suggestion étant

faite verbalement, elle me dit : « Non, ce n'est pas encore cela » ; puis j'insistais et, quelques secondes après, elle ajoutait : « Maintenant, c'est bien ! » Et tout le programme se déroulait alors dans l'ordre annoncé.

On pourra me demander pourquoi je n'ai pas fait mention de cette particularité dans mon *Mémoire* de 1884, et pourquoi j'en parle aujourd'hui. Ma réponse sera courte.

Je me suis tu, il y a quatre ans, parce que j'avais à dire des choses si extraordinaires, si invraisemblables pour beaucoup de bons esprits, qu'il m'a semblé que ce que je viens de rapporter, donnerait à mes expériences une couleur trop accentuée de naïveté de ma part, de fourberie du côté de Mme D..., peut-être de compérage pour tous deux.

376. Et si j'en parle aujourd'hui, c'est que je puis rapporter à l'appui de mon témoignage, le passage ci-après d'un article que M. Ch. Richet a publié en 1886, dans la *Revue philosophique*[1] sous ce titre *De quelques phénomènes de suggestion sans hypnotisme :*

« Je noterai, dans ces expériences de suggestion un
« détail psychologique assez curieux, sur Mme V... en
« particulier. Tantôt, *comme elle-même* le disait (on voit
« que c'est le même cas que pour Mme D...) l'expérience
« réussit, tantôt elle ne réussit pas. Ainsi je lui dis :
« Vous ne vous laisserez pas donner la main par M. A... »
« Mme V... la lui donne sans effort et me dit : « Ça n'a
« pas réussi ; recommençons. » Alors, une seconde fois,
« je recommence à lui dire que, définitivement, la main

---

[1] *Revue philosophique*, 1886, t. XXI, p. 325.

« de M. A... devant lui faire une impression pénible,
« elle ne doit pas se laisser toucher par lui. Mme V... se
« jeta brusquement en arrière, en me disant : « Cette
« fois cela a réussi. » Et elle s'amuse du spectacle qu'elle
« se donne ainsi à elle-même.

« Il en a été de même chez d'autres personnes ; tantôt
« on échoue, tantôt on réussit, et cela vraiment *sans
« qu'on sache pourquoi on a échoué ou pourquoi on a
« réussi*[1]. »

377. Je crois, quant à moi, qu'on échoue quand on n'a pas produit une concentration suffisante de la pensée du sujet sur le résultat à réaliser, et qu'on réussit quand le contraire a été obtenu ; je me suis toujours trouvé bien, pour y arriver, de fixer énergiquement les yeux de la personne à qui je fais une suggestion ; il y a là comme une sorte de *condition seconde* provoquée ; c'en est une totale, à ce que je crois, quand on réalise l'objectivation d'un type donné ; c'en est une partielle, quand il s'agit seulement d'empêcher de compter jusqu'à trois, ou de remettre une montre à l'heure, etc.

378. Au contraire, je n'ai remarqué aucun changement d'état psychologique quand on produit, à l'état de veille, des phénomènes d'ordre purement physiologique, comme ceux que M. Bernheim nous a fait connaître dans le passage cité plus haut. Quand on suggère la catalepsie, la contracture, la paralysie, le sujet reste, à ce qu'il m'a paru du moins, dans le même état mental où il était d'abord. C'est ce qui est arrivé quand, au

[1] Ch. Richet, *loc. cit.*, p. 325.

Congrès de Nancy[1] déjà cité, j'ai mis en catalepsie, à l'état de veille, devant la *Section des sciences médicales*, un jeune homme robuste de 24 à 25 ans, M. le Dr Henrot, maire de Reims, s'est assuré de la réalité de la catalepsie, et il l'a fait de telle façon que j'ai été amené à lui dire : « Prenez garde ! vous allez me casser mon « sujet ! »

379. On peut trouver quelques indices concernant la suggestion à l'état de veille, chez le général Noizet et chez Braid.

« Je rapporterai, écrit le général Noizet, dans son *Mémoire sur le somnambulisme*, quelques faits... que l'on observe *sur des personnes éveillées*, facilement impressionnables ou susceptibles de tomber en somnambulisme.

« On vient de voir que je produisais sur mon som-
« nambule prussien, *bien qu'il fût éveillé*, les mêmes
« illusions que pendant son sommeil ; j'ai dit que l'abbé
« Faria me faisait à volonté ressentir sur les paupières
« un appesantissement que je ne pouvais surmonter. Il
« faisait aussi sur plusieurs autres personnes et sur les
« somnambules *lorsqu'ils étaient éveillés*, différentes
« expériences de même nature. A son seul commande-
« ment, il leur paralysait soit un bras, soit une jambe,
« soit les yeux, la bouche ou les oreilles. Cette expé-
« rience ne manquait jamais sur les bons somnambules
« et je l'ai répétée sur le mien ; mais sur bien d'autres
« personnes, elle ne réussissait qu'imparfaitement ou
« même pas du tout. On n'a jamais pu obtenir sur moi

---

[1] 1886. Congrès de l'*Association française pour l'avancement des sciences*.

« que la paralysie des paupières, sur un autre que celle
« des bras, etc.[1]. »

380. Et Braid, de son côté écrivait :
« Il y a plus : il est des individus si impressionnables
aux suggestions, que l'on peut les dominer et les contrôler
même à *l'état de veille apparente (par une affirmation
énergique)*, comme on le fait pour d'autres en hypnotisme
et à la période du dédoublement de la conscience. Ce
sont ces individus qui donnent lieu aux prétendus « phénomènes de veille » auxquels on a appliqué la dénomination absurde d' « électro-biologie », comme je l'explique en détail dans la suite de ce travail[2]. »

381. On remarquera l'expression de *veille apparente*
employée par Braid, et qui figure aussi dans quelques
passages de mon *Mémoire* de 1884 ; elle me semble con-
corder fort bien avec les idées que je m'efforce de faire
prévaloir, tant dans le présent chapitre que dans le précédent, que j'ai consacré à la condition seconde et aux
états analogues.

382. Il n'est pas jusqu'à l' « *affirmation énergique* »
dont parle Braid, qui ne soit d'accord avec ce que j'ai
dit plus haut de l'utilité de la fixation du regard pendant
quelques secondes, pour faire réussir les suggestions
d'actes à l'état de veille ; c'est, ai-je fait observer, la concentration de la pensée qui fait passer le sujet en *condition seconde :* et quel meilleur moyen de produire cette

[1] Gal Noizet, *Mémoire sur le somnambulisme*, p. 113.
[2] James Braid, *Neurypnologie*, etc., traduct. Jules Simon, p. 232.

concentration que « d'affirmer énergiquement » et de
« regarder fixement », deux choses, au surplus, qui ne
vont guère, on en conviendra, l'une sans l'autre ?

383. Il me sera je pense, permis avant de clore ce
chapitre, de rapporter ici une curieuse observation de
M. le Dr Beugnies-Corbeau, de Saint-Michel (Aisne)
ayant pour titre *De la peur en thérapeutique ou de la
suggestion à l'état de veille*. Je ferai connaître ensuite
quelques remarques très intéressantes auxquelles cette
communication a donné lieu, de la part de mon collègue
et ami M. le Dr Bernheim. Le lecteur saisira facilement
le lien qui rattache ces faits, d'un caractère à la fois
physiologique et psychologique, aux considérations
développées dans les pages qui précèdent.

Voici l'observation du Dr Beugnies-Corbeau, telle que
nous la trouvons résumée dans la *Revue de l'hypnotisme*[1].

« Il s'agit d'une jeune fille restée rebelle à tout sommeil
magnétique et que l'auteur réussit à subjuguer par un
épouvantail dont il la menaçait avec une certaine énergie,
épouvantail non pas abstrait, mais bien objectif et palpable.

Voici l'observation ramenée à ses éléments les plus essentiels. Il y a un an et demi, M. Beugnies-Corbeau soignait
d'une bronchite aiguë une jeune fille de quatorze ans,
d'une santé délicate et d'autant moins rassurante, qu'issue
d'une mère morte tuberculeuse, elle portait assez visiblement les signes de la diathèse maternelle : poitrine étroite
et aplatie, taille et membres longs et grêles, pâleur maladive, fonctions languissantes. L'état aigu dura quinze jours,

---

[1] *Revue de l'hypnotisme*, 1886, t. I, p. 122.

mais la convalescence, au lieu de converger insensiblement vers la guérison, parut bientôt vouloir demeurer interminable. La malade, qui ne toussait plus et avait les poumons sains, s'étiolait de jour en jour. Inappétence, crampes d'estomac, constipation d'une opiniâtreté extrême avec rejet de scybales pierreuses, pendant un mois et demi. Une fébricule très inconstante se montrait à divers intervalles, sans dépasser jamais 38 degrés.

Une deuxième période d'un demi-mois environ fut remplie par des vomissements incoercibles, d'une persistance telle qu'ils avaient supprimé tout sommeil. A de rares instants, l'isthme du gosier se laissait franchir par des substances molles, mais restait imperméable à tous les liquides.

Au quatrième mois, cette disphagie des liquides fut remplacée par une soif insatiable. Le besoin était si impérieux qu'à certains jours la malade ingurgita plus de douze litres d'eau fraîche. Les conséquences de cette orgie furent des vomituritions presque permanentes, une distension intestinale bombant l'abdomen comme celui d'un hydropique et une diarrhée ou plutôt un écoulement involontaire de selles. Le lait à la glace permit d'arriver à soutenir la malade. La fièvre revenait encore parfois avec des caractères fugaces. Alors apparut un symptôme nouveau, la contracture. Elle débuta d'abord par les mains, puis occupa les jambes, puis, plus tard, le tronc et le cou. Elle coïncidait avec une hyperesthésie générale telle, que le contact des draps était insupportable et que la journée et les nuits de la malade n'étaient qu'une clameur continue. Un confrère appelé par le Dr B... tenta sur elle des manœuvres hypnotiques, mais inutilement. Un autre médecin l'avait déjà vue à une époque un peu antérieure. L'hypothèse la plus vraisemblable était celle d'une méningite spéciale tuberculeuse. C'est alors qu'abandonnant tout espoir d'une cure radicale, M. Beugnies-Corbeau se rabattit sur le syndrôme le plus pénible : l'insomnie et les douleurs. Les injections de morphine s'imposaient d'elles-mêmes.

« Ici, dit l'auteur, se place l'épisode le plus curieux de cette curieuse observation. En entendant cette proposition si banale aujourd'hui, notre malade fut prise d'une terreur sacrée. En effet, ce fut pour elle une véritable épouvante qu'elle essaya de faire passer en nous par des supplications, des prières proférées au milieu de ses cris de douleur. Convaincu que nous n'avions point d'autre ressource pour la soulager, nous passâmes outre, non sans quelque répugnance, car la scène était navrante. Chaque fois que nous eûmes à y revenir, voici ce qui se passa : La pénétration du liquide paraissait atrocement douloureuse. La malade poussait un long cri. Les yeux, convulsés en haut, avaient un battement de paupières de moins en moins rapide. Puis elle perdait conscience et tombait dans l'insensibilité comme dans un précipice. Elle qui, sous le coup de l'injection, répétait sans cesse le mot de papa, devenait subitement aphone, mais ses lèvres, animées encore du mouvement initial, continuaient à mimer le même mot pendant cinq ou six minutes. Enfin, le sommeil l'envahissait, et sans aucune interruption se prolongeait pendant sept ou huit heures. Aussitôt le réveil, reprise des plaintes et des souffrances.

« L'appréhension des piqûres, au lieu de s'émousser, restait toujours aussi vive. Un jour, pris de pitié, nous dîmes à notre patiente qu'elle avait un moyen de se soustraire aux injections : c'était de dormir. Elle nous fit à cet égard les plus belles promesses. Je crus devoir conclure par l'épreuve suivante : « Si à huit heures et demie tu ne dors point, à neuf heures, injection. — Oh ! je dormirai ! » Effectivement, à huit heures et demie sonnantes, elle s'était tue soudain et avait semblé s'engourdir. Cette nouvelle, qu'on m'annonça à mon arrivée, frappa mon esprit et me fit entrevoir une phase absolument imprévue de la question. Cependant, je pus me convaincre que ma malade me tendait un piège, car au moment où je dis tout bas qu'on ne ferait rien ce soir, elle ouvrit les yeux : elle ne dormait point. Prise en fraude, nous l'injectâmes, malgré ses protestations. Le lendemain, mêmes exigences avec garanties formelles que nous ne serions point ses dupes, si elle voulait nous tromper encore. Ce soir-là nous la trouvâmes dormant d'un bon et véritable sommeil. Et ainsi de suite les jours ultérieurs. »

« Persuadé qu'il avait en main un levier d'une puissance considérable, l'auteur en voulut faire l'essai sur les autres éléments de la maladie. La tentative fut pleinement couronnée de succès. Les contractures, l'anorexie disparurent rapidement. La menace seule des injections de morphine suffit à obtenir ce résultat. Depuis, les règles sont venues. La jeune fille s'est développée assez vigoureusement et se porte aujourd'hui à merveille. La croissance en longueur a, pendant la maladie, pris des allures extraordinaires, puisqu'elle a atteint près de 15 centimètres en cinq mois.

« Quoique de nos jours, dit en terminant l'auteur, les manifestations protéiformes de l'hystérie ne soient plus un secret pour personne et qu'il n'existe pas de médecin qui ne possède à son égard quelque ressouvenir étonnant, nous avons cru qu'on nous saurait gré de ne point laisser tomber dans l'oubli cette histoire de pseudo-méningite spinale tuberculeuse, grave pendant cinq mois et guérie en quelques jours par la peur des injections de morphine. »

385. Voici maintenant un extrait des remarques auxquelles a donné lieu, de la part de M. Bernheim, la communication que nous venons de rapporter. Notre collègue les a publiées dans le *Bulletin général de thérapeutique*[1] ; nous n'en donnerons que les passages qui ont le rapport le plus direct avec la question des suggestions à l'état de veille.

« Les observations analogues à la vôtre ne sont pas rares. Tout le monde connaît l'exemple des hystériques de Boerhave guéries par la peur du fer rouge, de l'épidémie des convulsionnaires de Saint-Médard arrêtée par la fermeture du cimetière, où les miracles et les convulsions s'accomplissaient ; enfin l'épidémie moderne de Morzine, je crois, guérie par la peur salutaire des gendarmes.

[1] *Bulletin général de thérapeutique*, 1886, t. CXI, p. 257.

386. « Dans un travail publié dans la *Revue de l'hypnotisme* sur le traitement par suggestion hypnotique de l'incontinence d'urine chez les enfants, l'initiateur de la thérapeutique suggestive, M. Liébeault, dit ce qui suit : « Je fus conduit, dès le principe, à utiliser la médication hypnotique par suggestion dans la maladie dont il s'agit, à la suite d'un fait qui me frappa, et que je vis se réaliser plusieurs fois sur un enfant de treize ans. Cet enfant avait une émission involontaire d'urine pendant le sommeil de chaque nuit, sauf lorsque son père le menaçait d'une correction dont il était peu ménager d'habitude. Sous l'influence salutaire de la crainte inspirée par cette menace, ce jeune malade restait ordinairement trois à quatre jours débarrassé de cette infirmité, et non seulement la courte guérison par action morale que j'observais sur lui, mais aussi la connaissance que j'avais de la thérapeutique d'intimidation, parfois employée dans les affections nerveuses et avec succès par d'anciens médecins, et notamment par des chirurgiens militaires, me portèrent à croire qu'ici, procédé moral et effet curatif étaient presque tout à fait analogues à ce qui a lieu dans le traitement par la suggestion hypnotique : car, à part l'écho émotif, d'un côté, et l'état passif de l'autre, il ne reste plus de différence entre les deux méthodes ; l'affirmation de la guérison leur est commune, et l'idée imposée est la même. »

387. « De nombreux faits de même ordre sont relatés dans l'article Imagination, de Virey, dans le *Dictionnaire des sciences médicales* en 60 volumes, dans le livre de M. Liébeault : *Du sommeil et des états analogues, considérés surtout au point de vue de l'action du moral sur le physique*, et surtout dans le livre récemment traduit dans notre langue de Hack Tuke : *Le corps et l'esprit, action du moral et de l'imagination sur le physique*.

388. « Pour bien établir que tous ces faits rentrent dans le domaine de la suggestion, il importe de définir ce mot et de concevoir autant que faire se peut le mécanisme psychothérapeutique de la suggestion.

« Il y a suggestion chaque fois qu'une idée a pénétré dans le cerveau et a été acceptée par lui. Quel que soit le mode, quel que soit le sens par lequel l'idée est entrée, que ce soit par geste, par vue (suggestion visuelle), par ouïe (suggestion auditive), par émotion morale (suggestion émotive), par réminiscence, rêve, voie inconnue (suggestion spontanée), toute idée qui actionne la cellule cérébrale constitue une suggestion.

« Notre cerveau est suggestible naturellement et à l'état de veille, dans une certaine mesure ; c'est-à-dire qu'il *tend à réaliser l'idée* qui lui est inculquée, à transformer cette idée en acte, mouvement, sensation, image.

« Il est impossible, dit Gratiolet, d'être saisi d'une idée vive, sans que le corps se mette à l'unisson de cette idée. » La cellule cérébrale, fortement actionnée par une idée, agit sur la fibre motrice, sensitive ou sensorielle qui en émane ; toute impression perçue, toute idée implique un commencement de réalisation de cette idée.....

389. « Cette transformation des impressions en actes, se fait, dans l'appareil nerveux cérébro-spinal, par un mécanisme automatique, grâce auquel nous accomplissons à notre insu ou sans le vouloir les actes les plus complexes (actes réflexes, actes instinctifs), grâce auquel aussi nous subissons dans une certaine mesure les ordres qui nous sont formulés, les mouvements qui nous sont communiqués, les illusions sensorielles qui nous sont suggérées.

« Car nous avons tous une certaine *crédivité* qui nous porte à croire ce qu'on nous dit, une certaine *docilité cérébrale* qui nous porte à obéir aux ordres reçus. Dites à quelqu'un : « Vous avez une mouche sur le front. » Machinalement il porte la main au front. Peut-être même sentira-t-il une piqûre. Dites à quelqu'un : « Donnez-moi la main. » Il la donne ou du moins il ébauche un premier mouvement qui tend à cet acte.

« Mais à l'état normal, à l'état de veille, cet *automatisme cérébral* qui tend à réaliser toute idée perçue, à la réaliser à notre insu, et sans raisonnement, cet automatisme est en grande partie neutralisé : *la partie automatique et imaginative du cerveau est modérée dans son activité par la partie active et raisonnante;* les facultés de raison, de jugement, de contrôle luttent contre les facultés d'imagination et les réflexes automatiques; notre jugement discute, notre raison combat la crédivité et l'instinct de l'obéissance passive ; l'acte ébauché par l'automatisme, l'image-souvenir réveillé et extériorisé, la sensation suggérée par surprise sont neutralisés par l'initiative cérébrale qui contrôle et n'accepte que sous bénéfice d'inventaire.

390. « Le sommeil provoqué comme le sommeil naturel engourdit les facultés de raison, diminue l'activité cérébrale volontaire, supprime le contrôle intellectuel ; l'activité automatique règne en maîtresse. Et voilà pourquoi toute idée alors suggérée ou née spontanément est acceptée par le cerveau et tend à se transformer en acte, avec plus de précision et plus de netteté qu'à l'état de veille : sensation, mouvement, image, succèdent à l'impression perçue ; le cerveau automatique qui n'est plus réfréné par le cerveau raisonnant fait ce qu'il peut pour réaliser l'idée.

L'hypnotisme ne crée rien de nouveau ; il ne fait pas la suggestibilité, il l'exalte en supprimant ce qui l'entrave... »

CHAPITRE XI

LE SOMNAMBULISME NATUREL

SOMMAIRE

391. Il faut beaucoup de philosophie pour observer les faits que l'on voit tous les jours.
392. Le sommeil semble faire du même individu deux hommes différents.
393. Le sommeil naturel est le produit d'une sorte d'auto-suggestion.
394. Dans le sommeil, l'organisme emploie son énergie à sa propre restauration.
395. Sensations confuses du sommeil naturel.
396. Comment se produisent les rêves.
397. Renvoi aux travaux de MM. Alfred Maury et Delbœuf sur le *Sommeil et les rêves*.
398. Comment se produit le somnambulisme naturel ou spontané.
399. Sens que peuvent mettre en action les somnambules.
400. Comparaison entre le somnambulisme spontané et le somnambulisme provoqué.
401. Raisons pour lesquelles l'auteur a recueilli quelques cas de somnambulisme naturel.
402. Le somnambule de l'archevêque de Bordeaux, d'après l'*Encyclopédie*.
403. Le domestique de Gassendi, d'après le Dr Alexandre Bertrand.
404. Le somnambule Castelli.
405. Le somnambule Negretti.
406. Un moine somnambule tente d'assassiner dom Duhaguet.
407. Le jeune cordier de Naumbourg.

408. Somnambule naturel de M. le D' Mesmet, médecin de l'Hôtel-Dieu.
409. Le domestique du D' Souloumiac.
410. Critique de l'observation précédente.
411. Que l'on peut guérir le somnambulisme naturel par le somnambulisme provoqué.
412. Etat intermédiaire entre la veille et le sommeil ordinaire.
413. Observation personnelle de l'auteur.
414. Crimes commis dans l'état intermédiaire.
415. Bernard Schidmaizig tue sa femme, qu'il a prise pour un fantôme.
416. Un homme de Louhans tente de tuer un voleur imaginaire.
417. Un Napolitain blesse dangereusement sa femme.

391. « Il faut beaucoup de philosophie, a dit Jean-Jacques Rousseau, pour observer les choses que nous voyons tous les jours. »

Cette parole profonde pourrait s'appliquer à un phénomène qui nous paraîtrait bien étrange, si nous ne le connaissions pas, c'est-à-dire au sommeil. Supposons — on peut faire toutes les hypothèses — un être qui ne serait pas assujetti, par les lois de son organisation, à la nécessité du repos quotidien. Quel ne serait pas son étonnement le jour où il verrait, pour la première fois, l'état auquel sont réduits, pour reconstituer leurs forces défaillantes, les êtres soumis aux conditions de la physiologie humaine !

392. « On ressent, malgré soi, une anxieuse impression, lorsqu'on songe au frappant contraste qui, du même individu, semble faire deux hommes différents. L'être doué de raison et livré au contact des affaires humaines, se meut au gré de ses desseins ; il va, vient, ordonne, est obéi ; ses aptitudes l'ont-elles porté au culte des sciences ? il s'illustre par des découvertes ; artiste, les siècles vont respecter ses œuvres ; soldat, il

gagne des batailles dont l'histoire enregistrera le récit ; son intelligence, justement admirée, profite à tous; son activité ne sait pas d'obstacles ; son cœur est un précieux trésor. Eh bien ! dans cette période de vingt-quatre heures que règle le cours du soleil, il arrive un moment où tant de nobles attributs sont terrassés. Le sommeil règne en souverain sur l'ensemble des facultés, et ses liens, après avoir enlacé l'enveloppe grossière, ont permis à l'esprit de recouvrer sa liberté, de s'isoler du monde extérieur, ou même de se donner un repos relatif. Masse inerte, sans instincts et sans défense, l'homme qui dort est inexorablement voué à tous les hasards et demeure à la merci de l'arme du passant, de la pierre qui roule, de l'arbre qui se brise. Cependant, il ne s'agit toujours que du même homme, et la ligne de démarcation est seulement tracée par l'état d'activité ou d'inertie, de fatigue ou de repos [1]. »

393. Quand un homme veut se livrer au sommeil, il se retire ordinairement dans un endroit isolé, à l'abri, autant que possible, des bruits du dehors ; il recherche le calme, le silence, l'obscurité ; il abandonne la station debout ou assise, pour s'étendre, en complète résolution des membres, de façon à n'avoir plus à faire aucun effort musculaire ; il réduit ainsi à leur minimum les manifestations de la vie normale, auxquelles correspond toujours une certaine dépense de force nerveuse. Cela fait, il s'efforce d'écarter les préoccupations de fonctions, d'affaires ou de plaisir qui ont rempli la veille, et

---

[1] Dr LEGRAND DU SAULLE, *Le somnambulisme naturel; Annales d'hygiène publique et de médecine légale*, 2e série, t. XVIII, 1862, p. 141.

il concentre son esprit sur une seule idée, l'idée du sommeil. Le sommeil naturel est ainsi produit par une sorte d'auto-suggestion.

394. L'homme endormi est séparé presque complètement du monde extérieur; il ne voit plus, n'entend plus, n'agit plus ; ses fonctions physiologiques sont ralenties; le pouls diminue, la respiration est moins fréquente et moins profonde: le sang n'afflue pas au cerveau en aussi grande quantité que pendant le jour. L'organisme semble alors employer à sa propre restauration la quantité d'énergie qui, pendant la veille, se dépense en manifestations de l'activité volontaire, réfléchie, consciente.

395. Ce n'est pas à dire cependant que le dormeur reste absolument isolé du monde extérieur et qu'il ne puisse éprouver aucune sensation : seulement la plupart des sensations, très obtuses et très affaiblies, ne produiront le plus souvent qu'une très faible réaction, que des mouvements ou des gestes inconscients. Le dormeur qui a pris, dans son lit, une mauvaise position, en ressentira un malaise qui le portera à en changer; découvert et percevant vaguement une impression de froid, il attirera à lui la couverture, ou, au contraire, il la rejettera, s'il a trop chaud : tout cela pourra s'accomplir inconsciemment, et sans que le réveil en soit le résultat nécessaire. Quand l'impression devient plus vive, elle peut, au contraire, mettre fin au sommeil. Récemment, j'ai été éveillé par l'incendie d'une usine située à plus d'un kilomètre de distance, mais dont la réverbération, par des nuages chargés de neige, éclairait vivement

la fenêtre placée en face de mon lit. Quand le tocsin sonna, je constatai que ce n'était pas cette perception auditive qui m'avait tiré d'un sommeil assez profond.

396. Pendant le sommeil, le cerveau ne cesse pas d'ailleurs ses fonctions, et non seulement sa fonction physiologique de réparation et d'entretien de l'organisme entier, mais encore sa fonction psychologique. Le cerveau pense, mais c'est une pensée inconsciente ; ce sont des idées, mais plus particulièrement des idées-images ; dépourvues, pendant le sommeil, de la coordination et du contrôle que les facultés de raison et de jugement exercent à l'état de veille, ces idées sont presque toujours bizarres, incohérentes, sans lien, au moins apparent : ce sont des rêves. Les rêves sont les hallucinations du sommeil, comme les hallucinations sont les rêves d'un état de veille plus ou moins complet.

Le rêve reste, chez la plupart des hommes, un phénomène presque exclusivement psychologique ; des souvenirs sont réveillés dans l'esprit, qu'on avait crus à jamais éteints, des sensations, qu'on a éprouvées antérieurement, des peines ou des plaisirs qu'on a ressentis, des douleurs dont on a souffert ; on revoit des personnes décédées et elles nous semblent vivantes, des amis absents et on les croit près de nous, des adversaires ou des ennemis, et l'on se croit de nouveau en butte à leurs attaques ou à leurs embûches. Puis certains tableaux du monde que, à un moment quelconque de notre vie passée, nous avons admirés, parfois même seulement entrevus, sont ravivés et replacés sous les yeux de l'esprit, avec une vivacité de couleurs, une netteté de contours qui nous les fait prendre pour la réalité.

397. Je ne veux pas insister sur les rêves : leur étude détaillée et approfondie ne saurait trouver place ici ; elle a été faite déjà, d'ailleurs, et fort bien faite ; le lecteur, désireux de s'éclairer sur les intéressantes questions qu'elle soulève, pourra se reporter aux beaux travaux de MM. Alfred Mary et Delbœuf[1], sans parler du livre déjà cité de M. Liébeault. J'ai voulu seulement dire quelques mots d'un phénomène qui va nous amener directement au somnambulisme naturel.

398. Chez certains dormeurs, les manifestations de l'activité cérébrale, — confuses, obscures, peu importantes, dans les cas les plus ordinaires dont nous venons de parler, — se rapprochent, au contraire, par certains côtés, de celles qui caractérisent l'état de veille normal. Au lieu de se retourner dans son lit, de modifier la position d'un bras ou d'une jambe, de laisser échapper un léger cri ou des sons inarticulés, l'homme endormi, sans s'éveiller d'ailleurs, rêve à haute voix, entretient une conversation avec un personnage imaginaire, trahit les préoccupations de son esprit, les espérances ou les anxiétés de son cœur. Bien plus, il quitte son lit, se met à marcher, toujours endormi, circule dans son appartement, allume du feu ou une lampe, se met à sa table de travail, ouvre ses livres, fait des recherches, écrit des lettres, compose un livre ou un morceau de musique, etc., etc. Le rêveur est devenu somnambule, c'est-à-dire, comme le mot l'indique, un homme qui marche en dormant.

[1] Alfred MAURY, *Le sommeil et les rêves, Etudes psychologiques*, 1878, Paris, Didier, éditeur. — J. DELBŒUF, *Le sommeil et les rêves, considérés principalement dans leurs rapports avec les théories de la certitude et de la mémoire*, 1885, Paris, F. Alcan, éditeur.

399. Le somnambule naturel a les yeux tantôt ouverts et tantôt fermés; dans certains cas, il voit les objets extérieurs, les obstacles qui arrêtent sa marche, il les déplace ou les tourne; dans d'autres, au contraire, il ne voit que les choses qui ont un rapport plus ou moins direct avec la pensée dont son cerveau est obsédé, à peu près comme les « sujets », auxquels on a donné des suggestions d'actes, ainsi que nous l'avons vu plus haut.

400. Ainsi donc, et cette conclusion est de grande importance, la nature, dans certaines circonstances, produit elle-même à peu près tous les phénomènes que nous savons maintenant produire artificiellement. Elle fait des somnambules et nous en créons également; ses somnambules sont des rêveurs et les nôtres aussi; seulement, tandis que le somnambule naturel ne reçoit, en général, aucune impression des recommandations ou des objurgations qu'on peut lui adresser, nous pouvons, par la suggestion dans le somnambulisme provoqué, nous rendre, jusqu'à un certain point, maîtres du rêve reçu par le somnambule artificiel, et en diriger les phases ou les péripéties vers le but — bon ou mauvais — donné par la suggestion à l'activité inconsciente, irraisonnée, automatique du rêveur.

401. Il nous semble dès lors que les questions si graves, pour lesquelles nous proposons, dans cette étude, quelques solutions qui nous paraissent appuyées sur des faits exacts et rigoureusement constatés — seront rendues plus simples et plus claires, si nous plaçons sous les yeux du lecteur quelques cas de somnambulisme naturel choisis parmi ceux qui semblent le mieux contrôlés.

402. Nous citerons d'abord le cas du somnambule dont il est question dans l'*Encyclopédie*, 1re édition, article *Somnambulisme* :

« M. l'archevêque de Bordeaux m'a raconté qu'étant au séminaire, il avait rencontré un ecclésiastique somnambule. Curieux de connaître la nature de cette maladie, il allait tous les soirs dans sa chambre dès qu'il était endormi. Il vit, entre autres choses, que cet ecclésiastique se levait, prenait du papier, composait et écrivait des sermons. Lorsqu'il avait fini une page, il la relisait tout haut d'un bout à l'autre (si l'on peut appeler relire cette action faite sans le secours des yeux). Si quelque chose alors lui déplaisait, il le retranchait et écrivait par-dessus les corrections avec beaucoup de justesse. J'ai vu le commencement d'un de ses sermons qu'il avait écrit en dormant : il m'a paru assez bien fait et correctement écrit; mais il y avait une correction surprenante : ayant mis dans un endroit *ce divin enfant*, il crut, en le relisant, devoir substituer le mot *adorable* à *divin*; pour cela, il effaça ce dernier mot et plaça exactement le premier par-dessus ; après cela, il vit que le *ce*, bien placé devant *divin*, ne pouvait aller avec *adorable*, il ajouta donc fort adroitement un *t* à côté des lettres précédentes ; de sorte qu'on lisait *cet adorable enfant*.

« La même personne, témoin oculaire de ces faits, pour s'assurer s'il faisait usage de ses yeux, mit un carton sous son menton, de façon à lui dérober la vue du papier qui était sur sa table ; mais il continua à écrire sans s'en apercevoir. Voulant ensuite connaître à quoi il jugeait la présence des objets qui étaient sous ses yeux, elle lui ôta le papier sur lequel il écrivait et en substitua plusieurs autres à différentes reprises ; mais il s'en aperçut toujours, parce qu'ils étaient d'une inégale grandeur ; car, quand on trouva un papier parfaitement semblable, il le prit pour le sien et écrivit les corrections aux endroits correspondant à celui qu'on lui avait ôté. C'est par ce stratagème ingénieux qu'on est venu à bout de ramasser quelques-uns de ses écrits nocturnes. M. l'archevêque de Bordeaux a eu la bonté de me les communiquer : ce que j'ai vu de plus étonnant, c'est de la musique faite assez exactement, une canne lui servait de règle, il traçait avec elle, à distance égale, les cinq lignes, mettait à leur place la clef, les bémols, les dièzes ; ensuite, il marquait les notes, qu'il faisait d'abord toutes blanches ; et, quand il avait fini, il rendait noires celles qui devaient l'être : les paroles étaient écrites en dessous. Il lui arriva une fois de les écrire en trop gros caractères, de façon qu'elles n'étaient pas placées directement sous leurs notes correspondantes. Il ne tarda pas à s'apercevoir de son erreur ; et, pour la réparer, il effaça ce qu'il venait de faire, en passant la main par-dessus, et refit plus bas cette ligne de musique avec toute la précision possible.

« Il s'imagina, une nuit, au milieu de l'hiver, se promener au bord d'une rivière et y voir tomber un enfant qui se noyait ; la rigueur du froid ne l'empêcha pas de l'aller secourir. Il se jeta de suite sur son lit, dans la posture d'un homme qui nage. Il en imita tous les mouvements, et après s'être fatigué quelque temps à cet exercice, il sent au coin de son lit un paquet de la couverture, croit que c'est l'enfant, le prend avec une main et se sert de l'autre pour revenir, en nageant au bord de la prétendue rivière ; il y pose son paquet, et sort en

25.

frissonnant et claquant des dents comme si, en effet, il sortait d'une rivière glacée. Il dit aux assistants qu'il gèle et qu'il va mourir de froid, que tout son sang est glacé; il demande un verre d'eau-de-vie pour se réchauffer; n'en ayant pas, on lui donne de l'eau qui se trouvait dans la chambre; il en goûte, reconnaît la tromperie, et demande encore plus vivement de l'eau-de-vie, exposant la grandeur du péril qu'il courait; on lui apporte un verre de liqueur, il le prend avec plaisir et dit en ressentir beaucoup de soulagement. Cependant, il ne s'éveille point, se couche et continue de dormir plus tranquillement. »

403. Le Dr Alex. Bertrand parle, dans son *Traité du somnambulisme*, de trois ou quatre histoires rapportées par Gassendi, et parmi lesquelles il a choisi la plus intéressante. Gassendi avait à son service un jeune homme qui se levait toutes les nuits, descendait à la cave et tirait du vin d'un tonneau; souvent il sortait de sa maison et marchait dans les rues au milieu de la nuit; quelquefois même, il se promenait dans la campagne, et montait sur des échasses pour traverser un torrent qui entourait la ville; quand il venait à sortir de son sommeil, après l'avoir traversé, il n'osait plus faire la même chose, éveillé, pour revenir chez lui. Gassendi ajoute que quand il lui arrivait ainsi de s'éveiller au milieu de ses courses, il se trouvait tout à coup plongé dans les ténèbres au moment où il ouvrait les yeux; mais comme il avait la faculté particulière de se souvenir, au réveil, de tout ce qui s'était passé pendant son sommeil, sachant le lieu où il se trouvait, il regagnait son lit en tâtonnant, de sorte que l'obscurité qui s'opposait à l'exer-

cice de sa vue dans l'état de veille, n'était plus pour lui un obstacle dans l'état de somnambulisme [1].

404. Bertrand mentionne aussi, d'après MM. F. Soave et Ant. Porati, un somnambule nommé Castelli [2], qui fut surpris au moment où il s'occupait de traduire de l'italien en français ; il cherchait ses mots dans un dictionnaire, comme il l'aurait pu faire éveillé, et paraissait se servir d'une lumière placée auprès de lui ; ceux qui l'observaient éteignirent cette lumière, et aussitôt il parut se trouver dans l'obscurité ; il chercha en tâtonnant sa chandelle sur la table et fut la rallumer à la cuisine.

Or, au moment où il se croyait ainsi dans l'obscurité, il était réellement dans une chambre éclairée, mais éclairée par des chandelles différentes de celle qu'il avait allumée et qui ne lui servaient de rien parce qu'il ne les savait pas là.

405. Nous trouvons encore, dans Alex. Bertrand, la relation du cas de Negretti qui est, dit-il, un des somnambules les plus remarquables dont on ait conservé l'histoire avant l'apparition du somnambulisme dans les traitements magnétiques.

« Deux médecins [3] observèrent avec soin et donnèrent séparément la relation de ce qu'il présentait de plus extraordinaire. Voici les faits les plus intéressants relativement à la faculté qui nous occupe. Ils paraissent d'autant plus décisifs, que les observateurs ont eu soin de consigner que le somnambule avait les yeux exactement fermés.

[1] Alex. BERTRAND, *Traité du somnambulisme*, 1823, p. 16.
[2] *Ibidem*, 17.
[3] PIGATTI et REGHELLINI.

« Il portait un jour une planche chargée de plusieurs carafes et montait un escalier à deux rampes ; quand il fut à la partie la plus étroite de l'escalier, il se tourna adroitement et passa la planche dans sa longueur sans rien renverser.

« Une autre fois, voulant enlever dans une salle les toiles d'araignées qu'on lui avait dit dans la journée d'ôter, il alla prendre un balai qu'il emmancha à une longue perche et qu'il y attacha solidement avec une corde. En montant l'escalier, il se trouva que la perche ne put passer à cause de sa longueur ; que fit donc le somnambule ? Il ouvrit une fenêtre qui donnait du jour à l'escalier, fit sortir de la perche ce qui était nécessaire pour pouvoir la faire monter, après quoi il vint refermer la fenêtre et n'omit rien de ce qui lui avait été ordonné.

« Il s'imagina un soir qu'il devait aller éclairer le carrosse de son maître ; en conséquence, il prit une torche éteinte et sortit seul dans la rue, persuadé que la voiture le suivait ; à chaque carrefour il s'arrêtait quelques instants pour donner au carrosse le temps de s'approcher, et quand il croyait avoir entendu l'ordre de suivre une certaine direction, il la prenait aussitôt.

« Tous ces faits paraissent nécessiter, dans celui qui les exécute, le libre exercice de l'organe de la vue ; et pourtant, il est constant, d'après les témoignages de ceux qui l'observaient, qu'il avait les yeux exactement fermés, et, de plus, qu'il était si éloigné de recevoir la connaissance des objets par le moyen de la lumière, qu'il se servait d'une torche éteinte, croyant qu'elle était allumée [1]. »

[1] Alex. Bertrand, *op. cit.*, p. 2.

406. J'emprunterai maintenant à M. Brierre de Boismont l'observation suivante :

« Les hallucinations du somnambulisme donnent lieu à des actes singuliers, à des déterminations de la plus grande responsabilité, et qui pourraient avoir les conséquences les plus fâcheuses pour leurs auteurs, si ces faits n'étaient parfaitement connus. Bien que le premier de ceux que nous allons raconter soit tiré d'un ouvrage d'imagination, il a pour garant, un magistrat de la cour de cassation, et, a, d'ailleurs, par lui-même, ce cachet de vérité qui dissipe toute incertitude.

« Dom Duhaguet était d'une très bonne famille de Gascogne, et avait servi avec distinction; il avait été vingt ans capitaine d'infanterie; il était chevalier de Saint-Louis. Je n'ai connu personne de piété plus douce et de conversation plus aimable.

« Nous avions, me disait-il, à..... où j'ai été prieur avant que de venir à Pierre-Châtel, un religieux d'une humeur mélancolique, d'un caractère sombre, et qui était connu pour être somnambule.

« Quelquefois, dans ses accès, il sortait de sa cellule et y rentrait seul; d'autres fois, il s'égarait, et l'on était obligé de l'y reconduire. On avait consulté et fait quelques remèdes; ensuite, les chutes étant devenues plus rares, on avait cessé de s'en occuper.

« Un soir que je ne m'étais pas couché à l'heure ordinaire, occupé à mon bureau à examiner quelques papiers, j'entendis ouvrir la porte de mon appartement, dont je ne retirais presque jamais la clef, et bientôt je vis entrer ce religieux dans un état absolu de somnambulisme.

« Il avait les yeux ouverts, mais fixes; n'était vêtu que de la tunique avec laquelle il avait dû se coucher et tenait un grand couteau à la main.

« Il alla droit à mon lit, dont il connaissait la position, eut l'air de vérifier, en tâtant avec la main, si je m'y trouvais effectivement; après quoi il frappa trois grands coups tellement fournis, qu'après avoir percé les couvertures, la lame entra profondément dans le matelas ou plutôt dans la natte qui m'en tenait lieu.

« Lorsqu'il avait passé devant moi, il avait la figure contractée et les sourcils froncés. Quand il eut frappé, il se retourna, et j'observai que son visage était détendu et qu'il y régnait quelque air de satisfaction.

« L'éclat de deux lampes qui étaient sur mon bureau ne fit aucune impression sur ses yeux, et il s'en retourna comme il était venu, ouvrant et fermant avec discrétion deux portes qui conduisaient à ma cellule; et bientôt je m'assurai qu'il se retirait directement et paisiblement dans la sienne.

« Vous pouvez juger, continua le prieur, de l'état où je me trouvais pendant cette terrible apparition. Je frémis d'horreur à la vue du danger auquel je venais d'échapper, et je remerciai la Providence; mais, mon émotion était telle, qu'il me fut impossible de fermer les yeux le reste de la nuit.

« Le lendemain, je fis appeler le somnambule, et lui demandai, sans affectation, à quoi il avait rêvé la nuit précédente.

« A cette question, il se troubla. — Mon père, me répondit-il, j'ai fait un rêve si étrange, que j'ai véritablement quelque peine à vous le découvrir; c'est peut-être l'œuvre du démon, et.... — Je vous l'ordonne, lui répliquai-je; un rêve est toujours involontaire, ce n'est qu'une illusion. Parlez avec sincérité. — Mon père, dit-il alors, à peine étais-je couché, que j'ai rêvé que vous aviez tué ma mère, que son ombre sanglante m'était apparue pour demander vengeance; à cette vue, j'ai été transporté d'une telle fureur, que j'ai couru comme un forcené à votre appartement, et vous y ayant trouvé, je vous ai poignardé. Puis après, je me suis réveillé tout en sueur, en détestant mon attentat; et bientôt j'ai béni Dieu qu'un si grand crime n'ait pas été commis. — Il a été plus commis que vous ne pensez, lui dis-je avec un air sérieux et tranquille. »

— « Alors, je lui racontai ce qui s'était passé, et lui montrai la trace des coups qu'il avait cru m'adresser.

« A cette vue, il se jeta à mes pieds, tout en larmes, gémissant du malheur qui avait pensé arriver, et implorant telle pénitence que je croirais devoir lui infliger.

« Non, non, m'écriai-je, je ne vous punirai point d'un fait indépendant de votre volonté ; mais, désormais je vous dispense d'assister aux offices de la nuit, et je vous préviens que votre cellule sera fermée en dehors, après le repas du soir, et ne s'ouvrira que pour vous donner la facilité de venir à la messe de famille, qui se dit à la pointe du jour. »

« Si, dans cette circonstance, à laquelle il n'échappa que par miracle, le prieur eût été tué, le moine somnambule n'eût pas été puni, parce que c'eût été de sa part un meurtre involontaire [1]. »

« 407. M. Maury a fait connaître le fait suivant dans les *Annales médico-psychologiques* [2].

« Un jeune cordier, âgé de vingt-deux ans, était déjà depuis trois ans sujet à des attaques de somnambulisme qui le prenaient à toute heure du jour au milieu de son travail, soit qu'il fût assis, soit qu'il marchât ou qu'il se tînt debout; son sommeil était subit et profond, il perdait alors l'usage des sens, ce qui cependant ne l'empêchait pas de continuer son ouvrage. Au moment du paroxysme de la crise, il fronçait le sourcil, les yeux s'abaissaient, les paupières se fermaient et tous les sens devenaient obtus. On pouvait alors impunément le pousser, le pincer, le piquer, il ne sentait, n'entendait rien, même si on l'appelait par son nom et si l'on déchargeait un pistolet à ses oreilles. Sa respiration ne faisait aucun bruit ; il ne voyait pas; on ne pouvait lui ouvrir les paupières; tombait-il dans cet état en filant sa

---

[1] Brierre de Boismont, *Des hallucinations*, 3e édition, 1862, p. 336.

[2] Alfred Maury, *Annales médico-psychologiques*, janvier 1861, p. 95 et 96.

corde, il continuait son travail comme s'il eût été éveillé; marchait-il, il poursuivait son chemin parfois un peu plus vite qu'auparavant et toujours sans dévier. Il alla ainsi plusieurs fois, en dormant, de Naumbourg à Weimar. Un jour, passant par une rue où se trouvait du bois coupé, il sauta par-dessus, preuve qu'il apercevait les objets. Il se gardait également bien des voitures et des passants. Une fois, étant à cheval, à environ deux lieues de Weimar, il fut pris par son accès; il continua néanmoins à faire trotter sa monture, traversa un petit bois où il y avait de l'eau et y abreuva son cheval. Arrivé à Weimar, il se rendit au marché, se conduisant au travers des passants et des étalages comme s'il eût été éveillé; puis il descendit de son cheval et l'attacha à un anneau qui tenait à une boutique, monta chez un confrère où il avait affaire, lui dit quelques mots et ajouta qu'il se rendait à la chancellerie; après quoi, il s'éveilla tout à coup, et, saisi d'étonnement et d'effroi, il se confondit en excuses. »

408. Nous trouvons dans la *Revue de l'hypnotisme* un travail important de M. le Dr Mesnet, médecin de l'Hôtel-Dieu. C'est une *Etude médico-légale sur le somnambulisme spontané et le somnambulisme provoqué*; nous lui avons déjà fait un emprunt dans le chapitre VI (n° 252), en ce qui concerne le somnambulisme provoqué, nous allons lui en faire un second, en ce qui touche au somnambulisme naturel ou spontané [1].

« Le malade dont je vais vous faire l'étude médico-psychologique est un jeune homme de dix-neuf ans; élevé dès

---

[1] *Revue de l'hypnotisme*, I, 304.

son bas-âge dans une institution primaire, il y reçut une instruction assez bonne pour s'élever jusqu'aux cours supérieurs.

« Dès son enfance, il avait perdu son père, mort accidentellement d'une pneumonie.

« Sa mère, femme d'un esprit mobile, d'une impressionnabilité très grande, très irritable, a eu pendant longtemps des attaques de nerf, franchement hystériques.

« Il n'a ni frère ni sœur.

« A l'âge de onze ans, nous notons chez notre malade une insolation, et quelque temps après une fièvre typhoïde très grave, dont il a été longtemps à se remettre. Dans sa convalescence, il a été pris d'attaques de nerfs qui, pendant trois mois, se répétèrent plusieurs fois par jour avec une telle violence, qu'il fallait plusieurs personnes pour le maintenir; elles cessèrent au moment où parut sur le cuir chevelu une éruption qui semble avoir été un eczéma ou un impétigo.

« A dater de cette époque (il avait alors treize ans), il devint nerveux, impressionnable, irritable, d'une extrême mobilité d'esprit, avec des idées tantôt tristes, tantôt gaies, sans savoir pourquoi.

« Vers la fin de 1885 apparaissent les premiers troubles du sommeil : ce n'est d'abord que de l'agitation au lit, du bavardage, des propos incohérents; puis, quelque temps après, il se lève la nuit, s'habille, marche dans la chambre, la balaye, déplace les meubles, faisant et défaisant dix fois la même chose.

« En juin 1886, les accès de somnambulisme deviennent plus fréquents et plus longs, ils se produisent le jour comme la nuit; le malade s'endort debout, à table, en mangeant, où il se trouve ; et sa famille nous apprend qu'étant toujours très difficile à réveiller, il l'est plus encore la nuit que le jour. Il était occupé dans un atelier d'où il fut congédié, parce qu'il s'endormait à chaque instant sur sa table de travail, l'ouvrage entre les mains.

« Cette époque marque une nouvelle étape dans sa biographie pathologique : la mobilité de son esprit devient de plus en plus grande; il quitte Paris, va à Arras, entre dans un autre atelier d'où on le renvoie pour la même raison. Il ne peut plus tenir en place, le besoin de locomotion s'empare de lui, il va à Boulogne, à Berck, se promène sans but, sans raison, et revient à Paris. Là, diverses idées fantastiques lui traversent l'esprit.

« Il s'imagine avoir en lui l'étoffe d'un grand musicien, il se met à écrire, à composer de la musique, il apprend à jouer de divers instruments.

« A quelque temps de là, il se croit chirurgien militaire, il se fait fabriquer un costume d'aide-major, avec lequel il va se promener à Arras, à Paris, à l'école militaire.

« Aux mois d'octobre et de novembre il fait des excès de femme dans une proportion démesurée et, sous cette influence éminemment dépressive, son état mental devient de plus en plus chancelant, les troubles du sommeil augmentent en intensité et en durée, à tel point que s'étant endormi un jour près des fortifications où il était allé se promener avec des amis, il fut rapporté chez lui sans s'en douter, et y resta quinze heures sans se réveiller.

« Tel était l'état de ce malade au moment où il a accompli l'acte réputé *vol*, dont il a aujourd'hui à rendre compte à la justice.

« Entré à l'Hôtel-Dieu le 19 décembre 1886, il fut conduit dans mon service pour être soumis à l'examen du D‍r Garnier, commis près de lui à l'occasion de ce prétendu *vol* accompli dans des conditions tellement particulières que la santé de l'inculpé avait été tenue pour suspecte :

« Il avait, au déclin du jour, soustrait divers objets de gros volume (chaises, commode), exposés sur le trottoir devant la boutique d'un marchand qui demeurait en face de son logement, il avait pris ces objets un à un, avait tranquillement traversé la rue pour les emporter chez lui, sans essayer de les dissimuler, sans se préoccuper des passants qui le croisaient dans la rue. Le marchand l'avait fait arrêter, et l'accusé répondait invariablement qu'il n'y comprenait rien, qu'il ne savait pourquoi on le recherchait ainsi.

« Dès les premiers jours de l'entrée du malade à l'hôpital, il nous fut facile de constater qu'il avait en effet de fréquent accès de somnambulisme spontané, pendant lesquels il se levait, s'habillait, se promenait dans la salle, accomplissant avec une grande liberté d'allures tous les actes que lui suggérait le mouvement automatique de son cerveau. Il balayait la salle, essuyait les meubles, les déplaçait, les rapportait.

« Dans un autre accès de somnambulisme, il groupait les chaises, les disposait en demi-cercle, se plaçait au milieu et, une baguette à la main, prenait les attitudes d'un chef d'orchestre qui dirige l'exécution d'un morceau, activant, ralentissant la mesure, exprimant par sa physionomie les nuances de la musique qu'il croyait entendre.

« D'autres fois, les actes que lui suggère l'idée qui dirige sa crise somnambulique se traduisent par de véritables tentatives de suicide. Toujours préoccupé de l'accusation qui pèse sur lui, il écoute, à l'état de veille, les conseils que nous lui donnons, il ne se préoccupe pas autrement de son affaire ; mais lorsque, dans l'état de somnambulisme, il est sans réflexion, sans arrêt, livré à la domination de l'idée de vol et de poursuites, il s'abandonne à ses propres incitations et fait des tentatives qui nous donnent les plus sérieuses inquiétudes.

« Une de ces dernières nuits, il se lève à trois heures du matin, en pleine crise, va directement à une fenêtre de la salle, essaie de l'ouvrir ; elle résiste, il fait de vains efforts.

« Il traverse la salle, va à la fenêtre du côté opposé qu'il essaie violemment d'ouvrir sans plus de résultat.

« A l'instant il revient à son lit, prend sa courroie, la passe autour de son cou, monte sur une chaise, cherche un point d'attache à la barre transversale du ciel de lit ; le gardien de nuit intervient, le dégage, enlève la courroie.

« Il essaie à diverses reprises de se frapper avec son couteau, qu'on lui enlève des mains.

« Il se dirige alors vers la porte de sortie de la salle qu'il trouve fermée ; il la secoue énergiquement en exprimant un grand mécontentement : il songeait probablement à se précipiter, du haut de la galerie, dans le jardin du centre.

« Revenu à son lit, il se couche avec des mouvements brusques et saccadés, lance des coups de poing, à droite, à gauche, comme s'il avait à se défendre contre des personnes qui seraient venues l'assaillir; après quoi il se prend de sanglots et de larmes, s'endort d'un sommeil calme, et se réveille à huit heures du matin, sans avoir connaissance de la crise qu'il venait de traverser, qui avait duré cinq heures.

« Dans l'examen des diverses sensibilités, fait en dehors des crises, nous constatons : analgésie, anesthésie complètes, perte de la sensibilité aux températures, sur toute la surface du corps, excepté sur deux surfaces symétriques aux hypochondres, aux organes génitaux, au périnée et aux régions fronto-palpébrales ;

« Le tact est conservé; le malade reconnaît, les yeux fermés, les objets qu'on lui met entre les mains ;

« L'électricité à courants interrompus n'est point sentie, bien que son excitation fasse contracter les muscles normalement ;

« Les muqueuses, aux orifices des sens, n'ont aucune trace de sensibilité ; la vue et l'ouïe sont intactes ; le goût et l'odorat sont abolis. »

Nous aurons l'occasion de revenir encore sur le sujet de l'observation de M. le Dr Mesnet, quand nous ferons le relevé des principaux faits judiciaires dans lesquels on peut constater l'existence des phénomènes du sommeil somnambulique ou de l'hystérie.

409. En 1887, la *Revue de l'hypnotisme* nous a encore donné une observation de somnambulisme spontané qu'il peut être utile de placer ici. Il s'agit d'un cas observé par M. le Dr de Souloumiac, par lui communiqué à M. le Dr Bourru, professeur à l'Ecole de médecine navale de Rochefort et que celui-ci a transmis à la *Revue* dirigée par M. le Dr Edgar Bérillon [1].

« M. le Dr Souloumiac a adressé à M. le Dr Bourru la

---

[1] *Revue de l'hypnotisme*, t. II, 1887, p. 198.

note suivante que notre collaborateur nous a transmise et que nous nous faisons un grand plaisir d'insérer :

« Selon votre désir, je m'empresse de vous adresser, avec ses traits les plus saillants, l'observation que vous m'avez fait l'honneur de me demander. Je la crois intéressante à plus d'un titre : voyez si elle mérite d'être publiée. Je m'en rapporte à votre sagacité.

« Le jeune domestique que je vous amenai il y a quelques semaines s'appelle Anatole Garlopeau. Il est âgé de quinze ans et demi ; de tempérament lymphatico-nerveux à système nerveux très développé. Comme vous avez pu vous en rendre compte, le jeune homme est très intelligent, actif, susceptible d'un attachement sincère, d'une délicatesse de sentiments très rare chez les personnes de sa condition ; mais aussi d'une grande susceptibilité, très impressionnable. Il s'endort facilement pendant nos courses en voiture. Le pouls ordinaire est de 80 pulsations.

« Il y a deux mois, j'ai soigné Anatole pour une rougeole grave pendant laquelle j'ai eu à combattre des accidents nerveux et un subdelirium qui a duré plusieurs jours. Pas de maladie organique. Pas de maladies graves, sauf une varioloïde, traitée à l'hôpital de Rochefort pendant un mois, il y a quatre ans.

« Du côté du père, rien de particulier à signaler. La mère, depuis son mariage, est adonnée aux liqueurs alcooliques. « Quand elle était jeune fille, me dit une de « ses cousines, il n'y paraissait pas trop, mais elle était « drôle (sic). » Ce qu'il y a de certain, c'est que la mère s'enivre presque tous les jours, est *alcoolique*, et a parfois des crises de delirium tremens.

« Avant d'avoir la rougeole, Anatole était placé chez

M. Gallery, percepteur à Pont-l'Abbé. Là, on s'est aperçu plusieurs fois qu'Anatole se levait pendant la nuit; on l'a trouvé lisant pendant ses accès de somnambulisme.

« Lorsque je vous l'amenai, vous avez constaté que la sensibilité était parfaite, les pupilles également normales; pas de plaque anesthésique. Vous l'auriez probablement sûrement endormi, si vous aviez prolongé l'épreuve. Ce jour-là, Anatole était rebelle à l'influence hypnotique, inquiet, méfiant et bien décidé à lutter avec toute la volonté dont il était capable.

« Ceci expliqué, racontons les scènes de somnambulisme auxquelles j'ai assisté.

« Anatole se couche vers 8 heures, 8 heures et demie. Tous les soirs, vers les 10 heures, je l'entendais parler et s'agiter dans son lit. Cette agitation durait 20, 25 minutes. Puis, silence et sommeil calme jusqu'à 3 heures du matin. A 3 heures, il s'habillait, descendait sans lumière d'un pas assuré, prenait les chaussures, allait s'asseoir dans la cuisine et se mettait à cirer consciencieusement. La besogne achevée, il se levait, mettait tout en place et allait se coucher. Le lendemain, il ne se souvenait de rien. Je le touchais, pas de réaction; j'approchais une lumière de ses yeux, les pupilles largement dilatées ne se contractaient pas; je passais le doigt sur le globe oculaire, insensibilité complète. Une fois, j'eus l'idée de lui donner deux ordres contradictoires : tenir les bras écartés et cirer sans rapprocher les mains. Une angoisse inexprimable se peignit sur son visage et je constatai du strabisme. Effrayé, je cessai l'expérience. J'ordonnai à Anatole d'aller au lit. Il obéit. Le lendemain, il ne souvenait de rien; mais il était fatigué, et deux fois il tomba dans les escaliers.

« C'est alors que je me décidai à prendre l'avis de mon savant confrère, M. Bourru, n'osant accepter la responsabilité de l'hypnotisme et de la suggestion, par lesquels je me proposais d'essayer la guérison du malade.

« Le soir même, 21 septembre, je commençai le traitement. Fixant Anatole, dans le plus grand silence, mes deux mains appuyées légèrement sur les côtés du front, je réussis à l'endormir en quelques minutes. Je le faisais s'asseoir, se lever, se déshabiller, s'habiller. Sa volonté était annihilée. Je lui demandai s'il me voyait : il fit signe que non. Je lui ordonnai de parler, de dire bonsoir, il essaya, mais ne put articuler un mot. « Voulez-vous répondre ? » — Oui, par signe. « Refusez-vous de parler ? » — Non, par signe. Les paupières étaient fermées, la face un peu congestionnée, les pupilles fortement *contractées* et également. Je le pince, il se recule. Le pouls donne 110. Température, 38°2.

« Après avoir répété plusieurs fois ces expériences, j'ordonne à Anatole d'aller au lit. Il obéit aussitôt; mais sa démarche est mal assurée, comme celle d'une personne endormie ; je suis obligé de le conduire et de l'aider, en le soutenant légèrement, pour monter les escaliers. Je lui ordonne de dire bonsoir à la gouvernante. Il essaye, mais ne peut parler. Enfin, il se déshabille seul, et je le quitte en lui *suggérant* de ne pas parler et de ne pas se lever. Ainsi fut fait. Le lendemain il se rappelait que je le fixais, qu'il s'était endormi *tout d'un coup* (*sic*) ; pour le reste, il y a une lacune dans son existence. Il se demandait comment il était allé se coucher et se trouvait très étonné d'être dans son lit, au lieu d'être dans mon cabinet.

« Le lendemain, Anatole met en jeu toute sa volonté,

toute sa force de résistance, avec l'intention bien arrêtée de ne pas s'endormir. La séance fut en effet un peu plus longue. Après avoir employé le procédé de la veille, le domestique ne s'était pas endormi et riait en disant : « Vous ne m'endormirez pas. » Je comprime légèrement les globes oculaires pendant 2 ou 3 minutes. Je le fixe en caressant doucement le visage. Anatole bâille et s'endort tout à coup. Même succès que la veille. J'oublie de lui suggérer de ne pas parler à 10 heures du soir, il parle en rêvant, mais il ne se lève pas.

« J'ai hypnotisé le sujet 6 fois, toujours avec la même facilité et le même succès. Puis je me suis contenté pendant quelques jours de la *suggestion*. Aujourd'hui, Anatole peut être considéré comme guéri. Il ne se lève plus. Cependant je l'entends quelquefois parler. »

410. Les faits constatés par M. le Dr Souloumiac ne manquent pas d'intérêt ; mais il en accompagne le récit de deux remarques fort différentes ; l'une d'elles nous semble mal fondée ; l'autre, au contraire, est exacte.

« *Cette observation*, dit-il, me paraît intéressante au « point de vue médico-légal. On peut faire accomplir « par le somnambule telle action qu'on lui suggère ; « mais l'hypnotisé n'est qu'un endormi, *incapable d'un* « *effort un peu puissant*. Il tiendra la plume, *mais n'é-* « *crira pas.* » C'est là une erreur ; non seulement le somnambule, comme celui dont il est ici question, est parfaitement capable d'un effort un peu puissant, mais il en peut être rendu, par suggestion, bien plus capable qu'à l'état de veille. Comment M. le Dr Souloumiac n'a-t-il pas compris lui-même ce que la conclusion qu'il prétendait tirer, avait de hâtif et d'incomplet quand, constatant que son jeune domestique a pris une plume, mais n'a pas écrit, il ajoute : « Je regrette de n'avoir pas pensé à faire écrire Anatole pendant son accès de somnambulisme ? » Evidemment une épreuve aussi négative ne peut servir de base à aucune conclusion légitime.

411. Au contraire, mais alors le fait n'est pas nouveau, M. Souloumiac a raison de dire qu'on peut guérir le somnambulisme naturel par la suggestion dans le sommeil provoqué. M. le Dr Liébeault l'a fait plus d'une fois, et c'est une vérité qui ne peut être, je crois, méconnue par aucun écrivain ayant quelque compétence relativement aux nombreuses questions que soulèvent l'hypnotisme et la suggestion.

412. Un état qui se rapproche par certains côtés du somnambulisme spontané est l'état intermédiaire entre la veille et le sommeil. Quand nous sortons du sommeil ordinaire, nous ne reprenons pas toujours instantanément possession de nous-mêmes ; tous nos sens ne se réveillent pas en même temps ; ils ne reçoivent pas immédiatement, si je puis ainsi parler, la quantité de force nerveuse tenue en réserve dans le cerveau et qui est nécessaire à leur fonctionnement régulier. Les facultés coordinatrices supérieures, la raison, le jugement, l'appréciation exacte des choses extérieures ne sont parfois rétablies dans leur intégrité qu'avec une certaine lenteur.

413. Je me permettrai de placer ici une observation personnelle. Je jouis ordinairement d'un bon sommeil ;

pourtant, il peut arriver que, ayant veillé tard ou ayant eu un peu d'insomnie, je dorme profondément à l'heure habituelle de mon réveil. Si alors une personne de ma famille entre dans la chambre où je repose, il se produit de deux choses l'une : ou bien l'on fait quelque bruit autour de moi, mais je n'ai aucun rôle actif à jouer; dans ce cas, je n'éprouve aucune sensation désagréable et le réveil se fait peu à peu ; si, au contraire, pour une raison ou pour une autre, une question m'est adressée, à laquelle je doive répondre immédiatement, mon cerveau — n'ayant encore qu'une irrigation sanguine insuffisante — ne se trouve pas tout à fait prêt. Alors j'éprouve une sensation de véritable fatigue, comme celle d'un effort trop considérable, et une migraine se déclare, qui dure ordinairement toute la journée.

414. Chez certaines personnes, il y a, dans cet état intermédiaire entre la veille et le sommeil, un tel trouble des facultés supérieures de l'esprit, qu'elles peuvent commettre des actes sans se rendre compte de leur gravité, et causer parfois à autrui les dommages les moins réparables.

« Au dire de militaires qui ont vieilli dans les camps, dit M. le D⁺ Legrand du Saulle, dans l'article cité plus haut (n° 392), de ceux dont le témoignage peut être le moins suspecté, des soldats auraient parfois blessé ou tué, au bivouac, quelques-uns de leurs camarades occupés à les réveiller. Dans leur trouble, ils se seraient crus surpris par l'ennemi et se seraient machinalement défendus. Nous sommes loin, à coup sûr, de considérer ce fait comme impossible.

415. « L'observation la plus authentique qui existe

dans la science est celle qu'a rapportée Hoffbaüer. Nous la résumons ainsi qu'il suit :

« Bernard Schidmaizig, couché avec sa femme sous un hangar, s'éveille en sursaut à minuit, en proie sans doute à un songe très pénible. Il aperçoit debout, auprès de lui, un fantôme effrayant. La crainte, l'obscurité, la nuit l'empêchent de distinguer les objets. D'une voix tremblante, il s'écrie à deux reprises : *Qui va là* ? Il ne reçoit pas de réponse et croit voir le fantôme s'avancer vers lui. Egaré par la terreur, il s'élance de son lit, saisit une hache qu'il avait à ses côtés et frappe avec cette arme le prétendu spectre.

Tout cela se passa avec une telle rapidité qu'un seul instant ne fut même pas laissé à la réflexion. Un profond soupir et la chute du fantôme rappelèrent Bernard Schidmaizig à lui-même ; il avait mortellement blessé sa femme. [1] »

416. J'emprunterai encore à M. le D*r* Legrand du Saulle les deux faits suivants :

« Les *Annales générales de médecine* de 1827 rapportent qu'un homme de Louhans, étant une nuit dans une auberge, se mit à crier *au voleur !* Quelqu'un ouvre la porte et lui demande ce qu'il a. — Ah ! c'est toi, coquin, répond-il, et il tire un coup de pistolet. Poursuivi pour ce fait, cet homme fut acquitté, après avoir prouvé qu'il était sujet au somnambulisme. »

417. Un homme, dans un accès de somnambulisme, rêve que sa femme, couchée dans le même lit, lui est infidèle ; il la blesse dangereusement avec un poignard qui

---

[1] D*r* LEGRAND DU SAULLE, *op. cit.*, p. 147.

ne le quittait jamais. Ce fait se passa à Naples, et l'avocat Maglietta publia, à cette occasion, un très remarquable mémoire, dans lequel il soutint que les coups et blessures portés par un individu endormi et dans un état complet de somnambulisme, ne sauraient l'exposer à aucune peine [1].

[1] LEGRAND DU SAULLE, *loc. cit.*, p. 150.

CHAPITRE XII

LES HYSTÉRIQUES. — LES FAUX TÉMOIGNAGES DES ENFANTS

SOMMAIRE

418. Dr Legrand du Saulle, *Les hystériques, état physique et état mental.*
419. L'auteur ne s'occupera des hystériques qu'au point de vue médico-légal.
420. Renvoi aux chapitres IV, VI et VIII.
421. La nature produit elle-même spontanément ce que nous reproduisons expérimentalement.
422. Le législateur n'a jusqu'ici reconnu que deux états principaux : la raison et la folie.
423. Or, il faut admettre ce qu'on pourrait appeler un *tiers état psychologique.*
424. Circonstances favorables dans lesquelles s'est trouvé placé le Dr Legrand du Saulle.
425. Caractères généraux des hystériques.
426. Dangers que présentent les hystériques ; accusations mensongères portées par eux.
427. Hystérique dénonçant faussement ses servantes comme voleuses.
428. Accusation de viol portée contre des prêtres par une hystérique vierge.
429. Simulation de viol et de grossesse; accusations portées par une hystérique contre son frère, son père, un médecin, etc.
430. Affaire Sagrera : fausses accusations portées par une hystérique ; six personnes condamnées par les tribunaux espagnols.

431. D' MESNET. *Etudes sur le somnambulisme envisagé au point de vue pathologique*, 1860.
432. Observation d'hystérie, compliquée de léthargie, de catalepsie, de somnambulisme.
433. Mme X..., accès de somnambulisme, hystérie, oubli au réveil; soupçons de vol.
434. Convulsion hystérique, catalepsie, extase, hallucination effrayante; 1re tentative de suicide.
435. 2e tentative de suicide.
436. 3e tentative de suicide; oubli au réveil.
437. Nouvel accès d'hystérie; catalepsie, extase, somnambulisme.
438. Somnambulisme, hallucinations, catalepsie, anesthésie.
439. Mme X... obéit à la suggestion de faire vingt fois le tour du jardin.
440. Conséquences médico-légales à tirer de l'observation de Mme X...
441. La sorcellerie et les épidémies de démonopathie expliquées par les faits hypnotiques.
442. Le curé GAUFRIDI brûlé comme sorcier, à Marseille; MADELEINE DE LA PALUD, hystérique.
443. URBAIN GRANDIER et les ursulines de Loudun; phénomènes d'hystérie présentés par les religieuses.
444. Leçon de M. le D' Brouardel sur *l'hystérie et le mariage*; inexactitude de l'interprétation vulgaire de l'hystérie.
445. Le duc de Morny faussement accusé de viol par une jeune fille de 14 ans.
446. AFFAIRE LA RONCIÈRE, renvoi.
447. AFFAIRE LAFARGE.
448. Jeune mère noyant son petit enfant.
449. Fausses accusations portées par les hystériques.
450. L'hystérie dans le ménage; triste sort du mari.
451. *Faux témoignages des enfants devant la justice*, par M. le D' Motet.
452. Signes dont auraient à tenir compte les médecins-experts.
453. Opinion de M. le D' Bernheim sur l'affaire de Tisza-Eslar (Autriche-Hongrie.)

448. « Qu'une hystérique présente désormais des troubles fonctionnels dépassant les prévisions de la physiologie et de la pathologie; qu'elle dorme un temps indéterminé, que sa sensibilité s'exaspère, dimi-

nue ou s'éteigne ; que sa personnalité se dédouble ; que sa mémoire s'arrête tout à coup ; que sa raison s'altère passagèrement ; qu'elle se livre à des singularités qui intimident, émeuvent ou persuadent les hommes les plus attentifs et les moins confiants ; qu'elle se laisse aller aux plus énigmatiques fantaisies ; qu'elle soit, au besoin, une façon de sphinx rendu indéchiffrable, et elle comptera nécessairement sa sœur jumelle dans la galerie qui va passer sous les yeux du public. »

Ainsi s'exprime M. le Dr Legrand du Saulle, dans l'avant-propos placé en tête de l'important ouvrage qu'il a publié, en 1883, sous ce titre : *Les hystériques, état physique et état mental*, actes insolites, délictueux et criminels [1].

Plus loin, M. Legrand du Saulle ajoute que « l'hystérie, » surtout depuis les travaux de MM. Ch.-Lasègue et Charcot, « *a cessé d'être un mystère*. La névrose, en effet, devenue si tangible, ne se rit plus de personne. Elle n'a plus de crédulités faciles à enflammer, de prestige à rechercher et de dupes à mystifier, son masque est tombé. Quant à l'hystérique, dépouillée enfin de son auréole d'emprunt, elle a perdu ses droits au bûcher et à la canonisation. Elle a l'honneur d'être aujourd'hui une malade et elle relève directement du médecin [2]. »

419. Laissant de côté le point de vue exclusivement pathologique et médical, je ne m'occuperai des hystériques que dans leurs rapports avec l'un des objets principaux de la présente étude, à savoir : la faillibilité du

---

[1] 1 vol. in-8°, Paris, 1883, Baillière et fils, éditeurs, p. VI.
[2] *Ibidem*, p. VII.

témoignage humain, émanant d'ailleurs de personnes qui ne sont point atteintes d'aliénation mentale.

420. On a vu, dans les chapitres IV, VI et VIII, avec quelle facilité l'on peut, chez les individus susceptibles d'être mis en somnambulisme, suggérer des hallucinations, et en particulier des hallucinations rétroactives, sur lesquelles on grefferait ensuite une impulsion irrésistible à faire des dénonciations inexactes, à formuler des accusations fausses, à porter de faux témoignages.

421. Nous allons voir maintenant la nature opérant elle-même et produisant spontanément chez les hystériques, mais comme toujours, avec une perfection beaucoup plus grande, ce que nous savons faire aujourd'hui expérimentalement. Cette comparaison est, ce me semble, de nature à préparer une base solide aux observations et aux conclusions que nous aurons plus tard à présenter, au point de vue juridique.

422. Aux yeux du législateur, tant en droit civil qu'en droit criminel, il n'y a, pour la personne humaine, que deux états principaux, au sujet desquels puissent se poser les questions de liberté d'esprit, pour les contrats de responsabilité ou pour les délits ou les crimes. Ces deux états sont la raison et la folie.

Que si la folie est établie, d'une part la personne n'a pu consentir valablement un contrat, souscrire une obligation, prendre un engagement, etc. Mais, au contraire, si elle est réputée raisonnable, si elle ne divague pas, si elle ne révèle par aucun signe extérieur un trouble profond des facultés intellectuelles, alors, la loi attachera une importance énorme à son témoignage, particulièrement en matière criminelle, surtout quand les déclarations les plus graves auront été faites sous la foi du serment.

423. Eh bien ! c'est là aujourd'hui une vue fausse et incomplète. J'ai montré déjà, au moyen de ce qu'on a appelé des crimes expérimentaux, et je vais montrer de nouveau, par des observations de faits réels, qu'on peut créer ou qu'il se développe parfois spontanément, *un tiers-état psychologique*, qui, en dehors de la folie proprement dite, ne peut ni ne doit inspirer aucune confiance à la justice.

424. M. Legrand du Saulle a été, pour l'étude des hystériques, placé, comme il le dit lui-même, dans des circonstances exceptionnellement favorables. Au dépôt de la préfecture de police, à Paris, il a eu constamment à s'occuper de leurs troubles somatiques, réels ou simulés, de leurs supercheries, de leurs aventures et de leurs lettres à l'autorité. A l'infirmerie spéciale des aliénés, il a eu à statuer sur leur délire, leurs hallucinations, leurs témérités pathologiques et leur degré de responsabilité. A la Salpêtrière, il a eu à diriger le traitement d'un certain groupe de ces malades. Il a donc été à même de voir beaucoup et de beaucoup apprendre.

Nous ne pouvons suivre un guide plus sûr.

425. L'un des caractères les plus constants qui se manifestent chez les hystériques, c'est l'aptitude qu'ils présentent pour le développement spontané de la plupart

des phénomènes que nous pouvons aujourd'hui produire artificiellement par la suggestion : catalepsie, anesthésie, hallucinations, illusions des sens, perversion des sentiments affectifs, somnambulisme, extase, etc. Ces phénomènes ne sont pas — selon l'Ecole de Nancy — l'apanage exclusif des hystériques, mais chez eux ils se produisent spontanément, tandis que chez les sujets sains — contrairement à la doctrine de l'Ecole de Paris — ils peuvent être seulement suggérés.

426. C'est là ce qui fait souvent des hystériques un fléau pour leurs proches, et parfois un danger pour la société. Sans offrir aucun des signes de l'aliénation mentale — ce qui mettrait le public et la justice en garde contre leurs faits et gestes — ils sont souvent entraînés par un penchant irrésistible, par les hallucinations qui les obsèdent, les voix qu'ils entendent, les persécutions dont ils se croient l'objet, à des agissements de nature à compromettre, tantôt la vie, tantôt l'honneur de leurs parents ou même de personnes étrangères. Les conceptions les plus étranges hanteront leur cerveau, ils se plairont aux accusations mensongères, ils ourdiront les plus noirs complots, et cela, sans cause apparente, sans motif déterminant ; quelquefois, leurs mines seront si adroitement dirigées, leurs trames si habilement ourdies, leurs intentions et leurs mobiles si profondément dissimulés que les meilleurs esprits s'y laisseront prendre, que les tribunaux seront induits en erreur, et que des innocents seront condamnés pour des faits qui n'ont jamais existé que dans l'imagination de leurs persécuteurs.

On pourrait croire que je pousse trop au noir cette

esquisse à peine indiquée; les faits les mieux constatés, les plus authentiques montreront que je suis resté plutôt au-dessous de la vérité.

« Les hystériques ne se font aucun scrupule d'accuser telle ou telle personne de leur entourage d'avoir dérobé des objets qu'elles ont eu soin de faire disparaître préalablement, ou qu'elles ont placé dans des conditions compromettantes pour celui qu'elles voulaient accabler[1]. » Qui dit cela? M. Legrand du Saulle, qui va nous fournir les observations suivantes; je n'aurai qu'à les résumer.

Observation LIII. — *Hystérique dénonçant faussement ses servantes comme voleuses*[2].

527. Il s'agissait d'une pauvre servante accusée par sa maîtresse, et qui, sous l'influence d'une accusation imméritée, avait donné des preuves de troubles intellectuels. J'eus, dit Morel, des soupçons, parce que l'accusatrice avait déjà fait chasser plusieurs servantes pour le même fait de vol, et que dans la localité qu'elle habitait, elle avait troublé le repos des familles par des lettres anonymes contenant les choses les plus odieuses, les plus invraisemblables.

Sur le rapport de l'expert, l'accusatrice devenue accusée, fit les aveux les plus complets. Elle avoua avoir fait renvoyer *cinq ou six servantes*, dans les effets desquelles elle avait caché des objets volés par elle à son mari. C'était une hystérique du type héréditaire, et,

---

[1] LEGRAND DU SAULLE, *op. cit.*, p. 398.
[2] MOREL, *Ann. médico-psychologiques.*

ajoute Morel, chez ces femmes, les instincts, les penchants sont tels qu'elles éprouvent un souverain bonheur à troubler le repos de leur entourage par leurs mensonges, leurs soupçons compromettants et par des actes de la nature de celui que j'ai cité.

« Mais, dit Legrand du Saulle, l'accusation que les hystériques portent avec une prédilection toute particulière contre les personnes auxquelles elles veulent nuire, soit par jalousie, soit par haine, soit par vanité féminine, c'est celle d'attentat aux mœurs. Naturellement les plus exposés par leur profession à de semblables imputations sont les médecins et les ecclésiastiques ; cela se conçoit du reste, puisque les uns et les autres sont contraints par leurs devoirs sociaux, à se trouver fréquemment seuls avec des hystériques[1]. »

Observation LV. — *Accusation de viol portée contre des prêtres par une hystérique vierge.* — *Suicide du père par désespoir*[2].

428. Mlle A. de M..., âgée de dix-huit ans, dans un mémoire adressé au procureur général, déclare avoir été victime d'un grand nombre de viols commis sur sa personne par des prêtres.

Parmi les faits articulés, elle précise qu'un soir étant à l'église, en prière, elle ne s'était pas aperçue de la sortie des fidèles. L'abbé X... se présente, lui dit que les portes sont fermées et lui propose de passer par la sacristie. Elle le suit ; après qu'elle est entrée, l'abbé lui

---

[1] LEGRAND DU SAULLE, *op. cit.*, p. 399.
[2] CHABRUN, *Thèse de Paris*, 1878,

parle d'une grande passion qu'il a pour elle, lui propose de passer en Espagne et lui fait, en traits brûlants, un tableau du bonheur qu'ils éprouveront. Elle résiste, l'abbé sort un poignard, se frappe de deux coups au-dessous du sein gauche, le sang coule, la jeune fille s'évanouit. A son retour à la vie, le viol est consommé ; elle se retrouve à l'église, le prêtre à ses pieds, demandant un pardon, qui lui est refusé. Alors, il se porte deux nouveaux coups de poignard, commet un deuxième outrage. De plus, toujours d'après le récit de la jeune fille, elle aurait été conduite par sa cousine au couvent de Sainte-Gracieuse ; là, les religieuses l'auraient séquestrée et livrée toute une nuit à un prêtre, qui aurait commis de nombreux attentats sur sa personne.

Les accusés comparurent en cour d'assises ; l'impossibilité matérielle des faits fut démontrée. Mais que serait-il arrivé si elle n'avait pas pu l'être ? Peut-être ce qui arriva — nous le verrons plus tard — dans la célèbre affaire La Roncière ! Quoi qu'il en soit, Mlle de M... d'accusatrice devint accusée. A l'audience elle paraît vêtue de noir ; elle est triste, résignée, ses traits indiquent une nature maladive, mais bonne. Le deuil qu'elle porte est celui de son père, qui s'est suicidé !

L'accusée persiste dans son dire et met à profit les ressources de son imagination pour faire le tableau le plus frappant des faits qu'elle articule. Examinée par les Drs Estor et Cavalier, de Montpellier, *elle fut reconnue vierge* ! Chez elle on ne peut dire qu'il y eut folie, mais oblitération du sens moral.

J'incline à croire, pour mon compte, que des hallucinations spontanées ont pu jouer dans cette affaire un rôle que les médecins ne semblent pas avoir soupçonné :

Observation LVI. — *Simulation de viol et de grossesse par une hystérique.* — *Accusations fausses contre son père, son frère, un médecin, etc.*

429. Je reproduirais volontiers pour le fait suivant l'hypothèse que je viens de formuler pour celui qui précède.

Mlle X... âgée de trente-huit ans, accusait son père, vieillard fort âgé, d'avoir introduit dans sa chambre, qui était toujours fermée en dedans, M. le sous-préfet de X... qui avait assouvi sur elle et sur sa sœur sa passion criminelle. Il en serait résulté une grossesse dont Mlle X... aurait attendu l'issue pendant près de deux ans. Elle fit de nombreuses démarches pour avoir une entrevue avec son séducteur, contre lequel elle proférait des menaces. Ne pouvant pénétrer à la sous-préfecture, elle chercha à l'attirer dans une autre maison où elle et sa sœur s'étaient rendues, armées de pistolets : Mlle X... ne marchait jamais sans armes. Son frère, disait-elle, versé dans l'art de la magie, ne lui laissait pas de repos. Tantôt il faisait trembler le plancher sur lequel il marchait ou la faisait danser malgré elle; tantôt il lui faisait éprouver des sensations étranges qui, toutes se rapportaient aux organes sexuels; d'autres fois, il lui faisait changer le visage. Placée en observation en 1856, dans l'asile de Napoléon-Vendée, elle fut confiée aux soins du médecin, M. le Dr Dagron; améliorée, mais non guérie complètement, elle fut rendue à la liberté le 28 juin 1856.

M. Dagron n'avait plus entendu parler d'elle, lorsque le 24 mai 1858, il reçut d'un avocat une lettre ainsi conçue :

« Cette malheureuse demoiselle, que j'ai souvent

reçue dans mon cabinet, a été examinée par moi, et je n'ai jamais reconnu le moindre dérangement dans ses idées, bien au contraire. J'ai voulu étudier s'il y avait une monomanie, une idée fixe, je n'ai rien vu de tel dans son esprit. J'ai besoin d'être renseigné pour savoir quelle est la règle de conduite que j'aurais à adopter dans le conflit entre le père et la fille, etc. » M. Dagron donna les renseignements demandés.

En réponse à cette lettre, M. Dagron reçut, le 13 juillet, une assignation pour répondre à une demande en dommages-intérêts de 25,000 francs, intentée par Mlle X.., contre son père et contre lui. Le tribunal de X... reconnut que l'article 75 de la Constitution de l'an VIII protégeait M. Dagron, en l'absence d'une autorisation du conseil d'Etat. Le père, en réponse à l'action dirigée contre lui, obtint du tribunal qu'un conseil judiciaire fût donné à sa fille et la cour de Poitiers, sur appel, confirma le jugement. Mais il n'en restait pas moins qu'il s'était trouvé un des avocats les plus distingués du barreau de Paris pour plaider contre le père.

Observation LIX. — *Affaire Sagrera.* — *Six personnes faussement accusées par une hystérique.* — *Condamnation prononcée par les tribunaux espagnols.* — *Innocence des condamnés reconnue, grâce à l'intervention de médecins français.*

430. « Il y a dix-huit ans, écrit, en 1883, M. Legrand du Saulle, Mme Sagrera, riche espagnole, âgée de quarante ans, fille d'un père apoplectique et d'une mère mélancolique, donna lieu à une série de procès très regrettables. En proie à des attaques d'hystérie convul-

sive, cette dame était capricieuse, mobile, indifférente, loquace ; elle tenait des conversations déplacées, racontait des histoires absurdes, se disputait avec ses domestiques, commettait des excentricités, avalait parfois des allumettes chimiques et se livrait dans la correspondance, à de véritables divagations.

« Transférée dans une maison de santé, à Barcelone, elle porta contre son mari, ses deux beaux-frères et trois médecins éminents les plus cruelles accusations. Ces six hommes furent poursuivis, renfermés dans les cachots de Valence et condamnés les uns à dix-huit, les autres à vingt années de prison. La peine fut commuée plus tard en celle de l'exil.

« Un cri de détresse poussé par l'une des victimes de cette grave erreur judiciaire se fit entendre jusqu'à Paris, et la *Société médico-psychologique*, sous la présidence de M. Delasiauve, résolut d'intervenir et nomma une commission composée de MM. Ch. Loiseau, Legrand du Saulle et Brierre de Boismont. Les membres de cette commission étudièrent pendant plusieurs mois un dossier de huit cents pages in-folio, ne contenant que des pièces légalisées par le chancelier du Consulat de France à Valence ; ils eurent ensemble de nombreuses conférences et rédigèrent enfin un rapport très net et extrêmement considérable « concluant à l'état de folie hystérique de la dame espagnole et à l'innocence absolue des condamnés. Ces hommes, ajoute M. Legrand du Saulle sont aujourd'hui grâciés, réintégrés, réhabilités. L'un des médecins a même été investi depuis de très hautes fonctions officielles [1].

---

[1] Legrand du Saulle, *Les hystériques*, etc., p. 410.

431. Je dois à l'obligeance de M. le Dr Mesnet, médecin de l'Hôtel-Dieu, dont j'ai eu et j'aurai encore l'occasion de citer les beaux travaux, la communication de ses *Études sur le somnambulisme envisagé au point de vue pathologique*[1]. Le mémoire dont il s'agit a paru dans le numéro de février 1860 des *Archives générales de médecine*; il est ainsi antérieur, non seulement au livre de M. Liébeault, sur le *Sommeil*, aux publications de M. Charcot et de ses élèves, mais encore au *Cours de braidisme* du Dr Durand de Gros, dont j'ai fait ressortir la haute valeur scientifique.

M. Mesnet, dans la lecture qu'il a faite à la *Société médico-psychologique* (Séance du 26 décembre 1859), a présenté une observation très longue et très complète d'un cas fort intéressant d'hystérie, compliquée des phénomènes les plus curieux de léthargie, de catalepsie et de somnambulisme.

432. Mme X... (je résume ici les indications de M. Mesnet), est âgée de trente ans, d'une santé habituellement bonne; elle n'a jamais présenté, dans sa jeunesse, d'accidents nerveux: elle a eu quatre enfants, dont un seul est mort; les trois autres sont bien constitués. Aucune condition héréditaire à noter; rien en un mot, dans les antécédents qui eût pu faire prévoir la maladie pour laquelle M. le Dr Mesnet a été appelé à lui donner des soins.

Au mois de mai 1855, elle fut prise, sans cause appréciable, d'accidents convulsifs présentant tous les caractères des accès d'hystérie. Une saison passée aux bains

[1] Dr MESNET, *Etudes sur le somnambulisme*, etc ; extrait des *Archives de médecine*, février 1860.

de mer, loin d'améliorer la situation eut pour résultat de l'aggraver.

Du 11 au 21 octobre, M. Mesnet a fait relever 927 accès d'hystérie, en moyenne 46 par vingt-quatre heures ; ce chiffre s'abaissa successivement jusque vers les derniers jours d'avril, où les accès disparurent. Le savant médecin décrit ensuite les différents phénomènes d'hystérie présentés par la malade, et sur lesquels nous ne voulons pas insister. Nous ne retiendrons de son observation que ce qui concerne les attaques de somnambulisme, trois tentatives de suicide, l'amnésie qui suit les crises et les fausses accusations qu'elle inspire à la malade contre les femmes attachées à son service.

433. « Depuis quelques nuits, la domestique de veille s'apercevait qu'à trois heures du matin, Mme X.,., après un accès d'hystérie, tombait en catalepsie, puis était agitée, causait tout haut, voulait sortir de son lit, où elle avait souvent beaucoup de peine à la retenir : à cinq heures, cet état d'agitation cessait après une nouvelle convulsion hystérique, et vers sept heures du matin la malade s'endormait. Nous donnâmes l'ordre à la domestique de ne s'opposer en rien aux mouvements de la malade, et de venir nous prévenir. Voici les phénomènes que nous avons observés et recueillis, M. le Dr Motet et moi.

Somnambulisme du 29 décembre. — A 3 heures, Mme X... est prise de convulsions de grande violence, puis elle se lève, s'habille, fait sa toilette, seule, sans aide, déplace les meubles qui s'opposent à son passage, sans jamais les heurter : autant elle était insouciante et peu active dans la journée, autant elle met de vivacité à accomplir pendant la nuit les actes les plus variés. Nous la voyons se promener dans son appartement, ouvrir les portes, descendre au jardin, sauter sur les barres avec agitation, courir... et tout cela fait beaucoup mieux que pendant la veille, puisqu'il lui fallait alors un bras pour la soutenir. La démarche était assurée ; le regard d'une fixité remarquable, la pupille très dilatée, pas de clignement ; le pouls calme, régulier ; *la sensibilité complètement abolie.* Pas de réponse ni d'attention aux questions qu'on lui adresse, et cependant elle nous voit mais sans nous reconnaître ; nous ne sommes pour elle que des obstacles matériels, qu'elle tourne quand nous nous mettons devant elle pour lui barrer le passage. A cinq heures moins dix minutes, Mme X... quitte le jardin, remonte dans sa chambre, se hâte de se déshabiller, de se mettre au lit, comme si elle avait le pressentiment que la crise allait cesser, et, à peine couchée, elle est prise d'un accès d'hystérie aussi violent que le précédent. Elle se réveille, s'asseoit sur son lit, s'étonne de voir la domestique levée, de nous trouver près d'elle, et nous en demande la cause : elle ignore complètement ce qui vient de se passer. *Dans la journée, elle s'aperçoit de la disparition d'objets dont elle s'était servie la nuit ;* elle s'en plaint hautement et *soupçonnant la fidélité de sa domestique,* nous prie de la renvoyer pour lui en donner une autre. L'oubli était donc complet. Le 30, les mêmes phénomènes se répètent exactement semblables à ceux de la nuit précédente.

434. « *Somnambulisme des* 31 *décembre et* 1er *janvier.* La scène fut bien différente : à trois heures du matin, la convulsion hystérique apparut beaucoup plus violente encore, et fut suivie sans transition de catalepsie, puis d'extase. L'hallucination de l'extase devait être effrayante, à en juger par l'expression de la malade et l'attitude qu'elle nous présentait : elle était assise sur son lit, les yeux fixes, largement ouverts, les bras étendus, paraissant suivre toutes les péripéties d'un drame qui se passait sous ses yeux ; puis brusquement elle se jeta en avant, en s'écriant : « Laissez-« les-moi ! Laissez-les-moi ! Ne les faites pas mourir !... les « affreuses bêtes vont les dévorer ! » Et elle poussa un cri déchirant. C'est alors qu'elle se leva, s'habilla comme les nuits précédentes, à cela près qu'elle agissait avec une activité plus grande. Aussitôt sa toilette terminée, elle court à sa fenêtre, saute sur l'appui de la croisée, essaye de se préci-

piter : la persienne fermée l'arrête, elle la secoue violemment, essaye de la disjoindre ; elle se précipite dans la chambre et tombe sur le parquet sans se réveiller ; elle monte sur les chaises, sur la commode, se précipite encore ; ses traits contractés, ses gestes violents témoignent du mécontentement que lui cause notre intervention ; mais elle ne nous reconnaît pas, et ne prononce aucune parole. L'un de nous passe dans la pièce voisine, ferme d'un tour de clef la porte de l'appartement, dans la crainte qu'elle veuille sortir ; elle accourt aussitôt, veut s'emparer de la clef et lutte avec celui de nous qui l'avait en sa possession. Nous éteignons la lumière ; elle va aussitôt à sa table de nuit, prend une boîte d'allumettes, et rallume sa lampe.

« A cinq heures, elle se déshabille, se couche et est prise d'un accès d'hystérie : nous avons eu le soin d'enlever la pendule qui était sur la cheminée, pour que rien ne lui fît connaître l'heure.

435. « *Somnambulisme du 2 janvier*. — Les essais de précipitation ayant échoué, Mme X... prépara et exécuta devant nous une nouvelle tentative de suicide. Après avoir ouvert ses meubles, ses tiroirs, en témoignant une vive impatience, comme si elle n'eût point trouvé ce qu'elle cherchait, elle prit un des cordons de ses jupes, le tira violemment entre ses mains pour en essayer la solidité, fit une anse à l'une des extrémités, monta sur une chaise et attacha solidement l'autre bout à l'espagnolette de sa fenêtre. Ces préparatifs terminés, elle resta immobile, comme plongée dans une réflexion profonde, puis se mit à genoux, fit le signe de la croix, et sembla prier pendant quelques minutes. C'est alors que nous la vîmes s'approcher de la fenêtre, monter sur un tabouret, se passer le nœud autour du cou, et s'abandonner à son propre poids. Nous étions aux dernières limites de l'expérimentation, je coupai la corde, et la pauvre malade témoigna, par l'expression contractée de son visage, du mécontentement que lui causait la main invisible qui luttait ainsi contre ses projets.

436. « *Somnambulisme du 3 janvier*. — La nuit suivante, nous fûmes témoins d'une autre tentative plus digne encore

que la précédente de fixer l'attention. Le lendemain de cette scène si émouvante, le somnambulisme revient à son heure fatale : Mme X... imagine un nouveau moyen de suicide. Elle prend un verre, le remplit d'eau; cherche son porte-monnaie, y trouve plusieurs pièces de différentes valeurs, choisit entre quelques sous ceux qui lui semblent les plus sales, et les dépose au fond du verre. La liqueur ainsi préparée est portée par elle dans son armoire, dont elle a soin de fermer la porte; aussitôt, elle va s'asseoir à sa table de travail, placée dans la pièce voisine, et commence une lettre qu'elle adresse à sa famille. Pendant ce temps, je m'étais éloigné pour prendre le verre, quand Mme X... qui n'avait nullement remarqué mon absence, accourt au léger bruit que fait la clef, et s'en empare avec rapidité : elle marche avec agitation dans sa chambre, monte sur l'appui de sa fenêtre, en descend presque aussitôt, revient à sa table et continue sa lettre avec une aisance et une facilité d'expressions qui ne lui étaient point habituelles à l'état de veille...

L'heure où la crise devait se terminer était venue; Mme X... se déshabille, se couche, est prise de convulsions comme d'habitude, et à son réveil nous témoigne sa *surprise de nous voir près d'elle*. Nous eûmes bien garde de lui parler de ce qui venait de se passer. Nous la vîmes toute la journée fort contrariée de ne point trouver la clef de son armoire, qui renfermait des objets de toilette dont elle était obligée de se passer; c'est en vain que nous la cherchâmes dans tout l'appartement, et elle se prit à suspecter de nouveau la fidélité de sa bonne.

Il n'y avait point de doute possible, l'oubli était encore complet!

Somnambulisme du 4 janvier. — A trois heures, Mme X..., est prise de convulsion hystérique d'extase avec hallucination, et entre dans le somnambulisme en s'écriant : « La mer va les engloutir!... » Elle se lève, s'habille, va droit à sa fenêtre, prend la clef qu'elle avait, la nuit précédente, suspendue à notre insu entre deux lames de la persienne, ouvre son armoire, et porte sur sa commode, au pied d'un crucifix, le verre qui contenait la boisson préparée. Je verse précipitamment l'eau qu'il renfermait et je la remplace par de l'eau sucrée, à l'insu de Mme X..., occupée dans une autre pièce. Quelques instants après, elle se rapproche ; les coudes appuyés sur la commode ; la tête entre les deux mains, elle fixe les yeux sur le Christ et semble prier avec un profond recueillement ; sa figure s'anime peu à peu ; elle saisit le verre avec quelque hésitation et le jette aussitôt sur le parquet, revient à sa table, et écrit à sa famille une autre lettre.

A cinq heures, la malade se remettait au lit, se débattait dans un accès d'hystérie, et, en nous voyant près d'elle, nous remerciait de nos soins, nous demandait si elle avait été plus malade, étonnée qu'elle était de notre visite à une heure si matinale. Dans la journée, en apercevant à son armoire la clef qu'elle avait tant cherchée la veille, elle fut fort surprise, et nous dit qu'elle vivait au milieu de mystères qui la fatiguaient, qu'elle avait hâte de rentrer dans sa famille.

Ce fut là le dernier terme des tentatives de suicide faites par Mme X..., depuis lors, elle ne nous présenta plus rien de semblable, bien que le somnambulisme se répétât plusieurs nuits encore.

437. La journée du lendemain ne fut pas moins remarquable, à cause de la succession rapide de toutes les manifestations que nous avions observées jusqu'alors, à cause de leur singulier mélange ; et quelle que soit déjà la longueur de cette observation, je ne puis passer sous silence des faits qui prouvent, à l'évidence, l'identité de tous ces phénomènes.

Journée du 6 janvier. — A midi, le beau-frère de Mme X..., vient la voir, elle l'aperçoit de loin, et est prise aussitôt d'un violent accès d'hystérie. Cet accès dure dix minutes, est suivi d'une période de catalepsie d'environ dix minutes aussi ; puis, survient un second accès d'hystérie de cinq minutes qui se termine par un cri, au milieu duquel nous entendons ces mots, plusieurs fois répétés :

« Emmenez-moi ! je veux voir mes enfants !... » Mme X...
revient à elle ; on essaye de la calmer en lui parlant de son
état, lui disant qu'elle a besoin de soins ; elle nous comprend
à peine. Il était alors midi et demi ; son beau-frère la quitta,
et, à partir de ce moment, nous restâmes près d'elle jusqu'à
six heures du soir.

Il n'y eut plus alors de répit ; nous vîmes tour à tour se
succéder l'hystérie, la catalepsie, l'extase, le somnambulisme
et ces névroses se mêler l'une à l'autre.

A peine son beau-frère l'eut-il quittée qu'un nouvel accès
d'hystérie éclata avec une intensité extrême ; Mme X... eut des
mouvements convulsifs d'une telle énergie que, la tête renversée en arrière, reposant sur le sol, les pieds appuyés par
l'extrémité des orteils seulement, l'arc formé par la colonne
vertébrale était distant du sol, dans le point le plus élevé,
d'au moins 50 centimètres.

Nous profitâmes d'une période de catalepsie pour déshabiller la malade et la mettre au lit ; nous avions constaté
son état cataleptique en la mettant en équilibre sur les
ischions, les bras levés en l'air, et les membres inférieurs
soulevés pareillement. Elle resta environ dix minutes dans
cette position, ne touchant le sol que par une surface à
peine égale à la paume des deux mains ; le pouls était
calme, régulier, battait 90 fois par minute ; puis, nous
vîmes sa physionomie changer d'expression, la respiration
devenir plus fréquente et plus bruyante, les yeux s'entr'ouvrir, et se diriger vers un point de la chambre qu'ils ne quittèrent plus. Nous suivions attentivement toutes les nuances
de la pensée de Mme X... elle avait bien évidemment une
hallucination de la vue ; son visage exprimait le plaisir, le
bonheur ; elle étendit les bras, se souleva lentement, s'assit
sur son lit, le corps et les bras dans la direction de son regard, et resta quelques secondes ainsi dans une véritable
extase ; tout à coup, elle ferma violemment les bras sur sa
poitrine, on eût dit qu'elle y pressait quelqu'un ; puis, elle
poussa un cri affreux et dit : « Ne me les enlevez pas, mes
« enfants, mes chers enfants, laissez-les-moi !... » Un nouvel
accès d'hystérie survint aussi violent que le précédent, et,
quand il fut terminé, Mme X... passa la main sur son front

et nous dit : « Où sont-ils ? pourquoi me les enlever ?... »
En vain, nous essayâmes de la rassurer ; nous lui dîmes
qu'elle avait fait un rêve, et qu'elle avait pris pour une
réalité ce qui n'avait existé que dans son imagination. Rien
ne put la convaincre ; elle eut tout aussitôt une nouvelle
convulsion, suivie de catalepsie, puis d'extase ; c'était un
spectacle émouvant de voir les impressions se traduire sur
sa physionomie, le geste ajoutait encore son expression à
celle du visage ; ses enfants étaient toujours bien là devant
elle ; un moment elle crut les saisir, ses mains se fermaient
contractées ; elle luttait contre une force plus grande que la
sienne qui cherchait à les lui arracher ; nous la voyions résister avec une incroyable énergie ; et, comme vaincue par
une puissance plus grande que la sienne contre laquelle ses
efforts se brisaient, elle poussa un cri de douleur affreux, et
de l'extase tomba dans un accès d'hystérie, au milieu
duquel elle prononçait ces mots : « C'est par trop cruel de
« me les enlever ! je vous en prie, laissez-les-moi ! »

438. Elle ne revint pas à elle, et sembla vouloir sortir de
son lit. Nous la laissâmes faire ; elle s'habilla précipitamment, et, sans dire un mot, le regard fixe, sans expression, elle se dirigea vers la porte et descendit dans le
jardin.

Nous lui offrîmes le bras ; elle l'accepta, et nous commençâmes à nous promener. Arrivée à la porte du jardin, elle
voulut sortir : nous nous y opposâmes. Elle ne fit pas de résistance ; tout à coup elle s'arrêta et nous dit : « Y a t-il
bien loin d'ici chez moi ? — Pourquoi, Madame ? — C'est
« que je veux partir ; mes enfants m'attendent. » Nous ne lui
répondons pas et continuons à marcher, lui faisant quelques
questions auxquelles elle ne répond pas et ne porte du reste
aucune attention. « Nous étions près d'un banc : elle monte
dessus et semble vouloir escalader le mur ; elle descend,
marche, s'arrête encore : « Je vois mes enfants, » dit-elle.
Elle quitte mon bras, les mains étendues, l'œil fixe et dirigé
vers un point ; elle avance lentement ses pieds l'un après
l'autre, semblant craindre de troubler par le moindre bruit
la vision qui l'occupait tout entière. Bientôt elle ne fait plus

aucun mouvement. Nous lui levons les bras : ils gardent la position que nous venions de leur donner : le pied gauche était resté en arrière, appuyé par les orteils sur le sol, nous le soulevons aussi, et Mme X... resta debout, immobile, en équilibre sur le pied droit pendant au moins cinq minutes. Ce n'était plus de l'extase pure, c'était en ce moment de la catalepsie, et ces deux phénomènes étaient survenus au milieu d'un véritable somnambulisme.

Elle était complètement insensible et respirait à peine ; ses bras s'abaissent peu à peu, sa tête s'incline, la respiration devient plus fréquente, et un accès d'hystérie est la fin de cet état.

Revenue à elle, nous lui demandons ce qu'elle avait, et elle nous répète encore : « Je viens de voir mes enfants ; « on ne me les laisse que quelques instants, et on les emporte. « C'est affreux ! »

439. — Un moment après, elle veut se remettre en marche pour les rejoindre ; nous la suivons. Elle se croyait sur la route, et chaque pas, disait-elle, la rapprochait de ses enfants. Nous marchons un peu plus vite, elle accélère sa marche comme nous ; nous commençons à courir, elle court aussi, et nous sommes alors témoins d'un fait bien remarquable. J'avais quitté le bras de Mme X... et *je lui avais dit, toujours courant près d'elle, qu'il fallait faire ainsi vingt fois le tour du jardin ;* elle m'avait répondu machinalement qu'*elle le voulait bien*. Depuis quelques minutes, elle ne parlait plus, les traits de son visage n'avaient plus aucune mobilité, le regard était redevenu fixe, et cependant les mouvements se continuaient avec la même allure. Frappé de l'expression de Mme X... je m'arrêtai ; mais elle, *semblable à une machine mue par un ressort, continue à accomplir seule le mouvement qui lui avait été imprimé*, allant sans hésitation, mais, aussi sans conscience, dans la route tracée devant elle ; et cette femme, brisée par les accès antérieurs, fit ainsi, sans témoigner de fatigue, sans proférer un seul mot, *dix fois de suite le tour du jardin*[1]. »

---

[1] Dr MESNET, *op. cit.* p. 10.

440. L'intéressante observation faite par M. le Dr Mesnet en 1860, donne lieu à quelques remarques.

D'abord, nous en ferons ressortir l'importance au point de vue médico-légal. En premier lieu, par suite de l'oubli total au réveil de tout ce qui s'est acccompli en état de somnambulisme, Mme X... croit qu'on lui a volé les objets qu'elle a déplacés elle-même inconsciemment, et qu'elle ne retrouve plus à l'endroit où elle les met habituellement; de là, dans son esprit, des défiances, des suspicions assez naturelles; elle croit qu'on l'a volée et ses soupçons se portent sur la domestique attachée à sa personne. Dans le chapitre que nous consacrons plus loin aux affaires criminelles dans lesquelles on a pu constater un état somnambulique, nous trouverons un cas analogue; alors, sans l'intervention habile de M. le Dr Dufay, une condamnation fût certainement intervenue.

Ensuite Mme X... tente jusqu'à trois fois de se suicider, et ces tentatives ne manquent leur effet que par des circonstances indépendantes de sa volonté. Supposons que, au lieu d'être étroitement surveillée dans la maison de santé de M. le Dr Mesnet, la malade fût restée dans sa famille; qu'elle eût déplacé, en état de somnambulisme, des valeurs au porteur pour une somme considérable et qu'elle les eût cachées de telle façon qu'on ne pût les retrouver; que, revenue à l'état normal, elle eût accusé hautement et devant témoins l'un de ses gens; qu'elle eût tardé cependant à le congédier; qu'enfin, la nuit suivante, elle se fût effectivement suicidée en se jetant par la fenêtre. N'eût-il pas pu arriver que la justice, informée du fait, et après une enquête minutieuse, crût trouver là tous les éléments de l'accusation la plus solide et la mieux fondée? Et si c'eût été dans un accès de somnambulisme qui eût échappé à tous les yeux que le suicide se fût accompli, qu'aurait-on pu dire pour combattre les présomptions résultant d'un malheureux concours de circonstances? Le ou la domestique n'aurait même pas pu alléguer l'état de somnambulisme comme cause d'un suicide, qui serait resté dès lors fort problématique ! On entrevoit aisément les conséquences de ce fait.

441. Ce n'est pas un des moindres avantages des études sur la suggestion, le somnambulisme et l'hystérie, que de répandre une vive lumière sur des faits historiques restés longtemps sans explication satisfaisante comme les procès de sorcellerie et les épidémies de démonopathie, qui, à diverses époques ont jeté un si grand trouble dans la société européenne. Pendant des siècles, théologiens, magistrats, gouvernants, hommes de science et hommes du monde ont cru à l'intervention fréquente et presque journalière du démon, dans les affaires humaines. Le génie même n'a pu soustraire presque aucun de nos ancêtres à cette conception devenue pour nous si étrange, et nous avons peine à comprendre comment une erreur aussi énorme a pu devenir aussi générale et aussi durable.

Pendant plusieurs siècles, on a brûlé les sorciers et les sorcières, ou du moins les malheureux que l'on croyait, ou qui même s'avouaient tels : puis, quand, à la longue, des idées plus humaines ont prévalu, quand on a enfin reconnu que les malheureux qu'on prenait pour des démoniaques n'étaient que des malades dignes de pitié, l'on s'est encore arrêté à une vue incomplète des choses. La science a nié qu'il pût y avoir *rien de réel* dans les prodiges ou les maléfices que l'on avait imputés aux sorciers, et elle n'a voulu y voir qu'une aberration dans laquelle l'esprit humain se serait égaré jusqu'à nos jours.

Il me semble que l'on est ainsi tombé d'un excès dans l'autre; assurément les sorciers n'ont jamais pu produire aucun phénomène surnaturel, sur ce point, nous sommes d'accord; mais ils ont pu et dû produire bien souvent, *sans savoir comment cela arrivait*, quelques-uns des phénomènes que nous produisons aujourd'hui par suggestion, tels que paralysie, contracture, aphonie, amnésie, hallucinations, illusions des sens, etc. Et l'on comprend alors que les contemporains, témoins de ces effets que la science moderne a longtemps niés comme impossibles, et ne pouvant leur trouver aucune explication raisonnable, soient tombés dans cette erreur, d'attribuer à ce qu'ils voyaient de leurs yeux et touchaient de leurs mains, une cause mystérieuse, surnaturelle, diabolique.

442. Jusqu'au XVIIe siècle, pour ne pas remonter plus haut, on trouve des faits judiciaires dans lesquelles on voit les traces les moins contestables de somnambulisme, de suggestion inconsciente, d'hystérie.

Deux noms se présentent ici à la pensée, tous deux appartenant à l'ordre ecclésiastique, tous deux désignant des victimes de l'ignorance générale qui ont payé de leur vie les alliances qu'on croyait pouvoir leur reprocher avec le diable. J'ai nommé Gaufridi et Urbain Grandier.

Gaufridi, curé de la paroisse des Accoules à Marseille,

s'était, paraît-il, livré à des pratiques de sorcellerie, il avait signé un engagement avec le démon, sans doute pour lui vendre son âme ; il demanda en échange, dit Dom Calmet [1], « qu'il pût jouir d'une grande réputa-
« tion de sagesse parmi les gens de probité, et qu'il
« pût inspirer de l'amour aux femmes et aux filles qui
« lui plairaient, *en soufflant seulement sur elles* ».

Nous devons croire qu'il « souffla » sur Madeleine Mandole de la Palud, jeune fille d'une rare beauté, à qui il inspira une violente passion et qui se donna à lui. Les parents de la jeune fille la firent enfermer au couvent des Ursulines d'Aix ; mais Gaufridi eut assez de crédit pour l'en faire sortir et il continua à entretenir avec elle des relations coupables. La famille de la Palud intervint de nouveau, et Madeleine, aux reproches qui lui étaient adressés, répondit qu'elle était ensorcelée. Le parlement d'Aix fut saisi de l'affaire, et, sur le procès-verbal du P. Michaélis, dominicain, qui avait souvent exorcisé Madeleine de la Palud, Gaufridi fut condamné à être brûlé vif comme sorcier. Il subit sa peine, tout en protestant qu'il n'avait employé pour séduire Madeleine que des moyens purement naturels et humains.

Ce qu'il y a d'étrange, c'est que, d'abord, pendant le procès, la jeune fille séduite, confrontée avec son séducteur, avait reconnu « qu'il était homme de bien et que
« tout ce qu'on avait répandu contre lui était imagina-
« tion, et rétracta tout ce qu'elle-même avait avoué [2] » ;

---

[1] Dom Calmet, abbé de Senones, *Traité sur les apparitions des esprits et sur les vampires ou revenants* de Hongrie, de Moravie, etc., t. I. p. 136. — Senones, 1759, chez Joseph Parizet, imprimeur-libraire.

[2] Dom Calmet, *op. cit.*, p. 139.

ensuite, après une réclusion de plusieurs années, Madeleine de la Palud, sur laquelle cependant Gaufridi ne pouvait plus « souffler », fut condamnée à la prison perpétuelle pour conduite scandaleuse (1653). C'était bel et bien une hystérique !

443. Hystériques encore, à n'en pas douter, hystériques et somnambules, ces fameuses Ursulines de Loudun à qui la beauté d'Urbain Grandier avait inspiré une passion contagieuse, qui coûta la vie à l'objet de leurs coupables amours, jugées démoniaques et attribuées aux maléfices du démon !

M. le Dr Legué a écrit sur ce procès resté célèbre un très curieux livre[1], dont M. le Dr G. Daremberg a fait un éloge mérité dans le *Journal des débats*[2]. Les Ursulines, brûlant d'amour pour leur curé, eurent bientôt des hallucinations : « conformément à la hiérarchie, dit spiri-
« tuellement M. Daremberg, la mère supérieure crut
« voir la première Urbain Grandier qui lui parla d'a-
« mourettes, la sollicita par des caresses aussi inso-
« lentes qu'impudiques, et la pressa de lui accorder ce
« qui n'était plus à sa liberté et que, par ses vœux, elle
« avait consacré à son saint époux ». La contagion s'étendit ; toutes les religieuses imitèrent leur supérieure et tout le couvent s'imagina recevoir la visite nocturne d'Urbain Grandier. La justice s'émut de ces histoires, et Laubardemont fit une enquête. Il fut prouvé « que
« toutes ces religieuses ont un amour fort déréglé pour
« l'accusé ; la mère prieure en fut tellement troublée

---

[1] Dr Legué, *Urbain Grandier et les possédées de Loudun.*

[2] Dr G. Daremberg, *Les démoniaques et les hystériques*, Journal des Débats, 17 oct. 1885.

« qu'elle ne parlait plus que de Grandier, qu'elle disait
« être l'objet de toutes ses affections ». Toutes disaient
aussi, en le voyant, que c'était bien lui qui s'était approché
de leur lit, puisque toutes, à la prononciation du nom
de Grandier, étaient prises de trouble. Cette croyance
à la réalité d'une hallucination est bien caractéristique
du délire hystérique, et nous rappellerons l'histoire de
la malade de M. Richer qui était persuadée qu'un élève
du service venait la visiter la nuit; elle fondait son
accusation sur une preuve imaginaire invoquée aussi
par les religieuses de Loudun : « La preuve que les
« visites de M. X... sont bien réelles, c'est que, aussitôt
« que je le vois dans la journée, je deviens pâle et suis
« prise de tremblements. »

« Ce malheureux Grandier, poursuivi comme sorcier,
ne sachant comment échapper au bûcher que lui préparaient ces malheureuses inconscientes, proposa à Laubardemont un artifice assez habile. « Saint Athanase,
« disait-il, accusé au Concile de Tyr, par une femme qui
« ne l'avait jamais vu, s'avisa d'un stratagème qui
« prouva son entière innocence. Lorsque cette femme
« entra dans l'assemblée, un prêtre nommé Timothée
« se présenta à elle et lui parla comme s'il eût été
« Athanase; elle le crut aussi et, par ce moyen, elle manifesta la fausseté de son allégation. » Mais Laubardemont ne voulut pas imiter le grand évêque, il crut les
nonnes sur parole et Grandier fut brûlé pour avoir été
trop beau. Pendant ce temps, les prêtres essayaient de
chasser le démon du corps des religieuses, en les accablant d'exorcismes. Ces pratiques, qui voulaient prouver la sorcellerie de Grandier, prouvaient simplement
que les possédées du démon étaient atteintes de grande

hystérie. Un témoin oculaire dit, dans une lettre trouvée à la Bibliothèque nationale par M. Legué, que les exorcistes font tomber les nonnes, quand ils veulent, « avec « tremblements de tout le corps et grincements de « dents. » Pendant la messe, la supérieure « avait les « bras tournés et les mains aussi, les joues fort enflées, « tirait la langue hors de la bouche... Ses pieds parais- « saient crochus... Elle s'est efforcée de prendre le saint- « ciboire pour l'arracher des mains du prêtre... à l'une « de ses convulsions, s'est levée sur sa couche, sa tête « étant soutenue par une religieuse, son corps aussi par « quelques-uns qui étaient les plus près de sa personne ; « a élevé son bras vers la porte et ne touchait que d'un « pied à sa couche ». Voilà bien une de ces attitudes illogiques de la grande hystérique, telles qu'elles sont décrites dans l'ouvrage classique de M. Richer. Une autre religieuse, en présence de l'exorciste, « fut jetée sur « le carreau, où le diable exerça sur elle de grandes « violences ; il la renversa trois fois en arrière en forme « d'arc, en sorte qu'elle ne touchait au pavé que de la « pointe des pieds et du bout du nez. »

Un autre jour, la mère prieure, devant le Père Surin, son exorciste, présenta, « entre autres postures, une « telle extension des jambes, qu'il y avait sept pieds de « longueur d'un talon à l'autre... Puis elle alla se jeter « le ventre à terre, ayant le corps et les bras en forme « de croix [1] ».

444. M. le Dr Brouardel, doyen et professeur de médecine légale à la faculté de médecine de Paris, a fait à son

---

[1] Dr G. DAREMBERG, *Les démoniaques et les hystériques*, Journal des Débats, 17 oct. 1885.

cours une leçon sur *L'hystérie et le mariage*, dont nous reproduisons ci-après l'analyse, d'après la *Revue de l'hypnotisme*[1].

« Je veux maintenant vous parler de l'hystérie, non pas qu'on puisse la faire intervenir en tant que maladie comme action en divorce, mais parce qu'elle suscite dans le ménage tant de difficultés, tant d'événements bizarres, qu'elle finit par rendre la vie commune impossible.

« Il existe dans le monde un préjugé au sujet des hystériques : c'est qu'elles sont toutes atteintes d'une certaine lubricité. Il y a là une erreur complète. Sans doute, on trouve des nymphomanes parmi les hystériques, mais en grande minorité, et j'ai remarqué, au contraire, que les femmes hystériques sont plutôt frigides et ne connaissent guère les plaisirs génitaux.

« Ce préjugé remonte à Platon, qui avait dit : « La matrice est un animal qui veut à toute force concevoir et qui entre en fureur s'il ne conçoit pas. » Ne manquez donc pas, dans vos rapports, d'établir cette anesthésie sexuelle; en précisant : « Nous entendons par hystérie une maladie nerveuse qui n'a rien à voir avec les appétits génésiques. » Je vous engage à aller entendre une plaidoirie en séparation de corps. C'est toujours très amusant, parce que l'avocat entre dans les détails les plus intimes et parfois les moins relevés de la vie conjugale et conclut en disant : « Ce sont des manifestations de sa maladie; elle est hystérique ! »

« Qu'est-ce donc que l'hystérie? La réalité n'est pas beaucoup plus gaie que le préjugé. La femme hystérique est vive, intelligente, très intéressante par sa conversation, où elle a le talent de passer rapidement d'un sujet à un autre avec une facilité et une aisance extrêmes; elle tient par-dessus tout à plaire, en dehors de toute idée de coquetterie; elle cajole son interlocuteur; il faut qu'on s'occupe d'elle. C'est, en un mot, une femme très séduisante.

« Mais quand un malheureux s'est laissé attirer par cette

---

[1] *Revue de l'hypnotisme*, I, p. 285

charmeuse et s'est uni à elle dans le mariage, le tableau change bientôt à ses yeux. Le besoin de se faire remarquer s'accentue chez sa femme dans les formes les plus scabreuses. Sa conversation ne se contente plus d'être agréable, elle devient très épicée, et le désir impérieux qu'on s'occupe d'elle la pousse à des actes absolument irréguliers. *Elle se compromet.*

« Les conséquences sont plus terribles encore dans son caractère et dans son intelligence. Elle est essentiellement menteuse, et c'est là le vrai critérium de la femme hystérique. On en a vu tenir en échec, pendant de longues années, les tribunaux, les médecins; leur famille sur un échafaudage de mensonges, emboîtés avec un art inouï les uns dans les autres.

445. « Et ce talent n'appartient pas seulement aux adultes. Sous l'Empire, en 1855-1856, une enfant de quatorze ans, à peine réglée, qui allait en pension, disparut sans qu'on pût savoir ce qu'elle était devenue. Elle rentre au bout de huit jours, se jette en larmes dans les bras de ses parents et leur raconte qu'elle a été victime d'un enlèvement. Au sortir de la pension, elle avait été prise et emmenée dans un équipage superbe, elle ne sait par quelles rues, car les stores étaient baissés, et conduite dans une petite villa. Elle fait la description la plus minutieuse de la livrée des domestiques. Au bout d'un jour ou deux un monsieur est venu, dont elle fait le portrait; il y a eu un dîner fin dont elle donne le menu détaillé, et après ce dîner... Enfin, elle avait réussi à s'échapper.

« D'après ses récits, il n'y avait pas à s'y tromper, le don Juan était le duc de Morny. A cette époque, le duc de Morny était tout-puissant; pourtant la préfecture de police commençait à prendre l'éveil, lorsque M. Lasègue, après plusieurs médecins qui avaient accepté les dires de l'enfant, objecta : « Si nous regardions si elle est vierge? » Et elle était vierge. Sur ces entrefaites, une dame vint un jour chez les parents et dit : » Comment va donc ma petite amie? — Quelle petite amie? — Eh bien! l'amie de pension de ma fille, qui est venue passer une semaine chez moi. » Vous voyez que quand certaines femmes veulent se donner la peine de mentir, elles y réussissent.

446. « Un autre exemple remarquable est celui auquel se rattache le nom de La Roncière Le Noury, qui, étant élève à Saumur, fut accusé faussement par la fille du général de s'être introduit chez elle pendant la nuit : il avait soulevé l'espagnolette des volets, avait cassé un carreau qui se trouvait cassé effectivement, etc. Par une fatalité où il a d'ailleurs montré beaucoup de caractère, les circonstances ont tourné contre lui; il se trouvait précisément absent de l'École cette nuit-là, et il a dû faire dix ans de travaux forcés. Le père de cette jeune fille ayant été ensuite envoyé à Paris, à chaque instant elle mettait la police en mouvement : étant en voiture, la main sur la portière, elle avait reçu un coup de canne sur la main; on avait pénétré chez elle, etc. Depuis lors elle s'est mariée et est devenue l'une des clientes les plus assidues de M. Charcot; c'est aujourd'hui une grande hystérique[1].

447. « Les sentiments affectifs sont absolument anéantis chez les hystériques, et Legrand du Saulle rapporte des exemples de femmes ayant empoisonné leurs enfants et leur mari. Une affaire qui a passionné nos pères à un degré qu'on n'imagine pas, est l'affaire Lafarge. Cette femme, qui vivait isolée avec un homme d'une autre intelligence et d'une autre éducation qu'elle, avait fini par s'en débarrasser, et elle a trompé ensuite ses avocats avec une telle habileté, que ceux qui l'ont défendue, forts de cette éloquence que donne la bonne foi, en sont tous restés célèbres.

448. « Je vous ai dit que les deux premiers caractères des hystériques étaient le mensonge et la nécessité d'avoir un public. Ce sont des comédiennes et il leur faut un public; serait-ce le public des assises! Une jeune femme rentrant du bal avec son mari, va au berceau de son enfant, ne l'y

---

[1] Nous nous occuperons plus en détail de cette affaire sous le n° 455. (J. L.)

trouve pas, montre à son mari la lampe renversée et enfin découvre l'enfant la tête la première dans la fontaine. Rien n'avait été volé. Or, cette femme, en soirée dans une maison située deux portes après la sienne, était sortie un instant, prétextant un pressant besoin.

« Ma conviction profonde était qu'elle avait tué son enfant, et j'avais dit au juge d'instruction : « Elle sera dévorée de l'envie de paraître en cour d'assises. » Ma prédiction s'est réalisée. L'affaire ayant été classée, cette femme venait constamment trouver le juge d'instruction en lui disant; « Mais, puisque vous ne poursuivez personne, c'est donc moi qui suis la coupable..., alors, poursuivez-moi ! »

449. « Une jeune fille de bonne famille racontait qu'elle avait été obligée, pour se débarrasser d'un monsieur aux environs de Bougival, de lui donner un coup de couteau, — et elle montrait le couteau sanglant, — et de le précipiter dans la Seine. Toutes les recherches étant restées infructueuses pour retrouver le cadavre, elle finit par avouer que son récit était un conte.

« Une autre disait avoir été l'objet d'une attaque en wagon et présentait une toute petite plaie au-dessous de la mamelle gauche. Chargé de l'enquête j'étais très défiant à cause de la mine de la victime, lorsque je découvris que le couteau abandonné par l'assassin, et qui n'offrait aucun nom de marchand, avait été vendu un mois avant, à la victime elle-même, au *Coq Hardi*, rue Dauphine.

450. « L'hystérie dans le ménage suit toujours à peu près la même évolution. A peine mariée depuis quelques semaines, la jeune femme se plaint d'être *incomprise (sic)*, et de n'avoir pas trouvé celui sur lequel elle était appelée à verser les trésors d'amour dont déborde son âme.

« Après des scènes de tendresse conjugale vraiment charmantes, dont elles vous font volontiers témoins; il n'est bientôt rien qu'elles ne mettent en œuvre dans la maison pour être désagréables à leur mari.

« De là des querelles perpétuelles, où le mari finit par perdre patience. La femme s'empresse alors de porter plainte devant les tribunaux de sa violence et de sa brutalité, et c'est contre cet infortuné qu'est prononcée la séparation. »

451. Dans les pages qui précèdent, j'ai essayé de montrer par des exemples, le peu de confiance que la justice doit accorder, selon les cas, aux dénonciations ou aux accusations des hystériques. Il est encore une autre catégorie de témoins que le lecteur ne s'attend guère sans doute à voir ranger dans le même chapitre, je veux parler des enfants. Or, dans certaines circonstances, les enfants peuvent être les plus dangereux et les plus faux des témoins : les plus dangereux, parce que leur âge, leur naïveté apparente ou réelle, l'intérêt qu'ils inspirent, l'innocence qu'on leur attribue, tout concourt à produire à leur égard un préjugé favorable ; les plus faux, parce que, par une sorte d'auto-suggestion inconsciente, par la vivacité de la représentation mentale qui, pour eux, donne souvent à l'idée-image la netteté et le relief de la réalité, par l'insuffisance des facultés de jugement, de coordination, de contrôle, les enfants peuvent raconter les histoires les plus fausses avec une sincérité complète, et être, les premiers, dupes d'une erreur qui, plus d'une fois, pourrait avoir pour d'autres personnes les plus funestes et les plus fatales conséquences.

M. le Dr Motet a publié à ce sujet dans la *Revue de l'hypnotisme*[1] d'excellentes observations. Le lecteur me saura gré de les placer ici, comme un complément naturel du présent chapitre.

« Je ne sais rien de plus émouvant que le récit d'un enfant racontant les détails d'un crime dont il prétend avoir été le

[1] *Revue de l'hypnotisme*, p. 344.

témoin ou la victime. La naïveté du langage, la simplicité de la mise en scène augmentent singulièrement l'intérêt, accroissent la confiance. L'entourage se laisse aisément gagner par une émotion qui va grandissant toujours, se doublant de l'indignation et de la pitié qu'inspire une monstrueuse aventure.

« Lasègue racontait qu'un jour il avait eu à intervenir dans une affaire grave : Un négociant, chemisier, est appelé chez un juge d'instruction sous l'inculpation d'attentat à la pudeur sur un enfant de dix ans. Il proteste en termes indignés ; il affirme qu'il n'a pas quitté sa maison de commerce à l'heure où aurait été commis l'attentat dont on l'accuse. Voici comment avait pris naissance cette fable : l'enfant avait fait l'école buissonnière et il était rentré à la maison longtemps après l'heure habituelle ; à son arrivée, sa mère inquiète, lui demande d'où il vient ; il balbutie ; elle le presse de questions ; elle s'imagine qu'il a dû être victime d'un attentat à la pudeur, et, lancée sur cette piste on ne sait pourquoi, elle interroge en ce sens ; elle prépare à son insu les réponses, et quand le père arrive, c'est elle qui, devant l'enfant, raconte l'histoire telle qu'elle l'a créée. L'enfant la retient, la sait par cœur, et, quand on lui demande s'il reconnaîtrait la maison où il a été conduit par le monsieur, il désigne la demeure du négociant, et l'histoire ainsi complétée est acceptée jusqu'au jour où il a été possible de reconstituer l'escapade et de réduire à néant une fable dont les conséquences auraient pu être si graves.

« Le hasard m'a permis de recueillir, dans un court espace de temps, quatre observations de ce genre :

« Le 19 novembre 1885, un petit garçon de sept ans et demi ne rentre pas chez sa mère, et le soir il est retrouvé à Billancourt : deux inspecteurs l'avaient retiré de la Seine au moment où il allait se noyer.

« Il raconta que, le matin, dans la rue, un homme dont il fait le portrait, dont il détaille le costume, les allures, l'avait abordé et l'avait emmené de force ; après avoir marché longtemps, ils étaient arrivés sur le bord de l'eau, et, sans rien dire, l'homme l'avait jeté dans la rivière.

« Le signalement de l'homme était si précis qu'on put

sans peine trouver celui que désignait l'enfant. Malgré ses énergiques dénégations, cet homme, employé dans un musée d'anatomie ambulant, établi près de la demeure de l'enfant, fut arrêté, mais il prouva son alibi. C'est alors que je fus chargé d'examiner l'enfant Albert Morin.

« J'appris auprès de la mère que depuis longtemps cet enfant dormait mal, presque toutes les nuits il urinait dans son lit. En outre, le milieu dans lequel il vivait était de nature à frapper son imagination et à déterminer chez lui une exaltation singulière du sentiment du merveilleux. Sa mère étant marchande de journaux, il entendait à chaque instant parler de faits divers émouvants, il avait continuellement sous les yeux des images qui représentaient des scènes de violence, etc. Sur ces entrefaites, dans son quartier vient s'établir un musée d'anatomie; au milieu de figures de cire qui le fascinent, un homme se meut, parle, et, par une singulière coïncidence, l'enfant l'entend un jour dire à la foule : « Entrez, vous verrez la tête de Morin tué par Mme Cl. H... » Le reste lui importe peu; mais Morin, c'est lui; la tête que cet homme va montrer, est-ce la sienne?

« Voilà le choc moral, l'impression est produite, la perplexité, l'obsession vont la suivre, la rendre durable, et, au lieu du sommeil si calme d'ordinaire à cet âge, des rêves effrayants vont le hanter, le souvenir en persiste au réveil, l'idée d'un danger menaçant s'implante alors dans l'esprit et un jour, au hasard peut-être d'une rencontre, l'enfant, pris de peur, fuit devant lui et arrive sur le bord de la Seine; à ce moment, la vision a dû disparaître; la chute dans l'eau n'est plus qu'un événement banal. Au fond de tout cela, qu'y a-t-il? Un état mental très intéressant à étudier chez un enfant qui, un beau jour, a mis en action, dans un état d'automatisme analogue à celui du somnambulisme, l'un de ses rêves terrifiants. Son esprit troublé a fait tous les frais d'une aventure, à la réalité de laquelle on a pu croire, et qui n'est pas autre chose qu'un fait pathologique, une auto-suggestion.

« J'ai eu, presque à la même époque, à examiner un jeune détenu qui racontait qu'une personne était entrée la nuit dans sa cellule et s'était livrée sur lui à des attouchements obscènes. L'explication ne fut pas difficile à trouver : l'enfant avait des oxyures et de l'érythème intertrigo avait été provoqué par des frottements répétés ; le sommeil était troublé par des rêves sous l'influence desquels la sensation de prurit à l'anus se transformait en attouchements, et, dans cette jeune imagination pervertie par la vie d'atelier, une histoire faite moitié de terreurs nocturnes, moitié de conversations obscènes, était débitée avec toutes les apparences d'une conviction sincère.

C'est par un procédé analogue que des enfants s'accusent de délits ou de crimes qu'ils n'ont pas commis. C'est ainsi que j'ai vu un enfant de dix-sept ans arrêté, sous l'inculpation d'avoir jeté à l'eau un de ses petits camarades.

« Lorsqu'il fut conduit devant le juge d'instruction, il avoua et nia tour à tour ; si on l'interrogeait d'une certaine façon, il récitait une leçon apprise ; si on lui parlait avec bienveillance, il disait le contraire de ce qu'il avait affirmé : il y avait dans son esprit un mélange confus de vérités et de mensonges qui rendait assez difficile la solution du problème. Le retour de l'enfant disparu vint heureusement tout simplifier.

« Il faut donc, au point de vue médico-légal, se tenir en garde contre les affirmations souvent mensongères des enfants ; ce qui s'est passé en Hongrie, il y a quelques années, en est un saisissant exemple.

« Une jeune fille disparut sans que personne sût ce qu'elle était devenue.

« Deux mois après, on retrouva un cadavre que les uns reconnurent pour celui de cette jeune fille, tandis que les autres le nièrent ; mais les passions religieuses s'éveillèrent à propos de ce fait : protestants et catholiques accusèrent les israélites d'avoir assassiné la jeune Esther dans la synagogue : une légende se propage, on fixe le jour, l'heure du crime, etc. Un enfant de treize ans, rudoyé, violenté par le juge d'instruction, finit par dire que son père avait attiré chez lui la jeune fille, qu'il a entendu un cri, et qu'il l'avait vue par le trou de la serrure étendue à terre.

« En vain démontra-t-on l'alibi des hommes accusés, l'impossibilité de commettre un pareil attentat en plein jour, etc., etc., la déposition de l'enfant est là, et le juge, qui l'a préparée et qui ne veut pas la perdre, séquestre son jeune témoin jusqu'au jour de l'audience, où il vint réciter comme une leçon apprise l'épouvantable déposition à laquelle il avait fini par croire [1].

« C'est notre honneur à nous, médecins, de pouvoir apporter la lumière dans ces questions si délicates.

452. — « Lorsqu'il s'agit de l'enfant, il ne faut jamais oublier que sa jeune intelligence est toujours prête à saisir le côté merveilleux des choses, que les fictions le charment, et qu'il objective puissamment ses idées, qu'il arrive avec une étonnante facilité à donner un corps aux fictions écloses dans son imagination ; que son instinctive curiosité, son besoin de connaître, d'une part, et d'autre part l'influence qu'exerce sur lui l'entourage, le disposent à accepter sans contrôle possible tout ce qui lui vient de ces sources diverses. Bientôt il ne sait plus ce qui lui appartient en propre, ce qui lui a été suggéré, il est affranchi de tout travail d'analyse, et sa mémoire entrant seule en jeu, lui permet de reproduire sans variantes un thème qu'il a retenu ; mais c'est précisément par cette répétition monotone que l'enfant se laisse juger. Quand le médecin expert, après plusieurs visites, retrouve les mêmes termes, les mêmes détails, lorsqu'il suffit de la mise en train pour entendre se dérouler dans leur immuable succession les faits les plus graves, il peut être sûr que l'enfant n'a pas dit la vérité, et qu'il substitue, à son insu, des données acquises, à la manifestation sincère d'événements auxquels il aurait pu prendre part.

« J'ai dit que ces états avaient des analogues : M. le professeur Charcot, qui ouvre avec une inoubliable bienveillance son service de la Salpêtrière à qui veut s'instruire, nous montrait, il y a quelques semaines, une jeune hysté-

---

[1] C'est, je crois, M. Bernheim qui a le premier parlé à ce point de vue de l'affaire de Tisza-Eslar ; nous rapporterons tout à l'heure ce qu'il en a dit. (J. L.)

rique qui, pendant une période d'hypnose, avait été convaincue qu'une somme de 50 francs avait été mise à sa disposition par un des assistants ; elle en avait donné reçu, et elle avait vécu avec cette idée. Un jour qu'elle était à l'état de veille, on lui demanda où et comment elle s'était procuré un objet de toilette dont elle se parait avec coquetterie. Elle répondit qu'elle était sortie pendant une après-midi, qu'elle était allée rue de la Paix et qu'elle avait payé 12 francs l'objet en question. « Vous avez donc de l'argent ? lui demanda M. le professeur Charcot. — Certainement, lui répondit-elle, vous vous rappelez bien les 50 francs que m'a donnés M. X... — Combien vous reste-t-il? — Une trentaine de francs. — Pourriez-vous les montrer ? — Certainement ; c'est la surveillante qui me les garde. » En effet, la surveillante avait en dépôt 35 fr. appartenant à la malade, et dont l'origine était tout autre que celle qu'elle leur assignait ; ils lui venaient de sa famille. A l'analyse que trouve-t-on? Une suggestion passée dans le domaine des faits acquis, et, autour de cette suggestion, une histoire vraisemblable, mais absolument fausse ; la malade n'était pas sortie de la Salpêtrière, elle n'était pas allée rue de la Paix, elle n'y avait pas acheté ni payé l'objet de toilette, elle n'avait pas reçu 50 fr. Dans son esprit s'entretenait une confusion, inextricable, pour elle, de souvenirs qu'elle était impuissante à mettre en place, et qui, s'enchevêtrant avec un certain ordre, donnaient à son récit les apparences de la vérité.

Pour les réduire, pour distinguer le vrai du faux, il suffisait de savoir que cette fille n'était jamais sortie de l'asile, et que l'argent qui lui restait avait été remis par sa famille. Le témoignage de la surveillante y suffisait. J'ai cité cette observation, parce qu'elle me permet de conclure.

En médecine légale, si l'étude des troubles en apparence aussi complexes que ceux dont je vous ai présenté le tableau peut arrêter quelque temps ; si de sérieuses difficultés doivent être vaincues, le médecin habitué aux recherches de ce genre trouvera dans les enseignements de la clinique, dans une observation sévère et patiente, les éléments nécessaires pour remplir dignement son mandat et apporter à la justice la lumière qu'elle lui demande. »

452. Nous avons vu tout à l'heure M. le Dr Motet faire allusion à l'affaire de Tisza-Eslar, qui, il y a quelques années, produisit en Autriche une émotion extraordinaire.

Voici comment, dès 1884, mon excellent collègue et ami M. Bernheim, professeur à la faculté de médecine de Nancy, expliquait, d'une façon qui me paraît fort plausible, la genèse de l'étrange et terrible accusation portée contre les juifs d'un obscur village de Hongrie [1] :

« On connaît, disait-il, l'affaire de Tisza-Eslar. Une jeune fille de quatorze ans, appartenant à la confession réformée, disparaît. Dix-neuf familles juives habitent ce village hongrois. Bientôt le bruit se répand que les Juifs l'ont tuée pour avoir son sang; c'était la veille de Pâques; ils ont mêlé son sang chrétien au pain sans levain de leur Pâque. Un cadavre repêché plus tard dans la Theiss est reconnu par six personnes comme étant celui de la jeune fille; mais la mère restait incrédule, et d'autres témoins, choisis par elle refusèrent de reconnaître le cadavre. La passion antisémitique était soulevée; l'opinion était faite. Treize juifs furent arrêtés. Le juge d'instruction, grand ennemi d'Israël, s'occupe avec une activité féroce à confirmer la conjecture que sa haine aveugle a conçue. Le sacristain de la synagogue avait un fils âgé de treize ans : il le cita devant lui. L'enfant ne savait rien du meurtre. Mais le juge, voulant à toute force établir ce qu'il croit ou veut être la vérité, le confie au commissaire de sûreté, expert pour extorquer des aveux; celui-ci l'emmène dans sa maison. Quelques heures après, l'enfant avait avoué : son père avait attiré la jeune fille chez lui, puis l'avait envoyée à la synagogue. Moritz — c'était le nom de l'enfant — avait entendu un cri, était sorti, avait collé son œil à la serrure du temple, avait vu Esther étendue à terre; trois hommes la tenaient; le bou-

---

[1] BERNHEIM, *De la suggestion dans l'état hypnotique et dans l'état de veille*, 1884, p. 100.

cher la saignait à la gorge et recueillait son sang dans deux assiettes! Séquestré pendant trois mois, confié à un gardien qui ne le quitte pas, l'enfant, arrivé à l'audience, persiste dans ses aveux : la vue de son malheureux père et de ses douze coreligionnaires que la potence menace, les supplications les plus ardentes pour l'engager à dire la vérité, les pleurs et les malédictions, rien ne l'émeut; il répète sans se lasser les mêmes choses dans les mêmes termes : il a vu. On sait que la justice finit par triompher ; tous les amis de la Hongrie et de la civilisation s'en sont réjouis.

« Comment expliquer les aveux de l'enfant? Deux hypothèses sont possibles. La terreur, la violence, les menaces ont pu arracher une déposition mensongère ; et l'on sait combien chez les enfants et même chez les adultes l'entêtement dans le mensonge devient opiniâtre, par cela seul qu'on a vécu pendant des semaines avec l'habitude de ce mensonge ; ajoutez la flatterie suivant la violence, la promesse d'une existence semée de roses pour récompenser la persévérance dans le mensonge imposé. Cela est possible! Et cependant, je ne conçois pas volontiers une perversion morale aussi monstreuse, aussi rapidement développée chez un enfant qui, jusque-là, n'avait pas témoigné de mauvais instincts.

« Que la terreur arrache un témoignage mensonger à une âme faiblement trempée, c'est dans la nature des choses! Mais, placé en présence d'un père qui souffre et implore, que l'enfant, sourd à toutes les supplications, maintienne consciemment sa déposition, sachant qu'elle entraînera la peine capitale, qu'il continue nonobstant à débiter envers et contre tous sa petite histoire qu'il sait inventée de toutes pièces, c'est une persévérance rare de monstruosité morale.

Voici l'autre hypothèse : l'enfant est ramené devant le juge d'instruction ; humble, déprimé dans le milieu pauvre où il est élevé, il tremble devant le personnage qui représente la force et la justice. Seul, éperdu, face à face avec le commissaire de sûreté auquel on l'a livré, il est terrorisé. L'autre lui persuade avec conviction que les juifs sont une race maudite, pour qui verser le sang chrétien est une œuvre pie ; ils ont l'habitude d'arroser de ce sang le pain sans levain de leur Pâque ; ce n'est pas le premier procès de ce genre. Dans un langage coloré, plein d'assurance, il lui raconte les détails circonstanciés et réalistes de scènes analogues. L'imagination du pauvre enfant nerveux, fasciné par la terreur, est vivement frappée : il est tout yeux, tout oreilles ; ses facultés de raison sont paralysées par l'émotion. Les paroles du personnage font impression sur son faible esprit ; et peu à peu l'impression profonde et persistante devient image ; sous l'influence de cette suggestion vigoureuse, le cerveau hypnotisé construit de toutes pièces la scène que le commissaire évoque : tout est là : l'enfant voit la victime couchée, tenue par trois personnes, le sacrificateur plongeant son couteau dans la gorge, le sang s'écoulant, l'enfant a vu : l'hallucination rétroactive est créée, comme on la crée expérimentalement dans le sommeil profond, et le souvenir de la vision fictive est si vivant, que l'enfant ne peut s'y soustraire. Telle une scène dramatique vigoureusement esquissée par un romancier s'impose à l'imagination avec autant de lumière que la réalité même.

J'ignore si cette hypothèse est la vraie : le fait même de la conversion rapide de l'enfant, due aux manœuvres habiles de ses instructeurs, semble dénoter un cerveau accessible aux suggestions. L'étude psychique de l'enfant par une commission de médecins pénétrés de ces faits eût permis sans doute de mesurer la suggestibilité de ce cerveau, de constater s'il était hypnotisable, peut-être de faire jaillir la vérité. »

CHAPITRE XIII

JURISPRUDENCE CRIMINELLE

I. — Trois erreurs judiciaires.

SOMMAIRE

454. Qu'il convient d'apporter des faits judiciaires à l'appui des vues théoriques de l'auteur.
455. I. Affaire La Roncière, *Cour d'assises de la Seine*, 1835; sources à consulter.
456. Faits criminels reprochés à La Roncière.
457. Attitude de la famille de M...; la jeune fille a une hallucination.
458. La Roncière arrêté; aveu qu'il rétracte bientôt.
459. M. de M... se porte partie civile; Odilon Barrot, Berryer, Chaix d'Est-Ange.
460. Dilemme posé par Odilon Barrot et par Berryer.
461. Impossibilités morales et matérielles relevées par Chaix d'Est-Ange.
462. L'ignorance des faits relatifs à l'hystérie et au somnambulisme a perdu l'accusé.
463. Les médecins constatent des accès d'hystérie, de somnambulisme, de catalepsie, d'extase.
464. L'hystérie explique l'accusation portée par Mlle de M...
465. Berryer repousse cette explication.
466. Les études sur l'hystérie nous amènent aujourd'hui à une conclusion opposée.
467. La Roncière condamné à dix ans de réclusion.
468. Le Dr Legrand du Saulle persuadé, comme l'auteur, qu'il y a là une erreur judiciaire.

469. M. Brouardel et M. Maxime Ducamp, de l'Académie française, sont du même avis.
470. Opinion de M. D..., professeur d'un institut catholique; un avocat qui refuse 12,000 francs d'honoraires.
471. II. Affaire Benoit; *parricide; Cour d'assises de la Seine*, 1832.
472. Auto-suggestion qui peut égarer les magistrats dans la poursuite des crimes.
473. Assassinat de Mme Benoit; Labauve, innocent, n'échappe à la mort que par un partage des voix des jurés (six contre six).
474. Assassinat de Formage; indices accablants contre Frédéric Benoit.
475. Labauve se constitue partie civile et prend Chaix d'Est-Ange pour avocat.
476. Benoit renvoyé devant la cour d'assises de la Seine.
477. Aveuglement, constaté par le procureur général, des magistrats qui, en 1829, se sont acharnés contre Labauve et ont protégé Benoit.
478. Circonstances qui ont pu produire cet aveuglement; *factum* de Labauve.
479. Labauve, échappé à la mort, condamné deux fois en police correctionnelle, dont l'une au *maximum* de la peine.
480. Chaix d'Est-Ange s'apitoie sur le sort de Labauve innocent, et cependant poursuivi, flétri, emprisonné!
481. Il accuse à son tour le fils de la victime, le parricide.
482. Aveu qu'il arrache à l'accusé, mais que celui-ci rétracte aussitôt.
483. Conclusion sur l'affaire Benoit.
484. III. Affaire Julie Jacquemin. *Cour d'assises de la Seine.* Fausse accusation d'empoisonnement, condamnation à mort; cassation; acquittement. 1814.

454. C'est en vain, croyons-nous que nous aurions tenté de montrer l'influence que peuvent et doivent exercer les phénomènes hypnotiques sur la distribution de la justice, si nous ne pouvions apporter à l'appui de notre thèse aucun fait précis, positif, formel, qui pût lui servir « d'illustration », comme on dit aujourd'hui. On nous ferait, ici, l'objection qui nous a été faite cent fois, dans des discussions sur le système protecteur et la

liberté commerciale : « Vous avez peut-être raison en théorie, mais en pratique, c'est bien différent. » Bastiat, notre grand économiste, trop peu connu d'un grand nombre de Français, faisait à ses contradicteurs, à bout d'arguments, cette belle réponse : « Il y a, à vouloir se
« passer de théorie, la prétention excessivement orgueil-
« leuse de ne pas savoir ce qu'on dit quand on parle et
« ce qu'on fait quand on agit. »

Heureusement nous sommes en situation de placer sous les yeux du lecteur un certain nombre de cas, empruntés à la jurisprudence criminelle, dans lesquels il ne pourra, croyons-nous, méconnaître l'existence des phénomènes que nous avons rattachés théoriquement soit à la suggestion, soit au somnambulisme, à l'hystérie, à la condition seconde, etc.

On nous pardonnera de ne pas les classer suivant un ordre parfaitement logique ; il serait difficile d'ailleurs de satisfaire à la fois aux exigences du point de vue psychologique et du point de vue juridique, les faits se trouvant, dans la réalité des choses, confondus, enchevêtrés dans une sorte de désordre qui rend toujours toute classification un peu arbitraire.

Nous commencerons cette étude par le récit de plusieurs affaires criminelles dans lesquelles, à n'en pas douter, on peut signaler *trois erreurs judiciaires*.

I. **AFFAIRE LA RONCIÈRE.** — *Cour d'assises de la Seine.* 1835.

455. L'affaire La Roncière a eu, non seulement en France, mais en Europe, un immense retentissement. L'é-

normité du crime reproché à un officier de l'armée française, la haute situation sociale des deux familles qui y étaient mêlées ; les circonstances extraordinaires, bizarres, étranges, relevées par l'instruction ; la maladie inconnue dont était atteinte la prétendue victime, les noms des grands avocats intervenant au débat, Odilon Barrot, Berryer, Chaix d'Est-Ange, tout concourait à exciter et à passionner l'opinion publique, et, faut-il le dire, à égarer la justice.

La Cour d'assises de la Seine, présidée par M. Férey, siégea les 29, 30 juin, 1er, 2, 3, 4 et 5 juillet 1835. Nous ne pouvons, on le comprend, que résumer très brièvement le compte rendu des audiences, en y relevant seulement ce qui touche le plus directement à l'objet de cette étude. Les lecteurs désireux de se livrer à un examen plus approfondi de cette curieuse affaire, qui a été longtemps une sorte d'énigme judiciaire, pourront consulter les deux ouvrages suivants : 1° *Procès de La Roncière*, plaidé et jugé devant la Cour d'assises de Paris, d'après les récits officiels et détaillés publiés par le *Moniteur* et la *Gazette des tribunaux*[1] ; 2° *Discours et plaidoyers de M. Chaix d'Est-Ange*, publiés par Edmond Rousse, ancien bâtonnier de l'ordre des avocats, 2e édition, revue et augmentée, par Charles Constant, avocat à la Cour de Paris[2].

---

[1] Strasbourg, in-8° de 278 pages, chez Philippe-Henri Dannebach. — A défaut d'indications contraires, les renvois du texte se rapportent à ce compte rendu.

[2] Paris, 1877, A. Durand et Pedone-Lauriel, éditeurs. Les débats du procès de La Roncière occupent les p. 137 à 261 du t. II. — Un compte rendu de la même affaire a encore paru dans la 140e livraison des *Causes célèbres de tous les peuples*, édition illustrée.

456. En 1834, M. le général de M... commandait à Saumur l'Ecole de cavalerie; Mme de M..., retenue habituellement à Paris pour l'éducation de ses enfants, alla, vers le mois d'août, rejoindre son mari, avec son fils Robert de M..., âgé de douze ans, et sa fille Marie de M..., âgée de seize ans, plus une gouvernante anglaise, mis Allen.

A peine arrivée à Saumur, Mme de M... se vit assaillie d'un grand nombre de lettres, qu'on a appelées anonymes, mais qui, en vérité, ne méritaient guère ce nom, puisqu'elles étaient à demi-signées et portaient l'indication E. de la R..., ce qu'on ne manqua pas de transcrire ainsi : Emile de La Roncière.

Mais les choses n'en restèrent pas là et, au dire de Mlle de M... et de ses parents, voici ce qui se passa dans la nuit du 23 septembre, à l'hôtel même du général.

« Il était environ deux heures du matin ; la jeune fille était depuis longtemps endormie, quand tout à coup un bruit de vitres qui se brisent vint l'éveiller. Ecartant ses rideaux, elle voit à la clarté de la lune un bras passer par le carreau cassé et lever la poignée de l'espagnolette de sa fenêtre ; puis un homme pénétrer dans la chambre et se diriger rapidement vers la porte communiquant avec la chambre de sa gouvernante.

« A cette vue, par un mouvement spontané comme la pensée, Marie se précipite à bas de son lit, et cherche à se faire un rempart d'une chaise derrière laquelle elle se place. Elle peut alors examiner l'homme qui vient de s'introduire chez elle. Il est de taille ordinaire, vêtu d'une capote en drap, coiffé d'un bonnet de police en drap *rouge* et qui paraît à la jeune fille avoir pour ornement un galon d'argent. Autour du col, il a une vaste cravate noire qui cache les oreilles.

« L'homme, la couvrant d'un regard effrayant, lui dit: *Je vais* ou *je viens me venger;* en même temps, il se jette sur elle et lui arrache violemment la chaise à laquelle elle se cramponnait convulsivement. Alors, il saisit la jeune fille par les épaules, la terrasse et lui arrache sa camisole de nuit; puis lui passe un mouchoir autour du cou, et le serre de manière à ne laisser à sa victime que la faculté de pousser de faibles gémissements; ensuite, il lui étreint le corps dans une corde, et il met ses pieds sur les jambes de la malheureuse enfant.

« Quand il l'a ainsi garrottée, il se penche sur elle et lui porte des coups violents sur la poitrine et sur les bras; il la mord au poignet droit. Et, tout en frappant et mordant, il dit qu' « il veut se venger de ce qui lui est arrivé chez M. de M... deux jours auparavant ». Et, après un moment, il ajoute : « Ce n'est pas tout!... il me reste à me venger d'une personne qui a fait usage de lettres anonymes... Je me vengerai d'une manière terrible. »

« A mesure qu'il parle, son exaspération va croissant et il redouble ses coups : « Depuis que je vous connais, poursuit-il, il y a quelque chose en vous qui m'a donné le désir de vous faire du mal. »

« A ces mots, la rage de ce forcené ne connaît plus de bornes. Il saisit un instrument que la jeune fille ne peut voir, mais qu'elle croit être un couteau, et lui en porte deux coups entre les jambes; d'autres coups sur les cuisses occasionnent des contusions graves. Jusque-là, le saisissement a laissé Mlle de M... sans voix; l'excès de la douleur lui rendant des forces, elle pousse des cris qui parviennent aux oreilles de miss Allen. Celle-ci se lève aussitôt, et l'homme entendant le bruit qu'elle fait en frappant à la porte et en l'agitant pour l'ouvrir, pense qu'il est temps de songer à la retraite : « *En voilà assez pour elle*, » dit-il en désignant Mlle de M...

« En même temps, il dépose une lettre sur la commode, il se retire par la fenêtre qui était restée entièrement ouverte. « *Tiens ferme !* » dit-il, s'adressant peut-être à un complice. Et il disparaît.

« Quand la porte mal fermée eut cédé aux efforts de miss Allen, elle trouva sa jeune maîtresse étendue sur le carreau, presque inanimée et hors d'état de lui parler. Elle n'avait d'autre vêtement que sa chemise et un mouchoir serré par un nœud coulant entourait son cou; une corde ceignait sa taille et à côté d'elle sur le carreau, à deux ou trois endroits, des taches de sang semblaient attester l'exécution d'un crime. Sa camisole de nuit avait disparu.

« Miss Allen s'empressa auprès de la jeune fille, que ses soins eurent bientôt rappelée à la vie; mais elle ne put d'abord obtenir aucune réponse à ses questions multipliées, tant Mlle de M... était encore oppressée. Enfin, elle put lui raconter la scène dans tous ses détails. Marie de M... avait donc dit à miss Allen qu'elle avait *cru* reconnaître dans cet homme, malgré un morceau d'étoffe noire qui lui recouvrait la figure, le lieutenant de La Roncière. Il faisait un grand clair de lune. Comment expliquait-elle que, la porte de communication ouverte, mis Allen n'avait rien entendu? C'est que, cette porte, l'assassin l'avait d'abord fermée. Miss Allen n'avait rien entendu, ni ce bruit d'un carreau brisé, ni ce bruit de la porte fermée, ni cette lutte, muette il est vrai, mais violente, ni ces coups assénés sur la victime, ni les paroles de menace du meurtrier.

« Au premier étage, c'est-à-dire dans l'appartement occupé par M. et Mme de M..., immédiatement au-dessous de celui de leur fille, on n'avait également rien entendu de la lutte, des allées et venues, de l'ascension de l'agresseur, de sa descente.

« M. de M..., dans sa déclaration, fut obligé de reconnaître qu'à lui sa fille avait donné des détails assez différents sur la scène. L'homme avait la figure barbouillée de noir; elle n'*avait pu le reconnaître* à cause de l'*obscurité*. A sa mère, la jeune fille déclarait qu'elle avait *positivement reconnu* La Roncière.

« Il y avait là déjà des faits bien inexplicables; ce qui eût pu le paraître plus encore; c'est que, la jeune fille meurtrie, outragée, s'étant vue enfin rassurée par la présence de miss Allen, accourue au bruit lorsque l'assassin descendait sans doute encore le long du mur de la maison, ni la victime, ni la jeune gouvernante n'avaient appelé, n'avaient crié au secours. Ni l'une ni l'autre n'avait pensé à se réfugier loin de cette chambre redoutable, auprès d'une mère et d'un père. Marie de M... s'était recouchée pendant quatre heures; *elle s'était endormie !* Elle n'avait pas voulu troubler le repos de ses parents. A dix heures seulement, miss Allen avait été raconter à Mme de M... les épouvantes de cette nuit.

« Pendant ce temps, Marie de M..., elle le racontait elle-même, s'habillait seule dans cette chambre sinistre; elle ouvrait sa fenêtre, regardait, et, sur le pont, en face de la maison, elle voyait, qui? le meurtrier, contemplant sa victime et riant d'un rire infernal[1] ! »

---

[1] *Causes célèbres*, etc., *loc. cit.*, p. 5.

457. M. et Mme de M... avertis, seulement le lendemain, tiennent secret l'attentat; deux jours plus tard, Mlle de M... va au bal et y danse ; elle ne montra point, même à sa mère, les plaies secrètes dont elle se disait atteinte, et, *trois mois après*, un médecin commis par la justice, ne put constater qu'une cicatrice à peine visible de trois lignes de longueur et d'une ligne de largeur.

Cependant la famille de M... continue à recevoir des lettres menaçantes ; la jeune fille sort un jour de son cabinet de toilette tenant à la main un billet anonyme qu'elle vient, dit-elle, d'y trouver; elle est en proie à des spasmes nerveux effrayants; elle a des hallucinations; « Homme rouge !... le papier !... on assassine mon « père et ma mère ! » s'écrie-t-elle. Pendant deux jours, elle paraît si malade qu'on lui donne l'extrême-onction.

458. Dès lors, la justice est saisie; le lieutenant de La Roncière est emprisonné, et, chose inexplicable en apparence, les lettres, signées de lui, continuent d'arriver à destination. Même, un jour à Paris, où elle s'est rendue inopinément avec ses parents, Mlle de M..., passant en voiture rue du Bac, se plaint d'avoir reçu un coup sur le bras, qu'elle tenait en dehors de la portière; aussitôt on trouve à côté d'elle, dans la voiture, un billet anonyme, de la même écriture que les précédents.

La Roncière, qui s'était déjà, à l'occasion de cette triste affaire, battu en duel avec M. d'E..., rétracta un déplorable aveu qu'il avait eu d'abord la faiblesse de faire, au moment où il espérait échapper aux poursuites judiciaires, et éviter ainsi de donner de nouveaux chagrins à son père, qu'il avait déjà plus d'une fois affligé par une conduite légère et inconsidérée.

459. M. de M... se porta partie civile; il chargea de défendre son honneur et celui de sa fille deux des plus grands avocats du temps, Odilon Barrot et Berryer; la défense de La Roncière fut présentée par Chaix d'Est-Ange, qui, ayant d'abord refusé cette cause, avait fini par la prendre à cœur, après s'être convaincu de la complète innocence de son client.

460. Je ne puis entrer dans tous les détails des émouvants débats qui se déroulèrent pendant plusieurs jours devant la Cour d'assises de Paris. J'en dirai seulement quelques mots. Odilon Barrot et Berryer se placèrent sur ce terrain, où il semblait qu'ils fussent et où ils furent malheureusement inexpugnables : ou La Roncière est coupable, puisque Mlle de M... affirme l'avoir reconnu au moment où, pénétrant dans sa chambre, il a essayé de consommer sur elle le plus odieux des crimes, ou bien il faut admettre qu'il y a tout un complot, tout un ensemble de machinations, en vue de perdre l'accusé, entre la victime, jeune fille jusque-là si pure, si respectée, élevée dans les sentiments les plus religieux, et son père et sa mère, que toute une vie d'honneur et de probité placent nécessairement au-dessus d'un pareil soupçon.

461. En vain Chaix d'Est-Ange s'efforça-t-il de faire voir les impossibilités morales et matérielles qui ne permettaient pas d'admettre la réalité du crime; impossibilités morales, telles que l'absence de motifs, l'absurdité de ces lettres, dites anonymes, dans lesquelles le prétendu criminel *se dénoncerait lui-même* et qui indiquent, à l'avance, les parties de l'hôtel où elles seront placées! la pauvreté et la gêne de La Roncière, qui n'a pu soudoyer des com-

plices, qu'on n'a pas d'ailleurs trouvés; impossibilités matérielles, car cette escalade, qui devait faire franchir à l'accusé une hauteur de vingt-huit pieds, devant les fenêtres mêmes des parents, n'a laissé aucune trace, ni sur le mur, ni sur les ardoises qui auraient, prétend-on, supporté un homme suspendu à une échelle de corde. Puis, les lettres ont précédé l'arrivée de Mme de M... à Saumur, et elles ont continué à parvenir à leur destination, même après l'emprisonnement de La Roncière, etc.

462. C'est, je dois le dire, avec la plus poignante émotion que j'ai lu et relu le compte rendu des audiences consacrées au procès qui nous occupe en ce moment. Avec la conviction que j'ai commencé à avoir, il y a cinq ou six ans, et que n'ont pu que confirmer mes études sur les phénomènes de l'hystérie et du somnambulisme, aussi bien que mes vues sur la condition seconde, je voyais, en avançant dans cette lecture, s'éclaircir tous les doutes, disparaître toutes les impossibilités.

Jamais peut-être Chaix d'Est-Ange ne s'est montré plus admirable (non pas même dans l'affaire Benoit, dont nous parlerons plus loin), jamais il n'a déployé une plus merveilleuse sagacité, unie à une plus profonde conviction, à une éloquence plus pénétrante, qu'au moment où faisant tête à trois adversaires, parmi lesquels était le grand Berryer, il a essayé d'échapper à ce dilemme dans lequel on voulait l'enfermer et qui devait en effet, entraîner la condamnation : ou La Roncière est coupable, ou la famille de M..., père, mère et fille, est conjurée contre lui et ment audacieusement pour le perdre !

Hélas! ce dilemme n'était pas, en réalité, aussi irréfutable qu'il le parut alors. Entre ces deux alternatives, il y en avait une troisième, que Chaix d'Est-Ange a bien entrevue, mais qu'il n'a pu démontrer ; en 1835, on ignorait les caractères de l'hystérie, on ne comprenait pas la nature du somnambulisme, on ne connaissait pas les faits de condition seconde et de vie inconsciente que les recherches les plus récentes ont mis en lumière. Et cette ignorance a perdu La Roncière !

463. Que le lecteur prenne la peine de se reporter au compte rendu de ce triste procès, et il y verra apparaître à chaque page, pour ainsi dire, l'un ou plusieurs des faits psychologiques ou physiologiques dont j'ai parlé dans les chapitres précédents.

Ainsi Mlle de M..., après l'attentat dont elle dit avoir
« été victime, est en proie à des attaques nerveuses qui se
« prolongent pendant dix-huit heures sur vingt-quatre,
« et qui échappent à tout soupçon de simulation. Cet état
« sans exemple leur a paru (aux médecins qui l'ont exa-
« minée) provenir d'une cause morale très intense et se
« composer tout à la fois de somnambulisme, de catalep-
« sie et d'extase (p. 23) ; le 24, au matin, elle est dans un
« état de stupeur » qui ne lui permet de rien raconter à son père (p. 63) ; dans sa déposition devant la Cour, elle dit que, le jour du crime, elle a vu La Roncière « s'appro-cher de la fenêtre, mais sans distinguer comment il est sorti » (p. 76) ; or, c'est bien ainsi que s'évanouirait une hallucination). Le Dr Récamier, interrogé sur l'état de santé de Mlle de M... dit « qu'elle était affectée de mou-
« vements spasmodiques très prononcés. Il a trouvé,
« dans les souffrances qu'elle éprouvait, le caractère
« d'une affection cataleptique ; par intervalle, cette ma-

« ladie semblait dégénérer en somnambulisme »...; les spasmes qu'elle éprouvait étaient « des mouvements au-
« tomatiques: elle était, comme dans la catalepsie,
« privée de tous les mouvements extérieurs (p. 149) »;
Le Dr Ollivier (d'Angers) a vu Mlle de M... pendant ses crises, « la jeune fille agitée de mouvements convulsifs;
« ces grimaces, malgré leur bizarrerie, se produisent
« toujours les mêmes, à chaque accès..., les membres
« fléchissent, éprouvent de violentes convulsions; les
« membres inférieurs sont agités d'un mouvement auto-
« matique »; elle est dans « un état d'insensibilité com-
« plète »; ... un flacon d'ammoniaque placé inopinément sous le nez ne provoque aucun mouvement, ne donne lieu à aucun signe de sensibilité..., « il n'y avait de sa part aucune simulation » (p. 151)[1].

464. A tous ces traits, que nous relevons rapidement, qui ne reconnaîtrait aujourd'hui l'hystérie, le somnambulisme, les hallucinations et tous les troubles qui en résultent dans la vie psychologique de la malade et qui, la faisant vivre à de certains moments d'une vie inconsciente, la faisant tomber en *condition seconde*, changent en quelque sorte sa personnalité, et la poussent, en restant parfaitement honnête et sincère, à porter contre l'homme que lui ont montré ses sens hallucinés la plus terrible des accusations!

465. Berryer, défenseur et gardien de l'honneur de la famille de M..., n'admit pas — et comment lui en faire un reproche, dans l'ignorance où l'on était alors de ces

---

[1] V. le compte rendu imprimé à Strasbourg et déjà cité, n° 455

questions délicates et difficiles? — l'argument consistant à dire que c'était sa maladie même qui avait inspiré à la jeune fille l'idée du roman dont elle était la première abusée.

« Que voulez-vous dire, s'écriait-il ? Qu'il y a une
« maladie singulière, étrange qui se signale par les
« symptômes extravagants du somnambulisme, de la
« catalepsie, de l'extase, qui amène des hallucinations. Et
« c'est ainsi que s'explique pour vous la monstruosité
« de l'enfantement du procès !

« Non, non, il n'y a pas eu d'hallucinations qui aient
« laissé des traces de morsure sur le poignet, et qui
« aient occasionné des blessures dans les parties les
« plus délicates et les plus secrètes, qui aient couvert le
« bras de déchirures, qui aient occasionné des contu-
« sions sur la poitrine[1]... »

466. Que valent aujourd'hui ces dénégations de Berryer? Que dirait-il, le grand orateur, et quel ne serait pas son regret d'avoir, pour une fois, pris le rôle d'accusateur, si nous pouvions, lui vivant, lui opposer toutes nos récentes études, et les travaux de M. Charcot et de ses élèves sur les hystériques, et ceux de l'Ecole de Nancy et enfin le passage suivant de M. Ch. Richet?

« Il faut les voir à l'œuvre (les hystériques), c'est-à-
« dire jetées au milieu du monde extérieur, fécond en
« excitations de toutes sortes, afin de comprendre à
« quelles extravagances, pour ne pas dire plus, elles
« peuvent s'abandonner. Le plus souvent elles forgent
« toute une série de fables pour tromper la justice.

---

[1] Voy. p. 240 du compte rendu.

« *Celle-ci se lacère avec des ciseaux et prétend qu'on lui
« a fait des blessures*, etc., etc. » Ne croirait-on pas lire
un épisode du procès fameux de 1833 [1].

467. La Roncière fut condamné à dix ans de réclusion
(avec dispense de l'exposition), pour tentative de viol et
de blessures volontaires : il subit sa peine en entier à
Clairvaux, et faillit perdre la raison, à la suite de cette
terrible épreuve.

J'étais arrivé, dès 1881 ou 1882, à la conviction que
La Roncière avait été condamné pour un crime qu'il
n'avait pas commis. Cette opinion, que j'avais, dès ce
moment, communiquée à M. Louis Lallement, avocat à
Nancy, j'ai été heureux de la voir exprimée, avec une
haute compétence scientifique, par M. le Dr Legrand
du Saulle, dans le livre, paru en 1883, et que j'ai eu déjà
l'occasion de citer, sur *Les hystériques, état physique et
mental, actes insolites, délictueux et criminels* [2]. « Puisse,
« dit le savant médecin, le récit de cette terrible erreur
« judiciaire, qui n'a encore été proclamée nulle part, à
« notre connaissance, servir à réparer dans une certaine
« mesure le mal fait à un innocent et contribuer à éviter
« dans l'avenir d'aussi lamentables méprises [3]. »

469. M. le Dr Brouardel, doyen de la Faculté de médecine
de Paris, exprime, nous l'avons vu (n° 446), un avis identique, et il ajoute : « Depuis lors (depuis 1836), Mlle de M...
« s'est mariée et est devenue l'une des clientes les plus

---

[1] Ch. RICHET, *L'Homme et l'intelligence*, p. 290.
[2] Paris, 1883, J.-B. Baillière et fils, 1 vol. in-8°.
[3] *Ibidem*, p. 414.

« assidues de M. Charcot : c'est aujourd'hui une grande
« hystérique. »

M. Maxime Ducamp, membre de l'Académie française, après avoir lu mon *Mémoire* de 1884, m'a fait l'honneur de m'écrire, le 14 mai 1885, une lettre dont j'extrais le passage suivant :

« J'imagine que votre *Mémoire* n'est qu'un début, que
« vous reprendrez la question et que vous lui donnerez,
« dans un livre, le développement qu'elle comporte.
« C'est pourquoi je vous envoie le procès La Roncière,
« avec les fac-simile des fameuses lettres anonymes, qui,
« seules, auraient dû faire acquitter l'accusé, si la pas-
« sion publique n'avait littéralement opprimé le jury.
« Lorsque j'ai publié en 1872, dans la *Revue des Deux-
« Mondes*[1], le long chapitre des aliénés qui fait partie de
« mon livre sur Paris[2], j'ai raconté l'histoire de la pos-
« session, j'ai parlé des hystériques et, dans une allusion
« des plus transparentes, j'ai proclamé l'innocence de
« La Roncière. »

470. Enfin, désireux d'apporter le plus d'arguments possible à la réhabilitation morale du condamné de 1835, je placerai encore sous les yeux du lecteur le passage ci-après, extrait d'une lettre que m'adressa, le 17 novembre 1884, M. D..., un ancien collègue des facultés de l'Etat, devenu professeur dans un Institut catholique.

« Rien ne m'a plus intéressé dans votre travail que

---

[1] Maxime Ducamp, *Les aliénés à Paris*, Revue des Deux-Mondes, 1872, t. CI, p. 786.

[2] Maxime Ducamp, *Paris, ses organes, ses fonctions et sa vie dans la seconde moitié du XIXe siècle*, 5e édition, 6 vol. in-18, Hachette et Cie.

la page 212[1] où vous rappelez l'affaire du capitaine[2] La Roncière, fils du général de ce nom et frère de l'amiral qui a laissé un nom glorieux dans l'histoire de la marine française et dans celle de la défense de Paris, en 1870-1871.

« Mon père, ma mère, mon grand-père maternel étaient intimement liés avec le général ; j'avais dix ans, en 1835, lors du procès, et je ne pouvais pas me douter de ce dont il s'agissait. Mais je me souviens encore, comme si j'y étais, de l'émotion causée chez tous les miens par cette terrible affaire. Je me souviens que mon père, qui, ne connaissant d'abord les audiences que par le compte rendu scandaleusement partial des journaux, avait, dans les premiers temps, cru à la culpabilité, fut entièrement *retourné* par l'étude attentive du compte rendu complet et authentique. Je me souviens que M. Ferey, l'éminent conseiller à la cour royale de Paris, qui présidait les assises, disait plus tard « *qu'il se serait fait couper la main plutôt que de signer le verdict de culpabilité* ». Je me souviens enfin de l'ardente conviction avec laquelle l'avocat d'E. de La Roncière, Chaix d'Est-Ange, qui refusa les 12,000 francs d'honoraires que lui avait envoyés le général, travailla, après la condamnation, à produire dans l'opinion publique, fort prévenue contre le condamné, un acquittement moral. Devenu homme, j'ai étudié l'affaire de très près et je suis demeuré absolument convaincu de l'innocence. »

[1] Page 212 du *Compte rendu de l'Académie*; p. 62 de la brochure qui en a été tirée.

[2] La Roncière était lieutenant, et non capitaine, mais cela importe peu.

Telle est aussi ma conviction ; je serais heureux si je pouvais penser que je suis arrivé à la faire partager au lecteur.

II. AFFAIRE BENOIT. — *Parricide*. — *Cour d'assises de la Seine*. 1832.

471. On pourra s'étonner de voir figurer ici cette affaire dans laquelle, sauf un épisode fameux, où l'on doit peut-être reconnaître l'effet d'une hallucination, il ne fut question ni de somnambulisme, ni d'hystérie. Il me semble pourtant qu'elle se rattache par un lien suffisamment étroit à l'ensemble de cette étude.

472. Je voudrais appeler l'attention de tous ceux qui s'intéressent à ces graves questions sur l'espèce d'auto-suggestion dont sont parfois victimes les magistrats chargés de poursuivre ou de juger les crimes ou les délits.

Qu'un de ces forfaits qui épouvantent l'imagination vienne à se produire. Bientôt l'opinion publique s'émeut; la justice commence ses investigations ; parfois, elle se lance sur une fausse piste, et, croyant tenir le vrai coupable, elle s'acharne contre un innocent ; par cela seul qu'on a la conviction que tel individu est réellement l'auteur du crime qu'il s'agit de punir, tout va tourner contre lui ; s'il se montre inquiet, c'est qu'il comprend la gravité de sa situation; s'il fait preuve d'assurance, on dit que c'est du cynisme ; s'il oublie tel fait insignifiant, qui s'est passé il y a plusieurs semaines ou plusieurs mois, c'est de la dissimulation ; s'il a réponse à

JURISPRUDENCE CRIMINELLE 521

tout, c'est un système combiné à l'avance pour égarer le juge d'instruction, etc., etc.

Plus le magistrat chargé de la poursuite sera actif, énergique, désireux de bien faire, et plus il sera parfois entraîné à commettre de déplorables erreurs, à prendre les plus faibles indices pour des preuves accablantes, les plus vagues ressemblances pour des réalités indiscutables. Cette auto-suggestion d'un esprit d'ailleurs parfaitement sain et d'une âme foncièrement honnête, peut conduire aux plus déplorables résultats. Après l'affaire La Roncière, qui nous en a offert un premier exemple, nous en trouvons un second (sans mélange cette fois de somnambulisme) dans l'affaire du parricide Benoit.

473. Nous emprunterons d'abord le résumé des faits à la notice qui précède, dans les *Discours et plaidoyers de Chaix d'Est-Ange*[1], le texte de l'acte d'accusation :

« M. Benoit, juge de paix à Vouziers (Ardennes), habitait cette ville avec sa femme et l'un de ses fils, — Frédéric, — âgé de dix-sept ans [2].

« Le 8 novembre 1824, M. Benoit partit pour un voyage d'affaires. Il devait revenir le lendemain. Pendant la nuit du 8 au 9 novembre, Mme Benoit fut assassinée dans son lit ; elle avait la gorge ouverte d'un coup de rasoir.

« Après beaucoup d'hésitations, les soupçons se portèrent sur un sieur Auguste Labauve, ancien charcutier ; Labauve avait perdu un procès devant la justice de

---

[1] T. II, p. 39.
[2] Cette indication semble inexacte, car on attribue plus loin dix-neuf ans à Frédéric Benoit.

paix de Vouziers ; il en avait gardé rancune à M. Benoit, et il lui avait écrit une lettre contenant des menaces de mort. Il fut traduit devant la cour d'assises des Ardennes, comme auteur de l'assassinat de Mme Benoit, et ne dut son acquittement qu'au *partage égal des voix des jurés*. Dans le cours des débats, Frédéric Benoit avait fait une déposition très grave contre lui. Acquitté par la cour d'assises, Labauve fut traduit devant le tribunal de police correctionnelle, pour diffamation envers Frédéric Benoit, et condamné à six mois de prison. Plus tard, il fut de nouveau traduit devant le même tribunal, pour menaces de mort, et condamné à cinq ans de prison.

474. « Le 21 juillet 1831, un jeune homme de dix-sept ans, Alexandre Formage, fut assassiné à Versailles, dans une chambre d'hôtel garni où il avait passé quelques heures avec Frédéric Benoit. Il avait été égorgé à coups de rasoir. Des indices accablants signalaient comme l'auteur de ce crime Frédéric Benoit, qui vivait avec Formage dans une honteuse intimité. Benoit fut arrêté.

« Un brouillon de lettre trouvé dans les papiers de Formage apprit à la justice la cause de cet assassinat et l'intérêt pressant qui avait poussé le meurtrier. Dans cette lettre, qu'il adressait à Benoit, Formage lui demandait une somme de 150 francs, le menaçant, en cas de refus, de partir pour Vouziers, et de révéler un *secret*, un *crime*, dont il aurait reçu la confidence.

475. « On se souvint aussitôt de l'assassinat de Mme Benoit, commis à Vouziers, deux années aupara-

vant, et demeuré impuni. D'horribles analogies dans l'exécution des deux crimes semblaient trahir la main du même meurtrier : ils furent compris tous deux dans une même instruction.

« Alors Labauve, qui avait été accusé de l'assassinat de Vouziers, traduit en cour d'assises, acquitté par miracle, que bien des gens persistaient à croire coupable, et qui *subissait dans la prison de Clairvaux la peine correctionnelle*[1] *prononcée contre lui*, se constitua partie civile contre Benoit. »

Il prit Chaix d'Est-Ange pour avocat : c'est à cette occasion que celui-ci prononça une de ses plus belles plaidoiries et arracha pour ainsi dire à l'accusé, comme nous le verrons plus loin, l'aveu de son crime.

476. Le 16 décemdre 1831, la cour royale de Paris évoqua les deux affaires, et, à la suite d'une longue instruction, Frédéric Benoit fut renvoyé devant la cour d'assises de la Seine, comme accusé : 1° de l'assassinat commis, le 9 novembre 1829, sur la personne de Mme Benoit ; 2° de l'assassinat commis, le 21 juillet 1831, sur la personne d'Alexandre Formage.

L'acte d'accusation, dressé en 1831, contre Benoit (et non plus contre Labauve) relève les différentes circonstances qui auraient dû, pour l'assassinat de Mme Benoit, faire soupçonner le fils de la victime et la servante Louise Faucher. L'une d'elles, entre autres, était capitale : six mille francs en or, qui avaient disparu après le crime ; or, personne ne connaissait l'existence de ce coffret, sauf Frédéric Benoit et Louise Faucher ;

[1] Cinq ans de prison.

puis on n'avait constaté aucune des traces, — traces de boue ou de sang, d'effraction, — qu'eussent dû nécessairement laisser des meurtriers venant du dehors, etc. etc.

« En présence, dit l'acte d'accusation [1], des faits qu'on vient de rapporter, la nécessité de supposer aux auteurs du double crime qui venait de se commettre une connaissance parfaite des êtres et des habitudes de la maison ; l'extrême difficulté, pour ne pas dire l'*impossibilité* d'admettre que les malfaiteurs eussent réussi à ouvrir du dehors une persienne fermée intérieurement et dont le crochet était fixé par un cordon, puis à faire mouvoir, par l'ouverture étroite et pratiquée dans l'angle d'un des carreaux inférieurs, l'espagnolette de la croisée, et que la fracture du carreau, l'ouverture de la fenêtre, le fait de l'introduction dans l'appartement, l'ouverture de l'armoire et le forcement du coffre à l'argent, n'eussent été entendus ni de Frédéric, ni surtout de la dame Benoit et de sa nièce, couchée si près d'elle ; l'absence des traces et des instruments du crime au dedans et au dehors de la maison ; enfin, pour des voleurs étrangers, le défaut apparent d'intérêt à commettre l'assassinat, *tout semblait de nature à éveiller les soupçons des magistrats sur les deux personnes qui, demeurées seules avec la dame Benoit dans cette nuit fatale, rendaient un compte si peu satisfaisant des circonstances extraordinaires du crime et de leur propre conduite avant et après l'événement.*

« Cependant Frédéric et sa cousine échappèrent l'un et l'autre aux soupçons de l'autorité, aveuglée par l'atrocité même de l'attentat dont elle recherchait les auteurs. Les magistrats de Vouziers ne connaissaient Frédéric que sous des rapports honorables, c'est-à-dire qu'ils le *connaissaient mal, et que cette prévention augmentait leur répugnance à supposer* que ce jeune homme, à peine âgé de dix-neuf ans, se fût rendu coupable du vol exécuté à l'aide du parricide. *Ils s'abusaient également* sur le compte de Louise Faucher, et *il ne leur vint pas dans la pensée qu'elle eût pu tremper*

---

[1] *Discours et plaidoyers de Chaix d'Est-Ange*, t. II, p. 44.

dans une œuvre de scélératesse aussi profonde, elle, jeune fille de dix-sept ans, accueillie dans la maison de sa tante et comblée de ses bienfaits ; MAIS LA JUSTICE SE LAISSAIT ALLER A DES ILLUSIONS, ELLE S'ÉGARA.

Un crochet en bois, trouvé à trois pieds environ de la croisée ouverte, et avec lequel on crut qu'il avait été possible d'ouvrir la persienne, confirma dans l'idée que les malfaiteurs étaient venus du dehors. L'AUTORITÉ ne fit donc, dans la maison de Benoit, AUCUNE PERQUISITION A L'EFFET D'Y RECHERCHER LES VESTIGES DU CRIME ET LES INSTRUMENTS qui avaient servi à le commettre. Les coupables doivent peut-être à ce *défaut de précaution leur longue impunité* et l'absence des charges les plus accablantes et les plus directes qu'on eût pu leur opposer.

« Les sieur et dame Benoit avaient trois fils, dont le premier occupait une place dans la magistrature, et jouit d'une considération méritée. Les soupçons se portèrent d'abord sur le second fils, nommé Auguste, que ses parents avaient renvoyé de la maison à cause de son inconduite, et qui, à l'époque du crime, habitait la ville de Reims. Mais les renseignements que l'on prit à l'instant même eurent pour résultat d'établir l'alibi de ce jeune homme.

Plusieurs mois après, le sieur Benoit père reçut une lettre anonyme qui contenait des menaces d'assassinat. On reconnut dans cette lettre l'écriture du nommé Labauve, charcutier et propriétaire à Vouziers. On l'arrêta ; il convint l'avoir effectivement écrite, et comme on savait qu'il avait perdu un grand nombre de procès à la justice de paix, et qu'il en avait conçu un dépit, ON NE DOUTA PAS QU'IL NE FUT L'AUTEUR DE L'ASSASSINAT de la dame Benoit.

478. « Quelques circonstances parurent venir à l'appui de cette accusation.

Voici comment le sieur Labauve lui-même les raconte dans son *factum.* « Depuis quelques années, il avait éprouvé des pertes considérables par des incendies. Deux de ces malheurs étaient récents, et, passant pour fort attaché aux opinions libérales, il s'emportait avec violence contre l'autorité, qui ne pouvait parvenir à découvrir les auteurs des désastres dont il était victime. Traduit nombre de fois devant M. Benoit, juge de paix, il était presque toujours condamné.

« Je crus voir, dit Labauve, dans cette uniformité de
« jugements, le même motif qui avait amené les incendies,
« c'est-à-dire, dans le premier, le but de m'ôter les moyens
« d'exercer mes droits d'électeur, car, j'en payais le cens ;
« et, dans le second, le désir de me punir de l'opinion que
« je professais. J'avais tort, sans doute ; mais, père de sept
« enfants, voyant ainsi disparaître ma fortune, je ne pou-
« vais maîtriser le mécontentement qui m'oppressait. Il
« n'est donc pas étonnant que M. Benoit, juge de paix, ait
« été parfois compris dans les reproches amers que je lais-
« sais échapper. Ce fut dans ces circonstances et ces dispo-
« sitions de mon esprit que l'assassinat de madame Benoit
« vint semer l'épouvante dans le pays.

« Mon imagination m'égara ; moins prudent que zélé, et
« peu éclairé, je cédai de nouveau à une fatale manie
« d'écrire des lettres anonymes. En conséquence, j'en
« adressai une à M. Benoit, juge de paix, dans laquelle je
« lui faisais des menaces. Par ce moyen, je croyais provo-
« quer de nouvelles enquêtes ; j'espérais que, mieux diri-
« gées, elles conduiraient à des découvertes importantes, et
« guériraient enfin les magistrats de leur aveuglement
« obstiné à l'égard de Frédéric Benoit et de Louise Faucher
« que je soupçonnais fortement. Loin de là, cette fatale
« démarche servit à me faire accuser d'être l'auteur de
« l'assassinat de madame Benoit.

« Traduit en cour d'assises, troublé, anéanti, sous le poids
« d'une accusation capitale, je n'osais même pas, dans ma
« défense, manifester hautement les soupçons qui m'obsé-
« daient ; cependant le père de Frédéric était mon accusa-
« teur. Etait-ce donc parce qu'il était devenu, pour ainsi
« dire, mon juge quotidien ? Aujourd'hui, je ne saurais
« m'expliquer pourquoi je me bornai à ne désigner claire-
« ment que la servante de Louise et l'ami de Frédéric, celui
« qu'il fréquentait journellement. Au retour des assises, je
« fus cité en police correctionnelle pour cette allégation. Je
« ne pus fournir de preuves ; mes soupçons, mes motifs

« furent traités de calomnies. Le jugement fut des plus
« sévères ; on me condamna à six mois de prison et à une
« amende de deux cents francs. »

Traduit devant la cour d'assises des Ardennes, Labauve fut acquitté le 30 juillet 1830, grâce, dit l'acte
d'accusation de 1831 contre Benoit, au partage bien
rare et presque miraculeux de *six voix contre six*[1].

Echappé à l'échafaud, Labauve ne recouvra pas pour
cela sa liberté ; il fut traduit de nouveau en police correctionnelle, pour avoir, dans une lettre pseudonyme,
menacé Benoit père d'assassinat. L'écriture était con-
trefaite, elle fut cependant reconnue pour être celle de
Labauve, et motiva contre lui une condamnation, en
première instance et en appel, au *maximum* de la peine,
pour menaces de mort faites sous conditions, à *cinq
années d'emprisonnement et dix ans de surveillance de la
haute police*.

C'est pendant que le malheureux Labauve subissait
cette peine que se produisit le second crime de Frédéric
Benoit, qui devait enfin faire tomber des yeux de la
justice, si l'on peut ainsi parler, le bandeau qui lui
avait si longtemps et si obstinément fait prendre un
innocent pour le vrai coupable.

480. Je ne retiens, on le comprend sans doute, de
cette horrible affaire de parricide, que ce qui peut montrer la puissance de l'auto-suggestion, le mot n'est pas
trop fort, en vertu de laquelle les magistrats chargés
des premières poursuites, et sur l'honnêteté desquels
je ne veux évidemment faire planer aucun soupçon,

---

[1] *Discours et plaidoyers de Chaix d'Est-Ange*, t. II, p. 47.

fermèrent les yeux à tous les indices qui pouvaient contrarier leur opinion préconçue et s'acharnèrent contre Labauve.

Chaix d'Est-Ange, devenu accusateur, et cependant — dans ce rôle, si contraire à celui qu'il devait jouer plus tard dans l'affaire La Roncière — plaidant déjà pour un innocent persécuté, condamné, flétri, a admirablement fait ressortir les excès auxquels la poursuite s'était laissé entraîner.

« De combien de crimes ce malheureux (Labauve) tout à coup ne se trouvait-il pas coupable ! Le procureur du roi l'accusait d'un faux dont il n'a même pas osé parler devant vous ; il l'accusait de deux incendies ; il demandait au procureur général s'il ne fallait pas le poursuivre pour cet absurde empoisonnement de sa femme ; mais, surtout, il le poursuivait pour l'assassinat de Mme Benoit... Heureux que nous sommes ! Auprès de cette justice si impartiale et si sage qui toujours nous protège, nous ne pouvons pas savoir tout ce que, dans son cachot de Vouziers, le malheureux Labauve eut à souffrir. Enfin, le jour de son jugement arriva, et, malgré toutes ces préventions depuis si longtemps accumulées sur sa tête, malgré les déclarations mortelles de la famille Benoit, Labauve, incendiaire, empoisonneur, assassin, à six voix contre six, Labauve fut acquitté !

« Tout n'était pas fini cependant, et de rudes épreuves l'attendaient encore. On le reconduit en prison, et, chose indigne, celui-là même qui l'accompagne le souille de ses crachats : on l'enchaîne de nouveau et, par un long chemin, enchaîné, on le ramène à Vouziers. C'était à la fin de juillet ; en arrivant sur cette place, où d'un côté est sa maison, de l'autre côté la maison de Benoit, sur le clocher de sa ville natale il voit flotter les trois couleurs. A la vue de ce drapeau, qu'il retrouve après quinze ans d'absence, il se sent ému, et, ses bras attachés, levant du moins les yeux : *Vive le nouveau gouvernement* s'écrie-t-il, et *à bas les faux témoins!* Pour cela, on l'accuse, Messieurs, on l'accuse, et le procureur du roi veut le faire condamner à la prison. Labauve avait dit que Louise Faucher, cette fille qui couchait à côté de Mme Benoit, était complice de l'assassinat. Pour cela on l'accuse encore, et il est condamné à la prison, à l'amende, aux dommages-intérêts envers Louise. Enfin, à l'occasion de cette letttre menaçante que le malheureux avait déjà si cruellement expiée, on l'accuse encore, et il est condamné... le croiriez-vous, Messieurs!... il est condamné à *cinq ans de prison, à mille francs d'amende, à dix ans de surveillance.* Ce n'est pas assez pour la justice. Dans son cachot de Vouziers, il reçoit les consolations de sa femme, les embrassements de ses sept enfants ; dans son cachot de Vouziers, il répète encore qu'il est innocent ; il laisse encore échapper ses soupçons... Les ordres sont donnés : malgré ses prières, malgré les larmes de sa femme, on l'enlève, et, à soixante lieues de là, on le jette en prison, dans une prison d'où ses cris ne pourront plus troubler le repos, le précieux repos de la famille Benoit.

« Voilà ce que le malheureux a souffert!... ne vous étonnez donc pas de le voir reparaître aujourd'hui. Si longtemps accusé de meurtre, traîné dans tous ces cachots, livré à toutes les angoisses de ce procès, acquitté sans doute, mais pourtant flétri, déshonoré par son acquittement, eh bien ! il accuse à son tour, et c'est à Frédéric Benoit qu'il demande compte du sang de sa mère ! »

481. Chaix d'Est-Ange, dans une argumentation puissante, serrée, lumineuse, dévoile l'assassin qui accomplit son forfait, le fils qui égorge sa mère et témoigne ensuite une froide impassibilité, qui ne songe qu'à l'argent volé, n'entre pas dans la chambre de la victime... « Il
« ne va pas vers elle, et, vivante ou morte, il refuse
« de la voir. Ne voyez-vous pas qu'il ne peut, en effet,
« franchir le seuil de cette porte, et qu'une invincible
« terreur le tient éloigné ? comme si, à sa vue, le cada-
« vre pouvait tout à coup se ranimer, et, soulevant la
« main par un dernier effort, montrer du doigt le par-
« ricide [1]..... »

482. A ce moment des débats, se place un épisode émouvant, qui est resté unique dans les annales judiciaires.

« Pendant cette partie de la plaidoirie, dit la *Gazette des Tribunaux* [2], l'auditoire est vivement ému, tous les yeux se dirigent avec effroi vers l'accusé qui se couvre le visage. Depuis quelque temps il paraît en proie à une violente agitation, et fait entendre des sons inarticulés. Aux dernières paroles de Me Chaix, il se renverse sur son banc, et s'écrie d'une voix étouffée : *Ah ! Dieu ! ma mère !... Ah ! moi... moi... Ah ! moi ! c'est moi...*

« M. Benoit aîné se lève, saisit violemment l'accusé, qui s'écrie : *Ah ! c'est moi qu'on accuse !*

[1] *Discours et plaidoyers*, etc., loc. cit., p. 88.
[2] Voir, pour les détails de cette affaire, la *Gazette des Tribunaux* des 9, 11, 12, 13, 14, 15 juillet et 31 août 1832.

« M. Benoit aîné, levant les bras au ciel : « Non, ce
« n'est pas lui ! — Benoit : « Ah ! mon frère ! Ah ! mon
« père ! oh ! que je souffre ! » Il se jette dans les bras
« de son père et de son frère, qui s'écrient : « Non, non,
« ce n'est pas lui ! »...

« Les gendarmes emportent l'accusé, agité par de
violentes convulsions et poussant des cris étouffés.

« L'audience est suspendue, et, pendant plusieurs
minutes, un silence effrayant règne encore dans l'auditoire.

Pour que rien ne manquât à l'effet produit par la
parole vengeresse de Chaix d'Est-Ange, évoquant, en
quelque, sorte le spectre de la mère égorgée par son fils,
un violent orage avait éclaté pendant cette terrible scène!

483. Qui peut dire si une hallucination véritable
n'est pas venue alors épouvanter l'assassin, et lui
arracher, dans la terreur et le trouble où elle l'aurait
plongé, un aveu, aussitôt rétracté, mais qui n'en laissa
pas moins une impression ineffaçable dans l'esprit des
jurés ?

Benoit fut condamné à la peine de mort. Son exécution eut lieu le 31 août 1832.

Ainsi fut proclamée l'innocence de Labauve, si longtemps persécuté, flétri, emprisonné, parce que l'autorité judiciaire, « *aveuglée par l'atrocité même de l'attentat* », comme a dit le second acte d'accusation, n'avait
fait dans la maison de Benoit, « *aucune perquisition à*
« *l'effet d'y rechercher les vestiges du crime et les instru-*
« *ments qui avaient servi à le commettre.* »

Avais-je tort de dire qu'il y avait eu, dans cette
affaire, une véritable auto-suggestion ?

III. **AFFAIRE JULIE JACQUEMIN.**— *Cour d'assises de la Seine. — Fausse accusation d'empoisonnement ; condamnation à mort ; cassation ; acquittement*, 1814.

484. Chaix d'Est-Ange, en 1835, essayant de démontrer au jury l'innocence de La Roncière, faisait allusion dans les termes suivants à une affaire qui, vingt années auparavant, avait passionné l'opinion publique, et dans laquelle une condamnation à mort avait été d'abord prononcée contre une malheureuse fille, qui fut, bientôt après, reconnue innocente.

« Est-ce donc la première fois que des accusations ainsi enfantées par une imagination malade ont tenté d'égarer la justice ? Nos enceintes judiciaires n'ont-elles donc pas déjà cent fois retenti de ces faits romanesques, de ces récits de femmes exaltées, qui n'ont pu s'expliquer que par de semblables hallucinations ?

« Quel était donc l'esprit qui agitait, il y a vingt ans environ, cette femme qui venait dire à la justice : On m'a empoisonnée, c'est une servante qui m'a empoisonnée, c'est mon mari,... c'est sa tante ? Vous rappelez-vous l'intérêt de tout Paris, soulevé à ces immenses débats, ces femmes accourant, passionnées, à l'audience et prenant parti pour la victime ? Hélas ! la justice égarée condamna la servante à mort. Vous rappelez-vous que, l'arrêt de cette jeune fille ayant été cassé par un bienfait de la Providence, un autre débat apporta la preuve de son innocence, et que la malheureuse, vouée déjà à l'échafaud, fut acquittée par une décision unanime ?

« Qui donc jetait ainsi cette femme, avec son titre, avec sa haute position, dans tous ces mensonges ? Qui donc l'avait attachée sur son lit ? Qui avait versé le poison qui noircissait encore sa poitrine et ses lèvres ? Qui avait accumulé ces preuves ? C'était elle-même ! un effroyable amour du merveilleux l'avait seul poussée à ces mensonges [1]. »

M. Charles Constant, avocat à la cour de Paris, a bien voulu, avec une obligeance dont nous ne saurions trop le remercier ici, compléter ces indications par les renseignements ci-après :

« L'affaire criminelle à laquelle M. Chaix d'Est-Ange
« fait allusion dans le procès La Roncière, est certai-
« nement celle de Julie Jacquemin, accusée en 1814
« d'avoir empoisonné sa maîtresse, la comtesse de N...,
« condamnée à mort, puis acquittée.

« Cette affaire a donné lieu alors à la publication de
« deux mémoires et de plusieurs pièces annexes, qui
« sont réunis en un volume in-4°, à la bibliothèque de
« l'ordre des avocats de Paris (n° 4,294 du catalogue,
« collection Gaudry). »

---

[1] *Discours et plaidoyers de M. Chaix d'Est-Ange*, 2ᵉ édition, t. II, p. 233.

CHAPITRE XIV

JURISPRUDENCE CRIMINELLE

(Suite)

II. — Crimes commis contre les somnambules.

SOMMAIRE

485. I. Affaire Marguerite A..., de Marseille ; *accusation de viol*.
486. II. Affaire Castellan ; viol ; condamnation à douze ans de travaux forcés.
487. Interprétation des faits de la cause, proposée par l'auteur.
488. III. Affaire Lévy ; *accusation de viol* ; condamnation à dix ans de réclusion.
489. Observations sur le rapport médico-légal de M. le Dr Brouardel.
490. Confusion faite par M. Gilles de la Tourette.
491. IV. Affaire Maria F...., de la Chaux-de-Fonds (Suisse), *accusation de viol*.
492. V. Affaire C... ; accusation de viol contre un magnétiseur. Critique de l'opinion de M. le Dr Tardieu.
493. VI. Voleurs d'enfants dans l'Inde ; cas rapportés par du Potet, d'après Esdaile.
494. Autres faits signalés par du Potet.
495. Interprétation proposée ; rapprochements avec les enlèvements d'enfants en Europe.
496. Hypothèse sur les adeptes recrutés par les *Skoptzy* parmi les enfants (Russie).

CRIMES COMMIS CONTRE DES SOMNAMBULES

I. AFFAIRE MARGUERITE A..., *de Marseille*.
Accusation de viol.

En 1853, un rapport médico-légal fut demandé par la justice à MM. Coste, directeur de l'Ecole de médecine de Marseille, et Broquier, chirurgien de l'Hôtel-Dieu de cette ville, sur la question de savoir si une jeune fille avait pu, par l'effet du magnétisme, être mise dans l'impossibilité de résister à un viol qui l'avait rendue mère[1].

« La jeune Marguerite A..., âgée de dix-huit ans, se croyant malade, se fit conduire par sa plus jeune sœur, dans le courant du mois de novembre dernier, chez le nommé C..., exerçant à Marseille, à ce qu'il paraît, la profession de guérisseur par le magnétisme. Chaque jour elle allait prendre sa séance. Vers le commencement d'avril, s'étant aperçue qu'elle était enceinte, elle porta plainte à l'autorité; et c'est alors que M. le commissaire de police nous commit tous deux « à l'effet de consta-
« ter la grossesse et l'époque à laquelle elle pouvait
« remonter, et en second lieu de répondre à la question
« de savoir si la jeune Marguerite A... avait pu être
« déflorée et rendue mère contrairement à sa volonté,
« c'est-à-dire si cette volonté avait pu être annihilée
« complètement ou en partie par l'effet du magnétisme».

Les experts, s'appuyant sur le rapport de Husson, fait

Presse médicale de Marseille, citée par la *Gazette des Hôpitaux*, 1858, n° 106.

en 1831, à l'Académie de médecine, formulèrent cette opinion que, si une jeune fille, sous l'influence du sommeil magnétique, est insensible à toutes les tortures, il est rationnel d'admettre qu'elle pourra subir l'acte du coït sans qu'il y ait participation de sa volonté, sans qu'elle en ait conscience, et que, par conséquent, elle ne saurait repousser par la force l'acte qui est consommé sur elle.

Ils concluaient ainsi qu'il suit : « 1° la fille Marguerite
« A... est enceinte ; 2° sa grossesse ne remonte pas au
« delà de quatre mois à quatre mois et demi ; 3° nous
« pensons qu'il est possible qu'une jeune fille soit dé-
« florée et rendue mère contrairement à sa volonté,
« celle-ci pouvant être annihilée par l'effet magné-
« tique. »

MM. le Dr Devergie, membre de l'Académie de médecine, et Tardieu, professeur de médecine légale à la Faculté de médecine de Paris, adhérèrent à cette conclusion, toutes réserves faites sur la question de fraude et de possibilité de la feinte de la part de la plaignante[1].

II. **AFFAIRE CASTELLAN**. *Viol. Cour d'assises du Var*.

486. M. le Dr Jules Roux, inspecteur général du service de santé de la marine, a fait la communication suivante à M. le Dr Tardieu, qui lui a donné place dans son *Étude médico-légale sur les attentats aux mœurs*[2].

---

[1] Tardieu, *Etude médico-légale sur les attentats aux mœurs*, 7e édition, 1878, p. 92.

[2] Tardieu, *Etude médico-légale*, etc., 7e édition, p. 92.

« Le 31 mars 1865, vers six heures du soir, un homme de vingt-cinq ans, laid, mal vêtu, portant de longs cheveux noirs et une barbe inculte, affligé en outre d'un pied bot, se présentait à la porte d'une maison du hameau des Gouils, commune de Solliés-Farlide (Var), habitée par un vieillard, le sieur Hughes, et deux de ses enfants, un jeune garçon d'une quinzaine d'années et une jeune fille de vingt-six ans, appelée Joséphine. Cet homme, qu'on a su depuis se nommer Castellan Timothée, était un ancien ouvrier bouchonnier qui, à la suite d'une blessure à la main, avait abandonné son travail pour contracter des habitudes de vagabondage, se donnant à l'occasion pour un guérisseur, pour un magnétiseur, et même quelque peu pour sorcier. Du reste, il était inconnu dans le hameau et ne s'exprimait que par gestes, feignant d'être sourd et muet.

« A la vue de son état de dénûment, on le laisse prendre place à la table de famille, et on remarque, pendant le repas, qu'il affecte certaines pratiques étranges, entre autres celle de ne remplir son verre qu'en trois fois et de ne le boire qu'après avoir fait au-dessus plusieurs signes de croix et s'être signé lui-même.

« Dans la soirée, plusieurs voisins, poussés par la curiosité, arrivent. Alors une scène ridicule a lieu. A l'aide d'un crayon et d'un cahier de papier, un colloque moitié politique, moitié religieux, s'engage entre le prétendu sourd-muet et les assistants, auxquels ses mystérieuses allures imposent. Enfin, on envoie le personnage au grenier à foin pour y passer la nuit. La jeune fille a déclaré depuis qu'elle s'était sentie ce soir-là frappée d'une terreur inexplicable, et s'était couchée tout habillée sur son lit. La nuit se passa pourtant sans incident. Le lendemain matin, le jeune garçon étant sorti le premier, le père invite Castellan à manger un morceau avec lui, puis, comme il devait se rendre à son travail, ils sortent tous deux vers sept heures.

« Quelques instants après, le mendiant revient seul, et trouve Joséphine en train de vaquer aux soins du ménage. Il s'assied au coin du foyer. Quelques voisins se montrent dans la matinée. L'un d'eux, qui apportait des œufs pour celui que la crédulité paysanne considérait déjà comme un saint homme, vient même deux fois. La première fois, il n'observe rien de particulier : Joséphine se plaignait seulement d'un mal de tête. La deuxième fois, un peu avant midi, il remarque, en entrant, que *Castellan traçait avec la main des signes circulaires derrière la jeune fille penchée sur la marmite.* Joséphine paraissait éprouver un certain malaise, ses yeux exprimaient l'inquiétude, sa figure était animée, la présence d'un tiers semblait lui être agréable ; on pouvait voir qu'elle était gênée de se trouver seule avec cet inconnu. Enfin, vers midi, ils restèrent seuls.

« Ce qui s'est passé depuis ce moment jusqu'à quatre heures du soir n'est guère connu que par la déposition, un peu vague d'ailleurs, de la jeune fille ; les réponses de Castellan lors de son interrogatoire étant en contradiction avec les aveux qu'il a faits à certains témoins. Il paraît qu'à midi, poussée, dit-elle, par un sentiment de compassion, elle invita Castellan à partager son dîner. Il accepta et s'assit en face d'elle. Elle prit d'abord une première cuillerée de haricots ; au moment où elle allait la porter à sa bouche, Castellan, rapprochant le pouce et l'index, fit le *geste de projeter quelque chose dans la cuiller, sans qu'elle y vît rien tomber toutefois.* Tout à coup, avant d'avoir pu avaler cette deuxième cuillerée, elle se sentit défaillir. A partir de ce moment, ses souvenirs deviennent plus confus. Revenue à elle sous l'influence de quelques aspersions d'eau froide, que lui aurait faites Castellan, elle se serait dirigée vers la porte, et se serait évanouie de nouveau avant d'y arriver. Alors, il l'aurait prise dans ses bras, l'aurait emportée dans sa chambre, couchée sur un lit, et aurait assouvi sur elle sa brutale passion. Elle prétend qu'elle a eu conscience de ce qui se passait, mais sans pouvoir s'y opposer en aucune manière. Elle n'a pas eu la force seulement de frapper contre le mur, ce qui aurait suffi pour attirer les voisins. Une de ses parentes vient heurter à la porte de la chambre ; elle reconnaît sa voix et ne peut lui répondre. Elle ne se souvient pas si Castellan a renouvelé sur elle plusieurs fois les mêmes actes, elle croit avoir reçu des coups, mais elle ne peut dire pourquoi.

Elle ne sait enfin s'il lui a commandé de sortir avec lui, mais elle est convaincue qu'elle y a été poussée par une force irrésistible !

« Quoi qu'il en soit, vers quatre heures, on les voit sortir ensemble et s'éloigner, au grand étonnement des voisins, que l'air égaré de Joséphine Hughes remplit de compassion, et qui ne peuvent comprendre qu'une jeune fille, dont la réputation est restée intacte jusque-là, puisse suivre ainsi un mendiant bien fait pour inspirer la répulsion.

Elle part avec de grossiers vêtements de travail, jetant aux gens qu'elle rencontre des paroles incohérentes, leur disant qu'elle suit le bon Dieu, etc. Castellan affirme que sur la route, elle aurait pris, suivant un usage en vigueur dans le pays, deux témoins de son départ volontaire ; mais les témoins n'ont pas été retrouvés.

« Tous deux se dirigent vers un village voisin. La première nuit, on leur permet de coucher dans un grenier à foin ; ils repartent le lendemain matin, errent toute la journée dans les bois, où la jeune fille aurait été prise deux fois, dit-elle, de ces *évanouissements que provoquaient chez elle les manœuvres de Castellan*, et ils vont le soir à Collobrières demander l'hospitalité, dans une ferme où Joséphine couche avec une femme tandis que son ravisseur couchait avec le mari de cette dernière.

« Les renseignements fournis par ceux qui les ont hébergés pendant les deux nuits n'ont rien de bien intéressant. Ils nous représentent la jeune fille tantôt comme rougissant de la fausse position dans laquelle elle se trouve, et tantôt invoquant, pour se justifier, la contrainte que sa liberté morale a subie.

« Le troisième jour, ils arrivent au hameau de la Capelude ; ici les détails abondent. Ils entrent dans la maison du sieur Condroyer, et les voisins accourent en foule. La journée se passe, pour la jeune fille, dans des alternatives d'exaltation et de calme relatif. Tantôt elle prodigue à Castellan les marques d'une affection passionnée, mêlant à ses caresses des phrases incohérentes, dans lesquelles les mots de *fleurs, âmes, bon Dieu*, etc., reviennent à chaque instant ; tantôt, au contraire, elle le repousse et manifeste pour lui la plus profonde horreur. Elle est constamment préoccupée de l'idée qu'on puisse la prendre pour une *fille du monde* (prostituée).

« La femme la plus grande, la plus forte aurait succombé, » dit-elle à plusieurs reprises.

« Le soir, elle exprime la volonté d'aller coucher avec une jeune fille dans une maison voisine. Castellan refuse de la laisser partir. Pour vaincre sa résistance, il fait quelques signes étranges : d'autres témoins affirment qu'*il la touche légèrement au-dessus de la hanche et au front*. Elle tombe aussitôt évanouie dans ses bras et reste ainsi près de trois quarts d'heure sans mouvement. Alors, sans qu'elle paraisse sortir de cet état, il lui fait monter les quinze marches de l'escalier, en la soutenant par les aisselles, et lui soulevant les jambes à l'aide de ses genoux. Pendant ce temps, il lui faisait compter à haute voix les marches qu'elle franchissait. « *Voulez-vous que je la fasse rire?* dit-il à un des assistants, et aussitôt *elle pousse un éclat de rire insensé*. Un voisin aide à la déshabiller, lui retire ses bas et, *surpris de son état d'insensibilité, lui chatouille fortement la plante des pieds sans produire sur elle la moindre impression*. Pour la rappeler à elle, Castellan lui applique *trois vigoureux soufflets* : elle paraît s'éveiller aussitôt, sans manifester la moindre douleur, en ayant l'air d'éprouver au contraire un bien-être extraordinaire. Enfin, on les laisse seuls.

« Pendant la nuit, on entend dans la chambre qu'ils occupent, un vacarme extraordinaire. Le sieur Condroyer s'arme d'un bâton, et intime à Castellan l'ordre de partir. Lui, de son côté ordonne à Joséphine de le suivre. Je ne sortirai pas, dit-elle, tant qu'on ne me chassera pas à coups de bâton. L'incident ne paraît pas avoir eu d'autre suite.

« Le lendemain matin, la jeune fille descend la première, dans un état d'agitation très marqué, faisant entendre des paroles désordonnées et se livrant à des actes de folie. Voulant imiter sans doute les pratiques des guérisseurs, elle prend un bout de fil et le passe à diverses reprises au devant des yeux d'un des assistants, pour le débarrasser, disait-elle, de sa cécité. Castellan descend peu après, et *lui fait faire le tour de l'appartement à genoux*. Les voisins indignés se consultent et se décident à le chasser. A *peine est-il sorti que la jeune fille tombe dans un de ses états nerveux*. Elle cesse de parler tout à coup, ses bras se roidissent, ses poings se ferment, ses dents sont fortement serrées, ses yeux fixes et hagards. Les gens qui l'entourent sont fort effrayés et rappellent Castellan, en lui ordonnant de la faire sortir de cet état. Au moment où il rentre, les bras de la jeune fille se détendent subitement; lui se met à genoux, prononce quelques paroles mystérieuses; puis, *lui appliquant trois soufflets*, met fin brusquement à cette longue crise. Un étrange aveu lui échappe en ce moment : « *Ce n'est pas la première femme*, dit-il, *que j'ai fait succomber de cette manière ;* il y a vingt-deux ans que mon père *avait mis* aussi quelque chose à ma mère, elle en a bien souffert. »

Le reste de la journée se passa comme la précédente. Tantôt la jeune fille tombait dans ses idées extravagantes, tantôt elle déplorait vivement sa position, priait les gens qui l'entouraient de ne pas l'abandonner et repoussait Castellan avec horreur. Interrogée sur ce qu'elle éprouvait pendant ses accès, elle répondait qu'elle souffrait beaucoup, qu'elle voyait et entendait tout ce qui se passait autour d'elle, mais qu'*elle sentait sa volonté complètement paralysée*. Il suffisait que Castellan la touchât légèrement pour qu'elle ressentît une douleur à la poitrine ; d'autres fois, au contraire, elle n'éprouvait du soulagement que quand elle avait ses jambes appuyées contre lui. A un moment donné, se croyant liée à son ravisseur par une force mystérieuse, elle exige qu'il divise en deux parts le contenu d'un verre de vin qu'on lui offrait, ne boit qu'après lui et dans le même verre, et ne consent à manger que du pain dans lequel il avait déjà mordu. Cette scène, qui paraît n'avoir été que la répétition d'une scène antérieure à laquelle elle attribuait sans doute le maléfice qui l'enchaînait, la soulage ; elle se croit *déliée* et déclare ne plus souffrir.

« Le lendemain matin, ils partent ensemble. A quelque distance, ils rencontrent des chasseurs qui interpellent Castellan. Pendant qu'il s'arrête, elle continue sa route, puis, un peu plus loin, se trouvant masquée par un pli de terrain, elle fait un détour, revient sur ses pas, et arrive en courant à la maison d'où elle venait de sortir, exprimant toute sa joie d'avoir échappé à son ennemi et demandant avec instance qu'on la dérobe à ses recherches.

« Dans le courant de la journée, quelques personnes la ramènent à la maison paternelle. Le délire la reprend en route ; elle arrive chez elle dans un état d'exaltation violente, proférant des sons inarticulés ou injuriant tous ceux qu'elle rencontre.

« Cet état a duré plusieurs jours. Un médecin qui a été appelé n'a constaté que de la fièvre, de la loquacité, mais, pas d'autres troubles intellectuels que la surexcitation causée chez cette malheureuse fille par le souvenir de son honneur perdu. Une saignée qu'il lui a pratiquée a amené une détente favorable.

« Un propriétaire des environs, qui s'occupe de magnétisme, l'a soumise, quelque temps après, en présence de plusieurs personnes, aux manœuvres d'usage. Il a dû produire chez elle le sommeil, mais non l'état de lucidité magnétique. On voulait profiter de cette circonstance pour tirer d'elle de nouveaux renseignements sur ce qui s'était passé ; *elle n'a rien ajouté à ce qu'elle avait dit antérieurement.*

Les renseignements recueillis sur elle la représentent comme une *jeune fille nullement hystérique*, d'une moralité irréprochable, exacte à remplir ses devoirs, douée peut-être d'une crédulité un peu naïve. En outre, il ne paraît pas y avoir eu dans sa famille des antécédents de folie ni d'imbécillité.

« Castellan a été arrêté sous l'inculpation de vagabondage et de mendicité ; le magistrat chargé de l'instruction a soulevé subsidiairement la question de savoir si, dans ses relations intimes avec la fille Hughes, le *prévenu avait pu, par l'influence des manœuvres magnétiques, abolir sa liberté morale au point que les relations prissent le caractère du viol.* Il a donc requis les docteurs Auban et J. Roux d'examiner cette question au point de vue médico-légal. »

MM. les Drs Auban et Jules Roux furent chargés par le juge d'instruction, de rechercher si Castellan avait pu réduire Joséphine Hughes à un état tel qu'elle n'eût plus la liberté morale de consentir ou de se refuser à des relations intimes avec l'accusé. Ces deux savants médecins, directeurs, l'un en retraite, l'autre en exercice, du service de santé de la marine à Toulon, formulèrent cet avis :

« 1° Que par les *manœuvres dites magnétiques*, on peut exercer sur la volonté de toute personne exceptionnellement disposée par son tempérament nerveux, une influence telle que sa liberté morale soit pervertie, ou plus ou moins complètement anéantie.

« 2° Qu'en plongeant une jeune fille dans le sommeil magnétique, on peut avoir avec elle des relations intimes dont elle n'ait pas conscience au moment où elles s'accomplissent.

« 3° Qu'il est possible que, par *l'effet magnétique*, la sensibilité soit assez émoussée et la volonté suffisamment annihilée chez une jeune fille, pour qu'en dehors du sommeil magnétique complet, elle n'ait plus la liberté morale nécessaire pour s'opposer à des relations intimes ou pour y donner un consentement intelligent[1]. »

Pendant son procès, Castellan a fait preuve d'un sang-froid et d'une audace extraordinaires... Il a surtout fait parade de ses talents magnétiques. Il a eu l'impudence de proposer au Président des assises d'expérimenter sur lui son savoir. Durant le réquisitoire du procureur impérial, il a fait plus : par la fixité de son regard, *il a menacé ce magistrat de le magnétiser et ce dernier a dû le contraindre à baisser les yeux.* »

« Joséphine, depuis qu'elle est soustraite à l'influence

---

[1] Tardieu, *op. cit.*, p. 98.

de cet homme, a recouvré à peu près la raison. Elle dit, dans sa déposition devant la Cour : « Il exerçait sur moi
« une telle puissance, à l'aide de ses gestes et de ses
« passes, que je suis tombée plusieurs fois comme
« morte. Il a pu alors faire de moi ce qu'il a voulu. Je
« comprenais ce dont j'étais victime ; mais je ne pouvais
« ni parler, ni agir, et j'endurais le plus cruel des sup-
« plices. »

« Trois médecins, les docteurs Hériart, Paulet et Théus, ont été appelés à éclairer le jury sur les effets du magnétisme. Ils ont confirmé par leurs déclarations les conclusions du rapport médico-légal rédigé à l'occasion de cette affaire par les D`rs` Auban et Roux (de Toulon). Castellan a été condamné à douze ans de travaux forcés[1].

487. Maintenant que nous connaissons dans ses détails essentiels cette curieuse et terrible affaire Castellan, qui est restée longtemps, comme l'affaire La Roncière, une sorte d'énigme judiciaire, voyons si nous n'en pourrons pas présenter une explication simple, complète, scientifique.

D'abord, et en premier lieu, nous ferons ressortir l'insuffisance des explications données par les experts ; ils parlent de *manœuvres magnétiques* (sans préciser ce qu'ils entendent par là) pouvant exercer une influence telle que la liberté morale soit pervertie ou même anéantie ; d'*effet magnétique* (quel effet ?) émoussant la sensibilité et annulant la volonté au point d'enlever

---

[1] Prosper Despine, *Psychologie naturelle*, t. I, p. 586, Paris, 1868.

toute possibilité de résistance à une jeune fille, même en dehors du sommeil magnétique complet.

Mais dans tout cela, on n'aurait pu trouver d'explication que pour un *rôle purement passif* de Joséphine Hughes. Oui, cette malheureuse jeune fille a pu être plongée dans l'état de somnambulisme ; elle aura été ainsi mise dans l'impossibilité de repousser Castellan ; elle aura subi ses odieuses caresses ; mais c'est tout, et l'on n'est pas par là amené à comprendre ce fait étrange, inouï, sans précédent dans les annales judiciaires, d'une jeune fille honnête, chaste, élevée religieusement, forcée par une impulsion mystérieuse et invincible, de quitter sa maison, ses parents, ses amis, de rompre avec toute une vie de probité et d'honneur, pour suivre qui ? un misérable mendiant sordide, estropié, hideux, qui a commencé par la violer !

Une seule explication peut être aujourd'hui donnée de tous ces faits : Castellan connaissait évidemment la puissance de la *suggestion faite pendant le somnambulisme provoqué*. Il la connaissait ainsi avant même la publication du livre dans lequel M. le Dr Liébeault en a si magistralement développé la théorie (1866). Sans doute, le *Cours de braidisme* de Durand de Gros avait paru en 1860, mais nous ne supposons pas que Castellan ait pu en avoir connaissance. Il aura plutôt acquis ses criminels talents de quelqu'un de ces magnétiseurs de bas étage qui, dans le monde interlope des sorciers, des mendiants, des diseurs de bonne aventure, des bohémiens, etc., se transmettent depuis des siècles, les « secrets » qui leur permettent de vivre aux dépens d'autrui. Ne résulte-t-il pas même, de la relation que nous avons citée, qu'il les tenait simplement de son père ?

Sans la suggestion, tout reste obscur, mystérieux, incompréhensible ; avec la suggestion, tout s'éclaircit et la vérité apparaît complète, éclatante, lumineuse. Telle est du moins ma conviction et je vais essayer de la justifier. Pour faciliter ma discussion, j'ai souligné, dans le récit des faits, les passages sur lesquels je comptais m'appuyer ici.

Et d'abord, comment Castellan a-t-il plongé Joséphine Hughes dans le sommeil somnambulique? Sur ce point, nous n'avons que le récit d'un voisin qui l'a vu « *traçant avec la main des signes circulaires derrière la tête de la jeune fille penchée sur la marmite.* » Or, j'ai, un jour, chez M. Liébeault, en présence d'une quinzaine de personnes, endormi Mlle M... H... en lui faisant des passes derrière la nuque, sans prononcer une parole et sans qu'elle s'en aperçût ; c'était *la première fois que je la voyais ;* une fois le sommeil obtenu, j'aurais pu lui faire toutes les suggestions imaginables ; c'est ce qu'a pu faire Castellan.

Et si, (comme on a pu restituer le squelette d'un animal fossile au moyen de quelques-uns des os dont il était formé) j'essaie de recomposer la suggestion de Castellan à Joséphine, voici les paroles qui auraient suffi à produire tous les effets constatés, et restés jusqu'ici inexplicables.

Castellan à Joséphine, en somnambulisme : « Tu auras en moi une confiance absolue ; je suis le fils de Dieu et j'ai le don de faire des miracles ; je crée des *fleurs* par la seule force de ma volonté ; en veux-tu la preuve? Vois ces roses, ces marguerites qui poussent autour de toi ; tu peux te baisser, en cueillir, les placer à ton corsage ; chaque fois que tu voudras les

« revoir, tu n'auras qu'à fermer les yeux et il en pous-
« sera beaucoup autour de toi (hallucinations).

« Je lis dans les *âmes* comme le *bon Dieu*. Ainsi, je te
« connais mieux que tu te connais toi-même. Tu croyais
« me haïr, parce que tu me prenais pour un vil men-
« diant ; mais en réalité tu m'aimes d'un amour sans
« limites, tellement que tu ne pourras me refuser tes
« faveurs ; ton sort est désormais lié au mien ; là où
« j'irai, tu iras ; tu quitteras ton père et ta mère pour
« me suivre ; nous serons comme mari et femme ; tu
« voudras boire dans mon verre et manger du pain dans
« lequel j'aurai déjà mordu ; quand je te toucherai à
« telle ou telle partie du corps, tu t'endormiras comme
« tu dors en ce moment ; tu feras tout ce que je te com-
« manderai ; si l'on veut me séparer de toi, aussitôt que
« que tu ne me verras plus, tu tomberas endormie, in-
« sensible, comme morte, afin qu'on soit obligé de me
« rappeler ; tu te réveilleras quand je te donnerai *trois*
« *soufflets* ; non-seulement ils ne te feront aucun mal,
« mais encore tu en éprouveras un grand soulage-
« ment, etc., etc.

Je soutiens qu'une suggestion ainsi faite aurait pu produire les phénomènes qu'on a relevés dans l'observation
relative à Castellan ; je dis que peut-être il ne mentait
pas, quand il s'écriait : « *Ce n'est pas la première femme*
« *que j'ai fait succomber de cette manière* » ; que seule,
l'explication que je propose rend un compte suffisant
des faits ; que les conclusions des experts eussent été,
ce me semble, insuffisantes, sans les aveux de l'accusé, et qu'enfin, ici, comme dans l'affaire Lévy, dont
nous parlerons tout à l'heure, la justice a joué de bonheur en trouvant des *criminels qui avouaient tout*, car,

sans cela, il eût été presque impossible de les condamner.

J'ajouterai que j'ai trouvé chez M. Liébeault non pas une, mais dix, mais vingt jeunes filles ou femmes qui pourraient, le cas échéant, subir le même sort que la victime de Castellan ; qu'elles n'étaient pas nécessairement des hystériques, puisque ni Mlle M... H..., dont j'ai parlé plus haut, ni Joséphine Hughes n'étaient *hystériques!* qu'enfin nous trouvons dans cette affaire, un véritable cas de *condition seconde*, comme nous en trouverons plus loin dans les affaires D... (n° 497) et Ulysse X... (n° 504).

III. AFFAIRE LÉVY, *Accusation de viol. Cour d'assises de la Seine-Inférieure.*

488. En 1879, M. le Dr Brouardel, alors maître de conférences de médecine légale à la Faculté de médecine de Paris, aujourd'hui doyen de la même faculté, a publié dans les *Annales d'hygiène publique et de médecine légale*[1] un rapport qui lui avait été demandé par le président de la cour d'assises de la Seine-Inférieure, sur une accusation de viol accompli pendant le sommeil hypnotique.

Voici les faits de la cause, que nous empruntons à ce document.

A la fin du mois d'avril, Mme B..., blanchisseuse, à Rouen, accompagnée de sa fille Berthe, âgée de vingt ans, déposait au parquet de Rouen une plainte contre

---

[1] *Annales d'hygiène publique et de médecine légale*; 1879, 3° série, t. I, p. 39.

le dentiste Lévy, qu'elle accusait d'avoir commis le crime de viol sur sa fille.

« Certains détails, fournis par la mère, ôtaient à cette plainte toute apparence de vraisemblance. La mère, en effet, déclarait avoir été présente pendant toute la durée des séances que sa fille avait faites chez ce dentiste, et elle disait n'avoir rien vu, rien soupçonné, pas plus que sa fille, jusqu'au moment où Lévy lui-même avait instruit celle-ci des actes qu'il avait commis sur sa personne.

« Tant de naïveté autorisait quelque scepticisme, mais dès la première confrontation avec l'accusé, le doute sur la réalité des actes commis ne fut plus possible. Devant le juge d'instruction, Lévy fit cet aveu étonnant :

« Oui, vous étiez pure, vous étiez vierge, vous avez cru,
« dans votre naïveté, que ce que je faisais était néces-
« saire, et vous n'avez pas résisté. Sauvez-moi, sauvez
« ma femme et mes enfants, dites que je ne vous ai pas
« violée et je vous donne tout ce que je possède[1]. »

M. Brouardel explique ensuite, d'après l'acte d'accusation, comment il a pu arriver que, fait à peine croyable, la fille B..., à laquelle Lévy était censé pratiquer certaines opérations et qui était plongée dans un état plus ou moins inconscient, ait été violée, en présence de sa mère, qui lui tournait le dos.

Toutefois, si Lévy avouait avoir eu plusieurs fois des rapports avec la fille Berthe B..., en présence de sa mère qui n'avait rien vu, il prétendait en même temps que Berthe B... avait consenti à ces rapprochements; celle-ci le niait énergiquement.

---

[1] *Annales d'hygiène publique et de médecine légale*, 1879, 3ᵉ série, t. I, p. 44.

Dans un premier rapport, M. le Dr Levesque établit que cette jeune fille était déflorée. Mais restait à résoudre cette seconde question : Berthe B... a-t-elle pu ne pas avoir conscience des actes commis sur sa personne par Lévy ?

On crut d'abord que la fille B... avait été soumise à l'action d'un anesthésique, et, pour s'éclairer sur ce point, M. Delavigne, juge d'instruction à Rouen, commit MM. les Drs Cauchois, Levesque et Thierry, professeurs à l'école de médecine de la même ville. La réponse des experts fut négative.

« Mais, après avoir répondu à la question qui leur était posée, les experts ajoutèrent que, consultés par Mme B... sur l'état de santé de sa fille, ils avaient constaté que celle-ci, enceinte de quatre mois et demi, présentait quelques symptômes de l'hystérie, boule, spasme laryngé et surtout une anesthésie incomplète à droite, complète à gauche ; que notamment les parties génitales, les grandes lèvres pouvaient être traversées par des aiguilles sans que la jeune fille en eût notion. Ils ne conclurent pas de cet examen que cette insensibilité suffisait à faire admettre que Berthe B... n'avait pas eu notion des violences auxquelles elle avait été soumise, mais les magistrats se posèrent cette question, et M. Grenier, président des assises de la Seine-Inférieure, désigna M. Brouardel pour la résoudre.[1] »

489. Nous ne pouvons, à cause de son étendue, reproduire ce document ; le lecteur pourra d'ailleurs le lire, soit dans les *Annales d'hygiène publique et de médecine*

---

[1] Rapport de M. Brouardel, *loc. cit.*, p. 49.

légale, où il a paru *in extenso*, soit dans le livre de M. Gilles de la Tourette[1].

« Pour que la fille Berthe B..., dit M. Brouardel, se soit trouvée dans l'impossibilité d'apprécier les faits qui se sont passés chez le dentiste Lévy, il faut que, pendant ses visites, elle ait, au moins passagèrement, perdu d'une façon complète tous les différents modes de la sensibilité.

« Une abolition absolue de toute sensibilité générale ou spéciale est nécessairement temporaire. Elle met l'individu dans un état qui n'a de *comparable que le sommeil le plus profond*, qui en prend les *caractères*, et l'un d'eux est précisément d'être un *épisode transitoire*. L'affirmation de la réalité ou de la probabilité de cet état d'insensibilité est donc difficile, car elle repose sur des *conjectures faites sur un incident morbide très complexe* dont personne de scientifiquement compétent n'a été témoin[2]. »

Ou je me trompe fort, ou M. Brouardel, fidèle en cela à la doctrine de la Salpêtrière, considère, dans le passage que je viens de citer, que l'état « *comparable au sommeil le plus profond* » dans lequel Berthe B... aurait pu être violée sans s'en apercevoir, ne pouvait nullement être *provoqué* par Lévy, produit, suspendu, reproduit à son gré, presque instantanément, et sans que la mère s'en aperçût ; pour lui, à ce qu'il semble du moins, c'était là un « *incident morbide très complexe* » et purement fortuit, qui n'offrait aucune sécurité pour l'accomplissement du crime de viol.

---

[1] BROUARDEL, *loc. cit.*, p. 51.
[2] GILLES DE LA TOURETTE, *L'hypnotisme et les états analogues au point de vue médico-légal*, p. 338.

Or, il n'en est pas ainsi ; M. Brouardel constate plus loin que Berthe B... est très hypnotisable ; eh bien ! l'ayant, je suppose, hypnotisée, Lévy n'avait qu'à lui suggérer « qu'elle ne sentirait plus rien », pour réaliser l'abolition du sens musculaire et spécialement du sens génésique. Je ne dis pas qu'il en ait été ainsi, mais j'affirme *qu'il eût pu en être ainsi*; les observations d'accouchements sans douleur que nous avons rapportées (nos 270 à 272) le démontrent, par un argument *a fortiori*.

Plus loin, l'éminent médecin légiste écrit ce qui suit :

« Nous avons soumis cette jeune fille à une contre-épreuve ; nous lui avons fermé les paupières et, presque immédiatement nous avons senti les globes oculaires agités de petits mouvements convulsifs, portés en haut et en bas dans un strabisme convergent. La tête s'est renversée sur le dossier du fauteuil, les mains qui étaient croisées, sont tombées mollement des deux côtés du corps, la respiration est devenue un peu pénible, les parois de la poitrine se sont soulevées davantage et, dans un espace de temps qui n'a pas dépassé une minute, cette jeune fille s'est endormie. *Nous l'avons légèrement secouée*: alors les pupilles rétrécies se sont dilatées largement, comme quelqu'un qui sort brusquement du sommeil naturel, et elle est rentrée de suite sans transition, en possession de son intelligence.

« Nous avons deux fois répété cette épreuve, qui nous a donné des résultats identiques ; mais nous n'avons pas voulu prolonger une expérience qui, dans l'état de grossesse de cette jeune fille, n'aurait peut-être pas été sans inconvénient.

« Il est donc possible actuellement de provoquer de la

façon la plus simple et la plus facile un sommeil artificiel chez cette jeune fille, sans employer aucun agent anesthésique. Mais, je le répète, ce fait, incontestable en ce moment, ne prouve que pour le moment actuel[1]. »

Je suis le premier à rendre hommage à l'esprit de prudence et de sagesse que révèle le rapport, mais, que M. Brouardel me le pardonne, je suis tenté de le trouver un peu timoré. Quoi ! il endort si rapidement Berthe B... et, à peine endormie, il la réveille en la « *secouant légèrement* » ! mais il y avait, je crois, mieux à faire ; je suis persuadé que Berthe B..., d'après tous les détails donnés dans le rapport, était tombée en somnambulisme; si donc, au lieu de la secouer en silence, on l'avait interrogée sur les circonstances du viol dont elle se disait victime, elle eût pu, selon toute probabilité, fournir des renseignements très nets, très précis, de nature à éclairer la justice sur la question de savoir si vraiment il y avait eu violence de la part de Lévy[2].

490. Enfin, je constate, dans le livre de M. Gilles de la Tourette, une inexactitude qui ne peut être que le résultat d'une erreur matérielle. Voici de quoi il s'agit :

« M. Brouardel, dit-il, se pose la question suivante :

« Nerveuse, impressionnée, placée par Lévy dans une
« position telle que, couchée, les mains relevant la lèvre
« supérieure et bouchant en même temps les narines,

---

[1] *Loc. cit.*, p. 55.
[2] En 1878, le livre de M. Liébeault sur le *Sommeil et les états analogues* était publié depuis douze ans, mais malheureusement personne n'en soupçonnait l'existence.

« empêchaient la vue de se diriger vers les parties infé-
« rieures et obligeaient les globes oculaires à se porter
« en haut, la demoiselle B... pendant ses visites chez
« Lévy, *est-elle tombée dans le sommeil hypnotique?* »

Et M. Gilles de la Tourette ajoute :

« La réponse, tout en tenant compte des particularités du fait, de l'absence de témoins, etc., *est nettement affirmative*; elle élimine également, ce qui a une grande importance dans l'espèce, l'hypothèse de la simulation[1].

Or, si je me reporte au texte du rapport publié dans les *Annales d'hygiène publique et de médecine légale*, j'y lis que M. Brouardel, après les lignes que M. Gilles de la Tourette a reproduites, ajoute : « C'est là une question à laquelle *il m'est absolument impossible de répondre*[1]. Et il arrive, en terminant, « aux conclusions déjà formulées
« par MM. Devergie et Tardieu ; toutes réserves faites
« sur les possibilités de simulation, cet exemple doit
« être joint à ceux qui les avaient portés à admettre
« qu'une fille peut être violée pendant que sa volonté
« est abolie par un état de sommeil nerveux ou hypno-
« tique[2].

En résumé : 1° si Berthe B... n'avait pas été rendue grosse, personne au monde n'eût connu le crime dont elle avait été la victime inconsciente ; 2° si Lévy n'avait pas avoué, la justice, à défaut de preuves, eût été désarmée ; mais l'aveu de l'accusé entraîna la conviction des jurés, et Lévy fut condamné à *dix ans de réclusion*.

[1] Gilles de la Tourette, *op. cit.*, 338.
[2] *Annales*, etc., p. 56, 4ᵉ alinéa.

IV. AFFAIRE MARIA F... de la Chaux-de-Fonds (Suisse).
Accusation de viol.

491. M. le Dr Ladame, de Neuchâtel (Suisse)[1], a publié, en 1882, une intéressante observation dans les *Annales d'hygiène publique et de médecine légale*[2]. Nous la résumerons comme suit :

« Le pasteur allemand de la Chaux-de-Fonds recevait, en juillet 1881, la visite d'une jeune fille originaire de Zurich, qui lui demandait d'écrire à sa commune pour obtenir l'autorisation d'aller faire ses couches à la Maternité de Berne. Cette jeune fille prétendait être enceinte depuis la veille de Noël. Restée seule un instant, ce soir-là, avec un jeune homme qui avait l'habitude de la « magnétiser », elle fut violée par lui, racontait-elle, après qu'il l'eut endormie. La jeune fille fut reçue à la Maternité et accoucha à la fin de septembre.

« Mais la lettre du pasteur allemand, qui demandait son entrée à l'hôpital de Berne, tomba sous les yeux du juge d'instruction bernois, qui porta plainte aussitôt auprès du juge de la Chaux-de-Fonds. Celui-ci fit une enquête, qu'il transmit au procureur général de la République.

M. le Dr Ladame fut alors appelé par le Procureur général à faire un rapport médico-légal sur cette affaire et à répondre en particulier à un certain nombre de questions :

---

[1] M. Ladame est aujourd'hui privat-docent à l'Université de Genève.

[2] *Annales*, etc., p. 519.

Après un rapide historique, sur lequel nous ne nous arrêterons pas, parce qu'il ne nous apprendrait rien de nouveau, M. Ladame répond ainsi à la première quesion :

« *Première question.* Le récit de Maria F... peut-il être considéré comme vraisemblable, dans ses traits généraux?

« Réponse. — Oui, ce récit est vraisemblable, dans ses traits généraux. Lorsque Maria F... déclare qu'elle perdait toute volonté en présence de Louis V..., cette assertion est évidemment entachée d'exagération ; mais ce qu'on doit admettre, c'est que ce dernier réussissait toujours, même contre la volonté de cette fille, à la « magnétiser », et qu'il n'avait besoin que d'un signe ou d'un regard pour l'endormir soudainement et profondément. Ce phénomène est habituel chez les personnes qui ont été fréquemment endormies, et nous avons pu le constater bien souvent. Nous pensons qu'on peut admettre aussi, dans ses traits généraux, la vraisemblance de la scène qui se serait passée la veille de Noël, en particulier celle du passage suivant de la déposition de la plaignante, au sujet duquel nous avons cependant une réserve à présenter :

« Il (Louis V...) m'a magnétisée à la cuisine, sans m'en
« demander la permission ; puis, à un certain moment,
« je me suis à demi réveillée, j'ai vu confusément que
« j'étais sur son lit et j'ai senti qu'il était sur moi ; j'ai
« voulu le repousser, mais je n'avais aucune force, et
« lorsqu'il a vu cela, il m'a endormie encore plus pro-
« fondément que la première fois ; j'ai aussi voulu
« crier, mais je ne l'ai pu, etc., etc. »

En réponse à la seconde question, M. Ladame exprime

[1] 1882, 3ᵉ série, t. VII, p. 518.

l'avis, avec tous les médecins qui l'ont précédé dans cette étude médico-légale « qu'une fille peut être violée
« dans le sommeil dit magnétique sans se rendre aucun
« compte des attouchements qu'elle subit. On comprend
« néanmoins que la simulation de cas semblables soit
« des plus faciles, et nous devons émettre toutes nos
« réserves quant à la possibilité de cette simulation... »

Et plus loin... « Il nous reste à envisager le cas qui nous est soumis sous une autre face, celle qui est exprimée par les résultats de l'enquête de M. le juge d'instruction de la Chaux-de-Fonds, qui conclut de la manière suivante, dans sa lettre du 20 février 1882 :

« Il résulte pour moi de cette enquête que les dires
« de la fille F... sont faux, et qu'elle les a inventés pour
« obtenir une place à la Maternité de Berne, pour son
« accouchement. Jusque-là elle n'a rien dit à personne.
« Je puis me tromper, mais tout cela me fait l'effet d'un
« chantage. »

En l'absence de tout témoin étranger à la scène qui s'est passée entre Louis V... et Maria F..., la veille de Noël, M. Ladame concluait qu'*il était impossible d'affirmer que cette fille avait été réellement hypnotisée dans un but criminel par Louis V...*[2].

La chambre des mises en accusation rendit un arrêt de non-lieu.

On doit regretter que, dans cette affaire, M. le Dr Ladame n'ait pas été mis à même de voir Maria F..., et de se livrer, à son égard, à des expériences qui eussent pu, jusqu'à un certain point, éclairer sa religion.

---

[1] LADAME, *loc. cit.*, p. 527.
[2] *Ibidem*, p. 530.

V. AFFAIRE G... — *Accusation de viol contre un prétendu médecin-magnétiseur. — Rapport du Dr Tardieu.*

492. A une époque indéterminée, M. le Dr Tardieu a été appelé à donner son avis à la justice dans les circonstances qu'il précise ainsi qu'il suit :

« Une jeune fille de quinze ans et demi se plaignait d'avoir été violée par un prétendu médecin-magnétiseur. Cette jeune fille, très-forte, complètement formée, m'avait offert toutes les déchirures de l'hymen, l'élargissement de la vulve et tous les caractères d'une défloration ancienne. Je laisse parler la plaignante : « Le 3 juillet 1866, dans son cabinet, G... me fit asseoir et il commença par m'électriser un peu, je vis alors qu'il faisait devant ma figure des signes qui ressemblaient à des passes magnétiques, mais elles n'eurent sur moi aucune influence ; et alors, avec les appareils électriques (l'un des aboutissants du courant se trouvait dans la main gauche de G... et l'autre avait été placé par G... dans son dos), il m'a donné de nouvelles décharges électriques beaucoup plus fortes que celles reçues antérieurement. Le résultat de cette nouvelle épreuve fut de me paralyser absolument. Je ne pouvais plus remuer aucun membre, et il m'était impossible de desserrer les dents, ni de pousser un cri. G... alors s'est mis à genoux devant moi, il m'a prise par les jambes et m'a tirée sur le bord du fauteuil ; il a relevé mes jupons, écarté mes jambes, » etc... (la plaignante donne ensuite sur la per-

Dr TARDIEU, *op. cit.*, p. 19.

pétration du crime quelques détails que nous nous abstenons de reproduire) ... « je souffrais horriblement, sans pouvoir opposer de résistance, ni pousser aucun cri... »

Commis par le juge d'instruction, M. le D⁰ Tardieu formula ainsi ses conclusions : 1° l'électricité n'a pu produire, de quelque manière qu'elle ait été appliquée, les effets signalés par la plaignante, ni paralyser ses mouvements, ni l'empêcher de crier ; 2° la *combinaison* de l'électricité et des *prétendues passes magnétiques* n'a *pu rien ajouter à ces effets*, et aucune influence particulière n'a pu en résulter, qui se serait produite à l'insu de cette jeune fille ; 3° la déclaration de la jeune C... est en désaccord avec les données les plus positives et les plus élémentaires de la science.

Cette déclaration nous paraît avoir été trop absolue; il nous semble au contraire que — aujourd'hui du moins — la déclaration de la fille C... ne serait nullement en désaccord, toutes réserves faites sur les circonstances particulières du crime, avec *les données les plus positives de la science*. Ce que nous avons dit déjà du sommeil hypnotique nous dispense d'entrer ici dans de plus longs développements.

VI. **VOLEURS D'ENFANTS DANS L'INDE.** —
Cas rapportés par Du Potet, d'après le D⁰ Esdaile. 1845.

493. On lit dans l'ouvrage de du Potet ayant pour titre *Traité complet de magnétisme animal*[1] le récit sui-

---

[1] Du Potet, *Traité complet de magnétisme animal*, cours en 12 leçons, 4ᵉ édition, p. 612 *in fine*, 1882.

vant, emprunté au Dr Esdaile, chirurgien de l'armée anglaise dans l'Inde [1] :

Dans les premiers jours de juin 1855, je vis, en traversant le bazar de Hooghly, un rassemblement considérable devant le bureau de police. J'en demandai la cause; il me fut répondu qu'on venait d'arrêter un homme qui volait un enfant, et que les parties étaient dans le corps de garde. Ce qu'entendant, j'entrai aussi, et je vis un garçon de dix à douze ans, assis sur les genoux d'un homme qu'on disait son libérateur. Il avait l'air hébété, à moitié stupide et un œil gonflé ; c'est pourquoi j'ordonnai de le conduire à l'hôpital. Alors, on me montra l'accusé ; il me dit qu'il était barbier, et, à l'appui de son assertion, me présenta un paquet qui contenait ses outils. J'examinai très soigneusement ce paquet; mais, je n'y trouvai rien autre chose que les instruments ordinaires d'un barbier.

Le garçon reprit bientôt connaissance, et me raconta, avec l'apparence de la plus grande bonne foi, et sans hésiter nullement, le fait suivant, récit que je lui ai entendu répéter devant le magistrat, et sans aucune variation.

Il déclara qu'étant allé, le matin, dans un champ voisin de la maison, un étranger quitta le chemin, pour venir à lui, et l'aborda en marmottant des charmes, lui prit la main et, presque aussitôt, lui passa l'autre transversalement devant les yeux. Là-dessus il perdit connaissance; il se souvient seulement que cet *étranger l'emmena, mais sans contrainte; il se sentait obligé de le suivre.* Quand il revint à lui, il était à la porte de Chandernagor, à deux milles du lieu où cet homme l'avait accosté. Il n'en savait pas davantage.

Il n'avait ni bu, ni mangé, ni fumé avec cet homme; et son maître, ses amis disaient tous que c'était un garçon adroit et d'une conduite régulière, n'ayant jamais eu d'attaques de nerfs, ni de promenades nocturnes.

[1] Nous avons déjà parlé d'Esdaile à propos de l'anesthésie chirurgicale (chap. VII).

J'ai examiné ensuite l'homme qui disait l'avoir délivré, et son témoignage fut que, le matin en question, ayant rencontré ce garçon, qu'il connaissait très-bien, suivant un étranger, il l'arrêta et lui demanda ce qu'il faisait là. Mais, celui-ci, qui avait l'air d'un idiot, ne lui répondit point. Alarmé de le voir en cet état, il lui jeta de l'eau à la face et chercha par divers autres moyens à lui rendre l'usage de ses sens, ce à quoi il parvint à la fin. Alors, le garçon interrogé de nouveau, répondit qu'il ignorait pourquoi il était là ; qu'*il était obligé de suivre cet homme* qu'il ne connaissait pas ; et que, après avoir dit cela, il était tombé et s'était meurtri l'œil. Dans cet intervalle, l'homme s'enfuit ; mais, il fut arrêté et conduit à Hooghly.

J'appelai enfin le barbier, qui, à son tour, déclara avoir rencontré sur la route cet enfant, qui avait l'air stupide et pleurait, disant avoir perdu son chemin ; sur quoi, il l'avait engagé à le suivre jusqu'au bureau de police, où il trouverait quelqu'un pour le reconduire à son domicile. La divergence des récits et la nature étrange du fait arrêtèrent fortement mon attention ; je désirais vivement savoir de quel côté était la vérité. Le métier de cet homme, d'abord, éveilla mes soupçons ; j'avais ouï dire que les barbiers de ce pays pouvaient endormir en exerçant leurs fonctions ennuyeuses, et le bruit court dans toute la contrée que diverses personnes, des *femmes surtout, ont été obligées de suivre des gens qui les avaient charmées*. Les barbiers, me disais-je, sont dans tous les pays, des gens observateurs et artificieux ; leur occupation les met en contact avec les surfaces les plus accessibles à l'influence magnétique ; il est possible qu'ils aient le secret de cette influence depuis les temps les plus reculés, et peut-être leur a-t-elle été révélée comme un mystère de leur art. Mais, n'importe comment je m'y prisse, je ne voyais que deux voies pour sortir de ce dilemme : c'était du somnambulisme naturel ou artificiel ; et si c'était le dernier, quelle pouvait en être la cause, autre que le magnétisme ?...

Ayant été accidentellement témoin de cette affaire, je présumai qu'on m'interrogerait sur la possibilité d'un tel mode d'enlèvement, et comme j'ignorais entièrement le sujet, je résolus de faire des expériences pour m'éclairer. Je pensais que, si c'était un effet magnétique, je pourrais peut-être l'imiter, parce que le plus grand pouvoir renferme le moindre; je n'avais pour cela qu'à magnétiser moins que pour produire l'insensibilité.

Je me rendis donc à l'hôpital de la prison, et j'y magnétisai un homme que j'avais endormi plusieurs fois déjà; mais, je ne l'amenai qu'aux portes du sommeil, lui laissant la faculté de marcher et d'ouïr d'une manière très imparfaite. En cet état, je m'en fis suivre quelque temps; puis, l'abandonnant, il alla en ligne droite jusqu'au bout de l'enclos, où il se heurta contre le mur; je le retournai, il marcha de nouveau jusqu'à un autre obstacle, où il resta comme cloué. En l'y laissant tranquille quelques minutes, le sommeil augmenta; il devenait insensible aux sons. Je le ramenai au degré primitif en soufflant sur les yeux et lui parlant sans cesse; alors, il répéta avec la plus grande exactitude ce que je lui disais en anglais et en indoustani. Au réveil, il n'avait nullement connaissance de ce qui s'était passé, et disait n'avoir pas bougé de place, quoiqu'il se trouvât à l'extrémité de l'enceinte opposée à celle où nous avions commencé.

Ainsi que je l'avais prévu, on m'assigna comme témoin devant le tribunal de police. Le magistrat me demanda si je croyais possible un enlèvement pareil; je répondis que oui, parce que j'avais fait quelque chose d'analogue, en me faisant suivre d'un prisonnier de l'hôpital sans qu'il le sût. L'affaire fut renvoyée au juge; mais, quand elle fut soumise aux moulavis (conseillers indigènes), il me fut impossible de leur faire comprendre ma pensée; c'est pourquoi le juge me demanda si je voulais leur montrer qu'une *personne peut se faire suivre d'une autre qui n'y consent pas*, ainsi que je l'avançais. Ma réponse fut que je tenterais l'expérience, mais que je ne voulais pas en garantir le succès; que s'il voulait ordonner l'appel de trois hommes que je nommai, j'essayerais d'obtenir ce résultat devant la cour.

Les patients furent tenus dans une ignorance absolue de nos intentions; et, un ou deux jours après, je fus mandé à la cour suprême du juge, qui était remplie d'Européens et d'indigènes. Nizir-Mohamed fut amené le premier à la barre; je le magnétisai en peu d'instants, l'emmenai hors de l'audience et le fis marcher assez loin sur la route, en lui maintenant les bras cataleptisés aussi longtemps que je voulus; ensuite, je le ramenai à la barre, où le juge et les moulavis lui adressèrent la parole très haut sans qu'il y prêtât la moindre attention; ils furent obligés de me prier de l'éveiller. J'accédai; alors on lui demanda s'il n'avait pas quitté la salle depuis qu'il y était entré; il répondit : Non, sans hésiter. Pendant qu'on l'interrogeait, *je m'approchai de lui par derrière, sans qu'il s'en aperçût, et je le transis au moment de répondre* (¹). Les paroles expirèrent sur ses lèvres, et il devint sourd à toutes les voix, puis je l'éveillai de nouveau.

Ensuite on introduisit Madab, qui ne me vit point en entrant. Le juge et les moulavis l'interrogèrent, et il répondit avec intelligence; mais, au moment le plus animé de sa défense, je le cataleptisai si bien qu'il demeura dans l'attitude suppliante des prisonniers à la barre. L'action fut si prompte, qu'il cessa soudain de parler et d'entendre; mais les personnes placées en face m'ont assuré qu'après avoir cessé de l'entendre, on voyait ses lèvres s'agiter comme s'il parlait encore. Il était si profondément influencé, que les mouvements volontaires lui étaient presque interdits, et je fus obligé de le pousser avec la main, par derrière, pour le faire avancer. Après quelques pas mal assurés, il devint soudainement raide de la tête aux pieds, et tomba la face contre terre d'une manière effrayante. Cette rigidité tétanique l'avait si promptement envahi, que, ne m'en apercevant pas, la moindre impulsion de ma main causa sa chute. Il ne revint qu'avec difficulté; il ne s'était, heureusement, point blessé.

Enfin, on amena Sooroop-Chund. Comme je ne l'avais pas vu depuis un mois, je m'informai de sa santé, tout en le magnétisant d'intention. Au bout de quelques minutes, il cessa de me répondre : je le fis sortir de la salle et tourner

¹ C'est ce que j'ai pu faire avec Mme M. H..., dont j'ai déjà parlé. (J. L.).

comme un tonton, ayant les bras étendus et inflexibles ; puis je le ramenai à sa place, dans un état d'insensibilité totale, n'entendant personne et ne donnant aucun signe de vie. Quand je lui eus soufflé sur les yeux, il recouvra instantanément ses sens et déclara n'avoir jamais quitté sa place.

Je ne veux pas conclure de cette expérience que le barbier s'est servi du mesmérisme pour emmener le garçon ; mais ça m'a fourni l'occasion de montrer à tous que la chose est possible. Personne n'a été tenté de nier publiquement que j'aie enlevé ces hommes ; avec les facilités que possèdent les barbiers du pays, je pourrais presque sûrement m'engager à voler en plein jour un homme, une femme ou un enfant. Dès que je vis ces effets extrêmes du mesmérisme, je fus convaincu de l'égalité de sa puissance pour le bien comme pour le mal, et je n'en ai poussé si loin la démonstration que dans l'espoir d'attirer l'attention publique sur ses avantages et ses dangers. J'espère que le jour n'est pas loin où l'opinion publique flétrira tous ceux qui l'exerceront dans un but autre que l'utilité médicale ou l'investigation philosophique.

L'évidence du rapt était telle, que le barbier, n'importe comment il l'avait effectué, fut condamné à neuf ans de travaux forcés, et son jugement confirmé par la cour suprême. Mais le gouvernement, craignant que mes expériences n'eussent trop vivement impressionné les juges, gracia l'individu. »

494. Du Potet eut l'idée de rechercher s'il ne serait pas possible de trouver dans l'Inde, des faits analogues à celui dans l'étude duquel Esdaile avait montré, dès 1845, tant de sagacité. Il fut assez heureux pour trouver la mention suivante dans le *Glaneur hindou-chinois*, journal de Malacca du 2 juillet 1820 :

La curiosité publique a été vivement excitée, depuis quelques jours, par la découverte d'une bande de *voleurs d'en-*

fants des deux sexes. Cette découverte a été faite par le zèle d'un tisserand en soie, qui, en se promenant dans les rues de Canton, reconnut l'enfant de son maître, qui avait disparu depuis quelques jours. L'enfant tourna sur lui un regard stupide et refusa de le reconnaître.

Le tisserand l'emmena de force chez son maître. Il restait toujours comme sous le charme de la stupidité; mais on n'eut pas plutôt appelé les prêtres de Bouddha, et pratiqué les cérémonies efficaces célébrées en pareille occasion, que le charme disparut, et l'enfant, versant des larmes abondantes, reconnut son maître et son père. L'affaire et le miracle furent immédiatement communiqués au gouvernement, qui fit cerner le rendez-vous des voleurs d'enfants. On trouva six hommes et trois femmes, qui faisaient ce métier depuis plus de vingt ans; ils avaient enlevé, pendant ce temps, plusieurs milliers d'enfants. Il n'en restait plus que dix dans la maison, tous sous l'influence du même charme stupéfiant, qui disparut, comme celui jeté sur l'enfant du tisserand, par les prières et les cérémonies des prêtres de Bouddha. »

Du Potet ajoute :

« Comparez cette narration avec celle qui précède (fait d'Esdaile) et vous verrez que ce sont les mêmes faits qui, jusqu'aux expressions pour les rendre, sont identiques. Et les prêtres du Bouddha ne remplissent-ils pas ici l'office des exorcistes juifs, des fakirs persans? Charme, sort, torpeur et possession sont enfants du même père; mais, quel est-il? C'est ce que nous allons voir. »

« Il appert, du témoignage des voyageurs qui ont le mieux exploré l'Inde, que des voleurs, appelés *thugs* ou *bheels*, se servent de manipulations réfléchies, magnétiques, qui facilitent leurs larcins. On lit à cet égard dans les *Lettres de Victor Jacquemont* :

« Ils tourmentent le sommeil par des *attouchements,*

et font prendre au corps la position qui leur convient, à dessein [1]. »

495. Il y a, ce me semble, une analogie évidente entre tous ces faits, jugés jusqu'à ce jour mystérieux ou peu croyables, et les détails que nous avons donnés sur l'affaire Castellan. Nous y ajouterons encore quelques réflexions.

En premier lieu, les prêtres de Bouddha ne font que ce que nous serions en état de faire aujourd'hui, de même que nous pourrions guérir les possédés et chasser le diable de leur corps, bien mieux que le plus savant exorciste.

Mais ne pourrait-on rapprocher ces enlèvements d'enfants, dans l'Inde, de ceux qu'on a plus d'une fois signalés en Europe ?

Les exemples en sont maintenant assez rares, à cause d'une surveillance administrative plus vigilante et d'une répression plus efficace, mais il y a eu un temps où ils étaient encore assez fréquents. Ces rapts d'enfants étaient souvent attribués à des nomades, bohémiens, diseurs de bonne aventure, montreurs d'ours, etc. Ces étrangers qui souvent, de père en fils, parcourent l'Europe et parfois l'Asie, n'ont-ils pu, comme leurs émules de l'Inde, connaître les moyens de « charmer » des enfants, de se faire suivre par eux, de les soumettre à des manœuvres et à des suggestions ayant même pour effet de leur faire oublier leur origine (phénomène d'amnésie) et ainsi de se les attacher pour toujours? On ne peut plus aujourd'hui répondre négativement à cette question.

[1] Gilles de la Tourette, *L'hypnotisme*, etc., p. 358.

496. J'en dirai autant des adeptes que font souvent en Russie, parmi les enfants, les Skoptzy, ces étranges sectaires qui se mutilent volontairement pour échapper aux tentations de la chair. Le lecteur ne trouvera pas, j'espère, cette hypothèse trop hasardée (car ce n'est qu'une hypothèse) quand j'aurai placé sous ses yeux le passage suivant de l'intéressante étude de M. N. Tsakny, sur *Les Sectes religieuses en Russie* :[1]

« Les Skoptzy s'attachent surtout à la conversion des
« enfants, auxquels ils cherchent à inspirer, dès leur
« bas âge, la nécessité de tuer la chair. On a remarqué
« que les Skoptzy exercent une *influence illimitée* sur
« leurs adeptes, et qu'*ils savent les réduire à l'état d'au-*
« *tomates* obéissants et dévoués à leurs maîtres. Un en-
« fant qui est resté pendant un certain temps avec les
« Skoptzy s'inspire profondément de l'esprit de la secte,
« à tel point qu'*aucune exhortation ne peut l'obliger à en*
« *dévoiler les rites et à trahir ses maîtres*. Devant le tri-
« bunal, *ils restent muets* ou montrent une habileté digne
« de vrais fanatiques. Cette influence des Skoptzy est
« tellement puissante qu'on a eu des exemples d'*en-*
« *fants de douze à quatorze ans qui se mutilaient eux-*
« *mêmes*[2]. »

Il va sans dire que les renseignements me manquent pour formuler une affirmation positive. Mais je ne crains pas d'être démenti par ceux qui sont au courant de ces questions, en disant que les *effets que les Skoptzy pro-duisent chez ces malheureux enfants, peuvent tous être obtenus par suggestion*. C'est une considération qu'il m'a

[1] *Revue scientifique*, 1886, 3ᵉ série, t. XI, p. 129.
[2] *Ibidem*, p. 134

paru utile de consigner ici, trop heureux s'il pouvait en résulter quelque bien pour un grand peuple qui ne compte en France que des amis !

CHAPITRE XV

JURISPRUDENCE CRIMINELLE
(Suite)

III. Crimes ou délits imputés à des somnambules.

SOMMAIRE

497. VII. Affaire D..., *prévention d'outrage public à la pudeur;* acquittement.
498. D... jugé et condamné, en état de condition seconde.
499. Rapport médico-légal de M. le Dr Motet, concluant à l'irresponsabilité.
500. Expériences faites, en chambre du Conseil, par MM. les Drs Motet et Mesnet. Acquittement.
501. VIII. Affaire R... L..., prévention de vol contre une somnambule.
502. IX. Affaire Annette G..., condamnation pour vol; appel, acquittement.
503. Observations sur le rapport médico-légal des experts.
504. X. Affaire Ulysse X..., *prévention de vol*, condition seconde; non-lieu.
505. XI. Affaire Térésa Dig..., de Macerata (Italie); nouveau-né noyé par sa mère, en état de somnambulisme; non-lieu.

VII. **AFFAIRE D...** — *Prévention d'outrage public à la pudeur.* — *Condamnation en police correctionnelle.* — *Infirmation par la Cour d'appel de Paris.*

497. M. A. le Dr Motet a présenté la relation médico-légale de cette affaire dans une brochure ayant pour

titre : *Accès de somnambulisme spontané et provoqué*, etc. [1] ;
nous devons à l'obligeance de M. le Dr Mesnet la communication de ce travail, dont une analyse succincte figurait déjà dans notre *Mémoire* de 1884. Nous le résumons comme il suit :

« Dans son audience du 26 janvier 1881, la chambre des appels de police correctionnelle de la Cour de Paris a infirmé un jugement du tribunal correctionnel de la Seine, condamnant le nommé D... (Emile) à trois mois de prison pour outrage public à la pudeur.

« Cet homme avait été arrêté, le 18 octobre 1880, à huit heures et demie du soir, par des agents du service des mœurs, en surveillance aux environs d'un urinoir public, rue Sainte-Cécile.

« Ces agents affirmaient avoir vu beaucoup de choses et avoir constaté que D... était resté plus d'une demi-heure dans l'urinoir. Ils prétendaient même que D... avait provoqué l'un d'eux ; dans tous les cas, ils ne pouvaient dire que la provocation se fût adressée à aucune autre personne.

« D..., brusquement entraîné par eux, protesta en vain de son innocence. On le conduisit au poste de police, de là au dépôt de la préfecture de police. Dans les trois jours, il fut jugé, condamné, envoyé à la prison de la Santé. Il y arriva malade et fut placé à l'infirmerie.

498. « Il y eut ceci de particulier que D... resta dans un état de demi-hébétude depuis son arrestation jusqu'à son arrivée à la prison de la Santé. Il ne se souvient pas d'avoir été jugé. Deux gardes de Paris l'ont pris sous les bras, l'ont presque enlevé du banc de la Chambre de police correctionnelle ; c'est dans la salle d'attente des prévenus qu'il sortit de son état de stupeur, et qu'il apprit qu'on venait de le condamner à trois mois de prison. — Il n'avait prévenu personne, il n'était assisté de personne ; et, pendant

---

[1] Paris, 1881, J.-B. Baillière et fils.

que ces faits se succédaient, son patron, l'un de ses ouvriers, et le cousin de D... le recherchaient de tous côtés. On le savait très souffrant; le jour de sa disparition il avait eu d'abondantes hémoptysies, il était sorti pour aller chez son médecin, qu'était-il devenu? On le chercha à la Morgue, on alla à l'assistance publique, on ne retrouva nulle part sa trace; ce fut seulement cinq jours après qu'il écrivit à son patron.

« Or, D... était entré au mois d'avril 1879 dans le service de M. le Dr Mesnet, à l'hôpital Saint-Antoine; il y avait passé près de six mois. Il ne se doutait pas de son état; ce dont il se plaignait surtout, c'était de perdre beaucoup de sang par une tumeur fongueuse située au-dessous et en dehors du mamelon gauche. On s'aperçut bientôt qu'il avait des accès de somnambulisme nocturne. M. le Dr Mesnet, relevant chez ce malade la prédominance du tempérament nerveux, des exagérations féminines, lui trouvant de nombreux points anesthésiques, pensa qu'il serait possible de substituer aux accès de somnambulisme spontané des accès de somnambulisme provoqué, et ses prévisions furent justifiées. C'est dans ces conditions que nous avons pu l'observer à l'hôpital Saint-Antoine, qu'un grand nombre de médecins et d'élèves assistèrent à des faits du plus haut intérêt, qui, pour être extraordinaires, n'en étaient pas plus imprévus pour cela, et ne différaient pas, après tout, de ce qui, aujourd'hui, a été maintes fois constaté par les médecins qui s'occupent plus particulièrement des affections nerveuses..... »

M. le Dr Motet, dès que l'arrestation de D... lui fut connue, considéra comme un devoir de lui venir en aide; appel fut interjeté, une expertise ordonnée, et le président de la Chambre des appels correctionnels la confia au savant médecin. C'est au rapport médico-légal que M. Motet a rédigé à cette occasion, et dont il a publié le texte, que nous allons emprunter les passages qui suivent :

Les antécédents pathologiques de D... sont depuis

longtemps connus à M. Motet, qui a pu suivre cet homme dans le service de M. le Dʳ Mesnet à l'hôpital Saint-Antoine ; les troubles nerveux et intellectuels qu'il a présentés ont été notés jour par jour et permettent de donner à la Cour des éléments sûrs pour l'appréciation de la responsabilité du prévenu.

« L'outrage public à la pudeur qu'on reproche à D... pourrait bien n'être qu'un épisode dans une série de troubles complexes, se réduire en dernière analyse à l'un de ces actes automatiques si communs dans ce que l'on est convenu d'appeler « *l'état de condition seconde* », état que nous avons vu survenir maintes fois chez D..., soit spontané, soit provoqué.

« D... au service militaire, comme infirmier, en garnison à Lyon (1873), était resté environ dix-huit mois dans cette ville. Il fut envoyé de là à l'hôpital militaire de Vichy. Sa santé était excellente alors ; il était vigoureux, avait de l'embonpoint ; son poids était de 80 kilogrammes. A Vichy, il trouva de nombreuses et faciles occasions de plaisirs, il abusa et sa santé s'altéra.

« Le 15 août 1877, il était à la campagne avec des camarades et des femmes. Au milieu du dîner, en dehors de toute intervention d'excitants alcooliques, il fut pris d'un frisson suivi d'un très grand malaise. Il s'affaissa, perdit connaissance, on le crut mort. Il revint lentement à lui. Le premier sens qui se réveilla fut le sens de l'ouïe ; il entendait ce qu'on disait autour de lui. Immobile, dans l'impossibilité absolue d'articuler une parole, il entendit le médecin principal de l'hôpital militaire prononcer les mots « d'attaque d'épilepsie ». Il voulait protester, il ne le pouvait pas. Le même jour il eut trois crises semblables ; transporté à l'hôpital, il y resta six semaines, ayant d'abord tous les jours, puis tous les deux jours, des accès de même nature ; peu à peu ils s'éloignèrent, et quand on le trouva mieux, on lui accorda un congé qu'il passa dans sa famille. »

Ayant quitté le service militaire, il entre au service de la Compagnie du chemin de fer de Lyon et est employé comme comptable à Villeneuve-Saint-Georges. Un jour, il vint passer un après-midi à Paris ; le soir, il allait rentrer à son poste quand, sur la place de la Bastille, il fut pris brusquement de l'une de ses attaques. Ses camarades le transportèrent dans un hôtel, où il dut rester vingt jours ; puis, ses ressources s'étant épuisées, le médecin, qui le soignait, le fit entrer à l'hôpital Saint-Antoine, au mois d'avril 1879, dans le service de M. le Dr Mesnet.

499. — « D... est atteint, sans périodicité régulière, d'accès de somnambulisme, pendant lesquels il devient apte à subir l'influence d'une volonté autre que la sienne, à obéir, sans résistance possible, à des ordres, et à reproduire, sans en avoir conscience, sans en conserver le souvenir, d'une manière tout automatique, des actes répondant, soit à ses idées pendant la veille, soit aux idées qui lui sont suggérées. Ces accès ont été tout d'abord exclusivement spontanés ; depuis, ils ont pu être facilement provoqués. Les uns et les autres sont de la même nature ; ils sont, de tous points, analogues aux mêmes phénomènes se produisant chez les femmes hystériques à un haut degré. Ils se compliquent d'extase, de catalepsie ; pendant toute leur durée, l'anesthésie est complète.

« Les accès spontanés ont cela de particulier, que D... peut, tout en ayant cessé de s'appartenir, suivre une idée qui a occupé son esprit pendant la veille. C'est ainsi qu'une nuit, il a pu s'évader de l'hôpital, et arriver sur les boulevards. Des sergents de ville l'ont arrêté et ramené à l'hôpital. Or, on savait qu'il s'ennuyait beaucoup : il avait, à plusieurs reprises, manifesté son désir de sortir, et, avant son évasion, il avait écrit une lettre dans laquelle il remerciait le médecin en chef de ses soins, et demandait son exéat. Dans les accès provoqués, on lui fit écrire la même lettre, dans les mêmes termes; on put reproduire, à volonté, les scènes de la période de somnambulisme spontané.

« Rien n'est plus facile que de faire passer D... de l'état normal, ou condition première, à l'état pathologique ou condition seconde. Il n'est pas même besoin, pour cela, de recourir aux manœuvres qui amènent l'hypnotisme, et lorsqu'il est dans cet état, on le dépossède absolument de sa volonté. Tout ce que nous avons vu, chez lui, dans cette voie, est conforme à ce que l'on peut obtenir des malades atteints des mêmes troubles nerveux. Nous n'essayerons pas d'en présenter une explication; jusqu'à présent elle échappe. On doit se borner à enregistrer de pareils faits, et attendre d'une observation patiente, peut-être d'un hasard heureux, une interprétation scientifique qui n'a pas encore été trouvée.

« Mais de semblables états, surtout chez l'homme, ne se développent pas sans avoir été préparés, sans être entretenus par des conditions particulières, telles que, par exemple, des troubles de la santé générale. Quand D... entra à l'hôpital Saint-Antoine, il était malade, anémique. Cet homme est sujet à d'abondantes pertes de sang, par deux voies différentes. Il porte, à gauche, en dehors et au-dessous du mamelon, une tumeur pédiculée, véritable champignon à surface bourgeonnante, et qui saigne avec la plus grande facilité (mæléna). Il est, de plus, sujet à des hémoptysies qui se suspendent pendant des mois, et reparaissent tout à coup, avec une telle abondance, qu'elles sont suivies de syncope.

« Le 18 août 1880, il avait eu, rue Drouot, un accident de ce genre, et il avait fallu le transporter dans une pharmacie, où on lui donna des soins. Au mois d'octobre, les hémoptysies revinrent, et, à mesure que D... s'affaiblissait, ses nuits étaient mauvaises, les accès de somnambulisme se montrèrent de nouveau. Il avait même dans la journée « des absences. » Autour de lui on s'inquiétait, on ne savait pas quel était au juste son état, on l'engageait à se soigner. Enfin, le 18 octobre, il eut un vomissement de sang considérable, il remplit presque une cuvette, et eut une syncope. M. le Dr Bertrand fut appelé; on a de lui, au dossier, un certificat qui atteste le fait. Ce médecin avait déjà donné des soins à D... et, sans connaître l'état nerveux de ce malade, il avait constaté : « un état d'affaissement et d'hébétude qui lui enlevait son libre arbitre. » Ce même jour, 18 octobre, D... perdit encore du sang dans la journée : le soir, épuisé, redoutant de monter six étages pour aller chercher son porte-monnaie, il emprunte cinq francs à son camarade d'atelier : il voulait aller prendre une potion au perchlorure de fer chez un pharmacien du faubourg Poissonnière qui lui avait déjà préparé le même médicament. En route, il crache encore du sang; il avait dans ses poches, au moment de son arrestation, deux mouchoirs tachés de sang : l'un d'eux lui avait été prêté par son patron. En passant, rue Sainte-Cécile, il entra dans l'urinoir public, et mouilla son mouchoir au tube de lavage des dalles verticales, pour enlever plus aisément le sang qui souillait ses moustaches. Il ne se souvient plus, à partir de ce moment, ni de ce qui s'est passé, ni du temps pendant lequel il est resté là immobile. Le rapport des agents dit une demi-heure, cela est possible ; il est même probable qu'il fût resté plus longtemps encore s'il n'avait pas été tiré brusquement de cet état, qui, pour nous, étant donnée la série des troubles que nous avons rappelés, n'a rien d'imprévu. Ce que nous admettons moins aisément, c'est qu'un homme qui, le matin, a eu une hémorrhagie terrible, qui dans la journée, dans la soirée, a vomi encore du sang en abondance, qu'un médecin a vu, que son patron, un ouvrier, ont vu aussi dans un état d'épuisement extrême, ait pu, le soir du même jour, se livrer pendant une demi-heure à des manœuvres, à des provocations, constituant le délit d'outrage public à la pudeur. Il y a là, pour nous, par des raisons toutes physiologiques, une impossibilité matérielle qu'il est de notre devoir de signaler. »

En conséquence, M. le Dr Motet concluait que D... n'avait pu commettre l'outrage public à la pudeur qui lui était reproché. A l'audience de la Cour, il maintint énergiquement ses conclusions ; il fit remarquer que D...

présentait deux états: l'un normal, pendant lequel il était responsable de ses actes ; l'autre pathologique, pendant lequel il cessait de s'appartenir, de se diriger, et il affirma que, pendant cette condition seconde dont il ne conservait pas le souvenir, D... était absolument irresponsable.

500. Le ministère public maintenait l'accusation, avec beaucoup de modération d'ailleurs. « S'il est vrai, disait
« au médecin M. l'avocat général Bertrand, que D...
« passe tour à tour par des périodes de *condition pre-*
« *mière* ou normale, et par des périodes de *condition se-*
« *conde* ou pathologique, prouvez-nous qu'au moment
« où il a été arrêté, il était dans l'état de *condition*
« *seconde.* »

C'était une affirmation que M. Motet ne pouvait ni ne voulait faire.

Cependant la Cour avait manifesté quelques hésitations, quelques doutes ; il lui semblait difficile d'admettre qu'un homme pût passer par des états aussi différents et subir l'influence d'une volonté étrangère à la sienne. M. Motet proposa de la rendre témoin d'une expérience aussi simple que facile à conduire, qui, dit-il, pour ses maîtres, MM. les professeurs Lasègue, Charcot, Vulpian et tant d'autres, avait depuis longtemps cessé d'appartenir au groupe des faits extraordinaires, pour rentrer dans celui des faits pathologiques.

. « C'était bien d'un fait pathologique qu'il s'agissait ; et, dût l'expérimentation n'apporter aucune preuve nouvelle, en la proposant, nous restions sur un terrain scientifique. La médecine légale faite par des hommes indépendants, comme nous le sommes tous ; par des hommes n'ayant pas d'autre souci que celui d'arriver à la vérité, et de la démontrer, ne peut que gagner à ces épreuves ; et, pour notre part, nous remercions hautement M. le président de la Chambre des appels de police correctionnelle d'avoir voulu se convaincre, et de nous avoir permis de lui en offrir immédiatement les moyens.

« Voici comment nous avons procédé. D..., avons-nous dit, peut-être facilement placé dans l'*état de condition seconde*. Il suffit de le forcer à regarder fixement pendant quelques instants : c'est ainsi que nous le fîmes entrer dans la période de somnambulisme provoqué, où, cessant de s'appartenir, il était dépossédé de sa volonté et subissait la nôtre : nous étions enfermé avec quelques-uns de MM. les conseillers dans la chambre du conseil ; lui était dans la salle des prévenus. Nous l'appelons ; dès qu'il entend notre voix, il se précipite, écartant les gardes de Paris mis sur son passage, avec la vigueur d'un homme qui renverse un obstacle, ouvre la porte de la salle et arrive à nous, s'arrête immobile et attend. A ce moment, il ne connait que nous, ne voit que nous, obéit à nous seul. M. le président ayant désiré s'assurer de la perte du souvenir des faits appartenant à l'accès, nous demande à voix basse de lui ordonner d'ouvrir ses vêtements, son pantalon.

« Nous lui disons : D..., déshabillez-vous.

« Il enlève ses vêtements avec une sorte d'emportement.

« Puis, sur l'invitation de M. le président, nous lui demandons : Qu'avez-vous fait dans l'urinoir, vous souvenez-vous ? — Et nous le plaçons devant le mur. Il prend son mouchoir, l'approche du mur et fait le geste de s'essuyer la bouche ; il répète ce geste plusieurs fois de suite.

« Nous le réveillons par une simple insufflation d'air froid sur les yeux, et sa physionomie exprime un profond étonnement de se trouver là.

« M. le président s'approche de lui et lui dit : D..., vous venez de vous découvrir devant nous.

« — Je ne crois pas, Monsieur, répondit-il.

« — Tous ces messieurs vous ont vu comme moi. Regar-
« dez, vous êtes encore déboutonné, votre pantalon est ou-
« vert.

« Monsieur, je ne m'en souviens pas.

« M. le Dr Mesnet assistait à l'audience. Sur notre demande, M. le président avait consenti à ce qu'il entrât dans la chambre du conseil : ce fut lui, à son tour, qui s'empara de D... et le ramena en quelques secondes à l'état dans lequel nous l'avions placé nous-même. A partir de ce moment, nous fûmes aussi étranger à D... que l'étaient les autres personnes présentes. M. Mesnet lui ordonna de lui écrire, et le plaçant à la table avec du papier, une plume, il lui fit écrire les premières lignes de la lettre que D... lui avait adressée de la prison de la Santé.

« C'est pendant que D... écrivait que nous fîmes constater l'anesthésie complète.

« L'expérimentation parut alors suffisante. D... fut réveillé, et ramené dans la salle des prévenus.

« A la reprise de l'audience, la Cour rendit l'arrêt suivant :

« Attendu que, s'il paraît établi que D.., ait commis les faits qui lui sont reprochés, il n'est pas suffisamment établi qu'il en ait la responsabilité morale ;

« Considérant, en effet, qu'il résulte de l'examen du Dr Motet, remontant à une date ancienne, que le prévenu se trouve souvent en état de somnambulisme ; que dans cet état il ne saurait être déclaré responsable de ses actes; attendu que cet examen se fortifie d'une nouvelle expérience faite en chambre du conseil; que, dans ces circonstances, D... ne saurait être considéré comme responsable;

« La Cour infirme le jugement frappé d'appel, et renvoie D... des fins de la plainte. »

VIII. **AFFAIRE L... R...** — *Prévention de vol.* — *Observation de M. le Dr Dufay, sénateur de Loir-et-Cher.*

501. M. le Dr Dufay, sénateur, m'a fait l'honneur de m'envoyer un article qu'il a publié, le 16 décembre

1883, dans l'*Indépendant de Loir-et-Cher*. Il est ainsi conçu[1] :

« Notre confrère, M. le Dr Girault, d'Onzain (Loir-et-Cher), avait une jeune domestique chez laquelle il provoquait souvent le sommeil magnétique ; or, à quelque temps de là, — j'étais alors médecin de la prison de Blois, — à ma visite, je reconnais, parmi les prévenues, cette jeune fille. Fort étonné de la voir en ce lieu, je la questionne, et elle m'apprend qu'elle n'est plus chez M. Girault, mais au service d'une dame de Blois, qui l'accuse de l'avoir volée et l'a fait arrêter.

« La pauvre fille, au milieu des larmes et des sanglots, protestait de son innocence. Comme j'avais vu plusieurs fois Mlle R... L... ranger, pendant ses accès de somnambulisme, des objets que, éveillée, elle croyait avoir perdus, et qu'elle retrouvait sans avoir besoin de les chercher dès qu'elle retombait en somnambulisme, je demandai à la jeune prisonnière si l'habitude d'être magnétisée ne l'avait pas rendue somnambule ? Elle n'en savait rien, mais la religieuse de service, qui assistait à l'entretien, me dit que chaque nuit, depuis qu'elle était en prison, elle se levait, s'habillait et circulait dans le dortoir.

« J'avais vu mon confrère Girault provoquer chez elle le sommeil : je l'imitai et il me suffit de lui appliquer ma main sur le front pour la mettre en état de somnambulisme. Alors je l'interrogeai et elle nous raconta qu'elle n'avait jamais eu la pensée de voler sa maîtresse, mais qu'une nuit il lui était venu à l'idée que certains objets de valeur appartenant à cette dame se-

---

[1] Voir aussi Azam, *Revue scientifique*, 1er décembre 1883.

raient plus en sûreté dans un autre meuble que dans celui où elle les avait placés. Elle les avait alors changés de place, se réservant d'en informer sa maîtresse.

« Mais, comme le souvenir ne persistait pas après le réveil, et comme d'autre part, enfermée chez elle pendant la nuit, la dame ne voyait jamais sa bonne en état de somnambulisme, elle crut à un vol et porta plainte contre sa domestique.

« J'allai aussitôt raconter ces faits au juge d'instruction ; celui-ci m'écouta avec bienveillance, mais non sans un sourire d'incrédulité.

« Cependant, il voulut bien, le lendemain, m'accompagner à la prison ; la prisonnière, endormie de nouveau, répéta tout ce qu'elle m'avait dit la veille. Le magistrat écoutait avec attention, prenait des notes très détaillées, se faisant décrire la maison, la chambre, le meuble, le tiroir.

« Aussi, lorsque, sorti de la prison, il se transporta chez la dame volée (à Montigny), il alla droit à la cachette et en retira les objets disparus, au grand ébahissement de leur propriétaire. L'innocence de la prévenue était clairement démontrée, et sa maîtresse alla elle-même la chercher à la prison, en lui faisant des excuses. »

« Un jour, peut-être, si mon honorable confrère Girault veut bien me prêter son concours, nous ferons connaître des faits très extraordinaires dont cette jeune fille nous a rendus témoins, nous et d'autres encore. »

XI. **AFFAIRE ANNETTE G...** — *Prévention de vol. — Condamnation en police correctionnelle. — Infirmation par la Cour d'appel de Paris.*

502. Le 25 novembre 1885, la 10ᵉ Chambre du tribunal de la Seine condamnait à trois mois de prison la nommée Annette G..., pour vol d'une couverture, dérobée à la personne chez qui elle logeait en garni, avec sa mère, et engagée au Mont-de-piété.

A peine arrivée à la prison de Saint-Lazare, cette fille dut être placée à l'infirmerie; elle était dans un état singulier et l'on s'aperçut immédiatement qu'on avait affaire à une morphinomane hystérique au plus haut degré. Au dire de ses co-détenues, elle avait assisté inconsciente aux débats, et, les petits vols étant jugés à Paris avec une grande rapidité, les juges avaient pu ne pas s'en apercevoir.

A l'infirmerie, on reconnut qu'Annette G... était hypnotisable, et on lui suggéra l'idée d'interjeter appel à une heure où le greffe était fermé (la nuit, à ce que je crois). Au moment précis, Annette G..., qui était couchée, se leva, et, dans un état apparent de somnambulisme, se disposa à se rendre au greffe. On l'arrêta et, le lendemain seulement, elle signait régulièrement son appel. Elle choisit pour défenseur Mᵉ Lagasse.

L'honorable avocat a bien voulu me donner sur cette affaire quelques renseignements que je vais résumer :

« Annette G... évitait de parler du vol, et lorsque je la pressais de questions, elle se tordait de douleur; si j'employais un mot la rappelant par sa brutalité à la

réalité de la situation, elle me disait toujours : « Maman
« m'a dit, en sortant, nous n'avons rien à manger pour
« ce soir ; il me faudrait trois francs ; et j'ai pris la cou-
« verture du lit, pour aller l'engager pour trois francs
« au Mont-de-piété ; maman me l'avait dit... » — Elle
ne sortait pas de là. Cette fille, relativement très intelligente, n'acceptait pas l'idée du vol, et celle qui, en dehors de son cas, avait le sentiment et le respect de la
propriété, ne paraissait pas se douter qu'elle y avait
porté atteinte.., »

Du reste, Annette G..., qui avait 25 ans environ, avait
été très bien élevée par sa mère — une sage-femme —
et son langage révélait qu'elle n'avait jamais fréquenté
les ouvrières de Paris ; d'autre part, des renseignements
dignes de foi la représentaient comme ayant toujours
eu une excellente conduite.

Dans ces conditions, l'affaire vint devant la Chambre
des appels correctionnels, présidée par M. Boucher-Ca-
dart, et le défenseur conclut à la nomination de médecins experts qui auraient à rechercher si, en effet, comme
on le prétendait, en son nom, Annette G... devait être
reconnue irresponsable.

M⁰ Lagasse soutenait « qu'Annette G... était hystérique et hypnotisable ; que les paroles de sa mère, étant
donnée l'autorité de celle-ci sur sa fille, avaient annihilé chez Annette la volonté, et produit une suggestion
à la suite de laquelle elle était allée tout naturellement
mettre la couverture au Mont-de-piété, encore bien que
sa mère eût exprimé le regret de ne pas avoir trois
francs sans émettre l'idée de l'engagement de la couverture. »

La Cour, faisant droit à ces conclusions, nomma

comme experts MM. Charcot, Brouardel et Motet. On trouvera dans les *Archives de neurologie*[1] le rapport que les savants médecins légistes ont rédigé à cette occasion, et sur les conclusions duquel le jugement de première instance fut infirmé.

Annette G... ayant été acquittée, le défenseur de cette malheureuse fille n'avait évidemment à attaquer en rien le travail des experts. Pour moi, qui ai à traiter la question au point de vue purement théorique et doctrinal, je prendrai la liberté — avec beaucoup de respect pour les personnes — de formuler quelques réserves.

« M. le professeur Charcot essaie d'hypnotiser An-
« nette G... *en lui faisant regarder fixement un de ses*
« *doigts*. Cette tentative ne détermine qu'une attaque
« d'hystérie cataleptoïde... » Elle n'est pas renouvelée.

« Il nous importait de savoir comment elle était descendue au greffe pour formuler son appel. Elle nous raconta très simplement et très sincèrement comment les faits s'étaient passés. La veille, le médecin interne qui, en essayant de l'hynotiser, n'avait rien provoqué de plus chez elle que l'attaque d'hystérie cataleptoïde dont nous venons d'être témoins, *l'avait engagée*, *en dehors du sommeil provoqué*, à faire appel du jugement du tribunal correctionnel. Le lendemain, dans la matinée, il en fut encore question dans la salle d'infirmerie, et, *dans un état qui ne rappelle en rien l'état de suggestion hypnotique*, Annette G... descendit au greffe ; elle avoue
« qu'elle n'*avait pas bien envie de faire appel, mais que,*
« *sans céder à une injonction plus forte que sa volonté,*

---

[1] *Archives de neurologie*, publiées sous la direction de J. M. Charcot, 1886, t. XI, p. 398.

« ayant conscience de ce qu'elle faisait, elle avait prié le
« greffier d'écrire et elle avait signé. »

« Ce n'est pas ainsi que se comportent les hystériques, obéissant, sans résistance possible, à un ordre donné pendant la période d'hypnotisme. Nous ne croyons pas utile d'entrer dans des détails plus précis au sujet de ces faits, mais il nous est permis de dire que les phénomènes de suggestion ne se produisent pas d'une manière aussi simple que seraient tentés de le supposer ceux qui pourraient un jour ou l'autre les alléguer comme excuse, et qu'au point de vue médico-légal, si l'étude en peut présenter quelques difficultés, elles ne sont pas telles que le problème ne puisse être résolu à l'aide d'une observation sérieusement conduite.

« Pour nous, il n'y a pas eu plus de suggestion dans le fait du vol commis sous la pression de la misère et de la faim, que dans le fait de l'appel interjeté avec le concours du greffier de la prison. Mais il reste un état mental particulier sur lequel nous avons le devoir d'insister.

« Le rapport constate ici qu'Annette G... est atteinte d'hystérie; que ses souffrances, la longue durée des troubles nerveux l'ont souvent découragée, et que c'est dans l'abus de la morphine qu'elle a cherché et trouvé un peu de calme. L'intoxication morphinique a déterminé chez elle ses effets habituels, un besoin, un appétit irrésistible pour le médicament qui lui rendait pour quelques heures, à chaque prise nouvelle, une sensation de bien-être et « de retour à la vie ».

« Chez les morphinomanes, cette sensation est avidement recherchée, et l'abstinence les met dans un état d'angoisse qui va toujours croissant et aboutit à de véritables crises d'excitation, de violence, souvent même de délire. Chez Annette G..., arrêtée le 9 novembre et conduite au Dépôt de la préfecture de police, la suppression de la morphine fut brusque ; des accidents vertigineux, des spasmes, des syncopes survinrent, et quand cette femme arriva à Saint-Lazare, elle était dans un tel état de dépression et de faiblesse, qu'elle avait pu, *sans se rendre compte, sans se souvenir de rien, comparaître devant le tribunal correctionnel et ignorer sa condamnation.*

« Dans ces conditions, le vol pour lequel elle est poursuivie, commis au plein d'un état de désarroi intellectuel et moral, sous la pression de la misère et de la faim, doit être considéré non plus comme un acte librement exécuté, mais comme l'une de ces sollicitations instinctives qui ne trouvent pas, dans un esprit débilité par la maladie, le contrepoids de délibération et de résistance suffisantes. La culpabilité disparaît derrière l'état pathologique, et nous sommes d'avis que la Cour peut exonérer Annette G... de la responsabilité de l'acte qui lui est imputé[1]. »

503. Je ferai plusieurs remarques sur ce rapport :

1° D'abord, on n'aurait pas dû se borner à une seule tentative d'hypnotisation au regard d'Annette G...; si le fait de regarder l'un des doigts de l'expérimentateur était insuffisant à provoquer l'état hypnotique, il eût fallu recourir à n'importe quel autre moyen, et nous savons que l'on n'a, sous ce rapport, que l'embarras du choix;

---

[1] *Archives de neurologie, loc. cit.*, p. 405.

2° La déclaration d'Annette G... elle-même ne prouve pas qu'on ne lui ait pas suggéré l'idée de faire appel du jugement de première instance (nous croyons savoir que cette suggestion a été faite); vainement elle constate « qu'elle n'a pas cédé à une injonction plus forte que sa volonté », car les sujets hypnotiques ont, en pareil cas, toujours cette illusion qu'ils croient agir spontanément; d'ailleurs elle ajoute qu' « *elle n'en avait pas bien envie* » ;

3° La suggestion a pu être donnée à l'état de veille, « le médecin interne l'ayant, dit le rapport, *engagée à faire appel, en dehors du sommeil provoqué ;*

4° L'état dans lequel Annette G... serait descendue au greffe et « qui ne rappellerait en rien l'état de suggestion hypnotique, » n'a pas, que je sache, été observé par les médecins experts : cette indication aurait donc peu de valeur, si même elle en a une ;

5° Annette G..., lors du jugement frappé d'appel, avait pu « sans se rendre compte, sans se souvenir de « rien, comparaître devant le tribunal correctionnel « et ignorer sa condamnation. » Elle était donc, selon toute probabilité, dans l'état de *condition seconde* dont nous avons parlé à différentes reprises, et qu'ont constaté notamment, chez Ulysse X..., MM. les Drs Mesnet et Paul Garnier (n° 504) ;

6° Les experts auraient pu mettre Annette G... dans l'état de somnambulisme provoqué, et, dans cet état, ils eussent obtenu d'elle toutes les explications désirables, sauf à en tenir tel compte que de raison ; cette fille avait été avant le procès, et elle a été depuis, hypnotisée avec succès et a manifesté les divers phénomènes hypnotiques que nous connaissons aujourd'hui.

J'ai lieu de croire absolument exactes les informations qui me permettent de formuler ces observations. S'il en était autrement, rien ne serait plus facile que de démontrer mon erreur, puisque Annette G... est actuellement à la Salpêtrière.

AFFAIRE ULYSSE X..., **élève dentiste**. — *Prévention de vol*. — *Rapport médical de M. le Dr Paul Garnier*. — *Non-lieu*, 1886.

504. M. le Dr Paul Garnier, médecin de l'infirmerie de la Préfecture de police, a présenté à la *Société médico-psychologique*, dans la séance du 28 mars 1887, une intéressante communication sous ce titre : *L'automatisme somnambulique devant les tribunaux*[1].

Il s'agit d'une prévention de vol dirigée contre un somnambule dont nous nous sommes déjà occupé, avec M. le Dr Mesnet, tant dans le chapitre VI (n° 252), que dans le chapitre XI (n° 408). Nous avons maintenant à le considérer au point de vue de la répression pénale, après l'avoir étudié sous le rapport du somnambulisme spontané et du somnambulisme provoqué. Voyons les faits.

« Le 25 novembre 1886, au déclin du jour, Ulysse X... pénètre dans une boutique de brocanteur située en face de son propre domicile, et là, il procède tranquillement à une sorte de déménagement de ce magasin. Sans hâte, sans gêne aucune, il transporte successivement dans la cour de sa maison divers objets mobiliers, et n'est interrompu dans sa besogne que par l'arrivée du mar-

---

[1] *Annales médico-psychologiques*, juillet 1887, p. 81.

chand, qui l'appréhende aisément et requiert son arrestation.

« Le délit, absolument flagrant, rendait toute dénégation impossible. Cependant X..., tout d'abord hébété et comme ahuri, ne tarde pas à protester avec force contre l'inculpation qui pèse sur lui et à se signaler à l'attention par des allures tout à fait bizarres. Au Dépôt, on remarque que par instants, il a comme des *absences*... On lui parle... il ne répond plus...; à l'appel de son nom, il ne bouge pas... et les plus vives injonctions ne le font pas sortir de sa torpeur. Il semble qu'il n'entend pas et qu'il est devenu étranger à tout ce qui l'entoure. Il a comme des *attaques de sommeil;* devant le magistrat instructeur il s'endort.[1] »

Ce que nous avons dit déjà dans le chapitre VI, des expériences et des constatations faites au sujet d'Ulysse X... par M. le Dr Mesnet, nous dispense d'entrer dans de grands développpements; nous emprunterons seulement à M. Garnier, quelques remarques plus particulièrement médico-légales.

Ulysse X... a eu, en 1884, une fièvre typhoïde, plutôt bénigne que grave. Vers le milieu de 1885, il devient somnambule spontané; une nuit, en dormant, il se dirige vers une fenêtre, l'ouvre et fait mine de se précipiter; on l'en empêche, une crise hystérique se déclare; au réveil, il n'a pas gardé le moindre souvenir de ce qui s'est passé.

Bientôt le somnambulisme ne se manifeste plus uniquement la nuit; mais d'*étranges absences*, des *attaques de sommeil* viennent, à l'état de veille, suspendre la vie

---

[1] *Annales médico-psychologiques* juillet 1887, p. 82.

consciente. A table, au milieu de ses occupations, un peu partout, X... s'*endort*. Quand cela arrive pendant son travail, son immobilité est volontiers prise pour de l'apathie, pour une invincible paresse. On l'apostrophe rudement, on le secoue ; reproches et stimulation n'aboutissent à rien, X... reste plongé dans sa torpeur. On le congédie.

Au mois de juillet 1886, X... se rend, en compagnie de plusieurs camarades, à une petite fête foraine des environs de la capitale. A peine arrivé, il s'endort, on ne peut le réveiller[1] ; on le ramène à Paris dans cet état, et ce n'est que le lendemain qu'il reprend possession de lui-même : il ne se souvient de rien [2].

504. « A de nombreuses reprises, nous avons pu observer X... au moment de ses accès de somnambulisme, et en noter toutes les particularités. La *transition de l'état de veille au sommeil* pathologique se fait d'une *manière insidieuse*; *elle s'établit instantanément sans qu'aucun phénomène bruyant la signale à l'attention* [3]. Il n'en est pas de même du retour de la vie normale, qui n'a lieu qu'au prix d'une violente attaque convulsive avec arc de cercle, contorsions, hallucinations terrifiantes, sanglots qui viennent clore l'accès.

« Tantôt le sommeil se produit d'une manière toute spontanée, sans l'intervention d'une excitation sensorielle. Tantôt, c'est l'éclat d'une lampe, un objet brillant quelconque que le malade n'a pu regarder sans s'endormir de lui-même. Comme tous les individus en état de somnambu-

---

[1] D' Paul Garnier, *loc. cit.*

[2] On pourrait essayer, en pareil cas, de souffler sur les yeux du sujet et de lui faire, à plusieurs reprises, la suggestion du réveil ; peut-être obtiendrait-on le même résultat que dans le sommeil provoqué.

[3] A rapprocher de ce que nous avons dit sur la *Condition seconde* (Chap. IX). (J. L.)

lisme spontané, il devient alors le jouet du mouvement automatique de son cerveau, engendré par les reliquats d'impressions ou d'idées qui l'ont occupé à l'état de veille... Il va, vient, agit d'une façon coordonnée, mais il n'est en contact ou en rapport avec le monde extérieur que par un côté unique, exclusif : le *mobile actuel*. Une question sans corrélation directe avec l'idée qui est, à ce moment, maîtresse de son esprit, ne se fera point entendre. Mais si l'interrogatoire vise ce point précis, il devient possible d'entrer en communication avec lui, sur ce sujet étroitement limité.

« X... s'avance de ce pas lent et mesuré particulier aux noctambules ; il a les paupières demi-closes ; un frémissement continu les agite ; la tête est légèrement inclinée, comme si le regard surveillait la marche.

« Il était à présumer que, chez un être offrant de semblables troubles fonctionnels de l'appareil cérébro-spiral, il serait possible d'obtenir aisément l'hypnotisation. Et de plus, il n'était pas sans intérêt, dans le cas présent, de parfaire l'examen du sujet par une comparaison entre les phénomènes propres au somnambulisme spontané et ceux développés sous l'influence du somnambulisme artificiel. Ainsi que nous étions fondé à le croire, X... est plongé dans l'hypnotisme très facilement et très rapidement, à l'aide des procédés les plus usuels. Il suffit de lui ordonner de fixer un objet brillant ou de lui comprimer les globes oculaires pour que l'hypnose soit réalisée, après deux ou trois minutes. Ainsi endormi, il entre d'emblée dans l'état cataleptique ou bien même directement dans la phase du somnambulisme. Il nous a toujours été impossible de mettre en évidence chez lui, le phénomène de l'hyperexcitabilité neuro-musculaire (Charcot) qui caractérise plus spécialement la phase de léthargie hypnotique [1].

« Si dans l'accès de somnambulisme spontané, X... s'appartient, autant que peut s'appartenir un homme mû par une force aveugle, mais, si, en somme, il n'obéit qu'à une

---

[1] On sait que nous n'avons jamais trouvé, à Nancy, les phases classiques de l'Ecole de Paris. (J. L.)

impulsion qui est sienne ou autochtone, il se trouve, dès qu'il est mis artificiellement en état de somnambulisme, à la merci de celui par la volonté duquel il a été endormi. Sa personnalité s'efface, se subordonne entièrement à cette domination étrangère qui le dirige à son gré.

« Par des expériences nombreuses et entourées de toutes les garanties désirables, nous nous sommes assuré de son obéissance passive à des suggestions de l'ordre le plus varié. Nous croyons superflu de relater ici l'ensemble de ces recherches. Il nous suffira de dire que les résultats obtenus sont conformes à ce qui a été écrit sur l'état de suggestibilité des hystéro-épileptiques [1]. »

Et plus loin :

« Au point de vue de la perte du souvenir, une remarque est nécessaire. Nous avons noté les dénégations énergiques de X... relativement au fait qui lui est imputé. Particularité assez étrange : dans l'un des interrogatoires subis dans le cabinet du juge d'instruction, il raconte, sans détours, comment il a procédé : « J'ai porté, dit-il, successivement les meubles dans la cour de la maison, et c'est au moment où j'allais emporter le deuxième fauteuil que j'ai été surpris. » Cette déclaration si précise venait le mettre en contradiction avec toutes ses protestations antérieures. Mais plus tard, quand on lui rappelle cet aveu, il s'étonne, paraît croire à une méprise, et, comme auparavant, il affirme n'avoir aucun souvenir du vol qui lui est reproché.

« Comment interpréter de telles contradictions! L'amnésie qui est, en la matière qui nous occupe, un fait capital, essentiel, doit-elle être rejetée et la variabilité du prévenu est-elle le témoignage du peu de fondement de ses allégations? Nous ne le pensons pas, et il nous semble possible de donner de ce fait une explication scientifique, en l'appuyant sur les quelques exemples connus de dédoublement de la personnalité, dans des névroses analogues, dédouble-

---

[1] Paul Garnier, *loc. cit.*, p. 97.

ment dont la conséquence est de créer deux existences qui s'ignorent, avec cette particularité remarquable que tous les fragments de l'une se relient entre eux en chevauchant sur les fragments de l'autre. L'observation a depuis longtemps prouvé que le somnambule se rappelle, durant une attaque, les événements d'une attaque antérieure, bien qu'il n'en ait aucun souvenir à l'état normal.

« Suivant que X... se trouvait en état de *condition prime* (normale), ou en état de *condition seconde* (pathologique), il pouvait sans cesser d'être sincère, tour à tour nier et reconnaître un acte, qui, par le fait même qu'il avait été exécuté durant un accès de somnambulisme, ne devait revivre, à l'état de souvenir, que dans un accès subséquent similaire. Son attitude bizarre dans le cabinet du juge d'instruction, sa singulière somnolence devant ce magistrat, corroborent certainement cette interprétation [1] ».

« M. le Dr Paul Garnier conclut, en définitive : « On
« ne saurait demander compte de sa conduite à un
« homme dont la raison subit de telles absences, la vo-
« lonté de telles défaillances et un si complet efface-
« ment [2]. »

D'après ces conclusions, une ordonnance de non-lieu a été rendue en faveur de X...

Dans le rapport remarquable que nous venons d'analyser, M. le Dr Paul Garnier nous paraît avoir donné, des faits qui lui étaient soumis, une interprétation excellente. Le lecteur remarquera, j'espère, à quel point les idées de ce savant médecin se rapprochent des vues que nous avons développées dans notre chapitre IX sur la *condition seconde*.

[1] PAUL GARNIER, p. 92.
[2] *Loc. cit.*, p. 94.

AFFAIRE TERESA DIG..., de Macerata (Italie).
— *Meurtre d'un nouveau-né par sa mère.* — *Non-lieu.* 1881.

505. M. Gilles de la Tourette [1] a fait connaître, d'après M. Lapponi [2], le fait suivant, dans lequel une jeune mère, d'antécédents irréprochables, est allée, étant en état de somnambulisme, se plonger dans une mare, avec son enfant nouveau-né, qui y a trouvé la mort.

« Teresa Dig... âgée de vingt-cinq ans, mariée depuis trois ou quatre ans à un jeune menuisier, frappait, le 21 juin 1881, à une heure du matin, à la porte de la maison paternelle, éloignée d'environ un kilomètre du domicile conjugal. Sa mère vint lui ouvrir et fut fort surprise de la voir à cette heure matinale, étant donné qu'elle était seulement accouchée trente ou quarante jours auparavant. Sa surprise redoubla lorsqu'elle la vit toute trempée. Elle faillit mourir d'effroi, lorsque Teresa lui annonça qu'elle sortait à l'instant d'une mare voisine, où elle s'était trouvée à son premier réveil de la nuit. Quant à la petite fille qu'elle avait mise au jour quelques semaines auparavant, elle ne put en rien dire autre chose, sinon qu'elle lui avait donné le sein en se couchant, puis l'avait placée dans le berceau voisin de son lit. Un terrible soupçon traversa l'esprit de la mère de cette infortunée. On courut à la mare, et l'on y trouva le corps inanimé de l'enfant. Sur ces entrefaites, survint le mari, qui, ayant constaté l'absence de sa femme et remarqué que le berceau était vide, venait demander des renseignements.

---

[1] GILLES DE LA TOURETTE, *L'hypnotisme et les états analogues au point de vue médico-légal*, p. 211.

[2] LAPPONI, *Di un caso di omicidio in somnambulismo*. Bologne, 1883.

L'autopsie montra que la petite fille avait été jetée vivante dans la mare, où elle s'était noyée.

Appelé vers cinq heures du matin, le Dr G. Lapponi constata chez Teresa Dig... 50 pulsations à la minute, et 16 à 18 respirations. Le corps ne présentait aucune trace de contusions. Elle accusait un grand mal de tête, une forte oppression douloureuse à la région épigastrique et un grand endolorissement des bras et des mains. Elle disait être accouchée quarante jours auparavant. L'écoulement lochial avait cessé complètement depuis plus d'une semaine. La sécrétion lactée était suffisante. Pas de troubles de l'ouïe ou de la vue : papilles médiocrement dilatées, avec leurs réactions normales aux agents lumineux ; goût et sensibilité générale intacts.

L'enquête judiciaire qui suivit permit d'établir que Teresa Dig... avait des antécédents héréditaires désastreux. Son père était mort d'une sorte de tétanos en apparence spontané ; deux oncles avaient été aliénés. Elle a une sœur hystérique, un père hypocondriaque. Sa mère est encore vivante.

Teresa n'est pas d'une intelligence développée. Elle a eu quelquefois de légers accès convulsifs. Une fois, à l'âge de seize ans, elle se leva la nuit et se réveilla dans une habitation voisine ; cet accès de somnambulisme resta isolé. Mariée à vingt-deux ans, elle eut, un an plus tard, une petite fille actuellement bien portante. En août 1880, elle redevint enceinte. Pendant toute sa grossesse et les jours qui suivirent son accouchement, elle se montra très préoccupée, à tort ou à raison, de l'avenir, craignant de ne pouvoir nourrir son enfant.

Le 17 juin 1881, elle commença à se plaindre d'un grand mal de tête et d'étourdissement. Le 19, cette dernière sensation s'accrut. Le 20, elle dîna peu, allaita son enfant et se coucha près de son mari, vers onze heures du soir. Quelques heures plus tard, celui-ci se réveillait et trouvait le lit et le berceau vides.

Interrogée sur les derniers événements, Teresa Dig... ne put rien ajouter à ce que nous avons déjà dit. Elle s'était couchée le soir, puis s'était réveillée dans la mare, et, se trouvant proche de la maison maternelle, elle s'y était rendue. Elle avait été aussi étonnée de se trouver dans l'eau, d'où elle était sortie à grand'peine, que le furent ses parents de la voir arriver à pareille heure. Rien à ajouter au point de vue physique : elle est un peu microcéphale; les diverses sensibilités sont normales, la vision des couleurs conservée. Elle est illettrée, aime fort son mari, qui lui rend son affection.

Dans le rapport médico-légal qu'il fut chargé de présenter sur cette affaire, M. le Dr Lapponi établit que l'état dans lequel Teresa Dig... est allée se plonger dans la mare où son enfant a trouvé la mort, n'est autre qu'un accès de « somnambulisme spontané »; il conclut en conséquence à l'irresponsabilité.

La Chambre du conseil du tribunal de la province de Macerata accepta pleinement ces conclusions, et rendit un jugement de non-lieu en faveur de Teresa D... pour « inexistence de crime[1]. »

[1] GILLES DE LA TOURETTE, *op. cit.*, p. 214.

CHAPITRE XVI

LA RESPONSABILITÉ DANS LES ÉTATS HYPNOTIQUES

SOMMAIRE

506. Division de ce chapitre.
507. Somnambulisme naturel; opinion de Fodéré.
508. Opinion de Hofbauer et de ses annotateurs, Esquirol et Itard.
509. L'auteur repousse les conclusions trop rigoureuses de ces écrivains.
510. Briand et Chaudé, *Manuel complet de médecine légale*; Dr Legrand du Saulle.
511. Condition seconde; cas de F..., ancien sergent, observé par le Dr Mesnet, en 1874.
512. Conclusions de M. Mesnet; leur importance au point de vue médico-légal.
513. Responsabilité des individus qui sont en condition seconde.
514. Cas de Félida X...; opinion de quelques magistrats de Bordeaux.
515. Critique de cette opinion.
516. Solution à laquelle doit conduire le principe de l'automatisme somnambulique.
517. L'Ecole de Nancy et l'Ecole de la Salpêtrière; divergences de doctrine.
518. D'après MM. Binet et Ferré « *tous les sujets hypnotisables sont des névropathes* ».
519. Opinion contraire de M. le professeur Beaunis.
520. Opinion de M. le professeur Bernheim.
521. Opinion de M. Gilles de la Tourette « *le somnambule n'exécute que ce qu'il veut bien exécuter* »

522. Opinion de M. le professeur Brouardel : « *le somnambule ne réalise que les suggestions agréables ou indifférentes que lui fait un individu agréable* ».
523. Opinion de M. le professeur Delbœuf : « *l'hypnotisé sait qu'on lui demande de jouer une comédie* ».
524. Les expériences négatives ne prouvent rien ; opinion de Claude Bernard et de M. Pasteur.
525. Comment il faut interpréter l'expression d'automatisme somnambulique.
526. Exemples invoqués à l'appui de la thèse de l'auteur.
527. Etat dans lequel s'accomplissent les suggestions d'actes. Exemple de Fraser.
528. Réponse à M. Gilles de la Tourette.
529. Réponse à M. le professeur Brouardel.
530. Réponse à M. le professeur Delbœuf.
531. Comment on peut, même pour une suggestion criminelle, triompher de la résistance du sujet.
532. M. Delbœuf a dressé ses somnambules à se souvenir de tout au réveil ; ses expériences sont dès lors non probantes, pour le cas de suggestions criminelles réelles.
533. Opinion de M. le D*r* Liébeault : « *Les somnambules vont à leur but comme la pierre qui tombe.* »
534. Possibilité de faire porter de faux témoignages par suggestion.
535. Hallucinations rétroactives provoquées à l'état de veille par M. Bernheim.
536. W.., Stanislas avoue un méfait qu'il n'a pas commis ; observation de M. Liébeault. AFFAIRE ADÈLE BERNARD, 1869, erreur judiciaire.
537. Applications au droit civil.

506. Le somnambulisme naturel ou spontané, la condition seconde et le somnambulisme provoqué, avec les suggestions qui en peuvent être l'accompagnement, donnent lieu naturellement à la question de savoir à quel degré la personne placée dans l'un ou l'autre de ces états peut être rendue responsable des actes délictueux ou criminels qu'elle a pu commettre.

Nous examinerons successivement les trois hypothèses que nous venons d'indiquer.

Somnambulisme naturel.

507. En ce qui concerne le somnambule naturel, Fodéré, qui écrit en 1813, le tient pour responsable.

§ 179. « Il n'est peut-être rien de supérieur, dit-il[1], à ce qui se passe dans les songes, dans le somnambulisme, dans l'extase, etc., pour prouver que les opérations intellectuelles n'appartiennent ni aux substances, ni à l'organisation que nous connaissons, mais qu'elles sont l'apanage d'une substance inconnue, qui opère d'après les impressions reçues par le système sensitif...

« Les songes et toutes les situations extatiques sont des états dans lesquels le principe pensant, replié sur lui-même, et isolé de tous les objets extérieurs, réfléchit, coordonne, agit sur la volonté, uniquement d'après les images réunies en nous, comme elles le sont dans la chambre obscure ; mais un phénomène aussi inexplicable peut-il supporter quelque comparaison ? Dans cet état, si les organes sont sains (c'est-à-dire les intermédiaires), l'âme porte souvent des jugements tels qu'elle les donnerait, l'homme veillant, peut-être même plus justes, parce qu'elle n'est aucunement distraite...

« On rapporte plusieurs exemples authentiques de somnambules faisant des actions aussi bien que s'ils veillaient, et des actions minutieuses et très prolongées ; ils exécutent ordinairement les choses dont ils s'étaient le plus occupés la veille. J'ai connu un poète qui écrivait de très bons vers dans cet état ; j'ai vu une cuisinière qui, durant son sommeil, allait chercher de l'eau à une fontaine située hors de la maison, ouvrait, fermait la porte à clef, lavait la vaisselle sans rien casser, et remplissait exactement tous ses devoirs pendant la nuit.

[1] Fodéré, *Traité de médecine légale et d'hygiène publique*, 1813, t. I, p. 256.

(Suit l'histoire du moine somnambule dont nous avons parlé, n° 402.)

§ 181. « Il me semble, en conséquence de ces détails dans lesquels j'ai dû nécessairement entrer, qu'un homme qui aurait fait une mauvaise action durant son sommeil ne serait pas tout à fait excusable, puisque, d'après le plus grand nombre des observations, il n'aurait fait qu'exécuter les projets dont il se serait occupé durant la veille. Celui, en effet, dont la conduite est toujours conforme aux devoirs sociaux, ne se dément pas quand il est seul avec son âme; celui, au contraire, qui ne pense que crimes, que faussetés, que vengeances, déploie durant son sommeil les replis de son inclination dépravée, que la présence des objets extérieurs avait tenue enchaînée durant la veille. Si cet homme commet alors un crime et que sa vie soit suspecte, on peut, ce me semble, considérer ce crime comme une conséquence naturelle du mauvais principe de ses idées et *juger cette action d'autant plus libre qu'elle a été commise sans aucune gêne, sans influence quelconque. Loin de considérer ces actes comme un délire, je les regarde comme les plus indépendants qui puissent être dans la vie humaine*; je vois le somnambulisme comme un creuset dans lequel la pensée et l'intention se sont absolument séparées de leur gangue, de la matière.

§ 182. « Il faut néanmoins excepter de cette décision, qui pourra paraître trop rigoureuse à plusieurs personnes, et qui s'écarte beaucoup de ce qu'a écrit là-dessus (un peu trop légèrement) un autre médecin légiste [1], il faut, dis-je, en excepter les cas où le somnambulisme tient à une maladie réelle. Ainsi, Muratori rapporte que cet état est sujet au période, qu'il se communique par la génération, qu'il est souvent maladif, avec le corps froid, le pouls petit, très lent et concentré ; que le docteur *Pozzi*, médecin de Benoît XIV, avait connu un prêtre somnambule, qui était assuré d'avoir ses accès, s'il ne se faisait couper les cheveux tous les deux mois, etc. ; ou bien le somnambule dont les actions n'avaient

---

[1] Mahon, *Méd. légale*, t. I, p. 313.

eu jusqu'alors rien de déraisonnable, peut avoir une indigestion, ou tel autre accident dans sa santé qui le rendra fou durant son sommeil. Ces deux cas, beaucoup moins communs cependant que ceux où le somnambule n'exécute que des actes de sagesse, le rendent certainement excusable s'il vient à commettre quelque action déshonnête. Encore ne le serait-il pas, du moins entièrement, s'il est constaté qu'il connaissait non seulement l'infirmité à laquelle il était sujet, mais encore son caractère dangereux, et s'il n'a pas pris les précautions indispensables pour en prévenir les effets. »

Fodéré ajoute en note [1] qu'il ne s'agit pas, dans ce qu'il vient de dire, de « ce prétendu somnambulisme « opéré chez les magnétiseurs, mais uniquement du « somnambulisme naturel ».

508. Hofbauer, professeur à l'Université de Halle, dit, sur la même question [2] : « Il semble que le somnambule devant être considéré, pendant ses accès, comme un homme qui ne jouit pas du plein exercice de ses sens, toutes les actions qu'il commet lui sont d'autant moins imputables qu'il n'a pas la conscience de son état; mais *comme sa maladie ne peut lui être inconnue*, assurément il tombe en faute quand, etc., etc. »

Et MM. Esquirol et Itard, qui ont enrichi de notes substantielles le travail de Hofbauer, ajoutent [3] : « Peut-être toutes les actions qu'un somnambule exécute pendant le sommeil ont-elles leur source, sinon dans une pareille préméditation, au moins dans la sérieuse et pro-

---

[1] Fodéré, *op. cit.*, p. 261.
[2] Hofbauer, *Médecine légale relative aux aliénés et aux sourds-muets*, traduction Chambeyron, 1827, p. 169.
[3] *Ibidem*, p. 171.

fonde *attention* avec laquelle son *attention* (sic) était fixée sur l'objet durant la veille : aussi, n'est-il pas à propos d'accorder trop d'indulgence aux somnambules en matière criminelle, etc. »

509. Cette doctrine est rigoureuse, inhumaine et contraire à la vérité et à la justice. Le somnambule est un dormeur chez lequel, par exception, une idée inconsciente produit quelques-unes des manifestations qui sont normalement l'apanage exclusif de l'état de veille. C'est un dormeur qui rêve en marchant ; bien loin qu'il soit maître de son rêve, il en est le jouet, comme l'aliéné est le jouet de son idée fixe. Il n'y a pas plus de liberté chez l'un que chez l'autre ; or, là où il n'y a pas de liberté, il ne saurait y avoir culpabilité, et c'est vraiment une idée singulière que de vouloir punir le somnambule quand on reconnaît que l'aliéné est irresponsable. Les nombreux faits de somnambulisme que nous avons rapportés, les actes étranges que nous avons vu l'automatisme provoquer chez ceux qui en éprouvent les effets, ne sauraient, ce semble, laisser aucun doute sur ce point.

510. C'est, du reste, cette opinion plus humaine qui prévaut aujourd'hui ; elle est partagée notamment par Briand et Chaudé[1] et par M. Legrand du Saulle.

« Ainsi, dit ce dernier auteur, critiquant, en 1862, l'avis de Fodéré et de Hofbauer, ainsi, point de doute, l'impénétrable secret du travail de l'intelligence pendant le sommeil ne saurait trouver grâce devant ces rigides appréciateurs. Leur théorie inhumaine paraît être, en

---

[1] Briand et Chaudé, *Manuel complet de médecine légale*, 10ᵉ édition, 1880, p. 127.

vérité, inspirée de la conduite que tint l'un des Césars dans une circonstance digne d'être rapportée. Un citoyen romain rêve qu'il tue l'empereur. « Si tu n'avais pas pensé pendant le jour à m'assassiner, dit l'implacable monarque, tu n'y aurais pas rêvé pendant la nuit; » et il envoya au supplice la victime inoffensive du mystère du sommeil[1]. »

Ajoutons que Hofbauer commettait une véritable erreur lorsqu'il disait que le somnambule ne pouvait ignorer sa maladie. Nous avons vu, en effet, dans l'intéressante observation de M. le Dr Mesnet (n° 434) se développer, chez la malade qui en est l'objet, des idées qui la poussent à tenter trois fois de se suicider; or, cette pauvre femme n'avait jamais manifesté, pendant la veille, de sinistres projets. De plus, l'oubli, au réveil, est un trait tout à fait caractéristique du somnambulisme : celui qui a eu un ou plusieurs de ces accès peut donc parfaitement l'ignorer, s'il ne lui en a pas été donné connaissance par autrui.

Au contraire, l'on doit adhérer à l'opinion de MM. Briand et Chaudé, quand ils disent[2] : « Mais si, connaissant sa maladie, le somnambule ne prend aucune des précautions qu'indique la prudence, il pourra, dans certains cas, être considéré comme coupable, non du *crime* qu'il aurait commis, mais du moins d'imprudence, et déclaré responsable de cette imprudence. » Ce serait là d'ailleurs une question de fait qui devrait être laissée à l'appréciation des tribunaux.

---

[1] Dr Legrand du Saulle, *Le somnambulisme naturel*. *Annales d'hygiène publique et de médecine légale*, 2° série, t. XVIII, p. 153.

[2] Briand et Chaudé, *op. cit.*, p. 127.

Condition seconde.

511. Aux cas de condition seconde que nous avons déjà fait connaître, nous ajouterons, avant d'en tirer les conséquences juridiques qu'ils comportent, le suivant, que M. le Dr Mesnet a signalé dès 1874, et dont il a eu l'extrême obligeance de nous communiquer la relation [1].

F..., âgé de vingt-sept ans (en 1874), d'abord sergent à l'armée d'Afrique, reçut, dans les batailles livrées sous Sedan, une balle qui lui fractura le pariétal gauche; il essaya de sortir du village de Bazeilles en feu, et put marcher environ deux cents mètres, puis il perdit connaissance. Ce n'est que trois semaines après que F..., reprenant l'usage de ses sens, se trouva à Mayence, où il avait été transporté par une ambulance prussienne. Une hémiplégie et des troubles de l'intelligence, se manifestant par accès périodiques, ont été la conséquence du traumatisme. L'hémiplégie a été guérie, mais des troubles nerveux ont persisté, qui ont amené l'état singulier signalé par M. Mesnet.

Depuis quatre années, la vie de F... présente deux phases essentiellement distinctes : l'une, normale ; l'autre pathologique.

Dans son état ordinaire, F... est un homme assez intelligent pour pourvoir à ses besoins, pour gagner sa vie ; il a été commis dans différentes maisons, chanteur dans un café des Champs-Elysées ; et ses fonctions de sergent, lorsqu'il

---

[1] Dr MESNET, *De l'automatisme de la mémoire et du souvenir dans le somnambulisme pathologique*, 1874. Extrait de l'*Union médicale* des 21 et 23 juillet 1874.

était au régiment, révèlent certaines aptitudes qui l'avaient fait remarquer de ses chefs. Depuis qu'il est entré dans mon service d'hôpital, il se montre serviable, bienveillant pour les autres malades, et il n'a donné lieu à aucun reproche grave pour sa conduite.

Sa santé ne laisse rien à désirer ; toutes ses fonctions sont régulières, bien qu'il porte en ce moment sur la muqueuse buccale et à la partie externe des membres, quelques traces de syphilis secondaire, dont le début remonte à cinq ou six mois.

Tout l'intérêt que présente ce malade est dans la phase pathologique que nous allons étudier, et dans le trouble qui, tout à coup survient dans l'exercice de ses facultés intellectuelles. *La transition de l'état normal à l'état de maladie* se fait en un instant, d'une *manière insensible*. Ses sens se ferment aux excitations du dehors ; le monde extérieur cesse d'exister pour lui ; il ne vit plus que de sa vie exclusivement personnelle ; il n'agit plus qu'avec ses propres excitations, qu'avec le mouvement automatique de son cerveau. Bien qu'il ne reçoive plus rien du dehors et que sa personnalité soit complètement isolée du milieu dans lequel il est placé, *on le voit aller, venir, faire, agir, comme s'il avait ses sens et son intelligence* en plein exercice ; à tel point, qu'*une personne, non prévenue de son état, le croiserait dans sa promenade, le rencontrerait sur son passage, sans se douter des singuliers phénomènes que présente ce malade.*

Pendant toute la durée de ses crises, les fonctions instinctives et les appétits s'accomplissent comme à l'état de santé ; il mange, il boit, il fume, il s'habille, se promène et se déshabille le soir, se couche aux heures où il a l'habitude de le faire. M. Mesnet suppose, et je serais disposé à accepter son interprétation, que ces actes s'accomplissent moins sous l'influence de besoins réels ou de sensations organiques, que par une *impulsion automatique*, simple résultat des *habitudes de la veille*.

continuées dans le sommeil. Ce qui semblerait le prouver, c'est que chaque fois que M. Mesnet a vu le malade manger, celui-ci le faisait avec gloutonnerie, sans discernement, mâchant à peine les aliments, avalant tout ce qu'il avait sous la main, sans arriver jamais à la satiété, témoignage certain de la satisfaction donnée au besoin; il buvait de même tout ce qu'on lui présentait, vin ordinaire, vin de quinquina, eau, *assa fœtida*, sans témoigner d'aucune impression, agréable, pénible ou indifférente.

Il y a une profonde perturbation de la sensibilité générale et de la sensibilité spéciale des sens; on peut indifféremment piquer la peau des différentes parties du corps, faire passer les plus forts courants électriques par les bras, la poitrine, la face, etc.

Tant que la plaie du crâne était restée ouverte, les crises revinrent environ tous les cinq ou six jours; quand elle fut fermée, la période intermédiaire devint en moyenne de quinze à trente jours; de 1872 à 1874, elles ont conservé cette périodicité. « La transition de la santé à la maladie se fait rapidement, en quelques minutes, d'une manière insensible, sans convulsions, sans cris; il passe de l'une à l'autre sans passer par les demi-teintes de jour et de raison qu'on retrouve à l'heure où le sommeil va venir; et *l'être conscient, responsable*, en pleine possession de lui-même, *n'est plus, un instant après, qu'un instrument aveugle, un automate obéissant à l'autorité inconsciente de son cerveau*[1]...

« Il est un acte *étrange*, qui s'est montré à la première crise, alors qu'il était encore soldat, qui, chaque fois, se

---

[1] Dr MESNET, *op. cit.*, p. 14.

reproduit dans les mêmes conditions et semble le but spécial de son activité maladive : *c'est l'entraînement au vol, ou plutôt à la soustraction de tous les objets qui lui tombent sous la main, et qu'il cache indistinctement là où il se trouve*[1].

512. M. le Dr Mesnet termine son intéressante étude, très remarquable pour l'époque à laquelle elle a été faite (1874), par les considérations suivantes :

« *Le trouble que ces perversions fonctionnelles du système nerveux apportent dans l'exercice de la vie de relation, s'étend non seulement aux organes des sens et aux actes intellectuels proprement dits, mais il réveille aussi parfois des excitations instinctives qui livrent l'homme, sans défense, privé de discernement et de raison, aux entraînements les plus déplorables. Il agit avec des apparences de liberté qu'il n'a pas, il semble combiner et préparer certains actes, alors qu'il n'est en réalité qu'un instrument aveugle obéissant aux impulsions irrésistibles d'une volonté inconsciente.*

« Dans chacune de ses crises, nous voyons F... dominé par le *besoin du vol*; il dérobe tous les objets qui tombent sous sa main et les cache avec dextérité.

« Tel autre combine le *suicide* et prépare mystérieusement, au milieu d'une nombreuse assistance, les moyens de se détruire. J'ai assisté à deux tentatives de suicide, l'une par empoisonnement, l'autre par pendaison, que j'ai laissées se poursuivre jusqu'à la dernière limite de l'expérimentation ; j'ai coupé la corde au moment où l'asphyxie commençait[2].

[1] Dr MESNET, *op. cit.*, p. 14, *in fine*.
[2] Voy. l'observation rapportée sous le n° 434.

« Tel autre est *homicide ;*

« Tel autre *incendiaire ;*

« Et après l'accomplissement de ces actes malheureux, la crise cesse, le malade se réveille, reprend les habitudes de sa vie normale, *sans garder aucun souvenir de la période pathologique qu'il vient de traverser. Conduit devant la justice, il nie le fait accompli, qu'il ignore réellement, alors que sa participation est évidente pour tous*[1]. »

513. Après cette analyse, aussi complète que possible du mémoire de M. Mesnet, nous allons pouvoir aborder, en connaissance de cause, les questions relatives à la responsabilité légale des individus qui auraient, *en condition seconde*, commis des actes délictueux ou criminels.

514. Déjà M. le Dr Azam, professeur à la Faculté de médecine de Bordeaux, s'était posé ces questions et les avait posées à quelques magistrats, à propos du cas de Félida X... dont nous avons, d'après lui, esquissé l'histoire (n°s 326 et suiv.); il les a abordées de nouveau dans le volume qu'il a publié, l'an dernier, et qui a pour titre : *Hypnotisme, double conscience et altérations de la personnalité*[2]. Examinons les solutions qu'il propose.

Si Félida, disait-il, ou toute autre personne atteinte de double conscience commettait un crime ou un délit, dans quelle mesure serait-elle responsable ? M. Azam a soumis cette question à un certain nombre de légistes et de magistrats de Bordeaux. Ils ont, dans l'ensemble, conclu

---

[1] Dr MESNET, *op. cit.*, p. 30.
[2] Paris, J.-B. BAILLIÈRE et fils, 1887, 1 vol. in-18.

à la responsabilité limitée. Voici textuellement l'opinion de l'un d'eux :

« Répondant à la question que vous avez bien voulu me poser en ces termes : « *Semblable personne serait-elle responsable ?* » Je n'hésite pas à répondre : « En principe, *oui*. La responsabilité légale, en effet, repose sur le principe de la liberté humaine et n'exige par conséquent que la démonstration d'une volonté maîtresse de ses actes. Or, vous vous chargez de démontrer vous-même que la volonté, non seulement n'est pas abolie dans les divers états morbides que traverse Félida X..., mais même qu'elle ne souffre aucune altération appréciable, *c'est la mémoire seule qui est atteinte*. Toutefois, ce principe général posé, il pourrait se présenter des cas dans lesquels ces troubles de mémoire pourraient et devraient entraîner une exonération de responsabilité, mais à titre d'exception confirmant la règle que je pose. — Par exemple, Félida X... ayant reçu un dépôt pendant son état dit anormal en refuserait la restitution, une fois revenue à l'état normal, et cela parce qu'elle en aurait perdu le souvenir; la volonté n'étant pour rien dans cette tentative d'appropriation du bien d'autrui, on ne pourrait évidemment pas y voir un abus de confiance qualifié [1]. »

545. L'auteur de la consultation qui précède et les magistrats dont elle exprime l'avis, me semblent avoir fait une confusion qu'expliquent fort bien l'étrangeté et la nouveauté du cas qui leur avait été soumis. Ils n'ont pas suffisamment distingué les deux états dans lesquels

---

[1] Azam, *op. cit.*, p. 184.

Félida se trouve successivement placée, l'un de condition prime ou normale, l'autre de condition seconde. Or, c'est à propos de ces deux états, et non pas d'un seul, que peuvent se poser des questions de responsabilité légale très délicates.

Et c'est pour n'avoir pas fait avec assez de soin la distinction que j'indique, que l'on est arrivé à proposer une solution que je ne saurais, quant à moi, approuver. Je souscris sans doute au principe posé, à savoir : que la responsabilité légale n'exige que « *la démonstration d'une volonté maîtresse de ses actes* »; mais c'est là précisément la condition qui, dans leur état second, fait défaut chez Félida X... et chez ses pareils, bien plus nombreux, à ce que je crois, que ne pourraient le faire supposer les cas qui ont été ci-dessus rapportés. N'est-il pas démontré, pour le lecteur, comme pour M. Azam, comme pour moi, que la condition seconde est un *sommeil* qui a seulement ceci de particulier, qu'il présente presque toutes les apparences de la *veille*? N'avons-nous pas vu tout à l'heure M. le Dr Mesnet prouver l'automatisme de F..., et, parlant de la transition insensible qui, chez le sujet qu'il a étudié, sépare les deux états psychologiques, ajouter : « *l'être conscient, responsable, en pleine possession de lui-même, n'est plus, un instant après, qu'un automate obéissant à l'activité inconsciente de son cerveau?* » N'avons-nous pas retrouvé les mêmes phénomènes chez Ulysse X... qui fait l'objet de l'observation rapportée sous le n° 504 ? Comment donc pourrait-on déclarer les personnes qui auraient commis un crime, en condition seconde, pleinement responsables de leurs actes, comme si elles les avaient accomplis à l'état de veille !

LA RESPONSABILITÉ DANS LES ÉTATS HYPNOTIQUES 613

Car, il ne faut pas s'y tromper, c'est à cette conclusion excessive et inhumaine qu'il faudrait arriver, si l'on n'adoptait pas le principe de l'irresponsabilité. Vainement voudrait-on se tirer d'affaire en parlant de responsabilité limitée. Pourquoi des limites, et où les placer ! Si l'on soutient que, en condition seconde, Félida exerce une volonté qui « *ne souffre aucune altération appréciable* » il faudra nécessairement qu'elle rende à la justice un compte sévère de ses actions, et il n'y a aucune raison valable qui puisse la soustraire à la rigueur des lois. Et je relève encore ici, dans la consultation donnée à M. Azam par un magistrat de Bordeaux, un argument sans valeur. La volonté de Félida « dans les divers états morbides qu'elle traverse » ne souffre, on vient de nous le dire, « aucune altération appréciable, *c'est la mémoire seule qui est atteinte* ». Or, c'est là une erreur; ce n'est pas dans ses phases de condition seconde que Félida a des pertes de souvenir qui parfois troublent si profondément sa vie, c'est dans sa vie normale; c'est quand elle rentre dans l'état où nous sommes nous-mêmes tous les jours, qu'elle a oublié tout ce qui s'est passé pendant la période pathologique. Et c'est là précisément ce qui prouve qu'elle sort alors de ce que M. Azam a appelé un *somnambulisme total*. C'est donc bien à une responsabilité entière qu'il faudrait conclure si l'on admettait que Félida, en condition seconde, a « une volonté maîtresse de ses actes »; or, nous avons vu qu'il n'en est pas et n'en peut être ainsi : donc Félida devrait être reconnue non coupable, dans le cas où elle aurait commis, pendant l'une de ses crises, un acte délictueux ou criminel.

516. C'est là d'ailleurs la solution qu'ont adoptée

M. Azam et les « aliénistes éminents qu'il a consultés ; c'est celle à laquelle devait nécessairement nous conduire le principe de l'*automatisme somnambulique* que nous avons établi, en examinant les questions qui se rattachent au *somnambulisme naturel* ou *spontané;* c'est elle encore qui va, pour les mêmes raisons, s'imposer à nous — et qui s'imposera un jour aux tribunaux — pour les actes accomplis par *suggestion* faite dans le somnambulisme provoqué.

C'est ce qu'il nous reste à démontrer.

Suggestions d'actes criminels.

517. Nous devons d'abord marquer avec précision les divergences de vues qui séparent si profondément l'École de Nancy de l'École de la Salpêtrière. M. le professeur Charcot et, après lui, MM. Richer, Féré, Brouardel, Gilles de la Tourette, etc., ne reconnaissent de véritable hypnotisme que celui qui se produit chez les hystériques et qui donne lieu aux trois phases « classiques » : *léthargie, catalepsie, somnambulisme*. Pour eux, l'hypnotisme est une névrose, et, là où l'on arrive à le manifester, il indique toujours une tare névropathique.

Au contraire, à Nancy, nous tenons pour constant que les états hypnotiques sont des états de sommeil, tout à fait analogues au sommeil naturel ; qu'ils n'ont pas nécessairement un caractère pathologique ; qu'on les produit, particulièrement par suggestion, chez des sujets parfaitement sains, hommes, femmes et enfants ; qu'à vouloir trouver dans l'hypnotisme l'indice d'un état vraiment névropathique, l'on s'exposerait à ranger dans la catégorie des hystériques une partie de la population tellement considérable que, à lui seul, ce résultat prouverait l'inexactitude du principe posé.

N'a-t-on pas dit que j'avais bien prouvé que je n'avais pas les connaissances nécessaires pour traiter le sujet abordé dans mon mémoire de 1884, en avançant que l'hystérie était presque sans exemple chez l'homme[1]? Il paraît que je m'étais grossièrement trompé et qu'en cherchant bien, on en a relevé jusqu'à 75 cas. En combien d'années, et sur combien de millions d'hommes, c'est ce qu'on ne nous dit pas ; mais enfin je passe condamnation sur ce point, pour lequel, si ma mémoire est exacte, j'avais emprunté mes renseignements à M. Taine, qui, comme chacun le sait, est un grand ignorant ![2]

Puis, voulant prouver que nous avions opéré *toujours* sur des hystériques et *jamais* sur des sujets sains, on nous a fait aussi remarquer qu'il y a chez les femmes bien plus de névropathes que nous ne le supposions ; on a même déclaré qu'il y en avait plus de *cinquante mille à Paris!* Nos honorables contradicteurs sont mieux placés que nous pour savoir la vérité sur ce sujet ; mais alors on peut se demander pourquoi, dans une ville qui en compte tant, ils ont borné leurs expériences aux *dix à douze hystériques* que l'on voit sans cesse re-

---

[1] « Ce n'est pas sans raison qu'il (M. Liégeois) s'attire, de la « part de M. Franck, le reproche de manquer du genre d'instruc- « tion que supposent les expériences dont il a rendu compte. » A. BINET et CH. FÉRÉ, *Hypnotisme et responsabilité*, Revue philosophique. 1885, t. XIX, p. 279.

[2] GILLES DE LA TOURETTE, *l'Hypnotisme et les états analogues*, etc., p. 365.

paraître, toujours les mêmes, depuis 1878, dans les observations d'hypnotisme de l'école de la Salpêtrière; sans doute, les 7,000 à 8,000 personnes sur lesquelles les expérimentateurs de Nancy, M. Liébeault en tête, ont produit les divers degrés d'influence hypnotique, font pauvre figure à côté des chiffres de Paris.

MM. Binet et Féré, qui tiennent toujours pour les fameux « états classiques », que nous n'avons jamais trouvés à Nancy, m'ont traité fort rudement, comme on l'a vu ci-dessus, dans un article intitulé *Hypnotisme et responsabilité*, publié en 1885, par la *Revue philosophique*; ils auraient cependant parfois besoin eux-mêmes de l'indulgence qu'ils refusent si complètement à ceux qui ne pensent pas comme eux. Il est certain que quand nous parlons de choses qui ne sont pas l'objet habituel de nos études, nous pouvons laisser échapper quelques erreurs, ou certaines expressions d'une propriété douteuse. C'est ainsi que MM. Binet et Féré parlent « *d'états simulables* » auxquels ils ne peuvent, comme nous, « *accorder le droit d'ester en justice!* »[1] Eh bien! si ces honorables écrivains avaient consulté sur ce point un étudiant en droit de première année, il les eût dissuadés de parler « *d'états simulables qui estent en justice* », c'est-à-dire qui intentent une action judiciaire ou qui y défendent!

Mais tout cela est de peu d'importance, et je n'en ai parlé que pour montrer que, médecins, nous devrions montrer quelque indulgence aux légistes qui traitent des questions médico-légales, et que, à notre tour, légistes, nous ne devons pas railler trop durement les

---

[1] *Revue philosophique*, 1885, t. XIX, p. 278.

médecins qui emploient un peu improprement des termes juridiques dont ils n'ont pas une suffisante habitude.

518. Enfin, et sans vouloir verser dans des polémiques presque toujours inutiles, je dois pourtant relever encore, parce qu'elle touche aux questions de fond de notre sujet, une argumentation de mes contradicteurs. MM. Binet et Féré, après avoir marqué leur dissentiment avec moi pour les « états simulables », ajoutent : « Nous nous associons pleinement à lui » (que le lecteur ne croie pas que la paix soit signée entre nous, il se réjouirait trop tôt) « lorsqu'il dit en manière de conclusion : « En attendant que la lumière se fasse, « *les personnes qui rêvent souvent à haute voix et qui* « *semblent, à priori, plus hypnotisables que les autres,* « agiront prudemment en ne regardant pas trop long- « temps et avec une trop grande fixité, des étrangers, « des inconnus avec lesquels elles se trouveraient seules, « par exemple, dans un compartiment de chemin de « fer. » Cette *déduction*, qui se trouve en *parfait accord avec la civilité la plus puérile*, pourrait même être généralisée avec avantage. Elle contient, du reste, une constatation qu'il importe de relever ; M. Liégeois en a méconnu la valeur ; elle aurait pourtant été un point d'appui pour sa thèse. Les personnes qui rêvent souvent à haute voix semblent, dit-il, plus hypnotisables que les autres. *Que sont donc les personnes qui rêvent souvent à haute voix ? Ce sont bel et bien des névropathes*, et autant que nous pouvons en juger par une pratique déjà longue de l'hypnotisme, *tous les sujets hypnotisables offrent des stigmates de névropathie*, soit dans leur état actuel, soit

dans leurs antécédents, et la plupart appartiennent par leur hérédité à la *famille névropathique*.[1]

Le lecteur ne souscrira pas, j'espère, à la conclusion, pourtant si pleine de fine ironie, de MM. Binet et Féré, s'il veut bien se reporter aux tableaux que nous avons donnés [2] au commencement de cette étude, d'après MM. Liébeault et Beaunis : « Il est bien évident, a dit ce « dernier auteur, qu'on ne peut invoquer là l'hystérie » chez l'homme, à moins d'admettre, *ce qui serait ab-* « *surde*, qu'on trouve chez l'homme 18 hystériques sur « 100 sujets, et encore, comme on le verra plus loin, « cette hystérie chez l'homme se montrerait à tous les « âges. »

Plus loin[3], M. Beaunis trouve 26,5 somnambules pour 100 chez les enfants avant l'âge de 7 ans, et 55,3 pour 100, pour les enfants de 7 à 14 ans. Tous ces sujets seraient donc hystériques d'après MM. Binet et Féré. M. Ch. Richet a été plus loin que M. Beaunis ; il a dit, quelque part que, dans les premières heures du sommeil naturel, *tous ou presque tous les enfants sont somnambules* ; il n'y a pas, je crois, un père de famille qui ne puisse vérifier l'exactitude de cette indication ; n'est-ce pas là la condamnation péremptoire de la thèse excessive qui prétend que « *tous les sujets hypnotisables appartiennent à la famille névropathique !* »

Je n'ajouterai plus qu'un mot sur ce point. M. Gilles de la Tourette,[4] qui approuve pleinement l'opinion que

---

[1] Binet et Féré, *loc. cit.* p. 278.
[2] Voy. p. 98 et s.
[3] Voy. p. 100.
[4] Gilles de la Tourette, *op. cit.*, p. 364.

je combats, et qui constate que MM. Binet et Féré « ont réfuté un grand nombre de mes arguments », oublie sans doute qu'il a écrit, en se rangeant évidemment parmi les rêveurs dont il parle : « A qui n'est-il pas « arrivé de s'entendre dire le matin : « Qu'aviez-vous « donc, cette nuit, à gesticuler et à PARLER TOUT HAUT ? » « et de répondre : « Moi ! je ne me souviens de rien. » « Si nous avions mis en action véritable ce rêve dont « nous ne nous souvenons plus, *le somnambulisme le* « *plus pur*, avec oubli au réveil, *aurait été constitué* [1]. »

Ainsi, voilà M. Gilles de la Tourette, à qui il est arrivé de rêver en gesticulant et *parlant tout haut*, rangé par MM. Binet et Féré, dont il approuve d'ailleurs le système, « *dans la famille névropathique* ». Je n'eusse jamais cru, ayant eu l'honneur de voir à Nancy M. Gilles de la Tourette, qu'il en pût être ainsi, et même — on voit si je suis un adversaire généreux, — j'ajouterai que je ne crois pas qu'il en soit ainsi.

Cela dit, revenons à l'École de Nancy.

519. Dans son excellent travail sur le *Somnambulisme provoqué*, M. Beaunis [2], après avoir dit que le sujet, pourvu que le sommeil soit assez profond, n'est en rapport qu'avec la personne qui l'a endormi ; qu'il lui obéit passivement et peut en recevoir des suggestions (hallucinations ou actes) qui se réalisent au réveil, ajoute :

« Ces caractères essentiels du sommeil provoqué, je les ai constatés chez tous mes sujets : chez tous, il y a eu ressemblance parfaite sur tous ces points ; les seules

---

[1] GILLES DE LA TOURETTE, *op. cit.*, p. 186, 2ᵉ alinéa.
[2] BEAUNIS, *Le somnambulisme provoqué*, p. 23.

différences ont été des différences de degré portant sur le plus ou moins de profondeur du sommeil et sur l'intensité plus ou moins grande de l'état somnambulique.

« A ce propos, je dois dire que je n'ai pas constaté dans les caractères du somnambulisme provoqué de différences réelles entre les sujets hystériques et les sujets non hystériques.

« Je n'ai pu du reste, pas plus que mes collègues de Nancy, retrouver chez mes sujets les trois états décrits par Charcot et ses élèves chez les hystéro-épileptiques de la Salpêtrière. Je ne veux pas entrer ici dans la discussion de cette question ni essayer d'expliquer la contradiction qui existe entre ces faits et ceux que nous observons journellement. Il y a là le sujet d'une étude qui devra se faire ultérieurement, mais pour laquelle je ne pourrais apporter jusqu'ici que des documents insuffisants.

« Je me suis contenté d'étudier ici quelques phénomènes physiologiques, pris parmi ceux que j'ai constatés, et ai laissé volontairement de côté les faits sur lesquels mon observation personnelle ne pouvait rien m'apprendre ou ne me conduisait qu'à une négation.

« On verra aussi que je ne parle, dans ce travail, ni de l'hyperexcitabilité neuromusculaire, ni de l'état de la sensibilité chez les somnambules. Pour la première, je n'ai pas eu occasion de la constater, et quant à la seconde, les résultats que j'ai obtenus jusqu'ici sont variables et j'ai préféré attendre, pour publier quelque chose sur ce sujet, que mes recherches fussent plus nombreuses et surtout qu'elles pussent me conduire à des conclusions précises. Il y a en effet, dans ce genre de recherches, un élément capital dont il faut toujours tenir compte et qu'il est bien difficile d'éliminer, la suggestion. *Méfiez-vous de la suggestion!* a dit très justement le professeur Bernheim, et cette parole ne doit jamais être perdue de vue. »

520. De son côté, M. Bernheim, avec bien plus d'autorité que je n'en saurais avoir, a récemment résumé ainsi qu'il suit, tant dans la *Gazette des Hôpitaux* que dans la *Revue de l'hypnotisme*[1], la doctrine de l'École de Nancy sur les phénomènes de l'hypnotisme.

La doctrine de l'École de Nancy, sur les phénomènes de l'hypnotisme, est souvent mal appréciée. Aussi je crois devoir exposer succinctement en quoi les faits que nous observons diffèrent de ceux qu'obtient l'Ecole de la Salpêtrière.

1° Nous n'observons jamais les trois phases, léthargie, catalepsie, somnambulisme. Tous nos sujets sont susceptibles des phénomènes dits cataleptiques et somnambuliques par simple suggestion. Ni l'action d'ouvrir les yeux de l'hypnotisé, ni les friction du vertex ne modifient, en quoi que ce soit, les phénomènes, quand la suggestion (consciente ou inconsciente) n'est pas en jeu. Nous n'observons ni transfert par les aimants, ni hyperexcitabilité musculaire notable, ni symptômes de localisation fonctionnelle par attouchement des diverses régions du crâne, ni aucun autre phénomène physiologique, en dehors de la suggestion. Nous obtenons ces phénomènes quand le sujet croit (par ce qu'il a entendu dire ou vu faire chez d'autres sujets) qu'ils doivent se produire. Il ne se cataleptisera pas tant qu'on n'aura pas ouvert ses yeux, s'il est pénétré de l'idée *a priori* que l'ouverture des yeux est nécessaire pour que la catalepsie se produise. Il n'obéira pas aux suggestions d'actes ou d'hallucinations, tant qu'on n'aura pas frictionné son ver-

---

[1] Bernheim, *Revue de l'hypnotisme*, 1ᵉʳ mai, 1888, p. 322.

tex, s'il a l'idée préconçue que la friction du vertex peut seule le sortir de sa torpeur. La léthargie n'est qu'apparente ; le sujet entend et a conscience pendant toute la durée de l'état hypnotique. Les trois prétendues phases de l'état hypnotique sont suggérées.

2° Chez les grandes hystériques, l'hypnose est ce qu'elle est chez les autres sujets. Les trois phases n'existent pas chez elles, en dehors de la suggestion, pas plus que les autres caractères dits somatiques.

3° L'hystérie n'est pas un bon terrain pour l'étude de l'hypnotisme. Beaucoup de symptômes nerveux hystériformes, d'origine émotive ou résultant d'auto-suggestions, se mêlent aux phénomènes hypnotiques et en imposent à un observateur inexpérimenté. Souvent, il faut une éducation suggestive, en général assez courte, du sujet, pour dégager dans ces cas, l'hypnose du cortège des symptômes accessoires surajoutés, variables avec chaque sujet, suivant les caprices de son individualité suggestive, qui l'obscurcissent.

4° L'état hypnotique n'est pas une névrose ; les phénomènes qui le constituent sont naturels et psychologiques ; ils peuvent être obtenus chez beaucoup de sujets dans leur sommeil naturel.

5° L'état hypnotique n'est pas particulier aux névropathes ni même plus facile à obtenir chez les névropathes. Dans mes salles d'hôpital, j'endors à peu près tous mes malades et convalescents, de tout âge (depuis celui de la raison), de tout sexe, de tout tempérament ; j'endors les rhumatisants, les tuberculeux, les emphysémateux, les cardiaques, les dyspeptiques, etc. J'affirme, par exemple, n'avoir jamais échoué chez un tuberculeux, et presque tous tombent en sommeil profond, avec catalepsie suggestive, donnant hallucinabilité, presque toujours amnésie au réveil. *Ce n'est pas un assoupissement douteux, ce n'est pas un état hypnotique fruste* que j'obtiens chez eux, mais une hypnose profonde qui ne laisse aucun souvenir au réveil.

6° Nous ne prétendons pas que *tous* les somnambules sont de purs automates mus par la volonté de l'opérateur. Quand M. le professeur Brouardel nous fait dire que toujours la somnambule appartient au magnétiseur, il exprime une idée qui n'appartient pas à l'Ecole de Nancy. Que M. Brouardel veuille bien lire, dans mon livre sur la suggestion [1], les pages 52, 53, 296, 300 à 303, et, dans le livre de M. Beaunis, le chapitre intitulé : « De la spontanéité dans le somnambulisme », page 182, il y verra développée et démontrée l'idée contraire. J'ai dit : « L'effet de la suggestion d'actes post-hypnotiques n'est pas absolument fatal; certains sujets y résistent. L'envie de commettre l'acte ordonné est plus ou moins impérieuse ; ils y résistent dans une certaine mesure. Voici quelques exemples de résistance plus ou moins complète, etc. » Et, plus loin : « Dans l'état de sommeil comme dans l'état de veille, l'individualité morale de chaque sujet persiste, avec son caractère, ses penchants, son impressionnabilité spéciale. L'hypnotisation ne coule pas tous les sujets dans un moule uniforme pour en faire des automates purement et simplement mus par l'unique volonté du magnétiseur ; elle augmente la docilité cérébrale ; elle rend prépondérante l'activité automatique sur l'activité volontaire. Mais celle-ci persiste dans une certaine mesure ; le sujet pense, raisonne, discute, accepte plus aisément qu'à l'état de veille, mais n'accepte pas toujours, etc. »

Ce que nous affirmons, c'est que, parmi les somnambules (avec hallucinabilité et amnésie au réveil), il en est (dans la proportion de 1 sur 6, d'après M. Liébeault, dont le pouvoir de résistance est assez diminué pour qu'ils soient à la merci du magnétiseur. Le viol, par exemple, contrairement à ce que dit M. Brouardel, peut être commis sur *certaines* somnambules, non hystériques et non léthargiques, sans résistance de leur part. Le médecin légiste qui, dans un cas d'accusation de viol en somnambulisme, déclarerait le fait impossible, par cela seul qu'il ne constate pas chez la victime les caractères de l'hystérie, risquerait d'égarer la justice.

7° Tous les procédés d'hypnotisation se réduisent à la suggestion. La vue d'un objet brillant ne réussit que chez

---

[1] *De la suggestion et de ses applications à la thérapeutique*, 2ᵉ édit. Paris, Octave Doin, éditeur.

un petit nombre de personnes, et quand elle réussit chez des sujets qui ne savent pas qu'on veut les endormir, c'est parce que la fatigue des paupières qui en résulte, produit l'occlusion des yeux et que celle-ci suggère l'idée du sommeil. Les *prétendues zones hypnogènes* n'existent pas, en dehors de la suggestion. J'endors tous mes sujets, souvent instantanément, en touchant un point arbitraire du crâne, en affirmant qu'ils vont dormir, ou sans rien dire, pour peu qu'ils aient vu d'autres sujets hypnotisés par ce procédé. L'idée seule fait le sommeil.

8° La suggestion est la clef de tous les phénomènes hypnotiques. Pour avoir une conception bien nette de l'état hypnotique, il ne suffit pas d'avoir assisté à quelques expériences, d'avoir vu hypnotiser ou même hypnotisé soi-même quelques sujets très hypnotisables, d'avoir fait de la catalepsie et des hallucinations. Il faut avoir expérimenté sur des centaines de sujets neufs : il faut avoir manié la suggestion, l'adaptant à chaque individualité spéciale; il faut avoir scruté longtemps et pénétré, à travers de nombreux tâtonnements, le mécanisme psychologique, purement psychologique des phénomènes. Aucune méthode d'investigation clinique n'exige un apprentissage aussi long. Tout médecin d'hôpital qui, dans son service clinique, n'arrive pas à hypnotiser 80 0/0 de ses malades, doit se dire qu'il n'a pas encore l'expérience suffisante en la matière et s'abstenir de jugement précipité sur la question.

Si nous réussissons, à Nancy, à influencer presque tous nos sujets, c'est parce que nous savons manier la suggestion et reconnaître les états hypnotiques par leurs caractères psychiques, alors que d'autres, non expérimentés, les méconnaissent, cherchant de prétendus caractères somatiques qui n'existent pas. Tous nos confrères qui voudront passer quelques jours à Nancy seront pleinement édifiés à cet égard comme l'ont été nombre de collègues étrangers qui m'ont fait l'honneur de suivre ma clinique et dont je pourrais apporter les témoignages à l'appui de mon affirmation catégorique. Je citerai seulement quelques passages d'un article que M. le professeur Forel (de Zurich), qui m'a fait l'honneur d'étudier l'hypnotisme à ma clinique, a publié dans la *Gazette hebdomadaire médicale* de Munich, en réponse aux assertions iucompétentes émises à la Société de Berlin :

« Le professeur Ewald pense que la suggestion est plus difficile à réaliser à Berlin qu'en France, parce que les Français sont particulièrement épuisés et névropathes. Pourquoi donc est-ce que je réussis, maintenant que j'ai peu à peu acquis l'expérience et l'assurance nécessaires, à hypnotiser les Zuricois et les Allemands du Sud, aussi bien que MM. Bernheim et Liébeault à Nancy? (M. Forel arrive à réussir chez 80 0/0 de ses sujets.)

« Ewald prétend que le succès facile de l'hypnose à Nancy tient à une contagion psychique de la population. L'exemple prédispose. Je n'ai absolument rien trouvé de spécial sous ce rapport dans la population de Nancy, et, à mon retour de Nancy, j'ai pu hypnotiser facilement les Zuricois, bien qu'ils ne fussent pas préparés par l'exemple à la suggestion Je trouve en général, que l'hystérie, de même que les maladies mentales, est peu favorable à la suggestion. L'instrument avec lequel on travaille dans l'hypnose, c'est le cerveau, et il travaille d'autant mieux, avec d'autant plus de précision qu'il est plus sain. Je puis, avec la plus entière conviction et par expérience personnelle, confirmer l'Ecole de Nancy quand elle dit : Les sujets sains d'esprit et qui ont un sommeil normal, les gens simples du peuple sont sans conteste les plus faciles à hypnotiser et à influencer par la suggestion, et cela, les hommes aussi bien que les femmes. »

Quant aux trois célèbres phases de ce qu'on appelle « la grande hypnose de la Salpêtrière », je n'en ai jamais rien vu, pas même chez les hystéro-épileptiques ».

Telle est ma profession de foi sommaire sur la matière. Aucune discussion ne tranchera la question ni pour, ni contre nous. Ce sont des faits que nous démontrons et vérifions journellement; nul argument ne prévaut contre les faits bien observés.

521. Une grave objection a été faite à ce qu'on a appelé mes suggestions criminelles expérimentales; on

les a présentées comme n'offrant aucun caractère sérieux ; il y a, a-t-on dit, un abîme entre ces crimes ou ces délits, que les somnambules commettent, pour faire plaisir à leur expérimentateur, et des crimes véritables, qui exposeraient leurs auteurs à une responsabilité effective devant la justice. « On a fait beaucoup
« trop de bruit autour de crimes fictifs qui ne franchi-
« ront jamais la porte des laboratoires »... « Le somnam-
« bule soi-disant passif, nous ne nous lasserons pas de
« le répéter, n'exécute que ce qu'il veut bien exécuter[1].
L'hypnotisme peut rendre de grands services ; il peut
« être la cause ou le prétexte de grands dangers; *ce*
« *n'est pas dans la suggestion que résident ces derniers*[2]. »

522. M. le docteur Brouardel, doyen de la Faculté de médecine de Paris, professeur de médecine légale, a dit à son cours, en 1887 :

« Mais peut-on violer une somnambule à son insu ? Il
« y a une phrase courante dans l'École de Nancy ; c'est
« que la somnambule appartient au magnétiseur comme
« le bâton du voyageur appartient au voyageur. *Cette*
« *proposition est absolument fausse*. Si un individu
« agréable à la somnambule lui offre des suggestions
« agréables ou indifférentes, elle s'y soumet ; mais si
« ces suggestions mettent en révolte ses affections per-
« sonnelles ou ses instincts naturels, elle oppose une
« résistance presque invincible. Vous arriverez assez
« facilement après quelques insistances, à faire signer

---

[1] GILLES DE LA TOURETTE, *l'Hypnotisme et les états analogues*, etc., p. 362.

[2] *Ibidem*, p. 382.

« un reçu de cinquante francs par exemple ; mais vous
« n'obtiendrez jamais d'une femme qui les a conservés,
« une chose contraire à ses instincts de pudeur. J'en ai
« vu une à qui on avait d'abord suggéré qu'elle était
« auprès d'une rivière ; on a voulu ensuite lui persuader
« de se déshabiller ; elle a eu aussitôt une attaque de
« nerfs. On peut vaincre la résistance d'une somnam-
» bule au sujet de son testament, mais on ne lui ferait
« pas donner un bracelet qu'elle tient de son amant. Il
« y a là un élément au-delà duquel la puissance du ma-
« gnétiseur ne va pas, et c'est très important au point
« de vue médico-légal [1]. »

523. Enfin, M. Delbœuf, professeur à l'Université de
de Liège, dont nous avons eu déjà et dont nous aurons
encore l'occasion de parler, quoique professant, en
grande partie, en matière d'hypnotisme, la doctrine de
l'École de Nancy, est entré, lui aussi, après avoir d'abord
pensé autrement, dans les vues de MM. Brouardel et
Gilles de la Tourette.

Il a publié dans le *Journal de Liège*, et réuni ensuite
en brochure, une série de *Lettres* à M. le professeur
Thiriar, sur l'*Hypnotisme et la liberté des représentations
publiques*[2]. Dans ces lettres, il se prononce pour la
liberté des représentations dont il s'agit, et sur ce point,
je partage son avis. Mais il emploie, pour soutenir sa
thèse, des arguments auxquels je ne saurais souscrire.

M. Delbœuf, que nous avons eu depuis le plaisir de

---

[1] *Gazette des hôpitaux*, 8 nov. 1887, p. 1125.

[2] DELBŒUF, *l'Hypnotisme et la liberté des représentations publiques*; Liège, Desoer, imprimeur-libraire.

voir à Nancy, et qui nous a paru devoir être aussi redoutable adversaire qu'il est brillant causeur, combat et raille les craintes exprimées par M. Thiriar relativement à l'annihilation de la volonté chez les hypnotisés ; il va, dit-il, détruire ces légendes, et montrer comment, avant lui, nous avons pu à Nancy, MM. Liébeault, Bernheim, Beaunis et moi, nous méprendre sur les actes des somnambules.

Il s'exprime ainsi :

« Ce qu'il y a d'effrayant, Messieurs (il est vraiment curieux de voir toutes les choses effrayantes que l'hypnotisme renferme dans ses flancs. Qui s'en serait douté, à voir le train du monde ?), c'est que les actes effectués sous l'influence de la sugestion, s'ils le sont même à un moment éloigné, paraissent provenir de l'initiative du sujet en état de suggestion ; c'est que même celui-ci croit qu'ils viennent de son propre fonds, qu'ils lui sont tout à fait personnels : il est convaincu qu'il exécute librement ses actes.

C'est à faire frémir ; mais — et c'est mon opinion raisonnée — cela est peut-être radicalement faux. Dès le premier jour où *j'ai pratiqué* l'hypnotisme, mon attention a été attirée sur ce point important ; j'ai eu des doutes et, après avoir inventé une méthode dont je parlerai prochainement, pour raviver la conscience des hypnotisés, j'ai institué des expériences en vue d'élucider la question. Une partie de ces expériences ont été relatées dans deux longs articles publiés dans la *Revue Philosophique*, février et mars 1887.

Elles prouvent à l'évidence que le sujet sait qu'il obéit à une injonction étrangère, et s'il l'a oublié à son réveil, il suffit d'en provoquer le rappel pour lui faire retrouver et la nature et même l'auteur de l'ordre.

M. Beaunis, dont vous invoquez l'opinion, semble, il est vrai, vous donner raison. Seulement mes expériences sont venues après l'apparition de son ouvrage. J'ai eu à ce sujet une correspondance avec lui (voir *Revue phil.*, avril et mai), et je lui ai montré que ses propres expériences venaient à l'appui de mon opinion. Il vous suffira de les relire dans son livre pour voir que les sujets se regardent comme contraints. Je voudrais ici citer les passages, mais je crains d'allonger cette lettre outre mesure. Voici cependant un interrogatoire consigné par M. Beaunis lui-même (p. 82 et 83) : « Qu'avez-vous fait tout à l'heure ? — J'ai volé une cuiller. — Pourquoi ? — *Je ne sais pas.* — Savez-vous que c'est très mal ? — *Je ne pouvais faire autrement, ce n'est pas ma faute, j'étais poussée.* »

Avec un autre sujet, mêmes questions, mêmes réponses.

*
* *

Je continue la citation : « L'hypnotisé, dites-vous, est un instrument passif, vis-à-vis de celui qui fait une expérience sur lui. » Vous ajoutez que « ce sont là des faits bien étranges, bien extraordinaires » et que « avant de les admettre, avant d'y croire, vous avez dû aller visiter les écoles de Paris et de Nancy. »

Alors, Monsieur, vous les avez enfin vus ces faits étranges, là-bas, dans ces région lointaines ? Que ne les racontiez-vous donc ? Ceci me donne l'envie de m'aventurer dans ces parages ; car où n'irait-on pas pour voir de l'étrange et de l'extraordinaire, quand on ne rencontre autour de soi, dans la vie, dans les livres, dans les discours, que du banal ? Vous citez encore à ce propos, un extrait d'une brochure de M. Liégeois datant de 1884 : «Toute personne, mise en état de som-
« nambulisme, devient, entre les mains de l'expérimentateur
« un pur automate, tant sous le rapport moral que sous le
« rapport physique... le somnambule semble se porter de lui-
« même au-devant des désirs de la personne qui l'a endormi...
« Toute spontanéité a disparu ; une volonté étrangère a
« comme chassé du logis qu'elle occupait sa volonté propre ;
« tout au moins, elle fixe elle-même les limites de son
« domaine, ne laissant à la pauvre expulsée que les par-
« ties du gouvernement qu'elle dédaigne ou rejette ! »

Voilà ce qu'écrivait M. Liégeois en 1884. Dans mon opuscule (*Une visite à la Salpêtrière*, 1887, p. 36), ayant précisément sous les yeux le mémoire de M. Liégeois, que j'appréciais très favorablement dans une note, je disais ceci : « En théorie, une pareille puissance est tout ce qu'il y a au monde de dangereux. Je crois qu'en pratique, cependant, sauf en ce qui concerne les abus corporels et les testaments, elle ne l'est pas ou l'est peu. On s'alarme me semble-t-il, outre mesure. » Les raisons de ma sécurité, ajoutais-je dans la note, « je ne puis les développer ici. »

C'est que, en matière scientifique, il faut des présomptions bien fortes pour jurer sur la parole d'autrui. On ne peut assez se défier des généralisations hâtives.[1]

A l'appui de l'opinion qu'il a adoptée en 1887, M. Delbœuf cite plusieurs faits que je résumerai comme suit : 1° une servante somnambule, à qui on a suggéré qu'elle assistait à une représentation théâtrale, *ne veut* pas se laisser reconduire chez elle sans sa maîtresse, qu'elle cherche partout ; 2° un petit garçon, sujet de Donato, à qui M. Delbœuf suggère de voler une montre, regarde le tentateur avec horreur et se sauve à toutes jambes ; 3° une jeune fille de vingt ans, «*somnambule absolument parfaite* (?) a refusé d'embrasser le magnétiseur Léon ; la lutte dura plus d'un quart d'heure ; 4° une jeune personne affligée de surdité, à qui l'on apprenait à distinguer les consonnes, a consenti, pour distinguer *ca* de *ga*, à prononcer *gaga, caga, gaca*, mais elle n'a jamais voulu souiller sa bouche de la quatrième et dernière combinaison, si familière aux petits enfants ; 5° la même personne a refusé d'embrasser une poupée ; elle a dit à son endormeur : « Demandez-moi autre « chose ; j'embrasserai madame, mademoiselle, vous- « même si vous voulez ; mais une poupée, jamais ! c'est

---

[1] DELBOEUF, *op. cit.* p. 48.

« un acte ridicule ». Elle a fini par prendre la poupée et
« la jeter à terre.

M. Delbœuf ajoute en parlant de ces faits : « J'espère
« qu'ils sont rassurants, et que désormais, les lecteurs
« qui me font l'honneur de me lire en dormiront plus
« tranquilles. »

Enfin, pour ne point affaiblir son argumentation, je
citerai encore ceci :

« D'ailleurs où sont donc les crimes commis à l'aide
de l'hypnotisme ? Avant d'alarmer la société, attendez
donc qu'il y ait un sujet d'alarme ; avant d'armer le juge,
attendez donc qu'il y ait un coupable.

« Certes, j'invite les magistrats et les législateurs à étudier la question de l'hypnotisme, à lire la brochure de
M. Liégeois, et d'autres ouvrages ; mais c'est pour qu'ils
s'éclairent par la vue directe des faits et pour qu'ils se
forment par eux-mêmes une opinion raisonnée. Evitons
de nous mêler à l'aveugle, de sauver une société qui ne
court aucun danger.

« Vous me demanderez sans doute, Monsieur, comment
il se fait que M. Liégeois et d'autres avec lui ont pu se
méprendre ainsi sur les actes des somnambules. Je puis
vous satisfaire pleinement.

« Voici sur quel genre d'expériences on s'est fondé pour
conclure l'inconscience absolue des hypnotisés et leur
obéissance passive. On a dit, par exemple, à l'un d'eux,
en lui présentant un tortis de papier : Voilà un poignard ; frappez-en cette personne ! et l'hypnotisé y allait
sans hésitation et frappait avec vigueur. Mais, soyez-en
certain, *l'hypnotisé sait qu'on lui demande de jouer une
comédie*, il sait que ce qu'il tient en main n'est pas un
poignard, mais un objet inoffensif ; et comme il est

complaisant, il joue la comédie, comme lui seul sait la jouer, avec une perfection inimitable. Je suis porté à croire que si, devant le petit garçon, j'avais mis, non une montre véritable, mais un morceau de carton, il n'aurait pas fait de difficulté de faire semblant de le voler (et c'est encore à voir). Si à un somnambule on mettait en main un poignard véritable, il ne frapperait pas — à moins qu'on n'ait affaire à une espèce de Lacenaire latent, ou peut-être même tout simplement à un boucher ou à un vivisecteur. Je reconnais toutefois volontiers qu'on n'a jamais poussé l'expérimentation jusque-là et que la chose serait à examiner de très près. »

524. Avant d'aborder le fond des objections formulées par nos honorables contradicteurs, nous devons faire deux remarques préliminaires.

D'abord, nous rappellerons la règle posée par Claude Bernard et qu'a invoquée, en 1884, M. Paul Janet, dans la discussion à l'*Académie des sciences morales et politiques*, à savoir, que les expériences négatives ne prouvent rien, et que, très souvent, comme l'a maintes fois remarqué M. Pasteur, une expérience ne réussit pas parce qu'on n'a pas su s'y prendre, parce qu'elle a été faite dans des conditions où elle ne pouvait pas réussir. Donc, de ce que MM. Brouardel, Delbœuf et Gilles de la Tourette n'ont pu obtenir les résultats que nous avons cent fois produits à Nancy, on n'en saurait conclure légitimement que nos constatations soient entachées d'erreur.

525. Puis, quand on nous parle « du bâton dans la main du voyageur », il faut s'entendre. Nous n'avons

jamais prétendu dire que le somnambule en puissance de suggestion devenait, non plus un homme, mais une chose, qu'il n'avait plus ni pensée, ni sentiment, ni raisonnement, ni jugement. Nous entendons seulement que, *sur le point précis où porte la suggestion*, il se trouve soumis à une volonté étrangère ou plutôt encore à une volonté qu'il s'est assimilée et que le plus souvent il croit venir de son propre fonds. Que le lecteur relise rapidement ce que nous avons dit touchant les mouvements, les illusions des sens, les hallucinations, les suggestions d'actes ; qu'il se reporte aux autorités scientifiques que nous avons citées, aux expériences que nous avons rapportées à l'appui de notre thèse, et il jugera s'il est possible de dire avec M. Brouardel que la somnambule ne se soumettra qu'aux « *suggestions agréables ou indifférentes* que lui fera « *un individu agréable* ». C'est dans le sens que je viens de préciser qu'il faut entendre les expressions que rappelait M. Delbœuf et qui figurent dans mon mémoire de 1884 : j'avais cru m'en être suffisamment expliqué (j'avais peut-être tort en cela) quand après avoir dit : « Une volonté étrangère a comme « chassé du logis qu'elle occupait la volonté propre du « sujet ; tout au moins *elle fixe elle-même les limites de* « *son domaine, ne laissant à la pauvre expulsée que les* « *parties du gouvernement qu'elle dédaigne ou rejette.* » Voilà ce que j'entendais, voilà, ce me semble, ce qu'on entend généralement par l'expression d'*automatisme somnambulique*.

Et puisque nous parlons d'automatisme somnambulique, il semble vraiment que les auteurs que nous combattons en fassent trop peu de cas. Est-ce que, cependant, nous ne l'avons pas rencontré chez le somnambule naturel, ou dans les exemples de condition seconde que nous avons rapportés ? Est-ce que ce moine qui, dans un accès de somnambulisme, allait donner plusieurs coups de poignard dans le lit qu'il croyait occupé par le prieur de son couvent, « *n'exécutait que ce qu'il voulait bien exécuter* » pour parler comme M. Gilles de la Tourette[1]. Est-ce qu'on eût osé le condamner à mort pour ce fait? La conclusion serait cependant logique. Est-ce que la somnambule hystérique de M. le Dr Mesnet, femme très honnête et très respectable mère de famille, jouissait de ses facultés de raison, de volonté, de jugement, de liberté morale, quand elle essayait, par trois fois, de se suicider[2]. En dira-t-on autant de la pauvre fille dont a parlé le Dr Dufay, qui cachait pendant son sommeil somnambulique, les bijoux de sa maîtresse, et qu'on accusait de les avoir volés[3]. Et d'Ulysse X..., qui, en plein jour, et sous les yeux de leur propriétaire, enlevait les meubles du magasin d'un marchand et les transportait dans sa cour[4]? Et de cette malheureuse Teresa Dig..., qui, accouchée depuis quarante jours, quitte, la nuit, le lit où elle reposait près de son mari, emporte son enfant, sort de sa maison et n'est tirée de son sommeil somnambulique que par la fraîcheur de l'eau d'une mare dans laquelle elle vient, sans le savoir, de plonger le nouveau-né[5]?

Qu'est-ce donc que cela, je vous prie, si ce n'est,

---

[1] Voy. n° 406.
[2] Voy. n°ˢ 434, 435, 436.
[3] Voy. n° 501.
[4] Voy. n° 504.
[5] Voy. n° 505.

dans certaines conditions données, la toute puissance de l'idée fixe, de l'idée unique, qui, toute autre idée, tout autre sentiment, tout souvenir de la vie réelle étant écartés, précipite le malheureux qui en est obsédé sur une pente fatale, où il ne rencontre rien qui puisse rétablir sa raison défaillante, le livre en proie aux conceptions de son rêve, lui inspire des actions dont il n'a pas conscience, et le pousse à tuer, à égorger les êtres qu'il chérit le plus au monde ?

527. Est-ce que les suggestions d'actes, chez les somnambules profonds, ne placent pas celui qui en est l'objet dans le même état que le somnambule naturel, que l'homme en condition seconde, que l'aliéné criminel ? Sera-ce vainement que nous aurons montré les analogies qui rapprochent ces différents états, pour ne pas dire l'identité qui les unit et les confond ? Est-ce que l'acte suggéré n'est pas un rêve en action, comme le rêve est un somnambulisme en puissance ? Sommes-nous maîtres de nos rêves ? Sommes-nous responsables, légalement ou même moralement, des actes bas, misérables ou honteux dont nous croyons nous rendre capables en dormant ? Et pourrait-on, en présence d'un crime réellement commis par suggestion, donner une autre solution que celle qui est intervenue dans le cas de Fraser, rapporté par M. Gilles de la Tourette [1].

Cet homme, âgé de trente-huit ans, fort respectable, entrepreneur de scierie, tua son fils dans la nuit du 9 avril 1878. Son sommeil était troublé par des rêves, par des cauchemars, et à plusieurs reprises il avait présenté

[1] GILLES DE LA TOURETTE, *op. cit.*, p. 206.

des accès nocturnes qui ressemblaient fort à du somnambulisme, et dont il ne gardait aucun souvenir le matin.

« Le Dr Yellowlees, qui fut témoin de plusieurs de ses
« accès, raconte que, pendant son sommeil, il se levait
« soudainement; ses traits exprimaient alors la terreur:
« il voyait la maison en feu, les murs s'écrouler. A ce
« spectacle succédait l'apparition d'une affreuse bête,
« contre laquelle il se défendait en criant, saisissant tout
« ce qui lui tombait sous la main pour la frapper, pre-
« nant même à la gorge son compagnon de chambre,
« qu'il croyait être l'affreux animal qu'il poursuivait.
« Sa furie était telle qu'il se blessait lui-même.

« C'est pendant un de ces accès qu'il avait tué son en-
« fant. Il avait vu, cette fois, une grosse bête blanche voler
« dans la chambre, derrière le lit où couchait son fils.
« Il saisit ce dernier, qu'il voulait défendre, et le jeta
« contre la muraille pour tuer la bête. Les cris de sa
« femme le réveillèrent, et Fraser manifesta alors le
« plus grand désespoir. — Le jury admettant que l'in-
« culpé était en état de somnambulisme, prononça l'ac-
« quittement[1]. »

528. Et alors, je demanderai à M. Gilles de la Tourette, de me dire s'il nie que l'on puisse, par suggestion, chez un somnambule profond, reproduire tout ce drame de Fraser, tuant son fils, *qu'il voulait défendre*? Sans doute il me répondra que, incontestablement, on en pourra reproduire tous les caractères extérieurs, *moins le crime*; que le sujet, endormi, se prêtera par pure

---

[1] GILLES DE LA TOURETTE, *op. cit.*, p. 208.

complaisance, aux désirs de l'expérimentateur ; qu'il sait que celui-ci ne peut faire qu'une expérience, que les poignards sont en carton, que les pistolets ne partent pas, que l'arsenic est du sucre en poudre, et qu'ainsi ce drame tournera en comédie ou même en pantomime. En vérité, faudrait-il donc, pour faire prendre au sérieux la suggestion, apporter à nos contradicteurs un crime réel, un cadavre véritable? Cela, nous ne pouvons le faire, on le sait bien, et alors on s'empresse d'en triompher.

Mais qu'est-ce donc enfin que cette comédie? Et M. Gilles de la Tourette a-t-il cru la jouer vraiment, quand il a, devant M. Jules Claretie, fait empoisonner un de ses amis par une pensionnaire de la Salpêtrière? A-t-il prévenu l'honorable écrivain que tout cela n'était pas sérieux, et que *jamais* rien de pareil ne pourrait se présenter « *en dehors des laboratoires?* » Je crains qu'il n'ait omis cet avertissement, car il me semble que M. Claretie se fût bien gardé d'invoquer la petite comédie qu'on aurait fait jouer devant lui, pour appuyer les graves conclusions auxquelles il est arrivé dans l'article que j'ai déjà cité.

Et en terminant sur ce point, je demanderai à M. Gilles de la Tourette, dont je ne veux méconnaître d'ailleurs ni le mérite, ni les excellentes intentions, de nous dire à laquelle des deux opinions par lui exprimées, il s'arrête, en définitive? Car je remarque que s'il nous dit[1] « l'hy-
« pnotisme peut être la cause ou le prétexte de GRANDS
« DANGERS : CE N'EST PAS DANS LA SUGGESTION QUE RÉSIDENT
« CES DERNIERS », il avait écrit, dix pages plus haut :

---

[1] GILLES DE LA TOURETTE, *op. cit.*, p. 382.

« La suggestion hypnotique est certainement une arme
« dangereuse[1]. »

Cette dernière opinion est la mienne.

529. Je ne saurais non plus me rendre aux arguments développés par M. le Dr Brouardel, doyen de la faculté de médecine de Paris, contre la thèse soutenue par l'École de Nancy en matière de suggestions criminelles. Ce n'est pas seulement quand « un individu agréable » offre à la somnambule « des suggestions agréables ou indifférentes » qu'elles s'y soumet. Nous sommes ici unanimes, MM. Liébeault, Bernheim, Beaunis, Focachon et moi, à penser que des suggestions de la plus haute gravité peuvent être faites à certains sujets et accomplies par eux fatalement, sans que leur liberté morale et, par suite, leur responsabilité y soient pour rien.

M. Brouardel appuie sa manière de voir sur le fait suivant : « Il a vu une somnambule à qui on avait d'a-
« bord suggéré qu'elle était auprès d'une rivière ; on a
« voulu lui persuader de se déshabiller : elle a eu aussi-
« tôt une attaque de nerfs. » Je reconnais tout l'intérêt qu'il y aurait à faire des expériences de ce genre, mais je n'en ai point fait, les médecins seuls ayant, relativement aux questions dans lesquelles est mis en jeu le sentiment de la pudeur, des privilèges, souvent nécessaires, mais que je ne saurais invoquer pour mon propre compte. Je rappellerai seulement que M. le Dr Mesnet, dans l'intéressante observation dont j'ai donné plus haut le résumé (n° 432) constate que sa cliente, en état de somnambulisme, procédait aux soins de toilette les

---

[1] Gilles de la Tourette, *op. cit.*, p. 374, *in fine*.

plus intimes sans tenir aucun compte de sa présence, par l'excellente raison qu'elle ne le voyait pas. Peut-être, si M. Brouardel avait donné au sujet mis en expérience une hallucination négative, s'il lui avait dit, non pas qu'elle était au bord d'une rivière, mais qu'elle était dans une salle de bain, toute seule, sans que personne pût la voir, le résultat eût été différent.

Quant au bracelet, même au bracelet reçu d'un « amant » rien ne me semblerait plus facile que de me le faire livrer, moyennant quelques précautions oratoires que l'aptitude aux suggestions rend extrêmement faciles.

Que l'on puisse violer une somnambule à son insu, ici encore, on nie à Paris, et nous affirmons à Nancy.

Evidemment, l'on ne peut, en cette matière recourir à l'expérimentation directe. M. Brouardel se refuse à reconnaître la possibilité du viol, *à l'insu de la victime*, parce que, dans une circonstance donnée, une somnambule « absolument lucide se révolta comme dans la veille » et que les misérables qui voulaient la posséder « furent obligés de se mettre à deux pour la bâillon-
« ner[1] » Et il ajoute :

« Si, au contraire, les sentiments et les actes offerts
« par le magnétiseur à son sujet correspondent aux
« sentiments intimes de celui-ci, il obéit facilement. Le
« Dr Bellanger rapporte le fait d'une femme, séparée à
« l'amiable de son mari, et qui, après avoir fait à son
« médecin, dans des crises répétées de somnambulisme,
« des aveux et des déclarations qu'elle ne faisait pas
« dans l'état de veille, parce qu'elle était honnête, se

[1] *Gazette des hôpitaux*, 8 nov. 1887, col. 2, *in fine*.

« vit, à sa grande surprise, devenir enceinte. Elle a fini
« dans un asile d'aliénés et le Dʳ X... a été obligé de
« s'expatrier. »

L'observation dont il s'agit, que nous avions déjà
mentionnée dans notre Mémoire de 1884, et qui présente un cas très curieux de condition seconde, a été reproduite par le Dʳ Bellanger dans un volume publié en
1854, sous le titre : *Le magnétisme, vérités et chimères de
cette science occulte*[1]. Cette pauvre femme qui s'était livrée à son médecin dans un état psychologique où sa
raison, endormie, laissait la place libre aux élans de son
cœur, cette femme disons-nous, restée pure et chaste
dans sa conscience normale, vit, avec un étonnement
et une douleur inexprimables, se prononcer chaque jour
de plus en plus son état de grossesse. En l'absence du
mari, c'était le déshonneur, et cela, pour une cause
qu'elle ignorait, tant était puissante la rupture du souvenir entre ses deux existences : elle devint folle en même
temps qu'elle devint mère.

Quant à la possibilité du viol à l'insu de la victime —
en dehors de tout penchant secret éprouvé par elle —
nous croyons devoir la maintenir, malgré l'avis de
M. Brouardel, par un argument *à fortiori* tiré de ce fait
que, nous l'avons vu (nᵒˢ 270 et s.), on a pu faire accoucher des somnambules, même primipares, sans qu'elles
en conservassent, au réveil, le moindre souvenir.

Avons-nous besoin, au surplus, de rappeler à
M. Brouardel cette fameuse affaire dans laquelle il a eu
à présenter un rapport médico-légal dont nous nous

---

[1] Dʳ Bellanger, *Le magnétisme*, etc., Paris, 1854, 1 vol. in-16, p. 207.

sommes occupé déjà (n° 488); on se souvient que le dentiste Lévy avait pu, en 1878, violer une pauvre fille, sans qu'elle s'en doutât, avant les manifestations éclatantes de la grossesse qui fut le résultat du crime. Eh bien! il n'est douteux pour aucun de nous, à Nancy, que cet état dans lequel Berthe B... a été violée, ne puisse être produit par suggestion. M. Brouardel me dira que nous opposons simplement une affirmation à la sienne. C'est vrai, mais que faire alors? puisque, encore une fois, nous ne pouvons expérimenter en pareille matière? Attendre de l'avenir que les faits prononcent entre nous.

N'est-ce rien d'ailleurs que les faits que nous avons déjà rapportés? que les expériences faites de toutes parts? Où donc trouve-t-on la comédie, le jeu, la plaisanterie pure et simple, la complaisance pour les manies de l'expérimentateur, dans le fait de cette ouvrière qui, sur la suggestion de M. Focachon, dérobe à l'une de ses clientes un coupon d'étoffe pour s'en faire un vêtement? Ou de ce jeune homme qui demande de l'acide sulfurique et le jette au visage de son compagnon, contre qui sa jalousie a été excitée[1]?

Et enfin, la société des *Juristes Zuricois* a donc été bien naïve de s'être laissé prendre à la petite représentation qu'aurait organisée pour elle M. le professeur Forel; de croire que les sept sujets amenés par lui, que le sujet nouveau qu'on trouva, au dernier moment, dans la personne d'une fille de service, faisaient, une fois mis en somnambulisme, tout autre chose que ce qu'ils eussent voulu à l'état de veille, et qu'ils étaient fort capables

[1] Voy. n° 258.

de commettre par suggestion, des crimes ou des délits dont on n'eût pu, en bonne conscience, les rendre responsables [1] !

530. J'arrive maintenant aux arguments présentés par M. Delbœuf, en regrettant sincèrement de le trouver ici parmi nos contradicteurs ; mais il est trop partisan de la libre discussion pour ne pas reconnaître les droits de la critique, et il ne m'en voudra pas de lui dire : *Amicus Plato, sed magis amica veritas !*

Et d'abord, les faits de suggestion non suivies d'effet qu'il nous a tout à l'heure opposés, ne seraient concluants que si nous avions dit que *tous les hypnotisés* subissent fatalement la volonté de l'expérimentateur ; or, ce n'est pas là ce que nous soutenons. Nous reconnaissons des nuances et des degrés infinis dans l'influence hypnotique : tel sujet aura des mouvements automatiques, tel autre des illusions des sens, un troisième des hallucinations ; et, parmi ceux qui arrivent au somnambulisme, les uns s'arrêteront pour ainsi dire au seuil de ce curieux état psychologique, tandis que d'autres en toucheront, en quelque sorte, le fond. C'est chez ces derniers que nous trouvons, à Nancy, une obéissance que nous parvenons toujours à imposer, malgré les résistances qui se produisent quelquefois au début de l'épreuve. Vainement nous dit-on que nos sujets savent ce que nous allons leur demander : cela n'est pas exact. La plupart de mes expériences, celles de M. Bernheim, de M. Beaunis, et avant tous de M. Liébeault, ont été faites à l'improviste, sans que nos sujets pussent soupçonner

---

[1] Voy. n° 256.

ce qu'on attendait d'eux. Nous nous bornions à reconnaître que nous avions affaire à une personne, homme, femme, enfant, arrivant au somnambulisme profond, et alors se déroulait la série des phénomènes que nous avons plusieurs fois décrits.

D'ailleurs, en admettant même les circonstances les moins favorables, en supposant au sujet la conscience morale la plus scrupuleuse, toute la question est de savoir si l'on ne peut, par suggestion, à raison de l'état de somnambulisme dans lequel il est plongé, provoquer *l'idée fixe impulsive* qui, tous les arrêts et tous les freins étant momentanément paralysés, entraînera l'activité inconsciente, comme la nature la produit chez l'aliéné criminel.

531. Et si nous supposons que, réellement, un malhonnête homme veuille faire commettre par un sujet hypnotisable un acte punissable, et qu'il redoute de rencontrer de la résistance, ne pourra-t-il, au moyen des hallucinations positives, négatives, rétroactives, et surtout de l'amnésie suggérée, donner à l'acte qu'il veut faire accomplir une apparence qui calmera les derniers scrupules de la conscience, s'il en existe encore? A ce jeune garçon qui se sauve parce qu'on lui dit *de plano*, de voler une montre, on aurait pu dire, par exemple : « Tu sais que tu as fait une maladie qui t'a fait perdre la mémoire; tu ne te souviens plus de ce qui s'est passé avant cette maladie; or, tu avais une belle montre qu'on t'avait donnée en récompense de ton travail et de ta bonne conduite; cette montre on te l'a prise; tu la vois maintenant; c'est ce Monsieur qui est là-bas qui la porte; tu la reconnaîtras bien, et, une fois éveillé, tu la lui reprendras.

sans qu'il s'en aperçoive, pour éviter le scandale, etc. »
Si M. Delbœuf eût agi ainsi, le résultat, je crois, eût été
autre que celui qu'il a constaté.

Le savant professeur a eu l'obligeance de m'envoyer
le numéro du journal *La Meuse* du 8 mai 1888, qui
donne le compte rendu d'une conférence faite par lui, à
Liège, sur *L'hypnotisme et l'Ecole de Nancy*. On y lit, à
l'appui de la doctrine de la liberté morale de l'hypnotisé, que M. Delbœuf, ayant endormi une jeune fille, a
voulu lui faire croire qu'elle était mariée et qu'il était
son mari, l'hypnotisée n'a jamais voulu accepter cela.
Et le journaliste, né malin, ajoute : « M. Delbœuf n'était peut-être pas son idéal ! »

Je ne montrerai pas autant d'irrévérence, mais je
constaterai seulement que, plusieurs fois, chez M. Liébeault, j'ai pu persuader à des jeunes filles parfaitement honnêtes, en présence de leur mère, d'une parente,
d'une amie, qu'elles étaient mariées, et que j'étais leur
mari, et qu'elles acceptaient pleinement cette idée. L'une
d'elles entra si bien dans son rôle qu'elle dit, une fois
éveillée : « Que je suis donc contente, il y avait si long-
« temps que je désirais me marier ! » Puis, se tournant
vers moi, elle ajouta : « Demain, nous nous *lèverons*
« tard, n'est-ce pas ? J'aime tant à rester au lit, le ma-
« tin ! »

532. Enfin, je ferai à M. Delbœuf une dernière objection. Il a dressé ses somnambules à se souvenir, au réveil, de tout ce qui s'est passé durant leur sommeil; c'est
ce que nous obtenons à Nancy quand nous voulons raviver la mémoire du sujet, qui déclare tout d'abord qu'il
ne se souvient de rien. Soit que nous lui donnions la

suggestion pendant l'état somnambulique, soit que nous sollicitions seulement sa mémoire au moment où il va rentrer dans la vie normale, nous faisons disparaître également l'amnésie.

Mais, en me bornant ici au principal objet de cette étude, les suggestions d'actes criminels, je crois que M. Delbœuf sera forcé de convenir que jamais, au grand jamais, le criminel voulant faire accomplir un crime par un somnambule, qui ne sera dans sa main qu'un instrument, ne lui suggérera *qu'il se souviendra de tout ce qui se sera passé!* Ce serait se remettre lui-même entre les mains de la justice. Il lui suggérera évidemment, au contraire, qu'il croira avoir agi spontanément et qu'il sera convaincu qu'aucune suggestion ne lui a été faite. Cela seul nous autorise à écarter, comme non probantes, au point de vue de notre thèse, les expériences de M. Delbœuf.

533. La question est d'ailleurs si grave, et, le lecteur vient de le voir, si délicate et si difficile, que j'ai tenu à avoir, sur ce point précis, de la résistance et de la liberté du sujet hypnotisé, l'avis de M. le Dr Liébeault, le créateur, on peut le dire, de la doctrine de la suggestion verbale thérapeutique.

Voici la lettre qu'il m'a fait l'honneur de m'écrire à ce sujet :

Mon cher ami,

Vous me demandez mon sentiment sur la responsabilité des somnambules ayant exécuté des actes criminels pendant leur état de sommeil ou à la suite de cet état, soit que, pendant ou après le sommeil, l'impulsion vers ces actes provienne d'un mouvement automatique de l'esprit, soit que cette impulsion résulte d'une suggestion venant d'autrui. Ma conviction, pour ne parler surtout que des sujets endormis artificiellement, est qu'un vingtième d'entre eux peuvent seulement être mis dans les conditions essentielles pour l'accomplissement d'actes criminels par suggestion, sans avoir assez de force morale pour s'en défendre, et par conséquent sans être responsables.

Le caractère fondamental des sommeils naturel et provoqué, ces deux frères jumeaux, c'est l'impuissance où sont les dormeurs pour faire des efforts de volonté. Une fois, ce dont il est possible de se rendre compte sur soi-même, une fois qu'ils subissent la tyrannie des sensations et des idées qui se présentent plus ou moins confusément à leurs centres perceptifs et mémoriels, ils sont par cela même incapables déjà de mettre de l'ordre dans cet état de confusion, faute, de leur part, d'efforts suffisants pour y arriver. Leur esprit est comparable à un vaisseau démâté qui flotte au gré des vents. Et il en est bien autrement, si les dormeurs sont plongés dans le plus haut degré du somnambulisme, sommeil dont vous étudiez les manifestations morales au point de vue du droit. Si alors, on leur suggère, par exemple, des symptômes maladifs, des hallucinations, des actes à exécuter dans le cours du sommeil ou après réveil, les idées de ces choses se fixent, comme vous le savez, dans leur cerveau, à un tel point qu'ils éprouvent les maux, les sensations remémorées qu'on leur affirme, et qu'ils accomplissent à la lettre les ordres qui leur sont donnés, sans pouvoir s'y opposer. Les expériences que j'ai faites depuis plus de trente ans et que j'ai renouvelées souvent ont rendu, sous ce rapport, ma conviction inébranlable.

Dans cette classe de somnambules, il est facile de comprendre ce que je viens d'établir, tant qu'ils sont endormis; mais il répugne à beaucoup d'hommes véritablement instruits de l'admettre chez ces mêmes somnambules sortis de leur sommeil. C'est que l'on se dit qu'étant revenus à l'état de veille, où leur esprit est de nouveau libre dans ses mouvements, il leur doit être possible, ainsi qu'à tout le monde, de tenir alors les rênes de leur pensée, aussi bien afin de se défendre des actes qui leur ont été suggérés comme devant être exécutés après le réveil, que pour se défendre de tous autres actes, et cela grâce à la puissance qu'ils ont récupérée de faire effort de volonté ! Il n'en est rien. En ces cas particuliers, la conscience, ce flambeau divin, est elle-même, je ne dirai pas étouffée, mais suspendue.

On sait que le plus grand nombre des sujets qui ont été endormis profondément, ont oublié non-seulement ce qui s'est passé dans le sommeil d'où ils sont sortis, mais presque toujours ils ne se rappellent pas davantage les actes que, par suggestion, ils ont commis après leur réveil. Dans ces derniers cas, l'oubli est la preuve, avec l'impuissance qui en résulte pour réagir contre les suggestions, qu'il y a chez eux, mais dans un sens étroit, depuis la sortie du somnambulisme jusqu'à l'exécution des actes post-hypnotiques suggérés, une vraie continuation de cet état passif.

En ces circonstances, les pensées autres que celles des actes suggérés, lesquelles à leur tour naissent avec conscience dans l'esprit des dormeurs, n'ont aucune prise sur les idées persistantes qui sont la cause de ces actes. Ces idées fixes sont comme dans un revêtement qui les isole du remuement général des pensées qui a lieu au cerveau : c'est que le sujet n'a, comme je l'ai dit plus haut, aucun souvenir de la suggestion qui lui a été faite primitivement ; par suite, il ne peut la ressaisir, et il ne le peut guère plus après le fait accompli dont le plus souvent il ne se souvient plus.

Chose étrange, les idées des actes suggérés pendant le somnambulisme provoqué, pour qu'ils aient lieu à une époque postérieure au réveil, dès qu'elles sont devenues fixes, semblent, depuis leur éclosion dans le cerveau jusqu'à leur accomplissement définitif, suivre leur cours dans ce théâtre de la pensée, bien qu'il n'en soit rien. Cela n'est pas ; la vie seule passe, mais ces idées restent entièrement immobiles dans leur permanence.

Par les considérations psycho-physiologiques qui précèdent et qui sont le fruit de mes expériences, je suis donc convaincu autant que vous, mon cher ami, que certains dormeurs somnambules qui, spontanément, lors du sommeil ou après, par une suggestion hypnotique quelconque, commettent des actions criminelles, les exécutent avec irrésistibilité et, par conséquent, sans aucune responsabilité : ils vont à leur but comme la pierre qui tombe.

Recevez, etc.

A. LIÉBEAULT.

FAUX TÉMOIGNAGES

534. Si le lecteur veut bien se reporter à quelques-unes des observations que nous avons relatées plus haut [1], il reconnaîtra à quels abus pourrait se prêter l'hypnotisme, en matière de faux témoignage.

Les hallucinations qui peuvent être données aux hypnotisés, les hallucinations rétroactives principalement, en fourniraient le moyen. Je n'ai fait *voir*, aux sujets mis en expérience, que des personnages imaginaires; mais l'on pourrait tout aussi facilement évoquer l'image de personnes vivantes et les faire *voir* accomplissant un crime.

Il serait curieux et intéressant de faire l'essai suivant :

Je suppose un crime effectivement commis, un homme a été assassiné, par exemple. Je me renseigne exactement sur toutes les circonstances du fait, et je donne à quelques-uns des somnambules que fournit chaque jour la clinique de M. Liébeault, une hallucination identique. Je leur fais *voir*, à tous successivement, les différents actes du drame ; ils *voient* l'assassin guettant sa victime; ils *assistent* à la lutte ; ils entendent les cris, les appels désespérés, les exclamations suprêmes ; ils sont terrifiés par le spectacle que j'invoque devant eux ; mais surtout

[1] Voy. Obs. II, III, IV, VI, n° 160, 161, 162, 164.

je leur *montre le criminel*, dans l'accomplissement même de son forfait, et ce criminel sera pour eux *la personne qu'il me plaira de leur désigner!* Et tous iront déposer devant la justice, feront des récits concordants, prêteront serment de dire la vérité, et, en leur âme et conscience, ils la diront, puisqu'ils ne raconteront que ce qu'ils auront *vu* et *entendu*.

Quelles graves réflexions s'imposent ici à notre esprit! [1]

Plus d'une fois déjà, on m'a dit à ce propos : « Mais vous allez rendre impossible la poursuite des crimes! »

Je répondrai très simplement : Impossible? Non. Difficile? Oui. Mais qu'y puis-je?

Il ne s'agit pas de savoir si une vérité est commode ou gênante, mais si elle est démontrée. Si elle existe, il faut, bon gré mal gré, qu'on s'en arrange et qu'on vive avec elle. Je ferai remarquer, d'ailleurs, que, plus les institutions sociales se perfectionnent, plus les citoyens trouvent de sécurité dans des garanties que l'innocent peut invoquer, dans des formes qui le protègent, et plus la distribution de la justice criminelle devient délicate et difficile. Un jour, dit une légende qui est parvenue jusqu'à nous, un sultan des Ottomans se promenait dans les rues de sa capitale; il rencontre une paysanne qui se plaignait qu'un soldat lui eût volé du lait, pour le boire; le soldat niait; le sultan lui ouvre le corps d'un coup de sabre, et l'estomac du misérable laisse échapper du lait mêlé avec son sang. Le peuple admira beaucoup la jus-

---

[1] Quelle situation que celle qui serait faite à un homme contre qui de pareilles charges seraient accumulées, et qui serait, pour une raison ou pour une autre, dans l'impossibilité d'invoquer un *alibi!!!*

tice de son souverain. Assurément, il avait eu recours à un procédé expéditif. Mais qui de nous voudrait être jugé ainsi ? Et, si le soldat avait été accusé faussement, qui donc lui eût rendu la vie ?

Au moyen âge, le combat judiciaire ou l'épreuve par le feu étaient bien plus *commodes*, pour rendre la justice, que les lenteurs, les formalités, les enquêtes, les longs débats prescrits par notre Code d'instruction criminelle. Qui s'aviserait cependant de proposer un retour en arrière ?

La question infligée aux accusés, afin de leur faire confesser leur crime, a été supprimée il y a un siècle à peine. Pense-t-on que, lors de cette suppression, plus d'un magistrat, je dis parmi les meilleurs, ne l'ait pas déplorée profondément; qu'il n'ait pas gémi de voir rompre avec une tradition ancienne et respectée; qu'il n'ait pas prédit qu'on ne pourrait plus désormais assurer une répression efficace des crimes ? Va-t-on cependant nous proposer de rétablir la torture ?

Combien de découvertes n'ont pas, dans ce siècle, mis à la disposition de ceux qui voudraient en faire un mauvais usage, des substances redoutables, ne laissant parfois que des traces insaisissables ou nulles, comme certains poisons végétaux ? Repoussera-t-on cependant les enseignements de la science, sous prétexte que le ministère public aura ainsi trop de peine à faire condamner un accusé ?

Eh ! bien, il en sera de même de la suggestion hypnotique. Il ne s'agit pas de savoir si elle rend la répression plus difficile, *mais si elle peut réellement être employée, pour commettre ou faire commettre des crimes. Si cela est, il faut se rendre à l'évidence. La vérité, une vérité* quelconque ne peut être cachée; elle doit être mise en pleine lumière et, pour ainsi dire, étalée au grand jour.

Et si nous sommes tentés de laisser ces questions de côté, si elles nous paraissent obscures, si nous trouvons les solutions proposées incertaines ou incomplètes, il y a un moyen de provoquer notre attention, de réveiller notre paresse, de stimuler notre intérêt. C'est de nous dire que, demain peut-être, notre vie, notre honneur, la vie et l'honneur des êtres qui nous tiennent le plus au cœur, peuvent être compromis ou menacés par telle accusation, que nous jugerons peut-être inepte ou ridicule, mais que d'autres, mal instruits, pourront trouver sérieuse ou même entièrement justifiée.

C'est là précisément la pensée qui avait inspiré mon travail de 1884, qui n'était guère — je l'ai dit — qu'une ébauche, mais qui aura eu pourtant son utilité, s'il a appelé l'attention publique sur la suggestion hypnotique et sur les abus qui en peuvent sortir.

535. M. le professeur Bernheim n'a pas été moins frappé que moi des dangers que présente, pour l'administration de la justice, et en particulier de la justice criminelle, la facilité avec laquelle on pourrait, dans un dessein coupable, provoquer des hallucinations rétroactives. J'ai déjà fait connaître à cet égard (n° 312) son opinion et les faits sur lesquels elle est fondée. Il a cru devoir revenir sur cette question en 1887, dans la *Revue de l'hypnotisme*[1]. Il y rappelle le fait que nous avons, lui et moi, démontré, et sur lequel il veut insister, à savoir que certains sujets suggestibles peuvent, sans être hyp-

[1] *Revue de l'hypnotisme*, 1er juillet 1887, p. 4.

notisés, par simple affirmation à l'état de veille, subir des hallucinations rétroactives. Il fait allusion à l'affaire de Tisza-Eslau, dont nous avons déjà parlé, et il apporte encore à l'appui de sa thèse les faits ci-après :

Joseph-François S..., jeune homme de vingt-quatre ans, a travaillé comme compositeur à l'imprimerie Berger-Levrault ; il entre dans mon service pour une sciatique datant de huit jours. Je reconnais qu'il est très hypnotisable, hallucinable, et suggestible à l'état de veille. En une séance, il est guéri, par suggestion, de sa sciatique.

C'est un garçon lymphatique, presque imberbe, ajourné au service militaire pour faiblesse de constitution. Toutefois, il est bien conformé et n'a jamais été malade ; il n'a jamais eu d'accès de somnambulisme spontané, ni d'autres manifestations nerveuses. Il est assez intelligent et instruit ; honnête et laborieux, il a fait ses classes à l'école des Cordeliers; pendant l'année 1882-83, il allait deux fois par semaine aux cours de chimie de l'Ecole supérieure ; il travaille, comme compositeur d'imprimerie, depuis sept ans, et il gagnait, en dernier lieu, 3 fr. 50 par jour ; il n'a jamais fait aucun excès, ni alcoolique, ni vénérien. Son père, cordonnier, a soixante ans et se porte bien, ainsi que sa mère, qui a le même âge; il a deux frères, forts et bien portants ; une sœur aussi bien portante, forte, âgée de vingt-neuf ans, mère de trois enfants vigoureux. Il ne connaît aucune maladie nerveuse dans sa famille.

Le 24 mars dernier, M. le docteur Schmitt, professeur agrégé à la Faculté, étant dans mon service, je dis à S... (sans l'endormir et sans l'avoir endormi préalablement): « Vous voyez ce monsieur, vous l'avez rencontré hier dans la rue, il causait avec plusieurs personnes. Comme vous passiez à côté de lui, il s'est approché de vous, vous a donné des coups de canne et a pris l'argent qui était dans votre poche. Racontez-moi comment cela s'est passé. » — S... raconte instantanément: « Hier, à trois heures de l'après-midi, je traversais la place de l'Académie. J'ai vu monsieur causant à haute voix avec plusieurs personnes. Tout d'un coup, je ne sais pas pourquoi, monsieur vient à moi, me donne des coups de canne, met ses mains dans ma poche et me prend mon argent. — Est-ce bien vrai ? lui dis-je. C'est moi qui viens de vous le dire. — C'est parfaitement vrai. — Voyons, vous savez bien que je puis vous magnétiser et vous donner des suggestions. — C'est la vérité ; ce n'est pas une suggestion. — Quelle est votre profession ? lui dis-je. — Je travaille à l'imprimerie Berger-Levrault ; j'ai composé sur la *Revue médicale de l'Est*. — Eh bien ! savez-vous qui est monsieur ? — Non, monsieur, je ne le connais pas. — C'est le docteur Schmitt, le rédacteur en chef de la *Revue médicale de l'Est*. Vous n'allez pas soutenir qu'un docteur comme monsieur a battu et volé un pauvre garçon comme vous ? — C'est vrai ; je ne sais pas pourquoi ; mais je ne peux pas dire le contraire, puisque c'est vrai. — Voyons, vous êtes un honnête garçon, vous avez de la religion. — Oui, monsieur. — On n'accuse pas quelqu'un sans être absolument sûr de son fait. Si le commissaire de police vient vous interroger, que direz-vous ? — Je dirai la vérité. Il m'a donné des coups de canne et pris mon argent. — Et vous jureriez ? Etes-vous sûr de vous, pour jurer ? Faites attention. C'est peut-être une simple idée, une illusion, un rêve. — Je le jurerais devant le Christ. — C'est peut-être quelqu'un qui ressemble à monsieur ? — C'est monsieur ; je suis absolument sûr. »

Pendant cette conversation, se trouvaient à côté de nous trois enfants :

L'un, Adrien V..., âgé de quatorze ans, est tuberculeux et a des craquements humides dans les deux sommets. Depuis cinq ans, il est, dit-il, enrhumé tous les hivers ; mais il n'a jamais eu de manifestations nerveuses, il n'a jamais eu d'accès de somnambulisme spontané.

Il est très suggestible et hallucinable à l'état de veille et de sommeil. Il est intelligent, sait lire, écrire, calculer ; sa mémoire est remarquable. Enfant doux et honnête, il est depuis longtemps au service, aimé des sœurs et des malades.

Son père, alcoolisé, a abandonné sa mère en septembre dernier. Celle-ci serait bien portante ainsi que ses frères et sœur ; aucun n'aurait de maladie nerveuse.

Je dis à cet enfant : « Tu as entendu ce jeune homme le raconter cela ce matin ? » — Sans hésiter, il répond : « Oui, monsieur. — Qu'est-ce qu'il t'a raconté ? — Qu'un monsieur l'avait battu et lui avait volé son argent. — Où cela ? lui dis-je. — A l'hôpital. — Mais non, lui dis-je, il ne t'a rien dit, puisqu'il vient de nous dire que c'est place de l'Académie. » — L'enfant, sans se déconcerter : « Je ne me rappelle plus où cela s'est passé. Mais il m'a raconté qu'il avait été battu et volé. — Quand est-ce qu'il t'a raconté cela ? — Ce matin, à 7 heures 1/2. — Allons, lui dis-je, il ne faut pas me dire des choses qui ne sont pas, » et je fais mine de me fâcher : « Monsieur ne t'a rien dit ; c'est moi qui te le fais dire. Tu es honnête et religieux. Il ne faut pas inventer des récits par complaisance. — Monsieur, je vous assure qu'il me l'a raconté ce matin. — Si le commissaire te le demande, que diras-tu ? — Je dirai ce qu'il m'a raconté. — Tu le jureras ! — Je le jurerai ! »

Un second enfant, Joseph L..., âgé de quatorze ans est à côté ; c'est un enfant délicat, atteint de paralysie infantile, n'ayant pas eu d'autres troubles nerveux ; père, mère et une sœur bien portants. Assez intelligent, il lit et écrit correctement. Il est suggestible à l'état de veille et de sommeil.

« Tu étais là, lui dis-je, quand monsieur a raconté qu'il a été battu et volé ? » — Sans hésiter : « Oui, monsieur. — Quand a-t-il raconté cela ? — Ce matin, à 7 heures 1/2. — Voyons il ne faut pas répéter cela comme un perroquet, parce que tu viens de l'entendre dire maintenant. Mais l'as-tu entendu de la bouche de monsieur, ce matin ? — Oui, monsieur, ce matin, à 7 heures 1/2. — Tu le jures ? — Je le jure ! »

Enfin, dans le lit voisin est un enfant de neuf ans, G..., convalescent de pleurésie, sans antécédents nerveux, bien constitué ; père et mère bien portants, deux sœurs et un frère bien portants. Cet enfant est aussi très suggestible, toutefois à un degré moindre que les précédents.

« Tu l'as entendu aussi ? » lui dis-je. — Il hésite : « Je ne me rappelle pas bien. » — J'insiste : « Rappelle-toi bien, lui dis-je, il l'a raconté devant toi, ce matin. Ne te gêne pas ! N'aie pas peur. Tu peux le dire, si tu le sais. » — Il se recueille quelques instants, puis affirme : « C'est vrai, je l'ai entendu. — Quand ? — Ce matin, à 7 heures 1/2. — Quoi ? — Qu'un monsieur l'avait battu et lui avait pris son argent. — Est-tu bien sûr que tu l'as entendu raconter ? Tout à l'heure tu ne te rappelais pas. Il ne faut pas le dire, si tu n'es pas sûr. Tu viens de l'entendre raconter maintenant ; mais tu ne l'as pas entendu ce matin ! — Si, monsieur, je suis parfaitement sûr. »

Le lendemain, S... quittait l'hôpital. Avant son départ, je le fais venir dans mon cabinet, et là, seul avec lui, je lui dis : « Voyons, mon ami, dites-moi la vérité. Vous avez hier accusé le docteur Schmitt de vous avoir donné des coups de canne et pris votre argent. Avouez que vous avez voulu vous amuser, que cela n'est pas. Vous avez cru me faire plaisir en ayant l'air de croire ce que je vous disais. Maintenant que nous sommes seuls, dites-moi qu'il n'en est rien. » — Il me répond : « Je vous jure que c'est vrai. Je passais place de l'Académie ; il s'est approché de moi avec sa canne, m'a donné des coups et pris l'argent de ma poche. Je n'avais pas de porte-monnaie, mais dix sous de monnaie. Je ne les ai plus. — Pourquoi un médecin prendrait-il ses quelques sous à un pauvre garçon ? Cela n'est pas croyable. — Je ne sais pas pourquoi, mais il me les a pris. »

Voici un autre fait :

V..., Louis, est un homme de trente-sept ans, tuberculeux depuis 1872 ; ses deux sommets sont indurés ; l'affection a une évolution subaiguë : aucun antécédent névropathique bien accusé. Tout clinicien, en l'examinant, ne constaterait en lui qu'un vulgaire phtisique, assez bien conservé en apparence, et rien de plus. Il était au service depuis plusieurs semaines, quand, un jour, M. le professeur Forel, de Zurich, un éminent collègue qui s'occupe de psychiâtrie, me faisant l'honneur de suivre ma clinique pour étudier la question de l'hypnotisme, je voulus, devant lui, expérimenter des sujets nouveaux. J'essayai sur V... et je trouvai en lui un excellent somnambule, suggestible à l'état de veille et de sommeil.

Quelque temps après, le 4 avril dernier, mon honoré

collègue, M. Victor Parisot, étant avec moi au service, je dis à cet homme sans l'endormir : « Vous connaissez ce monsieur ? — Non, monsieur. — Etes-vous sorti hier dimanche ? — Oui, monsieur. — Eh bien ! rappelez-vous : vous avez rencontré monsieur, et, comme vous l'avez coudoyé en passant trop près de lui, il vous a donné un coup de canne. Vous vous rappelez bien ? » — Après quelques instants : « Ah ! oui, dit-il, c'était dans la rue Jean Lamour ; je rentrais chez moi. Monsieur m'a donné un coup de canne qui m'a fait très mal. — Etes-vous bien sûr ? C'est moi qui vous l'ai fait dire. — C'est parfaitement vrai. C'est bien monsieur. — C'est une suggestion ; je vous l'ai fait rêver. — Mais non, monsieur, c'est bien vrai ; j'ai bien senti la douleur à la jambe, et je la sens encore. » — Et il persiste dans son affirmation catégoriquement.

Dans la même salle, en face de lui, est couché un malade, T...; Nicolas, âgé de trente-quatre ans, plâtrier, depuis deux ans au service pour une insuffisance mitrale, sans trouble nerveux, très suggestible à l'état de veille ou de sommeil. Je l'interpelle à distance : « Est-ce vrai, lui dis-je, que V... vous a raconté cela hier soir ? » — Sans hésiter : « Oui, monsieur, hier soir, en rentrant, il m'a raconté : « Je viens de recevoir un coup de canne d'un monsieur, en passant « rue Jean Lamour. » — Quel monsieur ? — Il ne m'a pas dit qui. Il ne le connaissait pas. » — Je m'approche de son lit et je lui dis : « Voyons, mon ami, il ne faut rien dire dont vous ne soyez sûr ! N'affirmez pas par complaisance. Il n'a pas reçu de coups de canne. C'est une suggestion que je lui ai faite. — Cependant, il me l'a dit hier soir. — A quelle heure ? — A 4 heures 1/2, en m'apportant un œuf de Pâques. »

Et il me montre un œuf de Pâques qui était dans son tiroir. V... m'affirme en effet lui avoir apporté un œuf ; il en avait acheté deux, et il me montre son congénère, de même couleur, dans son tiroir. Coïncidence remarquable ! L'hallucination rétroactive provoquée chez T... était associée dans son esprit à un fait réel. Le témoignage était corroboré par ce fait incontestable : l'œuf était là ! Et voyez comme en justice ce témoignage acquerrait par là d'importance !

Autre fait :

En novembre dernier, reprenant mon service après les vacances, je passe devant une grosse fille épaisse, assez obtuse d'intelligence, domestique, âgée de vingt-deux ans, Joséphine T..., affectée de rhumatisme articulaire, nullement névropathe. Elle était couchée à côté de Mme G... blanchisseuse, âgé de cinquante-quatre ans, affectée d'ataxie locomotrice, très intelligente et éminemment suggestible. (Voir son observation, page 56 de mon livre *Sur la suggestion*.) Les élèves me disent, en parlant de la première : Cette fille est bonne somnambule comme la voisine.

Alors, sans l'endormir, je lui dis à brûle-pourpoint : « Qu'est-ce que vous avez donc eu avec votre voisine hier matin ? Elle vous a jeté ses crosses à la tête et vous a attrapée sur le nez. Vous vous rappelez bien ! » — Elle paraît d'abord un peu étonnée. Je répète la chose une seconde fois : « Ah ! oui, me dit-elle après quelques instants. C'était après le déjeuner. Nous nous chicanions un peu. Tout d'un coup, elle devient colère et m'a jeté ses crosses sur le nez. Elle m'a fait très mal. J'ai encore une bosse. — Voyons, sotte, lui dis-je, vous l'avez rêvé. C'est moi qui viens d'inventer cette histoire. — Non, monsieur, je n'ai pas rêvé ! Je ne suis pas maboule ! Elle m'a jeté ses crosses à la tête. Je t'ai dit que je le dirais à M. Bernheim ! — Vous avez rêvé. » — Elle se fâche : « Je sais ce que je dis ; je ne suis pas maboule ! Tous les malades l'ont vu et peuvent le dire ! » — Et elle invoque successivement le témoignage de toutes ses voisines. C'est un éclat de rire général dans la salle.

La voisine G... se tord. Joséphine T... est furieuse, lui fait des menaces, lui montre le poing. La scène se prolonge pendant vingt minutes.

Au bout de ce temps, je dis à la femme G... : « Pourquoi riez-vous ? » — Elle me montre la voisine : « Mais, dis-je, est-ce que par hasard ce n'est pas vrai ? Vous l'avez déjà oublié ? Rappelez-vous ! » — Aussitôt sa physionomie devient sérieuse ; un souvenir s'y reflète et l'assombrit : « Tiens, mais c'est vrai ! Aussi pourquoi est-elle toujours après moi à m'ennuyer ? J'avoue que j'ai eu un mouvement de colère, je n'ai pas été maîtresse de moi. Je lui ai jeté mes crosses à la tête ! — Et vous lui avez dit un gros vilain mot. — Ma foi, cela m'a échappé. Je lui ai dit g...; je vous demande bien pardon. Il ne faut pas m'en vouloir. Est-ce que tu avais besoin de le dire à M. Bernheim ? — Rassurez-vous, lui dis-je, tout cela n'est pas vrai. C'est une suggestion que je vous ai faite. — Mais non, monsieur, c'est vrai. » — Et elle persiste dans son affirmation, convaincue de sa réalité, si bien que quand je veux quitter son lit, elle se montre fort inquiète et me dit: « C'est qu'elle est furieuse; je crains qu'elle ne me batte pour se venger. — Ne craignez rien, lui dis-je, je vais l'endormir et effacer en elle le souvenir de ce qui s'est passé. » — C'est ce que je fais, et Mme G... est rassurée.

Je pourrais multiplier ces faits ; je terminerai par le suivant, que j'ai constaté le 8 avril. Je dis à Charles R..., maçon italien, âgé de vingt ans, au service pour une pleurésie tuberculeuse, garçon un peu lymphatique, mais sans antécédents nerveux, très suggestible d'ailleurs : « Etiez-vous hier dans la cour quand deux infirmiers ivres se sont battus? L'un a eu une jambe cassée et on a dû le transporter en chirurgie ; l'autre a saigné du nez. » — Il me répond : « Je ne sais pas, je n'y étais pas. — Rappelez-vous, lui dis-je. Vous m'avez raconté la chose ce matin. Vous y étiez, hier, à 3 heures, dans la cour. » — Et je répète l'histoire, en insistant sur les détails. Au bout de deux minutes environ, le souvenir hallucinatoire est éclos dans son cerveau ; il a vu ; c'étaient les deux infirmiers du service de chirurgie; c'est le plus vieux qui a eu la jambe cassée ; c'est lui qui a commencé. Ils se sont dit des gros mots : cochon, etc. La police est venue, etc.

Je lui demande son nom pour le donner au commissaire de police, qui viendra faire une enquête auprès des témoins de la scène. Il dira ce qu'il a vu et prêtera serment.

Toutes ces expériences ont été faites, l'une indépendamment de l'autre, dans des salles différentes: aucun des sujets n'avait assisté à une expérience semblable ; il n'y a pas eu de suggestion par imitation.

J'ajoute que toutes ces insinuations je les ai faites avec

douceur, le plus souvent sans chercher à en imposer au sujet, sans trop chercher à provoquer une réponse favorable. Quelques-uns étaient suggestionnés d'emblée, chez d'autres il fallait quelques instants, deux minutes tout au plus, pour que l'image-souvenir hallucinatoire fût évoquée. Après leur affirmation, j'insistais pour leur démontrer qu'ils étaient dans l'erreur ; j'avais l'air de me fâcher contre eux. Le faux témoignage persistait, parce que les sujets voyaient : l'hallucination rétroactive était créée.

Quelques-uns racontent les faits avec un luxe de détails inouï. D'un sang-froid imperturbable et d'un air de conviction parfaite, ils inventent de toutes pièces comme un menteur de profession. Leur imagination leur suggère toutes les circonstances du drame qu'elle évoque. Ils rappellent ces aliénés d'apparence lucide, qui inventent mille calomnies, qui s'ingénient à jeter la discorde partout où ils peuvent, qui affirment avec une bonne foi absolue et un raffinement de détails qui en imposent, des histoires sur Pierre et Paul dont rien n'est fondé. Le monde croit à de la méchanceté, à de la perversité morale, là où il n'y a quelquefois que de l'aliénation mentale. Les instincts pervertis par la maladie engendrent dans ces imaginations faciles des hallucinations rétroactives, qui s'imposent à ces aliénés comme des vérités. Semblables à nos sujets expérimentés, ils ne mentent pas; ils sont induits en erreur par la folle de leur logis.

On dira : « Quelle preuve avez-vous de la véracité de vos sujets ? N'y mettaient-ils pas de la complaisance ? » Je réponds : « Je n'ai aucune preuve certaine, mais j'ai multiplié les expériences sur nombre de sujets différents ; ces sujets, depuis quelque temps au service, je les connaissais comme honnêtes. Tout dans leur physionomie, leurs allures, leur intonation de voix, leur manière de raconter, dénotait la conviction et la sincérité. »

536. Enfin, j'ajouterai à ce qui précède l'observation suivante, que je dois à l'obligeante communication de M. Liébeault; elle me semble d'autant plus intéressante, au point de vue médico-légal, que le lecteur y

trouvera, je pense, une raison, après toutes celles que nous avons données, de se tenir en garde contre une trop grande confiance à accorder un témoignage, et, en particulier, à la forme de témoignage qui semble presque toujours indiscutable, je veux dire à l'*aveu*.

Observation. — « W... Stanislas, 17 ans. Depuis qu'il est au monde, il a toujours uriné au lit. L'an dernier, il a été exclu du nombre des enfants de troupe de Montreuil-sur-Mer, pour inaptitude intellectuelle et physique. On me l'amène, désirant que je le débarrasse de son incontinence d'urine, et, si faire se peut, que je surexcite en lui les dispositions intellectuelles quelque peu atrophiées. W... sait lire et écrire. On me montre une lettre de lui : elle présente un assez grand nombre de fautes de français, et la diction en est décousue et enfantine.

« W... entre le premier jour, 18 avril, en sommeil très profond et les jours suivants en somnambulisme, et cela presque instantanément.

« A la vingt-troisième séance, le 12 mai, il est guéri de son incontinence d'urine; mais, malgré nos multiples suggestions, son intelligence est restée la même.

« Le 23 mai, nulle amélioration intellectuelle. Et cependant W..., sans avoir l'air bien développé d'esprit, a une physionomie qui dénote de la douceur, de l'honnêteté. En le considérant, on aurait pu espérer que la suggestion hypnotique aurait excité ses facultés d'esprit qui sont loin d'être perdues. Mais il n'en a rien été; W... est resté Grosjean comme devant. Voici la preuve de cette dernière assertion. Comme il est naturellement maladroit et qu'il brise souvent des objets de ménage ou autres choses, une assiette s'étant trouvée cassée, hier soir, ses parents l'ont accusé de ce méfait. W... a bien d'abord juré ses grands dieux qu'il n'en était pas l'auteur, ce qui était vrai. Mais un de ses frères, l'auteur de l'accident (un petit de douze ans, qui a une jambe de bois et est devenu menteur et méchant, en raison de sa défectuosité physique), est accouru dire aux parents que c'était bien son frère Stanislas qui avait brisé l'ustensile de ménage; il l'avait vu, il était là quand l'accident était arrivé. Sous une affirmation si catégorique les parents abondant encore plus dans le sens de l'accusation, le pauvre esprit faible, Stanislas W... a avoué enfin qu'il était l'auteur de tout le mal! En racontant cet aveu, par W... Stanislas, d'un fait dont il n'est pas la cause, un frère de ce dernier qui me l'amène aujourd'hui, me dit qu'il est resté toujours aussi *bête*. Pour moi j'y vois que ce grand enfant, très suggestible, après avoir quelque peu nié, a cru réellement, sous un redoublement d'accusation, qu'il était le vrai coupable. Et cela, il l'a cru, en vertu d'une disposition innée à recevoir l'affirmation, ce que décèle sa grande facilité à être endormi par suggestion[1] (18 avril 1888). »

A. LIÉBEAULT.

L'intéressante observation qui précède m'a remis en mémoire une affaire qui présente avec le cas du jeune W... Stanislas, l'analogie la plus complète. Fidèle à la méthode que j'ai suivie jusqu'ici, chaque fois que je l'ai pu, je mettrai un fait judiciaire à côté des expériences

---

[1] Nous avons vu déjà (n° 451, p. 496) un cas semblable rapporté par M. le D' Motet.

et des considérations théoriques sur lesquelles je cherche à fonder mes conclusions.

Le 6 novembre 1868, comparaissait devant le tribunal correctionnel de Vic (département de la Meurthe), la nommée Adèle Bernard, domiciliée à Guébling, sous la prévention d'avoir, le 8 octobre précédent, supprimé l'enfant dont elle était accouchée, avec la circonstance qu'il n'était pas établi que cet enfant eût vécu, délit prévu par l'article 345 du Code pénal.

La dame F..., sage-femme à Verganville, avait affirmé que la fille Bernard était accouchée. Celle-ci nia d'abord ; mais le commissaire de police, procédant à son interrogatoire, lui demanda *« si elle n'aurait pas placé son enfant dans le réduit à porcs de la maison où elle habitait. Après bien des hésitations, elle a fini par dire qu'elle l'y avait mis. »* On fait vider le réduit à porcs, mais on ne trouve rien.

M. P... médecin cantonal à Dieuze, visite la prévenue et, dans un rapport en date du 9 octobre, il conclut :

1° Que la demoiselle Adèle Bernard est bien réellement accouchée ;

2° Que son accouchement date d'environ vingt-quatre heures.

La sage-femme F... est entendue, le 10 octobre, par le juge d'instruction de Vic, qui lui dit : « N'est-ce pas vous qui avez fourni à la fille Bernard cette dernière explication (le réduit à porcs) ? » — Elle répond : « Je lui ai effectivement demandé si elle n'y avait pas déposé son enfant ; ELLE REPOUSSA D'ABORD BIEN LOIN CETTE PENSÉE QUE J'AVAIS ; *puis elle finit par avouer que j'avais bien deviné.* » On ne retrouva rien.

Interrogée, le 10 octobre, par le juge d'instruction, la

fille Bernard avoue qu'elle est accouchée et qu'elle a
jeté son enfant aux porcs, etc. Interrogée de nouveau
le 31 octobre, par le même magistrat, elle renouvelle
ses aveux en les précisant :

... « *J'ai pris mon enfant, j'ai ouvert la porte de la
« loge des porcs et je l'ai lancé au fond de cette loge*. Je
« ne crois pas qu'il ait crié et je ne l'ai pas vu remuer. »

La prévenue ayant renouvelé ces aveux à l'audience,
le tribunal correctionnel de Vic la condamna, le 6 novembre 1868, à six mois de prison et aux frais du procès, par application de l'article 345 du Code pénal.

Quand, peu de temps après, Adèle Bernard se présenta à Vic pour subir sa peine, on reconnut qu'*elle
était dans un état de grossesse avancée*, ce qui impliquait
qu'elle n'avait pas pu accoucher, au commencement
d'octobre, ni, par conséquent, se rendre coupable du
délit pour lequel elle avait été condamnée. Admise à la
Maison de secours de Nancy, elle y accoucha, le 24 décembre 1868, d'une fille bien constituée, venue à
terme.

Or, le délai de dix jours accordé par la loi à la condamnée, pour interjeter appel, était expiré depuis longtemps.

Mais le Procureur général près la Cour impériale de
Nancy, qui, lui, avait deux mois pour appeler du jugement correctionnel, usa de son droit en faveur d'Adèle
Bernard, qui fut amenée de l'hospice départemental, à
l'audience de la cour, le 18 janvier 1869.

Après le rapport, présenté par M. le Conseiller de
Saint-Vincent, la fille Bernard, interrogée, déclare : que
« *ses parents et la sage-femme l'avaient obsédée* pour la
« déterminer A FAIRE DES AVEUX ; qu'ils ne cessaient de

« lui répéter que, si elle ne disait pas ce qu'était devenu
« son enfant, elle serait conduite à Vic, malgré son état
« de maladie ; qu'on la mettrait en prison, et qu'ELLE
« SERAIT CONDAMNÉE A QUINZE OU VINGT ANS DE GALÈRES. »
Plus tard, ils lui dirent qu'elle ne devait pas rétracter
ses déclarations. Ils l'avaient effrayée, en lui faisant
entrevoir la condamnation sévère qui l'attendait si elle
n'avouait pas.

M. l'avocat général Liffort de Buffévent requit l'infirmation du jugement du tribunal correctionnel de Vic.

Le 18 janvier 1869, la Cour de Nancy réforma le jugement du 6 novembre 1868 et acquitta la prévenue[1].

Avais-je tort de faire ressortir la presque identité du cas de W... Stanislas avec celui d'Adèle Bernard? Et n'en doit-on pas conclure, contrairement aux idées qu'avait sur ce point la justice de l'ancien régime, et que partagent peut-être encore certains magistrats, que l'aveu ne doit pas *nécessairement* être, à lui seul, considéré comme une preuve suffisante pour motiver la condamnation d'un prévenu ?

DROIT CIVIL

537. En droit civil, il est difficile de voir quelles conventions, quels contrats, quels actes échapperaient absolument à l'action de la suggestion hypnotique.

Puisque l'hypnotiseur impose sa volonté à l'hypnotisé, il pourra lui suggérer l'idée d'actes que, laissé à

---

[1] Voy. *Le Droit, journal des tribunaux*, 19 janvier 1869, p. 101.

lui-même, celui-ci n'eût point eu la pensée d'accomplir. C'est ainsi qu'il pourra faire souscrire des quittances, des billets, des obligations de toute nature, qui, toute imaginaire qu'en soit la cause, n'en seraient pas moins valables, et dont il serait parfois difficile de démontrer la fausseté. (*Observations IX, X, XI*, n°s 168, 169, 170.)

Le faux témoignage, dont nous avons donné des exemples en matière criminelle, pourra également être provoqué en matière civile, dans les enquêtes qui sont prévues par le code de procédure. N'oublions pas qu'ici les faux témoins seront absolument sincères, ce qui augmentera la gravité et la portée de leurs attestations.

L'acte authentique est défini par la loi : celui qui a été reçu par officiers publics ayant le droit d'instrumenter dans le lieu où l'acte a été rédigé et avec les solennités requises. (Code civil, art. 1317.) Cet acte, qui ne peut être attaqué que par la voie de l'inscription de faux, n'offrira plus les caractères d'absolue certitude que la loi a cru pouvoir lui attribuer. L'expérience que j'ai rapportée plus haut (*Observation XII*, n° 171), toute négative qu'elle soit, m'autorise à tirer cette conclusion. Je ferai d'ailleurs sur ce point, dès qu'un officier public voudra bien s'y prêter, une démonstration péremptoire.

Quel résultat pourra bien donner, pour les actes sous seing privé que la partie désavoue, ou que ses héritiers déclarent ne point connaître, la vérification d'écriture prescrite par l'article 1324 du Code civil? Évidemment, la vérification ordonnée par justice tournera à la confusion de l'obligé ou de ses héritiers, puisque *l'écriture de l'acte sera bien la même* que celle de tous les écrits antérieurs qu'on aura pu produire. (*Observation IX, X, XI* nos 168, 169, 170.)

Quelques-uns des contrats de notre droit moderne ont une certaine analogie avec ce qu'on appelait en droit romain, des *stipulations :* il y a des interrogations et des réponses. Le mariage, qui se célèbre devant l'officier de l'état civil, est dans ce cas. Par suggestion hypnotique, une personne, intéressée à empêcher un mariage qui nuirait à ses intérêts, pourra amener l'un des futurs époux à répondre *non*, au maire, malgré lui et d'une façon inconsciente. Après un tel scandale, tout projet d'union sera, le plus souvent, abandonné.

Si une personne veut faire un acte quelconque, on pourra l'en empêcher, en la mettant, par exemple, dans l'impossibilité d'écrire, de signer, de parler, d'entendre, de voir, etc.

Mais c'est surtout en matière de donations et de testaments qu'on pourra abuser de la suggestion hypnotique. On portera invinciblement le testateur à disposer de ses biens au préjudice de ses héritiers légitimes. Il y a quelques années, le tribunal de Nancy eut à juger un curieux procès en captation de succession. Un prêtre âgé et infirme avait été circonvenu par sa gouvernante ; isolé, affaibli, il subissait une influence qui s'imposait à sa volonté défaillante. Pourtant, les conseils, les objurgations ne suffisant pas, on avait eu recours à une prétendue apparition ; un personnage jouant le rôle de saint Joseph, était venu, comme messager de la divinité, dicter au vieillard, les dispositions qu'il devait prendre pour régler sa succession.

Mais c'est là, il faut qu'on le sache, l'enfance de l'art. Par l'hypnotisme, rien de plus facile que de faire *voir*, je dis *voir*, à un dormeur profond, Dieu, les saints, les morts, etc. On lui fera donner tous les ordres imaginables et l'on imprimera dans son cerveau une certitude si entière, une conviction si absolue, qu'aucune dénégation, aucun témoignage ne prévaudra contre elle !

Ces exemples suffisent, ce me semble, à montrer les conséquences possibles de la suggestion hypnotique appliquée au droit civil. Je crois, sauf erreur, avoir été le premier à les signaler. Sans doute, plus d'un esprit les trouvera chimériques. Je ne pense pas pourtant que ceux qui se sont occupés de ces questions, puissent formuler un jugement absolument négatif.

CHAPITRE XVII

LES ÉTATS HYPNOTIQUES ET LA MÉDECINE LÉGALE

SOMMAIRE

538. Auto-suggestion qui, pendant un siècle, fait méconnaître la réalité des phénomènes hypnotiques.
539. Elle a pour cause la crainte de la simulation.
540. Précautions qui peuvent être prises pour la déjouer.
541. Tout le monde ne peut pas simuler.
542. Tous les auteurs qui ont expérimenté par eux-mêmes ont constaté la réalité des faits hypnotiques.
543. L'objection de la simulation a beaucoup perdu de sa force depuis 1884.
544. Les suggestions d'actes criminels devant l'*Académie royale de médecine* de Belgique.
545. Objection faite à MM. Brouardel, Delbœuf et Gilles de la Tourette.
546. La simulation a la plus grande importance en médecine légale.
547. Position de la question.
548. Principes à observer dans l'examen médico-légal.
549. Les expertises ne présentent pas, en matière de suggestion, plus de difficultés qu'en matière d'aliénation mentale.
550. Il faudra d'abord constater que le prétendu coupable est suggestible.
551. Signes somatiques auxquels on reconnaîtra qu'il n'y a pas simulation.
552. Signes psychiques : leur importance; moyen de les multiplier indéfiniment.

553. Comparaison avec les expertises en matière d'aliénation mentale.
554. Difficulté que présente, dans le cas d'amnésie suggérée, la recherche de l'auteur d'une suggestion criminelle.
555. Expériences tendant à rendre cette recherche efficace; première série d'expériences.
556. Seconde série d'expériences, faites avec M. le professeur Bernheim.
557. Interprétation au point de vue médico-légal.
558. Règle proposée pour la recherche de l'auteur de la suggestion criminelle.
559. Le moyen indiqué peut aussi s'appliquer en cas de crime contre les somnambules.
560. La suggestion ne peut être ordonnée contre le prévenu.
561. Examen des témoignages; contrôle des accusations ou des dépositions; précautions à prendre, vérifications à ordonner.
562. Caractères singuliers et étranges de l'hallucination négative.
563. Différentes interprétations proposées; MM. Binet et Féré et l'Ecole de Nancy.
564. Un nouvel état psychologique; expériences de l'auteur; première série.
565. Deuxième série d'expériences.
566. Camille S..., en état d'hallucination négative, est ou non anesthésique, selon qu'elle est piquée par l'auteur ou par une autre personne.
567. Suggestions que réalise le sujet.
568. Le *moi* conscient et le *moi* inconscient, chez Camille S...
569. Appui qu'apportent les expériences de l'auteur à la théorie de l'Ecole de Nancy sur l'hallucination négative.
570. Complément qui doit être donné à cette théorie; la personne, objet de l'hallucination négative peut faire des suggestions à l'hypnotisé.
571. Conséquences qui en peuvent être déduites : le domaine de la vie inconsciente plus étendu qu'on ne l'a cru jusqu'ici.
572. Conséquences au point de vue médico-légal.
573. Conséquences *possibles* au point de vue thérapeutique : hypothèse à vérifier.
574. Comment les faits nombreux contenus dans l'ouvrage ont préparé les conclusions de l'auteur.
575. Résumé et conclusions.

538. Nous avons, dans un précédent chapitre[1], donné un exemple remarquable de l'auto-suggestion à laquelle peuvent s'abandonner, dans l'instruction des affaires criminelles, les magistrats chargés de la poursuite, quand ils se sont, sur la foi d'indices plus ou moins trompeurs, engagés sur une fausse piste. Ce n'est là d'ailleurs que l'application, à une certaine catégorie de faits, d'un phénomène psychologique que présentent souvent les meilleurs esprits, les caractères les plus fermes, quand ils se laissent dominer par une première impression, ou par une opinion généralement répandue, quoique insuffisamment contrôlée, tranchons le mot, par un préjugé.

Nous en trouvons un exemple non moins curieux dans l'espèce d'auto-suggestion qui, pendant près d'un siècle, a fermé l'oreille des savants et des médecins aux vérités qu'une étude plus attentive et plus impartiale eût pu dégager des obscurités et des erreurs du magnétisme animal. Ainsi le somnambulisme provoqué a été méconnu presque par tout le monde, quoique Puységur l'eût découvert en 1784 ; ainsi l'on a continué à classer les magnétiseurs en deux catégories : *dupes* ou *fripons ;* l'on a méconnu ou mal interprété l'anesthésie chirurgicale, et nous avons vu le Dr Récamier peu édifié sur ce point par des *moxas*, qu'il avait posés lui-même et qui avaient détruit, par le feu, presque toute l'épaisseur de la peau chez un malade mis en somnambulisme.

539. Le lecteur a pu voir également quelles résistances nous avons encore trouvées, en 1884, parmi les

---

[1] Chap. xiii.

meilleurs esprits, lors de notre lecture à l'*Académie des sciences morales et politiques*. Or, cette résistance générale à la reconnaissance des faits scientifiques autour desquels nous avons, dans le présent ouvrage, accumulé les preuves, d'où vient-elle? Uniquement de la crainte de la simulation.

Voici ce que nous disions à ce sujet, il y a quatre ans déjà :

Quand on nie systématiquement les phénomènes du somnambulisme provoqué, on argumente toujours en se fondant sur une prétendue simulation. Il nous faut répondre à cette objection, que nous ne pourrions passer sous silence, sans affaiblir singulièrement nos conclusions.

Si l'on ne considère que tel ou tel fait en particulier, il est vrai qu'il peut quelquefois être simulé. Tel individu pourra se montrer plus ou moins insensible à des piqûres, faire semblant de dormir, de tourner les bras, d'être en catalepsie, feindre une amnésie partielle ou totale. Mais, de ce que certains phénomènes peuvent fournir matière à simulation, s'ensuit-il, nécessairement que tout le monde simule? Non, évidemment[1].

540. D'abord, on peut toujours prendre des précautions contre ceux qui seraient tentés de simuler. Plus

---

Il y a un moyen bien simple de déjouer la simulation. On sait que l'homme le plus robuste peut difficilement tenir les bras étendus horizontalement plus de 10 à 15 minutes. On peut, au contraire, chez des hypnotisés de constitution plus ou moins délicate, vieillards, femmes, enfants, donner aux membres tant inférieurs que supérieurs, les positions les plus bizarres, les plus hétéroclites, et les y maintenir aussi longtemps qu'on le veut, sans que les sujets accusent la moindre fatigue. Quel est le partisan le plus déterminé du système de la simulation générale et constante, qui consentira à en faire autant ?

d'une fois, j'ai placé sous les narines des sujets mis en expérience, de l'ammoniaque liquide, dont les émanations étaient, pour tout le monde, insupportables ; ou bien je leur faisais respirer l'acide sulfureux que dégage une allumette chimique ; ou encore je tenais une allumette enflammée à un centimètre à peine de leurs yeux, sans que la pupille se contractât : dans tous ces cas, aucun signe extérieur ne manifestait en eux la moindre sensation pénible.

M. Bernheim a été plus loin ; il a soumis une de ses malades à des décharges électriques qui n'eussent pu être supportées à l'état normal ; aucune sensation de douleur n'a été ni perçue, ni révélée par un signe quelconque [1].

---

[1] M. Bernheim s'exprime ainsi : « Pour exclure toute idée de supercherie, je me suis servi d'un chariot de Dubois-Reymond, variant l'intensité du courant en éloignant ou rapprochant l'une de l'autre la bobine inductrice et la bobine induite. Une règle graduée en centimètres, indique le degré d'écartement des bobines. Or, j'ai constaté préalablement que le fourmillement électrique est perçu par cette malade, quand l'écartement est de 5, et que la douleur devient insupportable, que la malade retire vivement son bras, quand cet écartement est de 3 à 2 ; ces chiffres restent absolument les mêmes quand on lui ferme les yeux hermétiquement, de façon qu'elle ne puisse pas voir le degré d'écartement, et j'ai fait cette constatation plusieurs fois. J'ai établi par là que la douleur est perçue réellement et n'est pas simulée.

« Cela posé, je provoque l'anesthésie par affirmation, et je place la pince électrique sur le bras, avec le courant maximum, en recouvrant la bobine inductrice par l'induite. La perception douloureuse ainsi produite normalement est absolument insupportable ; la simulation d'une pareille analgésie, disait mon collègue, M. Victor Parisot, qui a bien voulu contrôler cette expérience, serait plus merveilleuse que la production de l'analgésie. Or, la malade ne manifeste aucune réaction, affirme ne pas sentir son bras, garde la pince électrique sur lui indéfiniment, jusqu'à ce que je dise : « Le bras est de nouveau sensible. » Au bout d'une

541. Admettons pourtant, si l'on veut, que ces preuves ne soient pas infaillibles et qu'un simulateur habile puisse tromper l'expérimentateur. Cela ne suffira pas pour démontrer l'inanité des phénomènes hypnotiques. Pour que la conclusion fût logique, il faudrait que *tout le monde pût simuler*.

Mais d'abord, dans quel intérêt les sujets seraient-ils tentés de simuler ? Et, le voulant, le pourraient-ils ? Comment ! voilà des malades qui viennent trouver M. le docteur Liébeault, pour lui demander de soulager leurs souffrances ; beaucoup appartiennent aux classes inférieures de la société ; la plupart sont sans instruction ; ils ne savent pas ce que c'est que l'hypnotisme ; ils diffèrent entre eux par le sexe, l'âge, les habitudes ; ils ne se sont jamais rencontrés antérieurement : et l'on veut qu'ils se soient tous entendus pour simuler des phénomènes qu'ils ne connaissent pas ! Est-ce vraisemblable ? Est-ce possible ?

J'ai vu mettre en catalepsie des enfants de 3 à 4 ans, et des vieillards de 75 et de 80 ans ; une foule d'autres sujets s'échelonnaient entre ces extrêmes. J'ai expérimenté moi-même sur plus de cent cinquante personnes et fait près de mille épreuves ; M. Bernheim en a fait aussi un grand nombre ; M. Liébeault a endormi plus de *sept mille personnes*. Et nous aurions été, les uns et les autres, trompés, dupés, bafoués par ces enfants, ces femmes, ces vieillards ! Tous se seraient concertés pour

seconde, elle le retire vivement. Je produis la même analgésie par affirmation, sur tous les points du corps. Cette expérience avec contrôle a été répétée devant plusieurs collègues ; je la reproduis chaque fois que je passe devant la malade (*Op. cit.*, p. 53).

simuler des effets qu'ils ne connaissent ni ne comprennent !

Mais ce n'est pas seulement à Nancy, et de nos jours, que la simulation aura été organisée sur cette échelle formidable. Pour être conséquent avec soi-même, il faut soutenir qu'elle existe depuis cent ans, car le *Mémoire* de Puységur, que j'ai sous les yeux, est de 1784. Il a donc fallu, après Puységur, tromper successivement Deleuze, Dupotet, le général Noizet, Braid, de Manchester, le docteur Durand de Gros, le docteur Azam, puis Broca, MM. Charcot, Demarquay, Giraud-Teulon, Ch. Richet, etc. M. Heidenhain, l'éminent physiologiste de Breslau, aura été aussi joué, non seulement par Hansen, mais encore par les étudiants qui se sont soumis à ses expériences, et même par son propre frère, qui aura, lui aussi, simulé les phénomènes de catalepsie, d'illusions des sens, d'hallucination, etc., produits par l'hypnotisme[1] !

542. M. Ch. Richet, professeur à la faculté de médecine de Paris, a, dans un livre déjà cité, péremptoirement réfuté cette objection de la simulation et nous ne trouvons rien à ajouter à ses paroles : « Je disais, en 1875 : « Toutes les fois qu'on a étudié la question par soi-« même, on a vu qu'on pouvait provoquer cette névrose. « Ceux qui le contestent sont ceux qui n'ont pas observé « eux-mêmes et se contentent de réfuter les divagations « des charlatans. » « Cette sorte de prédiction s'est trou-« vée vérifiée. Depuis 1875, les nombreux auteurs qui « se sont adonnés à cette étude ont tous, — je dis *tous*,

---

[1] Ch. Richet, *L'homme et l'intelligence*, p. 156.

« — sans aucune exception, tiré cette conclusion que le
« somnambulisme est un fait indiscutable[1]. »

Si ces paroles étaient déjà vraies quand M. Ch. Richet
les a prononcées, combien ne le sont-elles pas plus
encore aujourd'hui, après les nombreuses expériences
que nous avons rapportées dans nos précédents chapitres !

543. Toutefois, malgré les arguments que nous donnions, en 1884, à l'appui de notre thèse de la réalité des
phénomènes hypnotiques, l'objection de la simulation
restait encore, pour beaucoup de bons esprits, la pierre
d'achoppement, le danger d'expériences dans lesquelles
on suspectait toujours, à défaut de la bonne foi de l'expérimentateur, celle des expérimentés.

Les choses ont bien changé de face. Un mouvement
d'idées considérable s'est produit non seulement en
France, mais en Angleterre, en Belgique, en Suisse, en
Italie, en Espagne, en Allemagne. L'objection de la
simulation, qui paraissait naguère invincible, ne se formule plus aujourd'hui qu'avec une timidité et une hésitation qu'augmentent chaque jour, à la fois, le nombre
des expériences et l'autorité des savants qui les ont
faites et qui les couvrent de leur renom scientifique.
Bientôt, en vérité, il n'en sera plus question.

544. Que devient-elle en effet, quand on voit l'*Académie royale de médecine de Belgique*, entendre la lecture, par M. le professeur Masoin, de l'Université de
Louvain, d'un rapport officiel qui contient le passage
suivant ?

[1] Ch. Richet, *L'homme et l'intelligence*, p. 152 et 511.

« ... En France, l'illustre Charcot avec ses élèves,
« formant l'école de la Salpêtrière, et avec eux, et parfois
« contre eux, l'école de Nancy, représentée par des pro-
« fesseurs distingués de médecine et de droit, d'autres
« observateurs encore publièrent des travaux retentis-
« sants. Et ainsi le magnétisme animal sortit de ses
« langes ; relégué jusqu'alors dans les sciences occultes,
« il apparut comme faisant l'objet d'un vaste chapitre
« intéressant à la fois la physiologie, la thérapeutique,
« la jurisprudence et la théologie ; ces phénomènes
« étranges, que l'on avait trop longtemps considérés
« en masse comme les produits d'une immense mystifi-
« cation, préoccupèrent à la fin les meilleurs esprits et
« les pouvoirs publics, si bien qu'aujourd'hui, en Bel-
« gique, le magnétisme n'est plus seulement à nos
« portes, il est dans nos murs et il faut en délibérer.

« Notre vénérable voisine, l'Académie royale des
« sciences, avait entendu, l'année dernière, une commu-
« nication présentée par un professeur de l'Université
« de Liège qui s'était fait connaître par des travaux
« sérieux, et voilà qu'aujourd'hui l'Académie royale de
« médecine se trouve à son tour saisie de la question,
« avant que nos chambres législatives s'en occupent pour
« la seconde fois[1]. »

A l'appui des conclusions présentées par lui au nom
de la commission académique, conclusions que nous
n'adoptons pas d'ailleurs, M. le professeur Masoin
invoque, entre autres choses, ce qui suit :

[1] Dr Masoin, *De l'opportunité d'interdire les séances publiques de magnétisme animal*, rapport communiqué à l'*Académie royale de médecine de Belgique*, dans sa séance du 25 février 1888, p. 4. Bruxelles, F. Hayez, imprimeur, 1888.

« Voici un fait qui s'est passé à Bruxelles même et qui
« est raconté ainsi par notre honorable collègue, M. le
« Dr Warlomont père :

« A quelques jours de distance, le même *impresario*
« (on ne nous dit pas de qui il s'agit) hypnotisait le
« même sujet et lui disait : Demain, à midi, vous irez
« rue Bosquet, 80, vous entrerez ; vous pénétrerez dans
« une grande chambre ; dans cette chambre il y a un
« lit, dans ce lit un homme, c'est le roi d'Angleterre ; à
« côté de ce lit une table de nuit ; sur celle-ci un revol-
« ver ; vous vous en saisirez et vous tirerez trois
« coups sur l'homme du lit. » A l'heure dite, l'homme
« arriva ; toute la scène se déroula ainsi qu'elle vient
« d'être indiquée ; puis l'assassin figuré rentra en pos-
« session de ses esprits ; vingt personnes assistèrent à
« ce réveil et à la stupéfaction du sujet, s'éveillant au
« milieu d'un cabinet de travail et d'une assemblée dont
« aucun visage ne lui était connu[1]. »

545. J'ai tenu à ajouter cet exemple de suggestion criminelle à ceux que j'ai déjà mentionnés, tant dans le chapitre IV que dans le chapitre VI, et cela, pour plusieurs raisons. D'abord, parce que c'est la première fois, à ma connaissance, que, depuis ma lecture à l'Institut, une *académie* entend le récit par un *académicien* d'une expérience faite par un de ses *confrères*, à l'imitation de celles que j'avais moi-même instituées. En second lieu, je demanderai : 1° à M. Gilles de la Tourette, si vraiment la suggestion n'est ici pour rien dans les dangers que peut présenter l'hypnotisme ? 2° à M. le docteur

---

[1] Dr MASOIN, *op. cit.*, p. 23.

Brouardel, doyen de la faculté de médecine de Paris et professeur de médecine légale, s'il n'y a là « *qu'une sug-gestion agréable ou indifférente, faite par une personne agréable ?* 3° enfin à mon honorable ami, M. Delbœuf, si le somnambule qui a cru tuer le roi d'Angleterre, à Bruxelles, savait vraiment « *qu'on lui avait demandé de jouer une comédie ?* » Le lecteur appréciera.

546. Mais, si nous sommes ainsi en droit d'écarter aujourd'hui, — comme tombant devant le nombre et le caractère des preuves contraires, — l'objection de la simulation, en tant qu'elle tendait à mettre en doute la réalité des phénomènes hypnotiques, nous devons, à l'inverse, en tenir le plus grand compte dans la poursuite des crimes ou des délits qui auraient pu être commis ou que l'on prétendrait avoir été commis par suggestion.

C'est là, en effet, une question à la fois juridique et psychologique de la plus haute gravité, dans laquelle sont engagés des intérêts sociaux de l'ordre le plus élevé. Nous n'avons cessé, depuis cinq ans, d'en faire l'objet de nos études et de nos réflexions, et c'est à son examen que nous allons consacrer les dernières pages de ce travail.

Posons d'abord nettement l'hypothèse que nous aurons à examiner, et qui, restée jusqu'ici à peu près exclusivement renfermée dans le domaine des idées théoriques, peut, demain peut-être, se présenter comme fait pratique et mettre l'autorité judiciaire en demeure de lui donner une interprétation conforme à la raison et à la justice.

547. Un crime a été commis ; on a saisi celui qui a

porté le coup de poignard, tiré le coup de pistolet ou versé le poison; mais il prétend, ou l'on prétend en son nom, qu'il n'a pas agi librement, que, soumis à une suggestion dont il ne peut désigner l'auteur, il n'a été qu'un instrument aveugle, inconscient, dès lors irresponsable. Que va faire la justice? Frappera-t-elle un homme qui peut être innocent, malgré les apparences accumulées contre lui? Ou va-t-elle, forcée de le renvoyer indemne, laisser impuni le véritable et mystérieux auteur, le seul auteur du crime? Mais alors, quelle redoutable alternative? La société sera-t-elle désarmée contre les coups de criminels qu'une ombre impénétrable soustraira pour toujours au châtiment qu'ils ont mérité? Que devient alors la sécurité, la protection des personnes et des propriétés, ce premier des devoirs de l'État envers les citoyens?

Puisque nous avons, avec tant d'autres, mis hors de doute la réalité des faits hypnotiques, on ne pourra, sans violer les droits de la défense, repousser sans examen et comme par une sorte de question préalable, l'exception que l'accusé ou son défenseur opposera *sérieusement* aux poursuites du ministère public. Il faudra donc ordonner un examen médico-légal. A quelles règles devront s'assujettir les experts, qui devront être choisis parmi les personnes, médecins ou autres ayant, en matière de suggestion et de somnambulisme, une véritable compétence? C'est ce que nous devons examiner.

548. Mais d'abord, il est clair qu'il ne peut être ici question de formuler une sorte de manuel opératoire, de donner des recettes au moyen desquelles le médecin,

supposé le plus savant en physiologie et en médecine générale, mais resté étranger à l'étude de l'hypnotisme, pourra reconnaître la vérité, et la séparer nettement de l'erreur et de la fraude. Ce serait se tromper grandement que de penser qu'il en pût être ainsi. La recherche de prétendus phénomènes somatiques considérés à part, dans leurs manifestations propres et en dehors des faits psychiques dont ils sont généralement l'expression, serait absolument insuffisante ; pour n'en citer qu'un exemple, les experts qui prétendraient prendre, comme pierre de touche de la réalité de l'état hypnotique, les trois fameuses phases de la Salpêtrière : *léthargie, catalepsie, somnambulisme* et leurs rapports *nécessaires*, s'exposeraient à commettre les plus regrettables erreurs ; car ces phases n'ont jamais été rencontrées par les expérimentateurs de Nancy, ou plutôt ils ne les ont trouvées que quand ils ont voulu les créer par suggestion ; mais alors ils les ont produites tant qu'ils l'ont voulu.

549. En second lieu, sans vouloir atténuer plus que de raison les difficultés d'une expertise médico-légale en matière d'hypnotisme, il ne faut pas non plus les exagérer. Elles sont, en effet, du même ordre que celles que présentent les vérifications journellement ordonnées par l'autorité judiciaire, quand la question de la folie se pose à l'occasion d'une poursuite criminelle. Les unes comme les autres, sans doute, exigeront de ceux qui en seront chargés les mêmes soins, la même prudence, la même sagacité, mais nous ne croyons pas que la société reste beaucoup plus désarmée dans un cas que dans l'autre, contre la simulation et la fraude.

550. Il est clair que, pour qu'un individu puisse alléguer, avec quelque apparence de raison, qu'il a subi une suggestion criminelle, dont il ne peut d'ailleurs indiquer l'auteur, il faut qu'il soit lui-même un « sujet » hypnotique, par conséquent qu'il soit possible de le mettre en somnambulisme, de le réduire à cet état d'automatisme dont nous avons déjà si souvent parlé.

Et alors se présenteront tous les phénomènes dont nous avons dû nous occuper, au point de vue du droit; mais, pour leur saine appréciation au point de vue physiologique, il faudra recourir aux travaux de MM. les Drs Durand de Gros, Liébeault, Bernheim, Beaunis, pour ne parler que des auteurs à la doctrine desquels nous nous sommes rallié. Non pas sans doute que nous voulions écarter — ce serait une injustice et une inconvenance dont nous ne nous rendrons pas coupable — les travaux des savants parisiens, mais parmi eux, au point de vue qui nous occupe surtout, il y a à faire un choix dont le lecteur trouvera les éléments dans les différentes observations rapportées successivement au cours de notre travail. L'on comprend assez quelles ressources offriront aux experts, pour déjouer la fraude toujours possible, le champ infini d'expérimentations qu'ouvrent devant eux la suggestion et ses effets, tant physiologiques que psychologiques.

551. Ainsi, en premier lieu, on pourra vérifier à quel degré le sujet peut être rendu cataleptique. Dans mon mémoire de 1884, j'ai eu le malheur de dire que, si l'on ne considérait que tel fait en particulier, un simulateur pouvait « *faire semblant d'être en catalepsie* ». Je voulais parler seulement de ces aimables farceurs qui, se croyant

très forts, ont plus d'une fois tenté de montrer que les Deslon, les Faria, les Hansen, etc., étaient de vulgaires charlatans et d'impudents menteurs ; comme si l'on pouvait toujours, dans des milliers d'expériences, passer un temps infini à s'assurer qu'on n'a pas devant soi un menteur. Là-dessus, MM. Binet et Féré m'ont durement repris et taxé d'ignorance : il semble pourtant qu'ils n'aient pas lu la note qui expliquait et développait ma pensée et que j'ai reproduite ci-dessus (p. 672). J'y disais, et il est bon de le rappeler ici, qu'un homme robuste peut difficilement rester les bras étendus plus de 10 à 15 minutes, et qu'un hypnotisé pourra, au contraire, conserver, pendant des heures, les positions les plus bizarres, les plus hétéroclites données à ses bras ou à ses jambes. Il y a là un moyen très sérieux de déjouer la simulation.

Il en est de même de l'état des pupilles, renducs insensibles à une lumière vive, de l'anesthésie généralisée ou localisée, des piqûres ou des pincements faits à l'improviste, au moment où le sujet s'y attend le moins, du courant électrique, avec lequel on pourrait mettre en communication un objet quelconque dont l'aspect ne rappellerait en rien l'appareil d'induction, etc.

On conçoit que ces expériences peuvent être multipliées à l'infini. Croire qu'un accusé, sorti le plus souvent des couches inférieures de la société, illettré, ignorant de tous les principes de physiologie et de psychologie, aura assez de connaissances, de présence d'esprit de puissance sur ses propres sensations, pour tromper des hommes éclairés, attentifs, instruits, possédant à fond la science des faits hypnotiques, me semblerait une crainte excessive et peu justifiée.

552. En outre de ces signes physiques, qui ont déjà une valeur très sérieuse, j'accorderais encore une fort grande importance à tous les phénomènes dont j'ai donné de nombreux exemples dans le chapitre VIII, consacré aux effets psychologiques de la suggestion. Ici, le champ est pour ainsi dire sans limites ; bien habile sera le simulateur, s'il en est, qui puisse déjouer tous les pièges que les experts auront le droit et le devoir de tendre à sa mauvaise foi. Hallucinations positives, négatives, rétroactives, amnésie partielle ou totale, suggestions d'actes, variées, combinées de toutes manières, notées par les expérimentateurs, mêlées dans le temps ou dans l'espace ! Tel est l'ensemble des ressources dont on disposera pour déjouer la fraude.

553. Donc, et c'est là notre première conclusion, il sera toujours possible d'établir scientifiquement si tel accusé est ou non hypnotisable. Non seulement il n'y a pas, dans une telle expertise, plus de difficulté que dans celles qui sont chaque jour confiées aux médecins aliénistes, mais, à mon avis, il y en a moins. Et cela, par la raison très simple que l'aliéné véritable *échappe*, dans le plus grand nombre des cas, à l'influence que l'on veut exercer sur lui, ce qui rend singulièrement difficile le rôle de l'observateur, tandis que l'hypnotisé *subit* toutes ces influences, à raison du principe sur lequel nous avons déjà tant de fois insisté, de l'automatisme somnambulique. Le rôle de l'homme en état d'activité inconsciente me paraît infiniment plus difficile à simuler par l'homme conscient que la folie proprement dite.

554. Admettons maintenant que, par une expertise habilement dirigée, on ait mis hors de doute ce double fait : 1° qu'on se trouve en présence d'un sujet susceptible d'être mis en somnambulisme; 2° qu'il est hypnotisable à un point tel qu'on peut lui faire des suggestions criminelles irrésistibles. Nous n'aurons encore accompli que la moitié de notre tâche, et non peut-être la plus difficile et la plus délicate.

Il s'agit maintenant de trouver l'auteur de la suggestion en vertu de laquelle le crime a été commis. Sans doute, on a pu dire — je l'ai dit moi-même — que, en remettant le prévenu en état de somnambulisme, on renouera en lui la chaîne du souvenir, interrompu à l'état normal, et qu'on lui demandera de donner tous les renseignements possibles sur la manière dont les choses se sont passées. Mais il faut mettre les choses au pis, et supposer, chez l'auteur de la suggestion criminelle, une connaissance approfondie des ressources que lui offre l'hypnotisme pour s'assurer l'impunité. Eh bien ! celui qui a voulu faire d'un innocent l'instrument docile de ses vengeances ou de ses convoitises aura suggéré à ce malheureux de ne se souvenir de rien de ce qui a précédé le crime, de croire que c'est lui-même qui en a conçu l'idée, de se refuser à toute tentative ayant pour effet de lui faire nommer l'auteur de la suggestion, de jurer qu'il n'y a eu aucune suggestion, etc.

La difficulté que l'amnésie ainsi suggérée opposerait à la recherche et à la punition des coupables est des plus sérieuses; elle m'avait paru si grave, il y a quatre ans, que, la connaissant bien déjà, je n'avais pas voulu en parler, de peur d'ajouter encore aux embarras qu'on pouvait me reprocher de susciter aux magistrats chargés de la justice criminelle. Mais cette indication ne pouvait rester longtemps ignorée ; elle a été donnée par plusieurs des auteurs qui se sont occupés des phénomènes hypnotiques ; il serait puéril aujourd'hui de vouloir faire le silence autour d'elle. Il vaut mieux regarder le péril en face et chercher si nous ne pourrions pas trouver dans la suggestion même une défense contre la suggestion.

555. Après bien des réflexions et des expériences, il me semble possible d'arriver à faire dénoncer, par le prévenu, le véritable, le seul auteur du crime, même quand ce dernier lui aura fait la suggestion d'une amnésie complète.

Voici l'une des expériences que j'ai faites à ce sujet :

Le 9 juin 1888, à la clinique de M. le Dr Liébeault, j'endors Mme M..., très bonne somnambule, chez qui mon savant ami a reconnu des facultés hypnotiques remarquables.

Je lui suggère que, à son réveil, elle verra devant elle M. O..., qui, elle le sait, a tenu sur son compte les propos les plus offensants ; elle ne pourra le voir sans indignation, elle songera qu'il lui a fait beaucoup de mal, que peut-être il lui en fera davantage encore ; et, dans un mouvement de colère irrésistible, elle prendra le revolver qui est sur une table voisine et tuera son implacable ennemi. Elle sera convaincue d'ailleurs que cette idée lui est venue spontanément, que je n'y suis pour rien ; elle refusera de me nommer comme l'auteur de la suggestion, jurera qu'il ne s'agit point de suggestion, etc., etc.

Réveillée, et dans cet état que je crois pouvoir assimiler à la condition seconde de Félida X... et de ses pareils, elle prend le pistolet et tue ou croit tuer M. O...

Je prie M. Liébeault de la rendormir, pour l'interroger sur les circonstances du fait qui vient de s'accomplir; comme je le lui ai suggéré; elle s'accuse elle-même, donne les raisons que je lui ai dit de donner, nie qu'on lui ait fait aucune suggestion, etc., etc. Le résultat prévu se réalise.

Mais alors, sur ma demande, M. Liébeault lui fait successivement les suggestions suivantes :

« 1° Quand vous verrez entrer « *l'auteur, quel qu'il soit,*
« *de la suggestion* » — s'il y a eu suggestion — vous ne
« pourrez vous empêcher de dormir pendant deux mi-
« nutes;

« 2° Après deux minutes de sommeil, vous le regarde-
« rez fixement, et vous ne pourrez détacher vos yeux des
« siens jusqu'à ce que je dise : « Assez ! »

« 3° Vous vous placerez devant « l'auteur de la sug-
« gestion, » et vous essayerez, en vous tenant debout
« et élargissant votre jupe, de le cacher aux yeux des
« assistants, jusqu'à ce que je dise : « Pourquoi donc
« voulez-vous nous cacher M. Liégeois? »

« 4° Enfin, vous ne verrez ni n'entendrez plus
« l'auteur de la suggestion jusqu'à ce que je dise :
« C'est fini, tout est bien ! »

Alors Mme M... reviendra à son état normal et n'éprouvera aucun malaise.

Tout se passa comme je l'avais supposé. Après être sorti quelques instants, je rentrai dans la pièce où se trouvaient, avec le sujet mis en expérience, dix ou quinze consultants; à peine avais-je franchi le seuil de la porte que Mme M... s'endormait; au bout de deux minutes, elle s'éveilla, puis me regarda d'un œil fixe, étrange, inquiétant ; elle ne pouvait détacher son regard du mien ; passant dans la pièce voisine, je me fis suivre par elle sans rien dire, puis je la fis reculer, en marchant à sa rencontre.

Ensuite, dès que je me fus assis, elle vint se placer devant moi, étalant sa jupe comme pour me cacher, jusqu'à ce qu'on lui en eût fait l'observation. Enfin, pour la quatrième épreuve, elle ne me voit ni ne m'entend plus, en vertu de l'hallucination négative donnée par M. Liébeault. Pendant tout le temps où les faits que je viens de résumer se sont passés, Mme M... est anesthésique, elle est insensible aux piqûres ; je lui plante dans la peau, sur les bras, à la nuque, sur les joues, des épingles qui restent fixées et qu'elle ne sent pas ; je lui place sous le nez un flacon d'ammoniaque, elle ne s'en aperçoit nullement ; je lui chatouille les narines avec un corps dur, elle ne sent rien. Rendue à son état normal, elle a tout oublié.

556. M. le professeur Bernheim, que j'avais entretenu des faits qui précèdent, a bien voulu organiser, de concert avec moi, à l'hôpital de Nancy, des expériences de contrôle et de vérification. Voici comment nous y avons procédé, le 16 juin 1888 :

X..., ancien soldat, vingt-cinq ans, revenu du Tonkin et soigné pour une dysenterie qu'il a contractée dans notre lointaine colonie, peut être mis facilement en somnambulisme. M. Bernheim l'endort et me présente à lui comme un médecin qui a rapporté du Brésil un remède souverain contre la dysenterie ; il lui offre un verre imaginaire contenant le spécifique, le sujet le prend avec confiance, le boit avec conviction (le mouvement de déglutition est parfaitement visible), trouve le remède fort, éprouve des nausées, mais, en somme, s'en trouve bien.

Je lui fais la suggestion suivante : « X... tout à
« l'heure quand vous serez éveillé, et après que nous
« serons allés, M. Bernheim et moi, dans la salle voi-
« sine, vous verrez sur la table une pièce de cinq francs
« en argent; vous aurez une envie irrésistible de vous
« en emparer; vous la prendrez et la mettrez dans votre
« poche. Si l'on vous interroge sur ce fait, vous serez
« convaincu que l'idée vous en est venue spontanément
« vous oublierez ce que je vous ai dit; si l'on vous de-
« mande si je ne vous aurais pas suggéré ce vol, si l'on
« veut vous faire *dire que c'est moi*, vous vous y refuse-
« rez obstinément; vous serez convaincu que c'est vous
« qui avez tout fait. »

Nous passons, M. Bernheim et moi, dans la salle voisine de son cabinet; X..., qui a été réveillé, et que nous surveillons par une fente de la porte, se lève, prend la pièce de cinq francs et la met dans sa poche. Nous rentrons; mon collègue rendort X... et l'interroge : « Qu'a-
« vez-vous fait ? — J'ai pris une pièce de cinq francs.
« — Savez-vous que c'est très mal ? c'est un vol; com-
« ment avez-vous été amené à le faire ? — C'est une
« idée qui m'est venue comme ça. — Mais avez-vous
« donc jamais volé ? — Jamais. — Pourquoi l'avez-vous
« fait tout à l'heure ? — Je ne sais pas, c'est une idée.
« — Mais ne vous l'aurait-on pas suggérée ? Si cela était,
« il faudrait le dire. — Non, personne ne m'a rien dit. —
« Prenez garde ! si vous avez été seul coupable, on peut
« vous poursuivre, vous serez condamné à la prison, le

« savez-vous? — Je le sais, mais cela ne me fait rien. —
« C'est peut-être ce Monsieur qui était là qui vous a dit
« de voler la pièce? Si cela est vrai, dites-le, je le veux.
« — Non, non, ce n'est personne. — C'est peut-être
« quelqu'un d'autre? — Personne. — Ne craignez pas
« de le nommer; autrement vous serez puni. — Per-
« sonne. — Jureriez-vous que ce n'est personne? — Non!
« ce n'est personne; je le jure! »

Alors, M. Bernheim, à qui j'ai laissé le choix des expériences de contrôle, fait les suggestions suivantes :

1° A X.., endormi, il dit : « Quand vous serez éveillé
« et que vous verrez entrer dans mon cabinet « celui
« qui vous a suggéré l'idée de voler », vous prendrez la
« pièce de cinq francs qui est sur la table, et vous la lui
« remettrez. » — Eveillé, il prend cette pièce et me la
remet, sans pouvoir expliquer pourquoi il agit ainsi; il
sait seulement que cette pièce est à moi; comment il le
sait, il ne peut le dire, mais enfin il le sait, etc.

2° M. Bernheim le rendort et lui dit : « Quand vous
« verrez celui qui vous a suggéré de voler, » vous irez
« à lui et vous lui direz : « Monsieur, je suis content de
« vous voir! Chantez-moi donc la *Marseillaise!* » Tout
se réalise de point en point.

3° A X..., de nouveau endormi, mon collègue dit
encore : « Voyons, dites-moi qui vous a suggéré l'idée de
« voler? — Personne.— L'idée est donc venue de vous?
« — Parfaitement. — Savez-vous que c'est très grave? il
« vaudrait mieux dire qui vous a poussé au mal. — Per-
« sonne. — On ne vous punirait pas dans ce cas. — Je
« ne puis pas le dire, puisque personne ne m'a rien dit.
« — Vous le jurez? — Je le jure. »

Alors écoutez-moi bien : « Quand vous verrez « celui

« qui vous a suggéré de voler, » vous irez à lui et vous
« lui direz : « Ah! Monsieur, je vous reconnais bien,
« c'est vous qui m'avez dit de voler la pièce de cinq
« francs ! » Si personne ne vous a fait aucune sugges-
« tion, vous ne direz rien. En tout cas, vous vous ren-
« dormirez ensuite, quelques instants après le réveil. »

Eveillé, il vient à moi et me dit : « Ah! Monsieur, je
vous reconnais bien. C'est vous qui m'avez dit de voler
la pièce de cinq francs! » Je me défends vainement
contre cette accusation, il la maintient avec fermeté,
soutient qu'il ne ment pas, etc., etc. Puis, il va se rasseoir et s'endort.

M. Bernheim l'interroge de nouveau pendant son
sommeil somnambulique, mais peut-être un peu trop
rapidement — je ne l'avais pas moi-même remarqué sur
le moment — c'est-à-dire alors qu'il se trouve encore
sous l'action de la suggestion, en vertu de laquelle il
m'a adressé les paroles que je viens de rapporter. Ce qui
me le fait penser, c'est qu'il répond d'abord, presque
dans les mêmes termes : « Oui, c'est ce Monsieur, » etc. ;
puis, chose curieuse, le sommeil devenant plus profond,
il revient à sa première version, déclare que c'est lui
qui a eu l'idée de voler, qu'on ne lui a rien dit, etc. Jusqu'à ce qu'enfin M. Bernheim, insistant toujours, ravi-
vant en quelque sorte sa propre suggestion, qui tend à
me faire dénoncer, l'emporte à la fin sur la suggestion
d'amnésie, que j'avais faite moi-même au début de l'é-
preuve ; toutefois j'y avais mis beaucoup moins de persévérance et d'énergie qu'il n'en a mis pour déjouer la
précaution que j'avais prise. En dernier lieu, et, comme
par une sorte de transaction inconsciente entre les deux
impulsions contraires données à sa pensée, X... finit par

dire : « Eh bien ! oui, c'est vrai, c'est *ce monsieur* qui m'a
« *dit* de prendre la pièce, mais c'est *moi* qui l'ai
« *prise !* »

L'expérience est terminée, M. Bernheim suggère à
X... qu'il ira mieux, que tout est bien, que sa dysenterie diminuera de plus en plus, que mon remède brésilien fera merveille, etc. Il le réveille et le renvoie dans
la salle de malades à laquelle il appartient.

557. Ces expériences me semblent avoir une très grande
signification au point de vue médico-légal. Et voici, selon
moi, l'interprétation qui en doit être donnée.

Puisque le principe de l'automatisme somnambulique
aurait pour effet de préserver d'une punition méritée
l'auteur de la suggestion ; puisque le prévenu, en vertu
de l'ordre reçu, ne le dénoncera jamais *directement*, il faut
le lui faire dénoncer *indirectement*, par des actes dont *il
ne comprendra pas la signification*, ou même par des démarches auxquelles on donnera une *apparence de protection* et de défense pour le criminel lui-même.

Ainsi, reprenant l'exemple donné plus haut, Mme M...
refuse de *dire mon nom*, mais elle ne refuse pas de s'endormir quand elle me verra entrer, parce qu'elle ne saisit pas — dans l'inertie d'attention pendant laquelle la
suggestion la plus récente s'impose à elle, — la relation qui unit ces deux idées.

Elle me *regarde* fixement, parce que, si je lui ai dit de
ne pas me *nommer*, je ne lui ai pas dit de ne pas me regarder ;

Elle se place devant moi, parce qu'il y a là une idée
de protection, qui s'allie parfaitement à l'idée de ne pas
me dénoncer ;

Elle ne me voit ni ne m'entend plus, parce que je ne lui ai pas dit que je ne pourrais pas être, pour elle, l'objet d'une hallucination négative;

Enfin, elle est anesthésique, parce qu'elle est en état de *condition seconde*, pendant toute la réalisation des suggestions les plus récemment faites par M. Liébeault.

La même explication, *mutatis mutandis*, s'appliquerait également bien au « sujet » de M. Bernheim.

558. Je ne sais si je me fais illusion, mais je crois qu'il y a là un moyen presque assuré de déjouer la suggestion de l'amnésie, faite par celui qui aura suggéré à un hypnotisé l'accomplissement d'un crime. Et je formulerai ainsi ma pensée :

On pourra faire à un sujet hypnotique (relativement à « *l'auteur quel qu'il soit* » de la suggestion de crime), « *toutes les suggestions qui ne seront pas directement et* « EXPRESSÉMENT CONTRAIRES *à l'amnésie suggérée* ». On lui inspirerait par exemple l'idée : de se rendre chez lui, pour le protéger contre les agents de la force publique, de le prendre dans ses bras, de le couvrir de son corps, ou bien de le prévenir, par lettre, que des soupçons s'élèvent contre lui, qu'il doit prendre des précautions, etc., etc.

On voit que le véritable coupable tombera ainsi sous la main de la justice, parce qu'*il lui aura été impossible de tout prévoir* et d'écarter tous les dangers par une suggestion d'amnésie, si large et si compréhensive qu'on la suppose.

Et alors s'évanouit la sécurité absolue dont paraissaient jusqu'ici pouvoir se targuer ceux qui voudraient recourir à la suggestion pour faire accomplir un crime par un sujet hypnotisable. La justice reprend ses droits ; la suggestion criminelle reste possible en théorie, mais devient, en pratique, extrêmement dangereuse, pour ceux qui seraient tentés d'en faire usage. Ainsi tomberont j'espère, en partie du moins, les alarmes suscitées par mon *Mémoire* de 1884, et qui ont été d'ailleurs fort exagérées par un certain nombre d'écrivains.

559. Je remarquerai, en terminant, sur ce point, que le moyen que je propose, s'il est reconnu exact, — et MM. Liébeault et Bernheim l'espèrent comme moi — peut s'appliquer, non seulement aux crimes ou aux délits imputés à des sujets hypnotiques, mais encore à ceux dont ils auraient été eux-mêmes victimes.

560. J'ai, le premier à ce que je pense, posé, en 1884, la question de savoir si la justice pourrait, dans certains cas, faire hypnotiser un prévenu, pour obtenir de lui, pendant son sommeil, l'aveu de son crime ou la dénonciation de ses complices. Je l'avais résolue négativement. Il y aurait là, disais-je à cette époque, une sorte de piège tendu au malheureux qui se débat sous le poids des charges accumulées contre lui ; sa situation est déjà assez terrible, elle doit trop affaiblir les moyens de défense auxquels il pourrait recourir, pour qu'on y ajoute cette sorte de torture morale. Je ne puis reconnaître ici à la justice le droit d'annihiler la volonté du prévenu, en supprimant son libre arbitre.

L'unanimité s'est faite entre tous les auteurs qui ont examiné cette question, et je suis heureux d'avoir obtenu un tel résultat. Peut-être cependant n'était-il pas aussi inutile de la poser qu'a paru le croire M. Arthur

Desjardins, lors de la discussion de mon *Mémoire* à l'Académie des sciences morales et politiques. Mon attention avait, en effet, été appelée sur ce point par un fait dont j'avais eu connaissance par un magistrat d'un rang élevé, fait que je ne saurais autrement préciser, à cause du caractère purement privé et confidentiel du renseignement qui m'avait été donné.

561. J'ai montré dans les chapitres précédents, tant par mes expériences personnelles que par celles de plusieurs savants, et, parmi eux, de MM. les Drs Liébeault, Bernheim, Beaunis, Motet, etc., — avec quelle facilité on pourrait provoquer de faux témoignages en justice, soit par suggestion directe, soit par hallucination rétroactive.

Chez certains sujets hypnotiques très sensibles, la suggestion à l'état de veille peut même être donnée non seulement avec intention, mais même sans le savoir et sans le vouloir.

Je ne puis mieux faire, à ce point de vue, que de m'associer aux excellentes remarques auxquelles ce sujet a donné lieu, de la part de mon collègue, M. Bernheim :

« Comme on l'a vu, dit-il, dans son article déjà cité sur les *Hallucinations rétroactives et les faux témoignages*, ce ne sont pas seulement des enfants qui peuvent, de bonne foi et avec sincérité, faire de faux témoignages, ce sont encore des adultes sérieux qui comprennent la valeur de ce qu'ils disent et ne parlent pas légèrement.

Je le répète : c'est une véritable hallucination rétroactive qui leur dicte leur témoignage ; l'image de la scène fictive existe dans leur cerveau ; *ils ont vu, de leurs propres yeux vu, ce qui s'appelle vu*.

Est-il besoin d'insister sur l'importance, au point de vue

social et juridique, des faits expérimentaux que je viens de relater? Les étudier, c'est éclairer la justice, c'est prémunir la société contre les erreurs judiciaires graves résultant de leur ignorance. Car il suffit que l'attention soit éveillée sur ces phénomènes de suggestion pour que la vérité soit, le plus souvent, facile à dégager.

Voici, pour rassurer les consciences que mes révélations pourraient troubler, quelques indications pouvant servir à établir le diagnostic différentiel entre le témoignage vrai et le témoignage faussé par la suggestion :

1° Il m'a paru que les témoins ou accusateurs, faussés comme il vient d'être dit, ne se comportent pas absolument comme les témoins ou accusateurs vrais. Le souvenir de l'événement suggéré ne semble pas persister avec la même intensité; l'impression n'est pas aussi continue; le souvenir redevient latent et obscur, tant qu'on ne l'évoque. Voici un jeune homme qui, suggestionné par moi, accuse une personne de l'avoir volé. Il affirme avec vivacité, avec conviction quand je l'interroge. Mais ce jeune homme, dans la journée, vient à rencontrer son pseudo-voleur : il ne lui viendra pas dans l'idée de l'accuser, de lui reprocher son vol, de le dénoncer à la justice (à moins que la suggestion spéciale dans ce but ne lui ait été faite). On dirait que l'hallucination rétroactive créée est latente, à l'état normal, et ne se réveille que lorsque je l'évoque par interrogation. Celle-ci constitue une véritable suggestion qui provoque l'hallucination en développant l'état de conscience spécial dans lequel le sujet la perçoit.

2° Le magistrat devra interroger le témoin, sans peser sur lui, sans chercher à le mettre sur la voie, sans lui faire pressentir son opinion, sans y mettre du sien. On a fulminé contre les abus de l'hypnotisme; on s'est récrié, avec raison, contre l'idée de recourir à la suggestion hypnotique chez les accusés, dans le but d'obtenir des aveux. Mais le magistrat sait-il qu'il est exposé, avec une effrayante facilité chez certains sujets, à faire de la suggestion à son insu?

3° Les témoins peuvent se suggestionner réciproquement. Si l'un d'eux affirme avec force et conviction et raconte les faits à sa manière en présence des autres, quelques-uns, parmi ceux-ci, sont influencés, acceptent son dire et se font une image de l'événement, à l'instar de celle qui vient de leur être présentée. Aussi chaque témoin devra-t-il d'abord être interrogé séparément et faut-il s'assurer que, dans leurs conversations antérieures, aucune suggestion préalable réciproque n'a eu lieu. L'accord de plusieurs témoins sur les circonstances du fait n'est pas toujours un argument en faveur de la réalité du fait, même alors que les témoins sont connus comme étant de bonne foi. Il peut y avoir un suggestionneur et des suggestionnés. Rien n'est plus faux que le dicton : *Vox populi, vox Dei.*

4° Le magistrat éclairé peut mesurer la suggestibilité du témoin suspect par un interrogatoire habilement dirigé dans son but. Il aura l'air d'accepter son dire, insistera sur les incidents, y ajoutera du sien, suggérant des détails qui trahiront la suggestibilité du témoin, s'il les confirme.

Il lui dira, par exemple : « Vous avez raconté que, quand X... vous a pris votre argent, il a laissé tomber une pièce et l'a ramassée. Vous vous rappelez ce détail ? » Si l'accusateur tombe dans le piège et confirme, la question est par cela même jugée.

5° L'examen médical du sujet par un médecin bien au courant de la question permettra, je crois, dans la majorité des cas, d'établir qu'on a affaire à un suggestible. En effet, tous ceux chez lesquels j'ai réussi ces expériences sont hypnotisables (par notre procédé), suggestibles à l'état de sommeil et de veille; chez la plupart on peut produire de la catalepsie par simple affirmation, chez quelques-uns des hallucinations.

Tels sont les faits que j'ai l'honneur de soumettre à l'appréciation de mes confrères; je les ai étudiés sans parti pris, sans dépasser la limite de l'observation stricte et rigoureuse.

L'étude de la suggestion ouvre des horizons nouveaux à la médecine, à la psychologie, à la sociologie. La pauvre imagination humaine est ouverte à toutes les impressions bonnes ou mauvaises, salutaires ou pernicieuses ! Tous les criminels ne sont pas des coupables; toutes les contre-vérités ne sont pas des mensonges; il y a des mystificateurs et des mystifiés sans le savoir : il y a des gens qui se dupent eux-mêmes ; il en est beaucoup, de par le monde, pour me servir d'une locution familière, qui croient *que c'est arrivé*.

Les esprits scientifiques n'accepteront mes révélations qu'après les avoir vérifiées. Mais ceux qui, de parti pris, repoussent systématiquement les faits, parce que ces faits ne concordent pas avec leurs idées *a priori*, ceux qui jugent sans avoir vu ni voulu voir, ceux qui ont assez de confiance en eux-mêmes pour croire que leurs conceptions s'identifient avec la vérité et que les faits doivent s'incliner devant elles, ceux-là aussi croient *que c'est arrivé*.

Ils n'ont pas médité cette parole de Claude Bernard :

« Les hommes qui ont une foi excessive dans leurs théories ou dans leurs idées sont non seulement mal disposés pour faire des découvertes, mais ils font aussi de très mauvaises observations... Il faut accepter les résultats de l'expérience, tels qu'ils se présentent, avec leur imprévu et leurs accidents[1]. »

562. Parmi les phénomènes que l'on peut produire chez les hypnotiques au moyen du somnambulisme provoqué, l'un des plus singuliers, des plus étranges, l'un de ceux qui lassent le moins la curiosité, même chez les personnes qui l'ont le plus fréquemment étudié, c'est assurément l'hallucination négative.

Qu'une personne d'esprit parfaitement sain, qui paraît complètement éveillée, qui a les yeux ouverts, la démarche aisée, la conversation facile, la riposte rapide, que rien, en un mot, ne semble distinguer du reste des humains ; que cette personne, dis-je, ne voie, ni n'entende plus l'un des assistants, désigné pendant le sommeil somnambulique ; que son esprit, ses sens, ses perceptions restent ouverts à tous les objets extérieurs, à

---

[1] BERNHEIM, *Revue de l'hypnotisme*, 1er juillet 1887, p. 11.

toutes les personnes présentes et obstinément, totalement fermés au regard de celui-là seul qui a été visé par l'hallucination négative, c'est là vraiment un fait bien extraordinaire ! En pareil cas, les curieux qui ne sont point au courant des faits hypnotiques sont presque invinciblement portés à croire à la supercherie, et à couvrir du même dédain, pour ne pas dire plus, et l'expérimentateur et l'expérimenté. Ils se fortifient encore dans ce sentiment, au fond assez naturel, quand ils voient qu'un mot, un geste, un souffle suffit pour tout faire rentrer dans l'ordre habituel des choses ; ils sont alors bien tentés de croire que, en réalité, l'on n'en était jamais sorti.

Nous ne sommes pas, je le crois du moins, au bout des étonnements que peut soulever l'hallucination négative, et voici qui pourra contribuer encore à les augmenter.

J'ai parlé plus haut [1] de l'expérience tentée sur Mme M... en vue de rechercher, dans les cas de suggestions criminelles, le moyen de tourner la difficulté résultant de ce que l'amnésie aurait été suggérée à l'auteur inconscient de l'acte coupable. Au cours de cette expérience, j'ai été amené à étudier l'état du sujet, *pendant que se réalise pour lui l'hallucination négative*, par exemple, la disparition d'une personne présente.

563. Jusqu'à ce jour, les auteurs qui se sont occupés d'hypnotisme s'étaient bornés, et moi tout le premier, à constater l'efficacité de cette suggestion. Toutefois, ils ne se sont pas mis d'accord sur sa vraie nature ; pour

---

[1] Voy. n°s 555 et suiv.

MM. Binet et Féré, qui trouvent singulièrement mal choisie l'expression d'*hallucination négative* que nous avons adoptée à Nancy, il ne s'agit pas d'hallucination du tout !

...... « Il s'agit, pour l'œil comme pour le bras, d'un « phénomène d'inhibition qui produit une paralysie systématique[1] »; pour mon collègue et ami M. Bernheim, au contraire, — et je partage entièrement son avis, — c'est un phénomène psychique; les rayons lumineux continuent à peindre sur la rétine l'image de la personne rendue invisible, ses paroles continuent à impressionner l'ouïe du sujet, mais il y a annulation de la sensation qui n'est pas perçue par l'intelligence, à cause de la suggestion même. « Le sujet, dit M. Bernheim, voit tous « les objets à l'exclusion de celui qui a été suggéré invi-« sible pour lui; j'ai effacé dans son cerveau une image « sensorielle, j'ai neutralisé ou rendu négative la per-« ception de cette image... Un aliéné se croit en prison; « il voit son cachot, le geôlier, la chaîne qui l'attache ; « voilà des perceptions sensorielles créées dans son cer-« veau. D'autre part, il ne voit pas les objets réels qui « sont devant lui, il ne voit pas, il n'entend pas les « personnes qui l'entourent : voilà des perceptions « réelles effacées[2]. »

Plus loin, M. Bernheim rappelle qu'il a démontré que l'amaurose suggestive, de même que l'amaurose hystérique, n'est pas une paralysie systématique, mais une amaurose *purement psychique*, une neutralisation de

---

[1] *Revue philosophique*, janvier 1885.

[2] BERNHEIM. *De la suggestion et de ses applications à la thérapeutique*, 2ᵉ édition, p. 65.

l'objet perçu par l'imagination[1]. « L'image visuelle
« perçue, l'amaurotique par suggestion et l'hystérique la
« neutralisent inconsciemment, avec leur imagination :
« *oculos habent et non vident;* ils voient avec les yeux du
« corps, *ils ne voient pas avec les yeux de l'esprit;*
« l'amaurose n'est qu'une illusion négative. »

Enfin, parlant de la surdité suggérée à un sujet qui ne doit plus ni le voir ni l'entendre, M. Bernheim ajoute : « Je le réveille, je lui parle, je corne à ses oreilles, il ne
« sourcille pas ; sa figure reste inerte. Si alors je lui dis
« avec force, soit une fois soit plusieurs fois : « Vous en-
« tendez de nouveau » ; tout d'un coup sa figure
« exprime un profond étonnement ; il m'entend et me
« répond... Le sourd par suggestion entend comme
« l'aveugle par suggestion voit, mais il neutralise, à
« chaque instant, l'impression perçue avec son imagi-
« nation, et se fait accroire qu'il n'a pas entendu[2]. »

564. Voyons en quoi les expériences dont je vais présenter le récit, nous permettront d'appuyer, de modifier ou de compléter ces vues théoriques, et de tirer, des faits constatés, des conclusions nouvelles.

Dans l'expérience médico-légale à laquelle j'ai fait ci-dessus allusion, je n'existe plus, semble-t-il, pour M{{me}} M..., à qui M. Liébeault a, sur ma demande, suggéré que, une fois éveillée, elle ne me verra ni ne m'entendra plus. Je lui adresse la parole, elle ne me répond pas ; je me place devant elle, elle ne me voit pas ; je la pique avec une épingle, elle ne ressent aucune douleur ;

---

[1] Bernheim, *op. cit.*, p. 66.
[2] *Ibidem*, p. 71.

on lui demande où je suis, elle dit qu'elle l'ignore, que sans doute je suis parti, etc.

J'imagine alors de faire, à haute voix, des suggestions à cette personne *à qui je semble être devenu totalement étranger*, et, chose singulière, elle obéit à ces suggestions.

Je lui dis de se lever, elle se lève ; de s'asseoir, elle s'assied ; de tourner ses mains l'une autour de l'autre, elle les tourne. Je lui suggère un mal de dents, et elle a mal aux dents ; un éternuement, et elle éternue ; je dis qu'elle a froid et elle grelotte ; qu'elle doit aller près du poêle, dans lequel il n'y a d'ailleurs pas de feu, et elle y va, jusqu'à ce que je dise qu'elle a chaud, et alors elle se trouve bien. Pendant tout ce temps, elle est, pour tous les assistants, aussi complètement éveillée qu'eux-mêmes ; interrogée par eux, elle répond que je suis absent, elle ne sait pas pourquoi ; peut-être vais-je revenir tout à l'heure, etc. Interpellée par moi, en mon nom personnel, toutes mes demandes restent sans réponse. Elle ne réalise que les idées que j'exprime impersonnellement, si je puis ainsi parler, et comme si elle les tirait de son propre fonds ; c'est son *moi* inconscient qui la fait agir, et le *moi* conscient n'a aucune notion de l'impulsion qu'elle reçoit du dehors.

565. L'expérience me parut assez intéressante pour être renouvelée avec un autre sujet, et voici le résumé succinct des épreuves et des vérifications faites, quelques jours plus tard, avec la jeune Camille S...

Camille S..., 18 ans, est une très bonne somnambule ; M. Liébeault et moi nous la connaissons depuis près de quatre ans ; nous l'avons endormie souvent ; nous l'avons toujours trouvée d'une entière bonne foi ; elle nous inspire, en un mot, toute confiance. Cette constatation était nécessaire, on va le voir, pour donner quelque poids aux singuliers résultats que j'ai obtenus et qui confirment d'ailleurs absolument la première observation concernant Mme M...

M. Liébeault endort Camille, et, sur ma demande, il lui suggère qu'elle ne me verra, ni ne m'entendra plus, puis il me laisse expérimenter à ma guise. Réveillée, le sujet est en rapport avec tout le monde ; seul je n'existe pas pour elle, mais, ainsi que je vais le démontrer, cela n'est pas tout à fait exact ; il y a en elle comme *deux personnalités*, dont l'une me voit quand l'autre ne me voit pas, et m'entend quand l'autre ne fait aucune attention à mes paroles.

566. D'abord, je m'assure de l'état de la sensibilité : chose curieuse, celle-ci existe au regard de tous les assistants et n'existe pas pour tout ce qui vient de moi ; si on la pique, elle retire vivement son bras ; si je la pique, elle ne sent rien ; je lui plante des épingles qui restent suspendues à ses bras, à sa joue ; elle n'accuse aucune sensation, elle ne les voit même pas.

Ce fait d'anesthésie non pas réelle, mais personnelle en quelque sorte, est déjà assurément fort singulier ; il est, si je ne me trompe, tout à fait nouveau. De même, si je place un flacon d'ammoniaque sous son nez, elle ne le repousse pas ; elle s'en éloigne au contraire, si c'est une main étrangère qui le lui présente.

567. Nous allons voir maintenant — toujours pendant qu'elle ne peut, en apparence du moins, ni me voir, ni

m'entendre — se dérouler à peu près toute la série des suggestions qui peuvent être faites à l'état de veille. Je les résume ainsi qu'il suit, d'après les notes que j'ai prises, au moment même, le 14 juin 1888.

Je rappelle, en tant que de besoin, que si je m'adresse directement à Camille S..., si je lui demande, par exemple, comment elle va, depuis quand elle n'est pas venue, etc., sa physionomie reste impassible : elle ne me voit, ni ne m'entend ; au moins n'en a-t-elle pas conscience.

Je procède alors, comme je l'ai dit tout à l'heure, impersonnellement, parlant non pas en mon nom, mais comme s'il s'agissait d'une voix intérieure exprimant des pensées que le sujet tirerait de son propre fonds. Et alors, l'automatisme somnambulique se montre, sous cette forme nouvelle et imprévue, aussi complet que sous toute autre forme déjà connue.

Je dis à haute voix : « Camille a soif ; elle va aller « demander à la cuisine un verre d'eau, qu'elle appor- « tera sur cette table. » Elle semble n'avoir rien entendu, et cependant, au bout de quelques instants, elle fait la démarche indiquée, et l'accomplit avec l'allure vive et impétueuse déjà plusieurs fois signalée chez les somnambules. On lui demande pourquoi elle a apporté le verre qu'elle vient de poser sur la table : « elle ne sait « ce qu'on veut lui dire ; elle n'a pas bougé ; il n'y a « là aucun verre. »

Je dis : « Camille voit le verre, mais ce n'est pas de « l'eau, comme on veut le lui faire croire ; c'est du vin « gris ; il est très bon, elle va le boire et il lui fera du « bien. » Elle exécute ponctuellement l'ordre donné ; puis aussitôt, elle a tout oublié.

Je lui fais dire successivement des paroles peu convenables : « Coquin de sort ! Cré nom d'un chien ! Cr...! » et elle répète tout ce qui lui est suggéré, perdant d'ailleurs instantanément le souvenir de ce qu'elle vient de dire.

A M. F... qui s'étonne de ces faits, qui lui reproche ses propos inconvenants, et qu'elle voit adresser la parole à moi-même (à la place de qui elle n'aperçoit que le mur), elle dit : « Mais je n'ai pas prononcé ces vilains « mots ; pour qui me prenez-vous ? vous rêvez, vous êtes « donc fou, etc. »

Elle me voit sans me voir. En voici la preuve. Je dis : « Camille va s'asseoir sur le genou de M. L... » ; aussitôt elle s'y jette violemment, et déclare, sur interpellation, qu'elle est toujours sur le banc où elle s'est placée un moment auparavant.

M. Liébeault m'adresse la parole ; comme elle ne me voit ni ne m'entend *consciemment*, elle s'en étonne, et alors elle engage avec lui un colloque où je joue le rôle de souffleur, mais d'un souffleur qui serait logé dans son cerveau même. C'est moi qui lui suggère toutes les paroles suivantes, qu'elle prononce, convaincue qu'elle exprime sa pensée propre :

« M. Liébeault, vous parlez donc aussi au mur main« tenant ? Il faudra que je vous endorme pour vous gué« rir, nous changerons ainsi de rôle, etc... »

« M. F..., comment va votre bronchite ? »

M. F... lui demande pourquoi et comment elle dit tout cela. Et elle de répondre, après que je le lui ai soufflé :

« Mais comment voulez-vous que cela me vienne ? comme à tout le monde. Comment les idées vous viennent-elles à vous-même ? » et elle continue alors à développer le thème que je lui ai donné.

Elle paraît être dans un état absolument normal et tient tête à tous les assistants avec beaucoup de présence d'esprit. Seulement elle intercale dans sa conversation les phrases que je suscite dans son esprit, et qu'elle fait siennes inconsciemment.

Ainsi, pendant qu'elle discute avec M. F..., à qui elle dit qu'elle le conduira à Maréville[1], son interlocuteur ayant objecté : « Mais je ne suis pas fou ! » elle lui répond : « Tous les fous disent qu'ils ne sont pas fous ; « vous dites que vous n'êtes pas fou ; donc vous êtes « fou ! » Elle est très fière de son syllogisme, et ne se doute pas qu'elle vient de me l'emprunter, sans le savoir.

Voulant m'assurer encore qu'elle me voit, sans en avoir conscience, je dis : « Camille va prendre dans la « poche du gilet de M. L... un flacon dans lequel il y a « de l'eau de Cologne ; elle le débouchera et en appré- « ciera la délicieuse odeur. » Elle se lève, vient droit à moi, cherche d'abord à gauche, puis à droite ; prend dans ma poche un flacon d'ammoniaque, le débouche et en aspire avec plaisir les émanations. Il faut que je le lui retire des mains.

Puis, toujours par suggestion, elle me défait mon soulier droit. M. F... lui dit : « Qu'est-ce que vous « faites-là ? Vous ôtez à M. L... un de ses souliers ? » Elle est offusquée : « Mais à quoi pensez-vous ? M. L... n'est « pas là, je ne puis donc lui ôter son soulier. Mais vous « êtes donc encore plus fou que tout à l'heure ! » Et

---

[1] Asile d'aliénés près de Nancy.

comme M. F... lève les bras au ciel en me parlant, Camille s'écrie : « Décidément, il faudra que je vous « conduise à Maréville ! C'est dommage ! Pauvre M. F..! » Celui-ci ne se tient pas pour battu : « Mais enfin, ce « soulier que vous tenez là, qu'est-ce que c'est ? » Je viens au secours de mon « sujet » et je dis : « C'est un « soulier que Camille doit essayer ; elle n'a pu le faire « ce matin, chez elle, parce que son cordonnier lui a « manqué de parole ; il s'est enivré et il vient de l'ap- « porter tout à l'heure ; elle va l'essayer ici même ! » Tout cela est accepté, répété exactement, exécuté ponc- tuellement, toujours comme par une inspiration spon- tanée. Par convenance, elle se tourne vers le mur pour essayer mon soulier ; elle le trouve un peu large, parce que je dis qu'il est un peu large, et me le remet, parce que je dis qu'elle doit me le remettre.

Enfin, sur ma suggestion, elle reporte le verre à la cuisine ; à son retour, interrogée par M. F..., elle déclare qu'elle n'est pas sortie de la pièce où nous nous trou- vons ; qu'elle n'a rien bu, qu'il n'y a jamais eu de verre entre ses mains. Vainement, on lui montre le cercle hu- mide que le pied du verre a laissé sur la table ; ce cercle, elle ne le voit pas, il n'y en a pas ; on veut lui en faire accroire ; et alors, pour prouver son dire, elle passe, à plusieurs reprises, la main sur la table, faisant voler, sans les voir, les feuilles sur lesquelles je prends des notes et qui participent à mon privilège d'invisibilité ; nul doute que, s'il y avait eu là un encrier, il n'eût été violemment projeté sur le parquet.

Pour mettre fin à cette série d'épreuves, je dis à haute voix : « Camille, vous allez me voir et m'entendre. « Je vous souffle sur les yeux. Vous vous portez main-

« tenant fort bien. » Je suis à trois mètres d'elle, mais la suggestion opère ; Camille passe, sans transition apparente, de l'état d'hallucination négative dans lequel l'avait plongée M. Liébeault, à l'état normal qui, pour elle naturellement, s'accompagne d'une amnésie complète. Elle n'a aucune notion de tout ce qui vient de se passer : ces expériences nombreuses, variées de toute façon, ces hallucinations, ces paroles, ces actes, dans lesquels elle a joué le principal rôle, tout cela est oublié, tout cela, c'est pour elle le néant absolu.

568. Examinons maintenant quelles sont les conclusions qui peuvent être tirées des faits qui précèdent.

Ils établissent, ce me semble, que, durant l'hallucination négative, les hypnotisés *voient* ce qu'ils paraissent *ne pas voir* et *entendent* ce qu'ils paraissent *ne pas entendre*. Seulement, ils voient et ils entendent d'une façon inconsciente. Il y a en eux deux *moi :* un *moi* inconscient, qui voit et entend, et un *moi conscient*, qui ne voit ni n'entend, mais auquel on peut faire des suggestions, en passant, si je puis m'exprimer ainsi, par l'intermédiaire du premier *moi*. Ce dédoublement de la personnalité n'est pas plus surprenant que celui qu'ont constaté M. le Dr Azam, pour Félida X... de Bordeaux ; M. le Dr Dufay, pour Mlle R... L... de Blois et, pour divers autres sujets, plusieurs auteurs, parmi lesquels nous citerons M. Taine et M. Ribot.

569. De plus, nos expériences viennent, semble-t-il, à l'appui de la théorie adoptée par l'école de Nancy, pour expliquer les hallucinations négatives. Comment pourrait-on, dans les cas que nous venons d'examiner, par-

ler, comme MM. Binet et Féré, « pour l'œil comme pour « le bras, d'un phénomène d'inhibition qui produit une « paralysie systématique », quand nous avons vu Camille, anesthésique pour les piqûres faites par moi, être sensible à celles d'autres personnes. L'explication donnée plus haut par M. Bernheim, c'est-à-dire la correction psychique et l'annulation de la sensation par l'idée suggérée nous paraît, au contraire, satisfaisante.

570. Toutefois elle a encore besoin, pensons-nous, d'être complétée.

En effet, on a cru jusqu'ici que l'hallucination négative annulait complètement les sensations visuelles ou auditives, en empêchant qu'elles fussent perçues par le cerveau. Eh bien! nous croyons que c'est là une erreur; il y a perception visuelle, il y a perception auditive ; ces perceptions n'arrivent pas, comme je l'ai dit, au *moi* conscient, mais elles se réalisent dans le *moi* inconscient, et, chose importante, et, je crois, nouvelle; la personne objet de l'hallucination négative peut entrer en rapport avec le sujet, aux yeux duquel on croyait l'avoir fait entièrement disparaître.

571. Si cela est exact, comme je le pense, plusieurs conséquences en peuvent être déduites.

D'abord, on se trouve en quelque sorte en présence d'un nouvel état psychologique, et l'on constate que les phénomènes de la vie inconsciente occupent, dans les fonctions du cerveau, un domaine bien plus étendu qu'on ne l'avait supposé jusqu'à ce jour.

572. En second lieu, la médecine légale peut trouver là des ressources nouvelles, dans les expertises tendant

à découvrir l'auteur d'une suggestion criminelle ; en effet, tout ce qui étend les prises de l'homme de science sur le somnambule, tout ce qui recule les bornes de son pouvoir, tout ce qui lui permet de combiner de mille façons des épreuves répétées, devient une garantie contre la suggestion de l'amnésie, faite par le vrai coupable, et tend à diminuer une sécurité qui sera, pour lui, de plus en plus trompeuse.

573. Mais, ce qui me paraît pouvoir donner une véritable importance au fait de la suggestibilité des hypnotisés en état d'hallucination négative, c'est la considération suivante, que je ne donne d'ailleurs que comme une hypothèse, et qui dès lors n'aura de valeur que si l'expérience vient à la confirmer.

On trouve dans les délires pathologiques, on trouve dans l'aliénation mentale — M. Bernheim nous l'a fait remarquer tout à l'heure — des phénomènes très fréquents d'hallucination négative. Pourquoi n'y aurait-il pas une analogie plus ou moins grande, et peut-être une véritable identité entre ces hallucinations et celles que nous donnons chaque jour à nos somnambules ?

Jusqu'ici l'on a cru que la personne rendue invisible pour le sujet hypnotique n'était pas *vue* par lui ; qu'elle n'était pas *entendue* de lui, quand on lui avait suggéré de ne pas l'entendre. Or, j'ai montré le contraire ; je crois avoir prouvé que celui qui paraît *ne pas voir*, *voit*, que celui qui paraît *ne pas entendre*, *entend ;* que celui qui semblait devoir être, pour un temps, insensible aux suggestions de la personne objet de l'hallucination négative, les subit avec une docilité parfaite et les réalise avec une exactitude absolue.

Si donc — mais c'est là une si grande espérance que j'ose à peine la formuler ! — s'il en était de même pour le malade, agité par le délire de la fièvre ? pour l'aliéné, jeté hors de la vie réelle par les fantômes que crée son cerveau halluciné ? s'il y avait là des faits de vie inconsciente analogues, sinon identiques, à ceux que nous venons de produire ? et si l'on pouvait, dès lors, trouver, dans ces désordres mêmes de la pensée, un moyen de la rétablir dans son intégrité, de faire des suggestions thérapeutiques, produisant tout l'effet qu'on en obtient dans les autres états hypnotiques ? si le *délire* lui-même donnait au médecin, à l'homme de l'art, le moyen de faire cesser le *délire* et de guérir le malade ?...

Mais je m'arrête. Sans doute l'ambition est trop grande ! Pourtant, si j'étais à même de le faire, je tenterais de vérifier cette hypothèse, si hasardée qu'elle puisse paraître au premier abord ! Et, ce que je ne puis réaliser, pourquoi les physiologistes, pourquoi les médecins, les médecins aliénistes surtout, ne le feraient-ils pas ? Je vois bien ce que l'humanité et la science auraient à y gagner ; je ne vois pas ce qu'elles y pourraient perdre.

CONCLUSION

574. Nous nous sommes efforcé, dans le cours de cette étude, de ne rien avancer sans preuves à l'appui : c'est pourquoi nous avons — sans trop nous préoccuper de l'inconvénient qui en résultait pour la composition du livre, — multiplié les faits, les documents, les expériences, provoqué et recherché les vérifications et les contrôles. Si nous avons atteint le but que nous nous sommes proposé, ce n'est pas à nous qu'il appartient de le dire. Nous espérons seulement que le lecteur voudra bien nous rendre cette justice que nous n'avons pas avancé à la légère, sans une enquête sérieuse et approfondie, les conclusions qu'il nous reste à tirer de tout ce que nous avons dit dans les chapitres précédents.

575. Ces conclusions, nous les résumerons ainsi qu'il suit :

I. — Certains états hypnotiques développent, chez les personnes qui y sont amenées soit naturellement, soit artificiellement, un véritable automatisme, non seulement physique, mais cérébral. Dans ces états, la personne humaine, privée des facultés supérieures de raison, de jugement, de liberté morale, de coordination des idées et des actes, de volonté consciente et réfléchie, est le jouet de l'idée fixe, spontanée ou suggérée ; elle ne peut dès lors être considérée comme libre, ni, par suite, comme responsable [1] :

II. — Cet automatisme se produit :

1° *Dans le somnambulisme naturel*, et dans certains états intermédiaires entre la veille et le sommeil, états dans lesquels des crimes ou des délits peuvent être commis inconsciemment [2].

III. — 2° *Dans les cas de condition seconde*, dont nous avons donné de nombreux exemples. Ces cas, jusqu'ici ignorés du législateur, sont beaucoup plus fréquents qu'on ne le pense généralement, à cause même des caractères singuliers et étranges qu'ils présentent. En effet, les personnes tombées en *condition seconde* offrent ordinairement *toutes les apparences de l'état de veille* normal et régulier ; non seulement des indifférents ou des gens du monde, mais des *magistrats* instructeurs et des *juges* eux-mêmes s'y sont parfois trompés [3].

IV. — 3° *Dans le somnambulisme provoqué*, qui peut être produit par les moyens les plus variés, et met les personnes qui y sont plongées à la discrétion de celui qui les a endormies [4].

---

[1] Voy., à l'appui de cette proposition, notamment les n°s 130, 151, 156, 157, 159 et s., 240, 247, 248, 249, 258, 259 et s., 324 et s. 402 et s., 404, 407, 439, 525.

[2] Voy. n°s 402 à 404, 406 à 409, 412 à 416, 501, 505, 508, 509, 510.

[3] Voy. n°s 326 et s., 333, 338, 342 à 344, 345 à 347, 354, 355 à 360, 374 à 380, 383 à 390, 497, 504, 512 à 516, 527.

[4] Voy. n°s 12 à 18, 24, 34, 45, 93, 107 à 137, 485 à 492, 493, 495, 496.

V. — L'hypnotisation permet de donner aux hypnotisés qui arrivent au somnambulisme profond des suggestions d'actes qu'ils réalisent fatalement, sans en avoir conscience[1].

VI. — Des crimes ou des délits peuvent être ainsi suggérés et, quand le patient est arrivé à un degré de sommeil assez profond, et que la suggestion a été faite avec une insistance suffisante, la réalisation en est absolument certaine; l'hypnotisé, aussitôt le fait accompli, a, en général, tout oublié [2].

VII. — Ces suggestions peuvent, notamment chez certains sujets déjà antérieurement hypnotisées, être faites même en état de veille apparente [3].

VIII. — En pareil cas, l'auteur du fait matériel doit être considéré comme irresponsable et doit être acquitté; seul l'auteur de la suggestion doit être recherché et puni.

IX. — On peut produire, par suggestion, une insensibilité telle que certaines femmes pourraient être violées sans le savoir et sans en conserver aucun souvenir; que d'autres pourraient accoucher dans les mêmes conditions, ce qui faciliterait, de la part des tiers, l'accomplissement des crimes de suppression d'enfant, de substitution d'un enfant à un autre, etc. [4].

X. — Des hallucinations de toute sorte peuvent être données par suggestion : hallucinations positives, négatives, rétroactives, évocation de Dieu, des saints, des

[1] Voy. nos 68, 73, 83, 87, 90, 92, 130, 439, 521 à 533.

[2] Voy. nos 163 à 165, 241, 243 à 245, 248, 250, 252 à 256, 258.

[3] Voy. nos 366 et 367, 369, 370, 371, 373.

[4] Voy. nos 47, 78, 266, 268, 269, 270, 271, 272, 273, 274, 485 à 488, 491 et 492.

personnes décédées ou absentes; ces hallucinations peuvent être reportées à une échéance plus ou moins éloignée : un ou plusieurs jours, un ou plusieurs mois, une ou plusieurs années[1].

XI. — L'auteur de la suggestion d'un fait criminel, délictueux ou simplement dommageable, peut suggérer au patient qu'il oubliera tout ce qui lui a été dit, croira avoir agi spontanément et ne dénoncera pas celui qui lui a fait la suggestion; mais, dans ce cas, il sera presque toujours possible d'arriver à faire dénoncer *indirectement* l'auteur de la suggestion, que le sujet hypnotisé se refuse à dénoncer *directement*[2].

XII. — De fausses accusations peuvent être formulées, de faux témoignages portés — soit spontanément par des *hystériques* — soit fatalement par des *hypnotisés*, en vertu d'une suggestion précédemment donnée, à laquelle ils seraient contraints d'obéir, tout en restant parfaitement sincères[3].

XIII. Il y a lieu de se défier grandement, dans certaines circonstances, du témoignage des enfants, soit qu'ils subissent une sorte d'auto-suggestion, soit qu'ils obéissent à une suggestion étrangère, plus ou moins involontaire, plus ou moins consciente[4].

XIV. — Même l'aveu du prétendu coupable ne saurait toujours être accepté sans vérification[5].

XV. — La plupart des contrats ou des actes régis par

---

[1] Voy. nos 159 et s., 291 à 295, 298, 303 à 306, 308 à 318.

[2] Voy. nos 265, 320 à 323, 324 et s. 330.

[3] Voy. nos 160 à 162, 253, 256, 312 à 314, 423 à 436, 440 à 450, 454 et s., 463, 471, 484, 534, 535.

[4] Voy. nos 451, 452.

[5] Voy. no 536.

le droit civil peuvent, à l'occasion, subir l'influence soit des états hypnotiques (somnambulisme, condition seconde, etc.), dans lesquels ils seraient intervenus, soit des suggestions en vertu desquelles ils auraient été faits[1].

XVI. — La justice n'a pas le droit de faire hypnotiser un prévenu pour obtenir de lui, par ce moyen, les aveux ou les dénonciations auxquels il se refuse dans son état normal, c'est-à-dire quand il jouit de son libre arbitre[2].

XVII. — Si un accusé ou la victime d'un crime le demandaient, il y aurait lieu, au contraire, de recourir à ce procédé, pour en tirer des indications que les requérants prétendraient devoir leur être favorables.

XVIII. — Mais ces indications elles-mêmes ne devraient être acceptées qu'avec beaucoup de prudence et sous réserve de vérification et de contrôle ultérieurs, parce que : 1° les hypnotisés peuvent, à part même toute question de mauvaise foi, prendre leurs rêves spontanés pour des faits réels ; 2° parce que leurs réponses peuvent souvent dépendre de la façon dont on les a interrogés et des suggestions involontaires qu'on leur a faites parfois, sans le savoir.

XIX. — Même conclusion pour des actes civils : contrats de toute nature, obligations, prêts d'argent, donations, testaments, à propos desquels se poserait la question de suggestion ou d'existence d'un état hypnotique spontané (somnambulisme, condition seconde, etc.).

XX. — En cas d'expertise médico-légale ordonnée par

---

[1] Voy. nos 168, 169, 170, 171, 537 et *passim*.
[2] Voy. n° 560.

la justice, les experts agiront prudemment, en ne se prononçant pas sur la *réalité* des faits invoqués, mais seulement sur leur *possibilité* ou leur *probabilité*, la décision restant réservée au juge.

XXI. — Dans les cas de rapts d'enfants ou de mineures, il pourrait y avoir lieu de rechercher si le somnambulisme provoqué, la suggestion, et notamment l'amnésie suggérée n'y auraient pas joué un rôle qui pourrait être parfois prépondérant[1].

XXII. — Même quand l'amnésie aura été suggérée, on pourra recourir aux moyens que nous avons indiqués sous le n° 558.

XXIII. — L'hallucination négative crée un état hypnotique particulier, non encore décrit, dans lequel celui qui est l'objet de l'hallucination peut faire au sujet hypnotisé toutes les suggestions imaginables. Ces suggestions se réalisent d'autant mieux qu'on leur donne une forme plus impersonnelle, qui favorise l'illusion en vertu de laquelle l'hypnotisé croit tirer de son propre fonds les idées qu'il exprime ou les actes qu'il accomplit.

XXIV. — Il y a lieu, pour les physiologistes et les médecins, de rechercher si ce procédé de suggestion ne pourrait pas être employé, dans un but thérapeutique, dans les cas d'hallucinations produites par les délires pathologiques ou par l'aliénation mentale.

XXV. — Les phénomènes hypnotiques et la suggestion expliquent et ramènent dans le cadre des faits scientifiques *tous les faits constatés*, aux siècles derniers, dans *les procès de sorcellerie*.

---

[1] Voy. n°s 493, 494, 495.

XXVI. — Les expériences de congestion cutanée, de vésication par suggestion, faites à Nancy, les sueurs de sang produites ultérieurement à Rochefort[1], replacent dans la catégorie des phénomènes physiologiques les faits réputés miraculeux, des extases ou des stigmates, notamment chez sainte Thérèse, saint François d'Assise, etc., au moyen âge, et chez Louise Lateau au XIX° siècle. Pour cette dernière, on doit dire, contrairement à l'opinion formulée en 1875 par le professeur Virchow, de Berlin : « *Ni supercherie, ni miracle!* »

XXVII. — La suggestion hypnotique, soit pendant le somnambulisme provoqué, soit à l'état de veille, présente, comme je l'ai dit déjà, en 1884[2], un nouveau moyen d'investigation pour l'étude de l'esprit humain. Elle permet de faire naître des pensées, des volontés, des sentiments, de les modifier, de les étendre, de les annuler, de les faire varier à l'infini, de produire tous les troubles possibles de la pensée, de la mémoire ou de la parole. Les savants ont en elle un véritable *procédé de vivisection morale et intellectuelle.*

[1] Voy. nos 274, 280 à 283, 285, 287, 288, 336.
[2] Voy. mon *Mémoire* lu à l'*Académie des sciences morales et politiques, in fine.*

APPENDICE

I. LES REPRÉSENTATIONS PUBLIQUES D'HYPNOTISME

LETTRE A M. LE Dr SEMAL

Rapporteur de la Commission nommée par l'*Académie royale de médecine* de Belgique, pour examiner les mesures à prendre relativement aux représentations publiques d'hypnotisme.

Monsieur,

Lors de votre récent séjour à Nancy, vous m'avez fait l'honneur de m'entretenir de la question dont est en ce moment saisie l'*Académie royale de médecine* de Belgique, relativement aux représentations publiques d'hypnotisme. Vous avez bien voulu me demander mon avis sur les points, encore controversés, de l'oubli au réveil et du caractère plus ou moins irrésistible des suggestions criminelles; je vous ai dit à cet égard toute ma pensée. Mais vous me demandez aujourd'hui de la formuler par écrit, comptant, me dites-vous, la communiquer à l'Académie. L'expression de ce désir est trop honorable pour que je ne m'empresse pas de m'y rendre.

En premier lieu, chez les personnes qu'on a pu mettre en somnambulisme profond — et ce sont les seules auxquelles s'appliquent les conclusions de la lecture que j'ai faite, en 1884, à l'une des classes de l'Institut de France — l'oubli au réveil de tout ce qui leur a été dit ou fait pendant le sommeil, est une règle générale, quoiqu'il se présente parfois, mais rarement, quelques exceptions. Ces exceptions, on peut les multiplier quand, au réveil, on suggère aux somnambules qu'ils vont se souvenir de ce qui s'est passé durant le sommeil, ou quand on les réveille au milieu de l'accomplissement même de l'acte ou de la série d'actes qui leur ont été suggérés. On établit ainsi une sorte de *pont* entre les impressions reçues pendant le somnambulisme et celles de l'état normal. Mais, quand on veut faire le contraire, c'est-à-dire quand on suggère au sujet hypnotisé qu'il ne se souviendra de rien, une fois éveillé, alors l'amnésie est complète.

Cela dit, je vais examiner brièvement, autant que le comportent les limites nécessairement fort restreintes de cette communication, la nature et les effets des suggestions d'actes délictueux ou criminels qui auraient pu être faites à des somnambules.

Sur cette question, je n'ai aucune espèce de doute. La suggestion produit soit immédiatement, soit à une échéance déterminée (que j'ai pu, vous le savez, porter jusqu'à 365 jours, sans que ce soit là une limite infranchissable), un véritable état d'automatisme. Réveillé, le sujet ne se souvient de rien ; interrogé, il répondra qu'il ne sait rien, qu'on ne lui a rien dit ; souvent même, il croira n'avoir pas dormi. Et cependant, l'idée suggérée reste dans son cerveau à l'état latent ; elle y dort elle-même, si je puis ainsi parler, jusqu'à ce que la condition à laquelle son réveil a été attaché, vienne à se produire : à ce moment, elle surgit à l'improviste, sans qu'aucun symptôme ait annoncé son approche au « sujet », pour lequel elle va devenir aussitôt une véritable obsession. Dès lors, et peu à peu, tout s'efface devant l'idée ou l'acte suggérés ; toute considération de prudence, de morale ou d'honneur est momentanément effacée ; seule, dans le cerveau du somnambule, une idée demeure, obstinée, inébranlable, que la résistance ne fera que fortifier, les obstacles qu'irriter, et qui ne disparaîtra qu'après que l'ordre donné aura reçu son entier accomplissement.

Et cet accomplissement, dans quel état psychologique se produira-t-il ? A mon avis, dans un véritable état de condition seconde, dans cet état que la nature produit spontanément, comme dans le cas de Félida X..., de Bordeaux, dont M. le professeur Azam nous a fait l'intéressant récit [1], ou dans celui d'Ulysse X..., cet élève dentiste qui dérobait, en plein jour, des meubles de diverse nature, sous les yeux du propriétaire et dont MM. les Drs Mesnet et Paul Garnier ont fait l'objet d'un remarquable rapport médico-légal [2].

J'ai été, je crois, le premier à caractériser cet état particulier dans lequel s'accomplissent les suggestions

---

[1] Dr AZAM, *Hypnotisme, double conscience et altérations de la personnalité*. Paris, 1887, Baillière et fils.

[2] Dr MESNET, *Etude médico-légale sur le somnambulisme spontané et le somnambulisme provoqué*, Revue de l'Hypnotisme, I, 302.

d'actes [1]. Les études et les expériences auxquelles je me suis livré depuis quatre ans, n'ont fait que me confirmer dans l'opinion que j'exprimai alors devant l'*Académie des Sciences morales et politiques*, de Paris.

Je ne saurais entrer ici dans des développements étendus qui seront mieux à leur place dans un livre que je viens d'écrire sur l'hypnotisme au point de vue médico-légal. Je me résumerai seulement sur ce point en disant :

Le somnambule profond à qui l'on a suggéré un acte délictueux ou criminel, tombe, au moment où il réalise la suggestion, en état de condition seconde, et perd, par là, toute liberté morale, toute possibilité de résistance. Sans doute cette condition seconde est un état de sommeil, et la preuve c'est que le sujet devient anesthésique et qu'il aura oublié, une fois l'acte accompli, tout ce qu'il vient de faire ; mais c'est un état de sommeil qu'il importe cependant de distinguer du somnambulisme ordinaire, *parce qu'il présente presque tous les caractères de l'état de veille*, et que l'on peut aisément s'y tromper. La preuve de ce que j'avance ici, c'est que des tribunaux s'y sont eux-mêmes trompés et ont *condamné*, comme étant en état de veille, des malheureux qui étaient réellement en état de *condition seconde*.

Et maintenant, Monsieur, comment se produit chez les somnambules, cet état d'automatisme qui peut faire d'eux, dans des mains malhonnêtes, les instruments in-

---

[1] Liégeois, *De la Suggestion hypnotique dans ses rapports avec le droit civil et le droit criminel*, p. 40. Paris, 1884, Alphonse Picard, éditeur.

conscients de crimes dont, maintenus à l'état normal, ils repousseraient l'idée avec horreur? Cela est bien simple. C'est par la toute-puissance de l'idée fixe. D'après la suggestion même, et par son mécanisme nécessaire, au moment marqué à l'avance, le cerveau du sujet est comme une chambre noire dans laquelle surgit un seul point éclatant, lumineux, éblouissant : tout disparaît devant l'idée ou l'acte suggérés, et alors, restés seuls, ils obtiennent un facile et inévitable triomphe. N'est-ce pas de cette façon, Monsieur, qu'agit l'idée fixe dans le somnambulisme naturel, qui ne diffère guère, en somme, du somnambulisme provoqué ? N'en est-il pas de même chez les aliénés criminels, et sur ce point votre expérience viendra, je l'espère, en aide à nos conclusions ? Est-il possible de trouver dans un de ces cas plutôt que dans l'autre, l'élément essentiel de toute responsabilité légale, je veux dire la liberté morale ? Je sais, Monsieur, que la thèse que je soutiens depuis quatre ans rencontre encore des contradicteurs de grand mérite et que, pour ne citer que deux des principaux, elle est combattue et par M. le Dr Brouardel, doyen et professeur de médecine légale à la Faculté de médecine de Paris, et par M. Delbœuf, professeur à l'Université de Liège.

M. Brouardel professe qu'on n'obtiendra jamais d'une somnambule que la réalisation des *suggestions agréables ou indifférentes* qui lui auront été faites *par une personne agréable*. Nous tenons, à Nancy, MM. Liébeault, Bernheim, Beaunis et moi, pour une solution absolument contraire, qui nous semble s'appuyer fortement sur tout ce que l'on sait aujourd'hui de l'automatisme somnambulique. Nos expériences, et elles sont nombreuses, nous ont toujours montré l'hypnotiseur triomphant, à la fin, des résistances que certains sujets opposent à des suggestions dont ils comprennent d'abord la gravité, mais qui finissent par s'imposer à leur esprit, réduit peu à peu à l'*idée fixe impulsive*, comme dans certains délires pathologiques ou dans l'aliénation mentale. Je n'insiste pas sur ce point, qui m'entraînerait trop loin, parce qu'il a été, en ce qui concerne spécialement l'Académie, mis en lumière dans le rapport que M. le professeur Masoin a lu dans la séance du 25 février 1888 (p. 27).

Mon savant ami, M. Delbœuf, est venu, à mon grand regret, apporter l'autorité de son nom au système soutenu par M. Brouardel ; il a dit, notamment, dans ses *Lettres à M. Thiriar*[1] que l'*hypnotisé sait qu'on lui demande de jouer une comédie ;* qu'il sait que les poignards sont en carton, que les pistolets ne sont pas chargés, que l'arsenic est du sucre en poudre, etc. Il invoque diverses expériences à l'appui de son opinion : un petit garçon a refusé de voler une montre ; une servante a refusé de se laisser reconduire chez elle sans sa maîtresse ; une troisième personne a refusé d'embrasser le magnétiseur Léon ; une quatrième n'a pas voulu croire qu'elle fût mariée à M. Delbœuf, etc., etc.

Ces expériences ne me semblent pas probantes, quoique je n'en conteste nullement l'exactitude. Et voici mes raisons :

D'abord, je rappellerai la règle posée par Claude Bernard et invoquée, en 1884, par M. Paul Janet, dans la discussion de mon *Mémoire à l'Académie des Sciences*

---

[1] Delbœuf, *L'hypnotisme et la liberté des représentations publiques*. Lettres à M. le professeur Thiriar, p. 54. Liège, 1888, Ch. Aug. Desoer, imprimeur-libraire.

morales et politiques de Paris, à savoir que les expériences négatives ne prouvent rien et que souvent, comme l'a maintes fois remarqué M. Pasteur, une expérience ne réussit pas parce qu'on n'a pas su s'y prendre, parce qu'elle a été faite dans des conditions où elle ne pouvait pas réussir.

En second lieu, M. Delbœuf a dressé ses somnambules à se souvenir, au réveil, de tout ce qui s'est passé durant leur sommeil. Or, si nous nous bornons à l'objet de la présente lettre, ne sera-t-il pas forcé de convenir que — en matière de suggestions d'actes criminels — l'hypnotiseur adoptera nécessairement une manière d'agir toute contraire. S'il suggérait le souvenir au réveil, il se livrerait par là même aux mains de la justice ; il suggérera donc nécessairement l'oubli de la suggestion par lui faite. Cela seul nous autorise à écarter, comme non probantes, au point de vue spécial de notre thèse, les expériences de M. Delbœuf.

Maintenant, Monsieur, me permettrez-vous d'ajouter quelques mots pour bien préciser la nature de mon intervention dans le débat auquel vous m'avez fait l'honneur de me convier? Si je ne suis pas avec M. Delbœuf quand il considère les suggestions criminelles comme peu sérieuses; si je crois qu'elles peuvent donner lieu à de véritables abus, je pense, en même temps, et je me rapproche ici de mon honorable et savant ami, qu'il n'est nul besoin de faire appel aux grands pouvoirs de l'État pour interdire les représentations publiques d'hypnotisme. Ces représentations qui, par leur singularité, frappent d'abord l'imagination des assistants, tournent forcément dans un cercle si monotone qu'elles en arrivent vite à lasser la curiosité; bien dirigées, elles n'ont aucune influence fâcheuse sur la santé des sujets qui se sont soumis à des expériences d'automatisme et de suggestion ; M. Delbœuf, dans ses *Lettres à M. Thiriar*, me paraît avoir réduit à néant les légendes accumulées autour de ces représentations, notamment au point de vue du développement de la *névrose hypnotique*. L'hypnotisme, celui du moins que pratique l'École de Nancy, n'est pas une névrose, c'est un sommeil ; ce n'est pas un état pathologique, c'est un état physiologique ; il n'altère pas la santé de ceux qui s'y soumettent, il la rétablit ; il ne fait point d'hystériques, il guérit ceux qui le sont ; il n'est pas une calamité, il est un remède et un précieux instrument d'étude. Nous n'accablons pas de nos dédains les Donato, les Hansen, les Léon ; nous trouvons plutôt qu'on leur doit une certaine reconnaissance pour la part qu'ils ont prise à la propagation de l'hypnotisme ; nous croyons, comme M. Delbœuf, que les représentations publiques n'ont jamais fait à personne un mal sérieux et que « le couteau de poche a « causé plus de blessures et de morts dans le moins po-« puleux de vos villages, que l'hypnotisme n'a occa-« sionné de maux de tête dans toute la Belgique. »

Si l'on invoque les abus possibles, je dirai qu'on peut abuser de tout, et que cependant on ne peut tout proscrire. Toute puissance donnée à l'homme peut être tournée au bien ou au mal ; ce n'est pas une raison pour entraver notre liberté, c'en est une seulement pour punir le mauvais usage que nous en pouvons faire, quand il cause du dommage à autrui. Or, pour cela, le droit commun suffit à tout et concilie tout.

L'hypnotisme a pris peu à peu une grande place dans les préoccupations publiques ; je crois que nous ne sommes qu'au début du mouvement d'idées considérable auquel il a donné déjà naissance. Je disais, il y a quatre ans, à l'une des classes de l'Institut de France, qu'il fournit aux savants — sans parler de ses avantages thérapeutiques — « un procédé nouveau de *vivisection morale et intellectuelle* », et qu'on en pourrait faire jaillir une vive lumière sur les rapports du moral et du physique.

Puisse, Monsieur, la savante Compagnie à laquelle vous appartenez déterminer les pouvoirs publics à ne pas entraver ce mouvement! Ce résultat serait bien digne d'une nation qui, petite par le territoire, donne au monde le spectacle, si digne de l'admiration et de l'envie de plus d'un grand peuple, du développement de la liberté la plus entière dans l'ordre le plus complet.

Agréez, etc.

JULES LIÉGEOIS.

Nancy, le 14 juin 1888.

II. HYPNOTISME TÉLÉPHONIQUE [1]

Les questions qui se rattachent à l'hypnotisme présentent un intérêt considérable pour l'étude des lois de l'esprit humain, en dehors même de toute application pratique immédiate. A ce point de vue, j'avais désiré vérifier si l'on ne pourrait pas produire, *par communication téléphonique*, d'abord le sommeil hypnotique, ensuite des suggestions de différente nature.

L'occasion m'en a été offerte par l'honorable rédacteur

[1] *Mémoire* lu à l'*Académie de Stanislas*, dans sa séance du 4 décembre 1885.

du *Courrier de Meurthe-et-Moselle*, M. Sordoillet, qui a bien voulu me prêter, pour l'organisation des expériences, un concours personnel qui m'a été très précieux. Je me fais un plaisir de lui en exprimer ma sincère gratitude.

Le *Courrier* a une double installation : les bureaux et l'imprimerie sont situés rue Saint-Dizier, la salle des dépêches et la caisse se trouvent rue Stanislas. Le tout est relié par un fil téléphonique qui, en y comprenant la station du bureau central, où s'établissent les communications, n'a pas moins de 1,500 mètres.

Trois séries d'expériences ont été instituées. En voici le résumé très exact :

Première série. — Mlle X..., que j'ai déjà antérieurement hypnotisée, reste au bureau du journal avec M. Sordoillet, et je me rends à la salle des dépêches d'où je compte faire des suggestions.

D'après les indications que je lui ai données à l'avance, mon collaborateur improvisé fait asseoir Mlle X... le dos tourné à la fenêtre, de manière à ce qu'il soit possible d'appliquer sur ses oreilles les deux branches du téléphone. Cela fait, il m'avertit que tout est prêt.

La communication une fois établie, je suggère, par le téléphone, l'idée du sommeil hypnotique. Au bout de deux ou trois minutes, je reçois l'avis que ce sommeil est obtenu.

Dès lors, et le téléphone continuant d'être appliqué aux oreilles, je fais plusieurs suggestions, qui ne doivent se réaliser qu'en ma présence ; je dis à Mlle X... qu'elle dormira jusqu'à ce que je la réveille moi-même, et je me rends au bureau du journal, où je fais cesser le sommeil hypnotique.

Voici, dans l'ordre où les faits se sont produits, celles des suggestions faites téléphoniquement qui se sont réalisées.

I. — Mlle X... ne voit ni n'entend plus, ni M. Sordoillet, ni une personne de la famille de ce dernier avec qui elle était venue au bureau. Elle s'étonne beaucoup que tous deux l'aient quittée, la laissant ainsi dormir seule ; elle s'en étonne d'autant plus qu'elle voit, dans la pièce où nous nous trouvons, M. P..., membre du conseil municipal de Nancy, qu'elle ne connaît pas. Je lui explique l'absence des deux personnes qu'elle croyait voir au réveil : l'une est allée faire quelques achats dans le voisinage, l'autre corrige des épreuves au rez-de-chaussée. Ces explications sont jugées pleinement satisfaisantes. Alors, un léger souffle sur les yeux et une simple affirmation rendent de nouveau visibles M. Sordoillet et Mme N...

II. — Après l'hallucination négative, vient l'hallucination positive. Mlle X... va à la fenêtre ; au lieu d'une cour assez petite, elle voit une grande rue, qui ne lui paraît pas fort animée. Soudain, elle entend la musique militaire et voit paraître un beau régiment, qui s'avance au son de la *Marseillaise*. Ce sont des cuirassiers, elle les trouve superbes ; les casques étincellent, les cuirasses brillent au soleil ; elle est enchantée, elle ouvre la fenêtre et appelle Mme N..., afin de lui faire partager son admiration.

III. — Comme presque toutes les personnes qui arrivent facilement au somnambulisme, Mlle X... aimerait beaucoup à hypnotiser quelqu'une de ses amies. Elle propose à Mme N... d'essayer sur elle son pouvoir magnétique ; celle-ci y consent. Mais bientôt c'est Mlle X... qui dort elle-même, sans avoir pu obtenir la satisfaction désirée. Peut-être, est-ce sous cette forme que son esprit a conçu et qu'il réalise la suggestion, que je lui avais faite par téléphone, de dormir quelques instants, peu de temps après mon arrivée au bureau du journal.

IV. — En 1884, j'avais provoqué chez Mme H... un saignement de nez, vingt-quatre heures après la suggestion. J'avais essayé d'en faire autant par le téléphone avec Mlle X... ; mais cette suggestion n'a pas donné le résultat attendu. Il en a été de même d'une crampe, qui devait se produire au bras droit. Je me suis demandé si les suggestions, trop nombreuses et trop compliquées, ne s'étaient pas nui les unes aux autres.

Deuxième série. — Mlle X... n'habite pas Nancy ; elle réside dans les environs ; elle avait offert, avec une bonne grâce charmante, de se prêter à de nouveaux essais ; mais elle ne put revenir que tardivement, ce qui me décida à demander à M. Sordoillet une seconde épreuve, tentée, cette fois, avec deux jeunes gens âgés l'un de seize, l'autre de vingt ans. M. le rédacteur du *Courrier* y consentit et nous pûmes procéder de la façon suivante : tout marcha bien plus rapidement que la première fois.

M... et R... seront assis l'un près de l'autre ; on leur mettra successivement le téléphone sur les oreilles ; après chaque suggestion, je ferai dire à haute voix à chacun d'eux : « C'est bien compris », et M. Sordoillet, m'en avertira. Ils restent au bureau du journal et je me rends rue Stanislas, à la salle des dépêches.

Toutes les suggestions furent faites en moins d'un quart d'heure ; je retournai ensuite au bureau et je montrai à M. Sordoillet le programme, écrit à l'avance de ce qui allait se passer, si, comme je l'espérais, l'expérience réussissait. (J'aurais voulu faire une suggestion simultanée à mes deux « sujets » ; mais l'un d'eux, M..., se trouva avoir l'ouïe un peu dure ; entendant bien le message téléphonique avec les deux oreilles, il entendait mal avec une seule ; par conséquent, je renonçai à ce projet.)

Les phénomènes ou les actes suggérés se présentèrent dans l'ordre exact où les suggestions avaient été faites.

V. — M... est réveillé et on laisse dormir son voisin. Je lui demande son nom ; il l'a oublié ; le mien : il l'a retenu ; le nom de la ville où nous sommes : Nancy ; d'autres choses encore : il répond exactement. J'avais suggéré une amnésie totale ; je lui avais dit, par le téléphone : « Vous oublierez « votre nom ; vous ne conserverez plus aucune mémoire ; « vous ne vous souviendrez plus de rien, etc., etc. » Ce qui est le mieux entré dans son esprit, c'est l'oubli de son nom, et cet oubli s'est réalisé ; pour le reste, il a mal compris ma pensée et la réalise comme il l'a comprise. Peut-être la dureté d'oreille, dont j'ai déjà parlé, est-elle pour quelque chose dans ce résultat. L'amnésie est partielle et non totale.

VI. — Je dis à M... : « Levez-vous ! » Il fait de vains efforts pour y parvenir ; il s'appuie fortement sur les mains et tente de se mettre debout ; mais ses jambes lui refusent tout service ; je les soulève, elles retombent ; elles ont cessé d'obéir à l'impulsion de la volonté. La paralysie des deux jambes, suggérée par le téléphone, est complète. Je la fais disparaître, jugeant l'épreuve suffisante, et je cesse de m'occuper de M... Nous le retrouverons cependant tout à l'heure, mêlé aux expériences dont son compagnon va, à son tour, être l'objet.

VII. — Réveillé par moi, R... qui, jusque-là, a dormi d'un sommeil paisible, porte la main à sa poitrine et se plaint de ressentir une soif ardente. J'ai prévu le cas et j'ai fait monter un verre d'eau ; seulement, ce verre d'eau est pour lui, un verre de champagne, et du meilleur. Il le boit à petites gorgées, le déguste avec un plaisir évident ; jamais il n'en a bu d'aussi bon ; mais ce champagne est très capiteux. R... s'en aperçoit, il titube ; ses idées se troublent, il est obligé de s'asseoir ; toutefois, il continue à boire. Je veux le faire lever ; impossible de le soutenir, même avec l'aide de M. Sordoillet ; il retombe sur sa chaise, revient à son verre ; mais il ne peut plus le tenir ; le verre tombe et se brise. R... est bien moins affligé de cet accident — « C'est un verre de deux sous ! » dit-il dédaigneusement — que de voir répandu le reste du champagne qui lui avait été si libéralement offert. Un souffle sur les yeux et une simple affirmation font cesser immédiatement tous les symptômes de cette ivresse, suggérée à 1,500 mètres de distance.

VIII. — Ensuite, je laisse en repos les deux jeunes gens mis en expérience et ne parais plus m'occuper d'eux. Je cause de choses indifférentes avec les autres personnes présentes. Cependant R... paraît agité, inquiet ; il se plaint qu'une idée funeste obsède son esprit, et me demande de l'en délivrer ; je m'y refuse ; alors, après une lutte assez longue entre sa conscience et l'idée fixe d'un méfait à accomplir, il finit par céder à un penchant irrésistible et tire, sur M. Sordoillet, un coup d'un revolver qu'il croit chargé, et que j'avais préalablement caché sous un journal.

Pendant ce temps, M... a fort habilement dérobé une pièce de 5 francs, déposée sur un meuble ; il l'a mise dans sa poche, et quand je me plains du vol commis, il accuse R... ; invité à se fouiller, il exhibe l'objet du larcin et prétend que c'est R... qui, pour s'en débarrasser, l'a cachée dans ses vêtements. R... est fort mécontent d'avoir été accusé injustement. L'épreuve étant terminée, je fais oublier à l'un et à l'autre la double scène qui vient de se passer et qui était la réalisation d'une double suggestion ; puis je les renvoie, réconciliés et satisfaits.

Troisième série. — Après ces deux séries d'expériences, on pouvait, je crois, considérer comme atteint le but que je m'étais proposé. Cependant, Mlle X..., ayant consenti à revenir passer plusieurs heures à Nancy, chez Mme N..., et à nous consacrer quelques instants, nous résolûmes, M. Sordoillet et moi, de profiter encore de sa bonne volonté. Les choses allèrent de mieux en mieux, et il n'y eut, cette fois, aucune suggestion qui ne fît son effet.

Nous étant placés dans les conditions déjà indiquées, M. le rédacteur du *Courrier* retint Mlle X... dans son bureau en présence de Mmes N... et H... ; quant à moi, je me rendis à la salle des dépêches, puis, ayant fait des suggestions dont je n'avais parlé à personne, je retournai rue Saint-Dizier, où je trouvai le « sujet » endormi. D'après le programme que j'ai fait voir, avant le réveil, à M. Sordoillet, j'avais suggéré l'accomplissement des faits ci-après : Mlle X... bégaiera: elle éternuera six fois de suite; elle fermera la main gauche et cette main sera contracturée ; elle sera atteinte d'amnésie totale quand j'aurai frappé trois fois dans mes mains, enfin, elle aura envie de chanter et chantera effectivement un air des *Noces de Jeannette*.

IX. — Dès qu'elle est éveillée, Mlle X... ne peut plus parler sans bégayer fortement, elle répète jusqu'à deux ou trois fois la première syllabe de presque tous les mots. Elle parle ainsi assez longtemps pour que les personnes présentes soient bien édifiées sur la réalité du fait; puis, comme cet état paraît la contrarier vivement, je lui rends, par simple affirmation, l'usage libre de la parole. Elle est alors très contente, en pleine possession d'elle-même et ne se souvient nullement de ce qui vient de se passer.

X. — Bientôt, elle croit avoir pris un rhume de cerveau ; elle se mouche, ses yeux larmoient : finalement, elle éternue six fois de suite ; son rhume se passe et elle se trouve de nouveau en bon état de santé.

XI. — Je lui dis de fermer la main gauche, et, à son grand

étonnement, le poing reste contracturé ; Mme N... s'efforce vainement de le lui ouvrir ; je souffle sur le poing fermé et tout rentre dans l'ordre.

XII. — Je frappe trois fois dans mes mains et aussitôt Mlle X... perd absolument la mémoire, conformément à la suggestion donnée. « Comment vous appelez-vous ? — Je ne sais pas. — Et monsieur ? Et madame ? — Je ne sais pas. — Etes-vous homme ou femme ? — Je ne sais pas. — Etes-vous mariée ou célibataire ? Où demeurez-vous ? Qu'avez-vous fait hier ? Que veut dire le mot *hier* ? Où irez-vous en sortant d'ici ? Sommes-nous sur la terre, au ciel ou dans l'enfer ? » — A toutes ces questions elle répond invariablement : « Je ne sais pas. Je ne sais pas. Je ne sais pas. » — Mme N... lui montre un chapeau ; elle ne peut nommer l'objet qu'on lui présente ; il en est de même pour un canif, un serre-papiers, un journal, une table, etc., etc. Il y a bien, cette fois, amnésie totale ; la mémoire est abolie. Mais attendons la fin ! Un souffle sur les yeux, une affirmation, et la mémoire revient, pleine et entière... si ce n'est qu'il y a oubli complet de ce qui vient de se passer.

XIII. — Enfin, je dis à Mlle X... que je sais qu'elle a une jolie voix ; elle offre alors de chanter et elle chante, en effet, avec beaucoup d'agrément l'un des airs les plus connus des *Noces de Jeannette*.

L'épreuve est terminée. Je remercie Mlle X... de sa complaisance ; elle est en parfaite santé et n'éprouve aucune fatigue, malgré les expériences auxquelles elle a bien voulu se prêter.

Rappelons, afin qu'on ne se méprenne pas sur le caractère de ces faits qui, au premier abord, peuvent paraître relever uniquement de l'imagination et de la fantaisie, — qu'il y a rupture de tout souvenir entre l'état de sommeil et l'état de veille, et que les hypnotisés réalisent des suggestions qu'ils ont complètement oubliées. Disons enfin que tout le monde ne peut être ainsi endormi, et que nos expériences n'ont de signification qu'en ce qui concerne les personnes susceptibles d'être mises en somnambulisme.

Si nous cherchons maintenant à classer méthodiquement les observations qui précèdent, nous trouverons que j'ai pu produire, par suggestion téléphonique, trois sortes de faits, savoir : faits physiologiques, faits psychologiques, suggestions d'actes. Comme faits physiologiques : le sommeil hypnotique, la paralysie, la contracture, le bégaiement, l'ivresse, l'éternuement, l'illusion du goût; comme faits psychologiques : l'hallucination positive, l'hallucination négative, l'amnésie partielle, l'amnésie totale; comme suggestions d'actes : le chant et des actes délictueux ou criminels [1].

Je m'abstiendrai de tout commentaire. En matière d'hypnotisme, les faits sont encore trop peu nombreux pour qu'on puisse, avec quelque chance de succès, proposer une théorie qui les embrasse et les explique tous d'une manière satisfaisante. Tâchons d'abord d'accumuler les observations. Quand elles seront en nombre considérable, elles s'éclaireront l'une l'autre, et l'on peut espérer que la psychologie physiologique nous révélera quelques lois, jusqu'ici ignorées, de l'esprit humain.

En attendant, il m'a paru intéressant de réaliser des suggestions téléphoniques à 1,500 mètres de distance. Et, comme la longueur du fil importe peu, il s'ensuit que l'on peut, dès maintenant, faire des expériences d'hypnotisme de Paris à Marseille, et que peut-être, demain, on en pourra faire de Paris à Rome ou à Vienne [2].

---

[1] Evidemment on ne donnera jamais sérieusement *par le téléphone* des suggestions d'actes criminels; il n'y a donc là aucun danger social, et je ne voudrais pas qu'on m'attribuât le ridicule d'avoir signalé un péril aussi imaginaire. L'expérience rappelée ici n'a d'intérêt qu'au point de vue psychologique.

[2] Je suis convaincu qu'il est possible de faire avec le phonographe ce que j'ai fait avec le téléphone; mais je n'ai pu me procurer à Nancy aucun instrument de ce genre. L'essai pourrait être tenté par d'autres expérimentateurs. Je me crois autorisé à en garantir, à l'avance, le succès.

TABLE DES CHAPITRES

Chapitre I....	— Le magnétisme animal. De Mesmer à Braid, 1766-1841	1
Chapitre II....	— L'hypnotisme et la suggestion. Depuis Braid jusqu'à l'époque actuelle, 1841-1888	47
Chapitre III...	— Procédés d'hypnotisation. Degrés de sommeil	87
Chapitre IV...	— La suggestion. — I. Expériences de l'auteur	117
Chapitre V....	— La suggestion (suite). — II. Discussion à l'*Académie des Sciences morales et politiques*.	143
Chapitre VI...	— La suggestion (suite). — III. Expériences confirmatives	193
Chapitre VII..	— Les effets physiologiques. — Anesthésie chirurgicale. Vésication par suggestion. Stigmates	253
Chapitre VIII..	— Les effets psychologiques. — Les hallucinations; l'amnésie	307
Chapitre IX...	— La condition seconde et les états analogues	355
Chapitre X ...	— Les suggestions à l'état de veille . . .	405
Chapitre XI...	— Le somnambulisme naturel	433
Chapitre XII..	— Les hystériques. — Les faux témoignages des enfants	461
Chapitre XIII.	— Jurisprudence criminelle. — I. Trois erreurs judiciaires	503

Chapitre XIV. — Jurisprudence criminelle (suite). — II. Crimes commis contre des somnambules 535
Chapitre XV.. — Jurisprudence criminelle (suite). — III. Crimes ou délits imputés à des somnambules. 571
Chapitre XVI.. — La responsabilité dans les états hypnotiques 599
Chapitre XVII. — Les états hypnotiques et la médecine légale. 669
Appendice. — I. Les représentations publiques d'hypnotisme, — II. Hypnotisme téléphonique. 721

TABLE DES MATIÈRES

CHAPITRE PREMIER

LE MAGNÉTISME ANIMAL
DE MESMER A BRAID
1766-1841

1. Objet du livre. — 2. Mesmer à Vienne; sa dissertation inaugurale : *De l'influence des planètes sur le corps humain*. — 3. Mesmer à Paris : *Mémoire sur la découverte du magnétisme animal*. — 4. Théorie du fluide universel. — 5. Mesmer *touche* les malades; son procédé. — 6. Il invente le baquet magnétique. — 7. Commission chargée par Louis XVI de l'examen du magnétisme animal. — 8. Conclusions défavorables de la commission. — Rapport de Bailly. — 9. Condamnation formulée par la *Société Royale de médecine de Paris*. — 10. Souscription au profit de Mesmer. — 11. Le marquis de Puységur; l'arbre magnétisé de Busancy; suggestion inconsciente. — 12. Découverte du somnambulisme provoqué. — 13. Lettre de Puységur à son frère. — 14. Le paysan Victor mis en somnambulisme par Puységur; suggestions. — 15. Résultat obtenu; oubli au réveil. — 16. Somnambulisme naturel; Victor confie à M. de Puységur des papiers importants. — 17. Puységur entrevoit les abus possibles. — 18. Il consulte sur ce point ses somnambules. — 19. Soixante-deux guérisons, dix cas de somnambulisme. Puységur appelé à Strasbourg. — 20. Sociétés de magnétisme fondées à Strasbourg, à Metz, à Nancy. — 21. L'approche de la Révolution fait oublier le magnétisme. — 22. 1813. Deleuze, *Histoire critique du magnétisme animal*. — 23. L'abbé Faria à Paris. Il pose les bases de la doctrine

de la suggestion. — 24. Lettre du général Noizet à M. Jules Claretie. — 25. L'abbé Faria trompé par un comédien. — 26. Lettre du général Noizet (suite). — Témoignage qu'il rend à l'abbé Faria. — 27. Livre de l'abbé Faria, *De la cause du sommeil lucide* ou *Étude de la nature de l'homme*. — 28. M. Noizet magnétise, à Stenay, un officier prussien. — 29. Il suit, à Paris, en 1819, le cours de magnétisme du Dr Alexandre Bertrand. — 30. Concours ouvert devant l'Académie de Berlin; *Mémoires* de Bertrand et de Noizet. — 31. Alexandre Bertrand publie, en 1823, son *Traité du somnambulisme*. — 32. Le général Noizet publie seulement en 1854 son *Mémoire sur le somnambulisme*. — 33. Expériences faites en 1820, par Dupotet, à l'Hôtel-Dieu de Paris. — 34. Expériences de Robouam, en 1821; les *moxas* du Dr Récamier. Anesthésie. — 35. Le Dr Foissac demande à *l'Académie de Médecine* un nouvel examen du magnétisme animal. — 36. Accueil fait à cette demande par l'Académie. — 37. Rapport présenté par Husson, au nom de la commission nommée par l'Académie. — 38. Profonds changements qu'ont déjà subis les doctrines médicales. — 39. Opposition violente soulevée par le rapport de Husson dans le sein de l'Académie. — 40. Réponse de Husson. — 41. L'Académie nomme une commission pour l'examen du magnétisme animal. — 42. Composition de cette commission. — 43. Le conseil général des hospices refuse d'autoriser les expériences que l'on voulait faire à la Salpêtrière. — 44. Rapport présenté en 1831, par Husson, au nom de la commission nommée par l'Académie. — 45. Conclusions du rapport. — 46. L'Académie ne discute pas la question du magnétisme animal. — 47. 1837. Le magnétisme reparaît à l'Académie. Dent arrachée pendant le somnambulisme. — 48. Proposition du magnétiseur Berna. — Nomination d'une commission. — 49. Rapport de Dubois (d'Amiens). Négation du somnambulisme magnétique. — 50. L'Académie adopte les conclusions du rapport. — 51. Prix de 3,000 fr. proposé par Burdin aîné, pour la vision à travers les corps opaques. — 52. Le Dr Pigeaire et sa fille, Léonide, somnambule lucide. — 53. M. Pigeaire se rend à Paris, en vue du concours proposé par Burdin aîné. — 54. Expériences faites en dehors de l'Académie; attestations de personnages célèbres. — 55. Le Dr Pigeaire et ses démêlés avec la commission académique; les expériences ne se font pas. — 56. Mésaventure du Dr Hublier, de Bordeaux. — 57. Expérience désastreuse de Teste et de sa somnambule. — 58. L'Académie de Médecine décide qu'elle ne s'occupera plus du magnétisme animal. — 59. Imprudence de cette déclaration.

CHAPITRE II

L'HYPNOTISME ET LA SUGGESTION
DEPUIS BRAID JUSQU'A NOS JOURS
1841-1888

60. Il faut, dans l'étude des faits hypnotiques, écarter toute idée de merveilleux et de surnaturel. — 61. James Braid découvre l'hypnotisme. — 62. Il assiste, en 1841, à Manchester, à une séance du magnétiseur français Lafontaine. — 63. Il trouve dans la fixité du regard la cause des phénomènes produits. — 64. 1843. Braid, *Neurypnologie* ou *Traité du sommeil nerveux ou hypnotisme*. — 65. Braid caractérise le sommeil hypnotique. — Dédoublement de la conscience. — 66. Suggestions auditives « provenant d'une personne en laquelle le patient a confiance ». — 67. M. Brown-Séquard; son appréciation sur l'œuvre de Braid. — 68. 1848. Grimes et l'*Electro-biologie*, en Amérique. — La suggestion vocale. — 69. Progrès de l'*Electro-biologie* aux Etats-Unis. — 70. L'hypnotisme étudié par les savants anglais. — 71. M. Victor Meunier fait connaître en France les travaux de Carpenter. — 72. Durand de Gros, *Electro-dynamisme vital*. 1855. — 73. Durand de Gros, *Cours théorique et pratique de braidisme*. 1860. — 74. Vues théoriques par lesquelles il complète celles de Braid. — 75. Procédés d'hypnotisation. Renovi. — 76. Indifférence avec laquelle sont accueillis les travaux de Durand de Gros; ceux de Braid restent inconnus. — 77. Dr Charpignon, *Physiologie, médecine et métaphysique du magnétisme*. — 78. Communication de Broca, à l'*Académie des sciences*: l'anesthésie par l'hypnotisme. 1859. — 79. Opération pratiquée par Broca et Follin, incision d'un abcès volumineux, pas de douleur. — 80. Dr Azam, de Bordeaux, *Note sur le sommeil nerveux ou hypnotisme*. — 81. Observation relative à Mlle Marie X..., de Bordeaux; sommeil hypnotique. — 82. Incrédulité que rencontrent les expériences de M. Azam. — 83. Conclusions formulées par lui. — 84. Velpeau présente, au nom de l'auteur, le livre de Braid à l'*Académie des Sciences*. 1860. — 85. Demarquay et Giraud-Teulon, *Recherches sur l'hypnotisme ou sommeil nerveux*. — 86. Difficulté d'employer l'hypnotisme pour procurer l'anesthésie chirurgicale. — 87. Lasègue; son article sur le *Braidisme*, publié dans la *Revue des Deux-Mondes*. — 88. Il

proclame la haute valeur des travaux de Braid. — 89. Conclusion décourageante de Lasègue. — 90. Liébeault, *Du sommeil et des états analogues*. 1866. — 91. Cet ouvrage passe inaperçu. — 92. Silence ou dédain de la science officielle à l'égard du somnambulisme. — 93. M. Ch. Richet publie dans le *Journal de l'anatomie et de la physiologie*, de Robin, un article sur le somnambulisme provoqué. — 94. L'école de la Salpêtrière; études sur les hystéro-épileptiques; les trois états dits classiques : *léthargie, catalepsie, somnambulisme*. — 95. M. Charcot caractérise ces trois états; sa communication à l'*Académie des Sciences*. — 96. Travaux des Drs Despine, Dumontpallier et Bérillon. — 97. Dr Ladame, *La névrose hypnotique ou le magnétisme dévoilé*. — Eugène Yung, *Le sommeil normal et le sommeil pathologique*. — 98. Expériences de M. Dumont de Nancy. 1882. — 99. Dr Bernheim, *La suggestion dans l'état hypnotique et dans l'état de veille*. — 100. *Mémoire* lu par l'auteur à l'*Académie des Sciences morales et politiques* sur *La suggestion hypnotique dans ses rapports sur le droit civil et le droit criminel*. 1884. — 101. Dr Pitres, *Des suggestions hypnotiques*. — 102. Dr Beaunis, *Le somnambulisme provoqué*. — 103. Bibliographie de l'hypnotisme depuis 1884. — 104. Point de vue juridique. — 105. Point de vue philosophique et religieux. — 106. Travaux sur l'hypnotisme, publiés dans les *Revues*.

CHAPITRE III

PROCÉDÉS D'HYPNOTISATION

DEGRÉS DE SOMMEIL

107. Extrême variabilité des procédés d'hypnotisation. — 108. Procédé habituellement employé par l'auteur. — 109. En général, une première hypnotisation ne donne que peu de résultat. — 110. Avantages des hypnotisations répétées. — 111. Le sommeil hypnotique peut être obtenu chez des sujets sains et non pas seulement chez les hystériques. Divergence avec l'école de la Salpêtrière. — 112. Procédé du général Noizet. — 113. Procédé de M. Ch. Richet. — 114. Procédé de M. Bernheim. — 115. Rapprochement avec le sommeil ordinaire. — 116. Aptitude à subir l'influence hypnotique. — 117. Statistique. Nombre et classification des sujets endormis par M. Liébeault. — 118. Chiffres donnés, en 1884, par

MM. Bernheim et Liégeois. — 119. Différences entre ces deux statistiques; explication donnée par M. Beaunis. — 120. Proportion des sujets mis en somnambulisme. — 121. Cette proportion est presque identique pour les deux sexes. — 122. Répartition des sujets par âges. — 123. Forte proportion des somnambules dans l'enfance et la jeunesse. De 1 à 14 ans, *tous les sujets* sont plus ou moins influencés. Conséquence. — 124. Dans la vieillesse, le nombre des somnambules décroît. — 125. Caractères des divers degrés de sommeil hypnoptique. — 126. Classification donnée par M. Liébeault dans la *Revue de l'hypnotisme*. — 127. Qu'il suffit, pour provoquer le sommeil hypnotique, d'en faire naître l'idée chez le sujet. — 128. Sommeil à terme ou sous condition. — 129. Le sujet s'endort en mangeant des bonbons. — 130. Suggestion par lettre; sommeil provoqué à 30 kilomètres de distance. — 131. Première lettre de Mlle S... H.... — 132. Cette expérience montre que le fluide magnétique n'est qu'une simple hypothèse. — 133. Nouvelle suggestion par lettre; réviviscence de la mémoire. — 134. Rêve donné par suggestion et réalisé dans le sommeil ordinaire. — 135. Deuxième lettre de Mlle H... ; actes suggérés, hallucination négative. — 136. *L'anniversaire*, élégie de Millevoye. — 137. Suggestions par téléphone. — Renvoi.

CHAPITRE IV

LA SUGGESTION

I. — EXPÉRIENCES CONFIRMATIVES

138. Sentiments qu'on éprouve quand on aborde l'étude de l'hypnotisme. — 139. Premières inquiétudes ressenties. — 140. Certains esprits s'arrêtent à la superficie des choses. — 141. Comment, au contraire, la persévérance est récompensée. — 142. Que l'expérimentation réduit le domaine du merveilleux. — 143. La vérité conquise par le travail et l'étude. — 144. Comment l'auteur a été amené à l'étude de la suggestion au point de vue juridique. — 145. Ce qu'on ne trouvera pas dans cet ouvrage. — 146. Premiers rapports de l'auteur avec M. Liébeault. — 147. M. Dumont reproduit les expériences du savant médecin de Nancy. —148. M. Bernheim, *De la suggestion dans l'état hypnotique et dans l'état de veille*. — 149. *Mémoire* lu par l'auteur à l'*Académie des sciences*

morales et politiques. — 150. Il ne s'occupe que des somnambules non-hystériques, il se sépare ainsi de l'école de la Salpêtrière. — 151. Principe de l'automatisme somnambulique. — 152. Objection tirée de la simulation. Renvoi. — 153. Dangers auxquels sont exposés les somnambules. — 154. Les suggestions peuvent être données à l'état de veille. — 155. L'échéance en peut être fort éloignée. — Suggestions à une année. — Renvoi. — 156. Jeunes femmes dévoilant leurs sentiments les plus secrets pendant le somnambulisme. — 157. Conséquence au point de vue du droit criminel. — 158. Méthode adoptée par l'auteur. — 159. Observation I. — Suggestion d'actes indifférents. — 160. Observation II. — Déclaration au bureau de police de Nancy. Hallucination. — 161. Observation III. — Hallucination. — Faux témoignage. — 162. Observation IV. — Mlle P. tire un coup de pistolet sur sa mère. — 163. Observation V. — M. Th... empoisonne sa tante. — 164. Observation VI. — Meurtre suggéré, en présence du commissaire central de Nancy. — 165. Observation VII. — Mme C... tente d'empoisonner M. D... — 166. Expériences au point de vue du droit civil. — 167. Observation VIII. — Suggestion d'actes indifférents. — 168. Observation IX. — Billet souscrit par suggestion. — 169. Observation X. — Billet à ordre souscrit de même. — 170. Observation XI. — Cautionnement. — Suggestion à l'état de veille. — 171. Observation XII. — Suggestion d'actes authentiques. — Les notaires de Nancy refusent de concourir à l'expérience.

CHAPITRE V

LA SUGGESTION

II. — DISCUSSION A L'ACADÉMIE DES SCIENCES MORALES ET POLITIQUES

172. Discussion des conclusions de l'auteur à l'*Académie des sciences morales et politiques*. — 173. *Observations de M. Franck*. — 174. La suggestion est un fait bien connu dans l'histoire de l'esprit humain. — 175. Suggestion par intimidation ; candidats au baccalauréat. — 176. Autres espèces de suggestion. — 177. L'hystérie ; critique des théories émises par les physiologistes. — 178. Le somnambulisme magnétique. — 179. M. Franck confond avec le spirite.

— 180. Il fait des expériences de tables tournantes et en montre l'inanité. 181. M. Liégeois s'est laissé mystifier. — 182. Les phénomènes qu'il a présentés n'offrent aucune garantie de certitude. Conclusion. — 183. *Observations de M. Arthur Desjardins.* M. Liégeois n'a pas étudié scientifiquement l'hypnotisme. — 184. M. Liégeois, avec ses suggestions à l'état de veille, tombe sans le savoir dans le *Mesmérisme.* — 185. M. Arthur Desjardins se demande si M. Liégeois ne tourne le dos aux magnétiseurs que pour leur donner la main. — 186. Il oppose les travaux de MM. Giraud-Teulon et Azam à ceux de l'école de Nancy. — 187. A côté des malades, il y a les fourbes. Comment fut trompé le Dr P... — 188. Le nombre des sujets doit être beaucoup réduit. — 189. M. Desjardins demande qu'on explique la suggestion scientifiquement. Le Dr Véron et les demoiselles du corps de ballet. — 190. Où l'on sort de la suggestion scientifique. — 191. M. Desjardins ne croit pas à la suggestion produisant des effets bien après le réveil. — 192. Veille qui n'est pas la veille! Sommeil qui n'est pas le sommeil! — 193. Avec M. Liégeois, on touche au surnaturel. — 194. M. Desjardins nie les suggestions à l'état de veille. — 195. C'en est fait de la liberté humaine et le monde moral est supprimé! — 196. Il n'y a rien à tirer de ces propositions fort conjecturales. — 197. Application des lois pénales : il n'y a nulle modification à réaliser. — 198. On ne pourra recourir à la suggestion pour obtenir des aveux. — 199. *Observations de M. Paul Janet.* — Sources à consulter. — 200. Forme dans laquelle M. Liégeois a présenté ses observations. — 201. M. Paul Janet rappelle les origines de la théorie de la suggestion. Il établit que le Dr Charcot a, le premier, fondé l'hypnotisme sur des bases scientifiques. — 202. La théorie de la suggestion hypnotique demeure sur le terrain de l'expérience. — 203. Léthargie, catalepsie, somnambulisme. — 204. Suggestions de mouvements. Règles d'expérimentation posées par Claude Bernard et Pasteur. — 205. Médication suggestive : pilules *mica panis.* — 206. Suggestion de sensations. Hallucinations. — 207. Précautions prises contre la simulation. — 208. Etat mal défini des sujets soumis aux expériences de MM. Bernheim, Liégeois et Ch. Richet. — 209. On a tort de s'effrayer de la suggestion. — 210. Trois sortes de suggestions d'actes. — 211. Il est difficile de croire à un acte accompli plusieurs jours après le réveil : il y aurait là un mystère inexplicable. C'est bien pis quand il s'agit d'actes suggérés et accomplis dans la veille. — 212. « *Condition prime* » et « *condition seconde* » du Dr Azam, de Bordeaux. — 213. Conclusions de M. Paul Janet réservées pour un travail ultérieur. — 214. Ce travail a paru, en 1884, dans la *Revue politique et littéraire.* — 215.

Défaut de méthode reproché à MM. Bernheim et Liégeois. — 216.
C'est sur le rapport de M. Paul Janet que M. Jules Simon a autorisé M. Liégeois à lire son mémoire. — 217. M. le professeur Beaunis constate que les expériences de M. Liégeois sont absolument vraies, non seulement *en gros*, mais dans tous leurs détails. —
218. *Réponse à M. Franck*. Incompétence de l'auteur. — 219.
M. Liégeois a-t-il eu tort d'expérimenter lui-même ? — 220. Il est tombé d'accord, après expériences, avec MM. le D⁰ Liébeault et les professeurs Bernheim et Beaunis. — 221. M. Franck nie l'hystérie et le somnambulisme. Renvoi à MM. Charcot et Paul Janet. —
222. M. Liégeois n'a pas dit un mot ni des médiums, ni de la lucidité. — 223. Il n'a rien dit non plus des tables tournantes. —
224. M. Liégeois mystifié par un simulateur. Renvoi. — 225. Suggestion d'une amnésie partielle. Il n'y a pas de phénomène mieux établi. — 226. *Réponse à M. Arthur Desjardins*. M. Liégeois fluidiste sans le savoir. — 227. Agent mystérieux et surnaturel. —
228. M. Desjardins invoque le docteur Azam contre M. Liégeois.
— 229. Suggestion « *scientifique* » faite par le D⁰ Véron. — 230.
Clairvoyance surnaturelle, hyperesthésie musculaire. Le *Mémoire* de 1884 est muet sur ce point. — 231. Suggestions post-hypnotiques. — 232. Confusions dans lesquelles est tombé M. Desjardins.
— 233. Hypothèse des juges de paix hypnotisés. — 234. *Réponse à M. Paul Janet*. — 235. L'auteur se justifie du reproche d'avoir voulu faire de l'effet. — 236. Le manque d'introduction historique reproché à l'auteur est une lacune aujourd'hui comblée. — 237. La vraie réponse de l'auteur à son honorable contradicteur est le présent ouvrage tout entier. — 238. D⁰ Bernheim. *De la suggestion dans l'état hypnotique*. Réponse à M. Paul Janet. 1884.

CHAPITRE VI

LA SUGGESTION

III. — EXPÉRIENCES CONFIRMATIVES

239. M. le professeur Bernheim a étudié la suggestion au point de vue thérapeutique ; l'auteur, au point de vue juridique. — 240.
Expériences de M. Bernheim. Suggestions d'actes. — 241. Suggestions de vol. — 242. Suggestion d'acte réalisée après treize jours d'intervalle. — 243. Suggestion de meurtre. — 244. Expériences

de M. le professeur Pitres, de Bordeaux. — 245. M. le docteur Pitres insiste sur le côté médico-légal de la question. Suggestion de vol. — 246. M. le professeur Beaunis proclame la réalité des phénomènes hypnotiques. — 247. Il caractérise l'état de la volonté dans le somnambulisme provoqué. — 248. Expériences de M. Beaunis; suggestions de vol, leur caractère irrésistible. — 249. Appréciation du Dr X... dans la *Revue de l'Hypnotisme*. — 250. M. Jules Claretie empoisonné par une pensionnaire de la Salpêtrière. — 251. M. J. Delbœuf, professeur à l'Université de Liège; son opinion sur la suggestion. — 252. Expériences de M. le Dr Mesnet, médecin de l'Hôtel-Dieu de Paris. — 253. Expériences de M. Charles Fourcaulx, publiées dans le journal *la Loi*. — 254. Opinion de M. le Dr Ladame, *privat-docent* à l'Université de Genève. — 255. Expériences de M. le Dr Bottey. Suggestions de vol, de suicide, de meurtre. — 256. Expériences faites devant la *Société des juristes zuricois*, par M. le Dr Forel, professeur à l'Université de Zurich. — 257. Opinion de M. Henri de Parville, publiée dans le *Journal des Débats*. — 258. Expériences de M. Focachon. Suggestions de vol, de penchant à l'ivrognerie, de vengeance. — 259. *Association française pour l'avancement des sciences*. Congrès de Nancy. Expériences faites par l'auteur devant la *Section des sciences médicales*.

CHAPITRE VII

LES EFFETS PHYSIOLOGIQUES

L'ANESTHÉSIE CHIRURGICALE. — LA VÉSICATION PAR SUGGESTION. LES STIGMATES

260. Phénomènes physiologiques du somnambulisme. — 261 Mouvements automatiques. — 262. Mouvements rendus impossibles. — 263. Catalepsie suggestive. Paralysie. — 264. Illusions psycho-sensorielles. — 265. Expériences de Durand (de Gros). — 266. Anesthésie chirurgicale. Opérations pratiquées pendant le sommeil magnétique. — 267. Ablations de dents pratiquées sans douleur. — 268. Anesthésie chirurgicale produite par l'auteur, au moyen d'une suggestion donnée vingt-quatre heures à l'avance. Lettre de M. Liébeault à M. Victor Meunier, du *Rappel*. — 269. M. Liébeault et l'accouchement sans douleur par suggestion,

— 270. Accouchement d'une primipare; observation du D' Pritzl, de Vienne. — 271. Accouchement. Observation de M. le D' Dumontpallier, médecin de l'Hôtel-Dieu. — 272. Accouchement. Observation de M. le D' Mesnet, médecin de l'Hôtel-Dieu. — 273. Une femme peut-elle être accouchée sans le savoir? Opinion de M. le D' Brouardel, doyen de la Faculté de médecine de Paris. — 274. Vésication par suggestion hypnotique. Expérience de M. Focachon. — 275. Seconde expérience rapportée par M. Beaunis. — 276. Action de la suggestion sur les sécrétions, l'urine, la sueur les larmes, le lait. — 277. Epistaxis produit par suggestion; expérience de l'auteur. — 278. Neutralisation, par suggestion, des effets d'un vésicatoire normal. — 279. Expérience de M. le D' Dumontpallier. — 280. Congestion cutanée produite par l'auteur. — 281. Expériences de MM. Bourru et Burot. — 282. Que les faits qui précèdent expliquent les caractères prétendus miraculeux des *stigmatisés*. — 283. La stigmatisée Louise Lateau; opinion de M. le professeur Delbœuf, de Liège. — 284. Rapprochements avec les extatiques du moyen âge. — 285. Vie de sainte Thérèse. — 286. Caractère naturel de l'extase. — 287. Stigmatisés du moyen âge; saint François d'Assise. — 288. Opinion du P. Debreyne, trappiste. — 289. Conclusion : Ni supercherie, ni miracle ! Opinion opposée à celle de Virchow, de Berlin.

CHAPITRE VIII

LES EFFETS PSYCHOLOGIQUES

LES HALLUCINATIONS. — L'AMNÉSIE

290. Qu'il est imprudent de nier *a priori* certains faits, par cela seul qu'on n'en a pas l'explication. — 291. La magie dans l'antiquité, Apollonius de Tyane et Apulée, Lactance et les magiciens. — 292. Hallucinations positives ou négatives constatées par Lactance. — 293. L'hallucination spontanée est compatible avec l'état de santé. — 294. Exemples cités par M. Ch. Richet, professeur à la Faculté de médecine de Paris. — 295. Hallucination de M. Delbœuf, professeur à l'Université de Liège. — 296. Image hallucinative cachant les objets situés derrière elle. — 297. L'hallucination spontanée liée à la vivacité et à l'énergie de la représentation mentale. — 298. Balzac, M. Levasseur, Gustave Doré,

Beethoven, Milton. — 299. Transition à l'hallucination provoquée. — 300. Le monde de l'hallucination est, pour ainsi dire, sans limites assignables. — 301. Hallucinations antérieurement décrites. Renvoi. — 302. Classification. — 303. Hallucinations positives. Diverses expériences de l'auteur. — 304. Hallucination terrible donnée par M. Ch. Richet. — 305. Evocation des morts par hallucination. — 306. Evocation de personnes absentes. Expériences de l'auteur et de M. Ch. Richet. — 307. Hommes qui se croient changés en bêtes. — 308. Hallucinations positives. Expériences de M. Bernheim. — 309. Hallucinations négatives. Expériences de l'auteur. — 310. Opinion de M. le professeur Beaunis sur les hallucinations négatives. — 311. Expérience d'hallucination négative compliquée, faite par MM. Beaunis et Liégeois. — 312. Hallucinations rétroactives. Leur importance au point de vue juridique. — 313. Expériences de M. le Dr Bernheim. — 314. Possibilité de faire porter de faux témoignages par hallucination rétroactive. — 315. Suggestions hallucinatoires à longue échéance. — 316. Suggestion de M. Bernheim à 63 jours. — 317. Suggestion de M. Beaunis à 172 jours. — 318. Suggestion de M. Liégeois à 365 jours. Relation publiée par le *Journal des Débats*. — 319. Amnésie partielle — 320. Amnésie totale. — 321. Perte de la notion des voyelles et des consonnes. — 322. Le sujet ne peut plus écrire son nom. — 323. Onomatomanie expérimentale. — 324. Changements de personnalité. Expériences de l'auteur — 325. Expériences antérieures de M. Richet,

CHAPITRE IX

LA CONDITION SECONDE ET LES ÉTATS ANALOGUES

326. Cas de condition seconde de Félida X..., étudié par M. le professeur Azam, de Bordeaux. — 327. Antécédents de Félida. — 328. M. Azam est appelé à lui donner des soins. — 329. Description de l'état de Félida ; condition seconde ; ses caractères. — 330. Grossesse de Félida ; conception en condition seconde. — 331. Etat de Félida de 1859 à 1876. — 332. La condition seconde s'accroît de plus en plus aux dépens de la condition normale. — 333. Félida craint de paraître folle à cause des bévues que lui font commettre ses absences de souvenir. — 334. La condition seconde occupe l'existence presque entière. — 335. Phénomènes

d'amnésie; passage inostensible d'un état à l'autre. — 336. Etat de Félida en 1876 et 1877; singuliers accidents de forme hystérique. — 337. L'histoire de Félida est complétée par M. Azam dans un livre qu'il publie en 1887. — 338. Habileté avec laquelle Félida dissimule son état; une tentative de suicide n'interrompt pas la condition seconde. — 339. Preuve de la séparation des deux existences chez Félida. — 340. Etat de Félida en 1882. — 341. Etat de Félida en 1887. — 342. Cas de la *dame américaine de Mac-Nish*; condition seconde — 343. Troisième cas : Mlle R... L... Observation de M. le Dr Dufay. — 344. Quatrième cas : Mlle X..., de Genève. Observation de M. le Dr Ladame. — 345. Rapprochements entre les expériences de M. Liégeois, en 1884, et les faits de condition seconde. — 346. Opinion de M. le professeur Beaunis. — 347. L'auteur prouve qu'il a bien vu, en 1884, le phénomène d'amnésie constaté par M. Beaunis. — 348. Etats analogues à la condition seconde. — M. Beaunis. — 349. Pourquoi 'auteur renonce au nom de condition prime, qu'il avait proposé en 1884. — 350. Il se propose de montrer que c'est en condition seconde que se réalisent les suggestions d'actes. —351. Comment M. Azam interprète le cas de Félida X... — 352. Vues personnelles de l'auteur. — 353. Ne pourrait-on guérir Félida X... par suggestion? Hypothèse de l'auteur. — 354. Etat dans lequel se réalisent les suggestions d'actes. — 355. Explication proposée. Distinction : amnésie ou hallucination négative. — 356. Suggestions d'actes criminels; analyse du phénomène psychologique. — 357. Analogie entre l'exécution des suggestions d'actes et l'idée fixe du rêveur, du somnambule naturel, de l'aliéné. — 358. M. le professeur Delbœuf et la « *prétendue veille somnambulique* ». — 359. Réponse : Différences entre la condition seconde et l'état hypnotique ordinaire. — 360. Expériences de M. le professeur von Kraft-Ebing, de Gratz (Autriche-Hongrie).

CHAPITRE X

LES SUGGESTIONS A L'ÉTAT DE VEILLE

361. M. Paul Janet : *De la suggestion dans l'état d'hypnotisme; Revue politique et littéraire*. — 362. Observations de l'auteur. — 363. Classification des suggestions proposée par M. Paul Janet. — 364. Point de difficulté pour la première classe. — 365. Seconde classe de suggestions; discussion. — 366. Suggestions à l'état de veille. Objections de M. Paul Janet. — 367. Les faits constatés par

M. Liégeois dépassent de beaucoup tout ce qui est contenu dans les faits précédents. — 368. Difficultés que l'auteur a rencontrées pour ses expériences. — 369. Suggestions à l'état de veille réalisées par M. Bernheim. — 370. Comment M. Liégeois a été amené à faire, à l'état de veille, des suggestions d'actes. — 371. Qu'il a trouvé souvent chez les sujets moins de résistance que dans le somnambulisme. — 372. Changements de personnalité provoqués par suggestion à l'état de veille. — 373. Jeune homme transformé en nourrice. — 374. Changements d'état psychologique dans les suggestions à l'état de veille. — 375. Que le sujet sent le moment où ce changement se produit. — 376. Fait analogue constaté par M. Richet dans la *Revue philosophique.* — 377. Cause pour laquelle les expériences de M. Richet ont tantôt réussi, tantôt échoué. — 378. Il n'y a aucun changement d'état psychologique quand on se borne à produire des phénomènes purement physiologiques. — 379. Gal Noizet : passage concernant les suggestions à l'état de veille. — 380. Même constatation dans la *Neurypnologie* de Braid. — 381. Concordance des idées de Braid avec celles de l'auteur ; état de *veille apparente.* — 382. Affirmation énergique appuyée de la fixité du regard. — 383. Dr Beugnies-Corbeau : de la peur en thérapeutique et de la suggestion à l'état de veille. — 384. Guérison opérée et sommeil produit par la peur. — 385. Remarques de M. le Dr Bernheim sur l'observation précédente. — 386. Opinion de M. le Dr Liébeault. — 387. Nombreux faits du même ordre. — 388. Mécanisme psycho-thérapeutique de la suggestion. — 389. La transformation des impressions en actes. — 390. Le sommeil provoqué engourdissant les facultés de raison, l'activité automatique cérébrale domine la situation.

CHAPITRE XI

LE SOMNAMBULISME NATUREL

391. Il faut beaucoup de philosophie pour observer les faits que l'on voit tous les jours. — 392. Le sommeil semble faire du même individu deux hommes différents. — 393. Le sommeil naturel est le produit d'une sorte d'auto-suggestion. — 394. Dans le sommeil, l'organisme emploie son énergie à sa propre restauration. — 395. Sensations confuses du sommeil naturel. — 396. Comment se produisent les rêves. — 397. Renvoi aux travaux de MM. Alfred Maury et Delbœuf sur le *Sommeil et les rêves.* — 398. Comment se produit le somnambulisme naturel ou spon-

tané. — 399. Sens que peuvent mettre en action les somnambules. — 400. Comparaison entre le somnambulisme spontané et le somnambulisme provoqué. — 401. Raisons pour lesquelles l'auteur a recueilli quelques cas de somnambulisme naturel. — 402. Le somnambule de l'archevêque de Bordeaux, d'après l'*Encyclopédie*. — 403. Le domestique de Gassendi, d'après le Dr Alexandre Bertrand. — 404. Le somnambule Castelli. — 405. Le somnambule Negretti. — 406. Un moine somnambule tente d'assassiner dom Duhaguet. — 407. Le jeune cordier de Naumbourg. — 408. Somnambule naturel de M. le Dr Mesnet, médecin de l'Hôtel-Dieu. — 409. Le domestique du Dr Souloumiac. — 410. Critique de l'observation précédente. — 411. Que l'on peut guérir le somnambulisme naturel par le somnambulisme provoqué. — 412. Etat intermédiaire entre la veille et le sommeil ordinaire. — 413. Observation personnelle de l'auteur. — 414. Crimes commis dans l'état intermédiaire. — 415. Bernard Schidmaizig tue sa femme, qu'il a prise pour un fantôme. — 416. Un homme de Louhans tente de tuer un voleur imaginaire. — 417. Un Napolitain blesse dangereusement sa femme.

CHAPITRE XII

LES HYSTÉRIQUES. — LES FAUX TÉMOIGNAGES DES ENFANTS

418. Dr Legrand du Saulle, *Les hystériques, état physique et état mental*. — 419. L'auteur ne s'occupera des hystériques qu'au point de vue médico-légal. — 420. Renvoi aux chapitres IV, VI et VIII. — 421. La nature produit elle-même spontanément ce que nous reproduisons expérimentalement. — 422. Le législateur n'a jusqu'ici reconnu que deux états principaux : la raison et la folie. — 423. Or, il faut admettre ce qu'on pourrait appeler un *tiers état psychologique*. — 424. Circonstances favorables dans lesquelles s'est trouvé placé le Dr Legrand du Saulle. — 425. Caractères généraux des hystériques. — 426. Dangers que présentent les hystériques ; accusations mensongères portées par eux. — 427. Hystérique dénonçant faussement ses servantes comme voleuses. — 428. Accusation de viol portée contre des prêtres par une hystérique vierge. — 429. Simulation de viol et de grossesse; accusations portées par une hystérique contre son frère, son père, un médecin, etc. — 430. Affaire Sagrera : fausses accusations portées par une hystérique ; six personnes

condamnées par les tribunaux espagnols. — 431. D' MESNET, *Etudes sur le somnambulisme envisagé au point de vue pathologique*, 1860. — 432. Observation d'hystérie, compliquée de léthargie, de catalepsie, de somnambulisme. — 433. Mme X..., accès de somnambulisme, hystérie, oubli au réveil ; soupçons de vol. — 434. Convulsion hystérique, catalepsie, extase, hallucination effrayante ; 1re tentative de suicide. — 435. 2e tentative de suicide. — 436. 3e tentative de suicide; oubli au réveil. — 437. Nouvel accès d'hystérie ; catalepsie, extase, somnambulisme. — 438. Somnambulisme, hallucinations, catalepsie, anesthésie. — 439. Mme X... obéit à la suggestion de faire vingt fois le tour du jardin. — 440. Conséquences médico-légales à tirer de l'observation de Mme X... — 441. La sorcellerie et les épidémies de démonopathie expliquées par les faits hypnotiques. — 442. Le curé Gaufridi brûlé comme sorcier, à Marseille ; Madeleine de la Palud, hystérique. — 443. Urbain Grandier et les ursulines de Loudun ; phénomènes d'hystérie présentés par les religieuses. — 444. Leçon de M. le D' Brouardel sur *l'hystérie et le mariage* ; inexactitude de l'interprétation vulgaire de l'hystérie. — 445. Le duc de Morny faussement accusé de viol par une jeune fille de 14 ans. — 446. Affaire La Roncière, renvoi. — 447. Affaire Lafarge. — 448. Jeune mère noyant son petit enfant. — 449. Fausses accusations portées par les hystériques. — 450. L'hystérie dans le ménage ; triste sort du mari. — 451. *Faux témoignages des enfants devant la justice*, par M. le D' Motet. — 452. Signes dont auraient à tenir compte les médecins-experts. — 453. Opinion de M. le D' Bernheim sur l'affaire de Tisza-Eslar (Autriche-Hongrie).

CHAPITRE XIII

JURISPRUDENCE CRIMINELLE

I. — TROIS ERREURS JUDICIAIRES

454. Qu'il convient d'apporter des faits judiciaires à l'appui des vues théoriques de l'auteur. — 455. I. Affaire La Roncière, *Cour d'assises de la Seine*, 1835; sources à consulter. — 456. Faits criminels reprochés à La Roncière. — 457. Attitude de la famille de M...; la jeune fille a une hallucination. — 458. La Roncière arrêté; aveu qu'il rétracte bientôt. — 459. M. de M... se porte partie civile; Odilon Barrot, Berryer, Chaix d'Est-Ange. — 460. Dilemme posé par Odilon Barrot et par Berryer. — 461. Impossibilités morales et matérielles relevées par Chaix d'Est-Ange. —

462. L'ignorance des faits relatifs à l'hystérie et au somnambulisme a perdu l'accusé. — 463. Les médecins constatent des accès d'hystérie, de somnambulisme, de catalepsie, d'extase. — 464. L'hystérie explique l'accusation portée par Mlle de M... — 465. Berryer repousse cette explication. — 466. Les études sur l'hystérie nous amènent aujourd'hui à une conclusion opposée. — 467. La Roncière condamné à dix ans de réclusion. — 468. Le Dr Legrand du Saulle persuadé, comme l'auteur, qu'il y a là une erreur judiciaire. — 469. M. Brouardel et M. Maxime Ducamp, de l'Académie française, sont du même avis. — 470. Opinion de M. D..., professeur d'un institut catholique; un avocat qui refuse 12,000 francs d'honoraires. — 471. II. Affaire Benoit; *parricide; Cour d'assises de la Seine*, 1832. — 472. Auto-suggestion qui peut égarer les magistrats dans la poursuite des crimes. — 473. Assassinat de Mme Benoit; Labauve, innocent, n'échappe à la mort que par un partage des voix des jurés (six contre six). — 474. Assassinat de Formage; indices accablants contre Frédéric Benoit. — 475. Labauve se constitue partie civile et prend Chaix d'Est-Ange pour avocat. — 476. Benoit renvoyé devant la cour d'assises de la Seine. — 477. Aveuglement, constaté par le procureur général, des magistrats qui, en 1829, se sont acharnés contre Labauve et ont protégé Benoit. — 478. Circonstances qui ont pu produire cet aveuglement; *factum* de Labauve. — 479. Labauve, échappé à la mort, condamné deux fois en police correctionnelle, dont l'une au *maximum* de la peine. — 480. Chaix d'Est-Ange s'apitoie sur le sort de Labauve innocent, et cependant poursuivi, flétri, emprisonné! — 481. Il accuse à son tour le fils de la victime, le parricide. — 482. Aveu qu'il arrache à l'accusé, mais que celui-ci rétracte aussitôt. — 483. Conclusion sur l'affaire Benoit. — 484. III. Affaire Julie Jacquemin. *Cour d'assises de la Seine.* Fausse accusation d'empoisonnement, condamnation à mort; cassation; acquittement. 1814

CHAPITRE XIV

JURISPRUDENCE CRIMINELLE

(Suite)

II. — CRIMES COMMIS CONTRE LES SOMNAMBULES

485. I. Affaire Marguerite A..., de Marseille ; *accusation de viol.* — 486. II. Affaire Castellan ; viol ; condamnation à douze ans de travaux forcés. — 487. Interprétation des faits de la cause,

proposée par l'auteur. — 488. III. Affaire Lévy; *accusation de viol;* condamnation à dix ans de réclusion. — 489. Observations sur le rapport médico-légal de M. le Dr Brouardel. — 490. Confusion faite par M. Gilles de la Tourette. — 491. IV. Affaire Maria F..., de la Chaux-de-Fonds (Suisse), *accusation de viol.* — 492. V. Affaire C...; accusation de viol contre un magnétiseur. Critique de l'opinion de M. le Dr Tardieu. — 493. VI. Voleurs d'enfants dans l'Inde; cas rapportés par du Potet, d'après Esdaile. — 494. Autres faits signalés par du Potet. — 495. Interprétation proposée; rapprochements avec les enlèvements d'enfants en Europe. — 496. Hypothèse sur les adeptes recrutés par les *Skoptzy* parmi les enfants (Russie).

CHAPITRE XV

JURISPRUDENCE CRIMINELLE
(Suite)

III. CRIMES OU DÉLITS IMPUTÉS A DES SOMNAMBULES

497. VII. Affaire D..., *prévention d'outrage public à la pudeur;* acquittement. — 498. D... jugé et condamné, en état de condition seconde. — 499. Rapport médico-légal de M. le Dr Motet, concluant à l'irresponsabilité. — 500. Expériences faites, en chambre du Conseil, par MM. les Drs Motet et Mesnet. Acquittement. — 501. VIII. Affaire R... L..., prévention de vol contre une somnambule. — 502. IX. Affaire Annette G..., condamnation pour vol; appel, acquittement. — 503. Observations sur le rapport médico-légal des experts. — 504. X. Affaire Ulysse X..., *prévention de vol,* condition seconde; non-lieu. — 505. XI. Affaire Térésa Dig..., de Macerata (Italie); nouveau-né noyé par sa mère, en état de somnambulisme; non-lieu.

CHAPITRE XVI

LA RESPONSABILITÉ DANS LES ÉTATS HYPNOTIQUES

506. Division de ce chapitre. — 507. Somnambulisme naturel; opinion de Fodéré. — 508. Opinion de Hofbauer et de ses annotateurs, Esquirol et Itard. — 509. L'auteur repousse les conclusions trop rigoureuses de ces écrivains. — 510. Briand et Chaudé, *Manuel complet de médecine légale;* Dr Legrand du Saulle. — 511.

Condition seconde; cas de F..., ancien sergent, observé par le D' Mesnet, en 1874. — 512. Conclusions de M. Mesnet; leur importance au point de vue médico-légal. — 513. Responsabilité des individus qui sont en condition seconde. — 514. Cas de Félida X...; opinion de quelques magistrats de Bordeaux. — 515. Critique de cette opinion. — 516. Solution à laquelle doit conduire le principe de l'automatisme somnambulique. — 517. L'Ecole de Nancy et l'Ecole de la Salpêtrière; divergences de doctrine. — 518. D'après MM. Binet et Ferré « *tous les sujets hypnotisables sont des névropathes* ». — 519. Opinion contraire de M. le professeur Beaunis. — 520. Opinion de M. le professeur Bernheim. — 521. Opinion de M. Gilles de la Tourette « *le somnambule n'exécute que ce qu'il veut bien exécuter* ». — 522. Opinion de M. le professeur Brouardel : « *Le somnambule ne réalise que les suggestions agréables ou indifférentes que lui fait un individu agréable.* » — 523. Opinion de M. le professeur Delbœuf : « *L'hypnotisé sait qu'on lui demande de jouer une comédie.* » — 524. Les expériences négatives ne prouvent rien; opinion de Claude Bernard et de M. Pasteur. — 525. Comment il faut interpréter l'expression d'automatisme somnambulique. — 526. Exemples invoqués à l'appui de la thèse de l'auteur.— 527. Etat dans lequel s'accomplissent les suggestions d'actes. Exemple de Fraser. — 528. Réponse à M. Gilles de la Tourette. — 529. Réponse à M. le professeur Brouardel. — 530. Réponse à M. le professeur Delbœuf. — 531. Comment on peut, même pour une suggestion criminelle, triompher de la résistance du sujet. — 532. M. Delbœuf a dressé ses somnambules à se souvenir de tout au réveil; ses expériences sont dès lors non probantes, pour le cas de suggestions criminelles réelles. — 533. Opinion de M. le D' Liébeault : « *Les somnambules vont à leur but comme la pierre qui tombe.* » — 534. Possibilité de faire porter de faux témoignages par suggestion. — 535. Hallucinations rétroactives provoquées à l'état de veille par M. Bernheim. — 536. W.., Stanislas avoue un méfait qu'il n'a pas commis; observation de M. Liébeault. AFFAIRE ADÈLE BERNARD, 1869, erreur judiciaire — 537. Applications au droit civil.

CHAPITRE XVII

LES ÉTATS HYPNOTIQUES ET LA MÉDECINE LÉGALE

538. Auto-suggestion qui, pendant un siècle, fait méconnaître la réalité des phénomènes hypnotiques. — 539. Elle a pour

cause la crainte de la simulation. — 540. Précautions qui peuvent être prises pour la déjouer. — 541. Tout le monde ne peut pas simuler. — 542. Tous les auteurs qui ont expérimenté par eux-mêmes ont constaté la réalité des faits hypnotiques. — 543. L'objection de la simulation a beaucoup perdu de sa force depuis 1884. — 544. Les suggestions d'actes criminels devant l'*Académie royale de médecine* de Belgique. — 345. Objection faite à MM. Brouardel, Delbœuf et Gilles de la Tourette. — 546. La simulation a la plus grande importance en médecine légale. — 547. Position de la question. — 548. Principes à observer dans l'examen médico-légal. — 549. Les expertises ne présentent pas, en matière de suggestion, plus de difficultés qu'en matière d'aliénation mentale. — 550. Il faudra d'abord constater que le prétendu coupable est suggestible. — 551. Signes somatiques auxquels on reconnaîtra qu'il n'y a pas simulation. — 552. Signes psychiques : leur importance ; moyen de les multiplier indéfiniment. — 553. Comparaison avec les expertises en matière d'aliénation mentale. — 554. Difficulté que présente, dans le cas d'amnésie suggérée, la recherche de l'auteur d'une suggestion criminelle. — 555. Expériences tendant à rendre cette recherche efficace ; première série d'expériences. — 556. Seconde série d'expériences, faites avec M. le professeur Bernheim. — 557. Interprétation au point de vue médico-légal. — 558. Règle proposée pour la recherche de l'auteur de la suggestion criminelle. — 559. Le moyen indiqué peut aussi s'appliquer en cas de crime contre les somnambules. — 560. La suggestion ne peut être ordonnée contre le prévenu. — 561. Examen des témoignages ; contrôle des accusations ou des dépositions ; précautions à prendre, vérifications à ordonner. — 562. Caractères singuliers et étranges de l'hallucination négative. — 563. Différentes interprétations proposées ; MM. Binet et Féré, et l'École de Nancy. — 564. Un nouvel état psychologique ; expériences de l'auteur ; première série. — 565. Deuxième série d'expériences. — 566. Camille S..., en état d'hallucination négative, est ou non anesthésique, selon qu'elle est piquée par l'auteur ou par une autre personne. — 567. Suggestions que réalise le sujet. — 568. Le *moi* conscient et le *moi* inconscient, chez Camille S.... — 569. Appui qu'apportent les expériences de l'auteur à la théorie de l'École de Nancy sur l'hallucination négative. — 570. Complément qui doit être donné à cette théorie ; la personne, objet de l'hallucination négative, peut faire des suggestions à l'hypnotisé. — 571. Conséquences qui en peuvent être déduites : le domaine de la vie inconsciente plus étendu qu'on ne l'a cru jusqu'ici. — 572. Conséquences au point de vue médico-légal. — 573. Conséquences *possibles* au point de vue thérapeutique : hypothèse à vérifier. — 574. Comment les faits nombreux contenus dans l'ouvrage ont préparé les conclusions de l'auteur. — 575. Résumé et conclusions.

APPENDICE

I. Les représentations publiques d'hypnotisme
II. Hypnotisme téléphonique.

www.ingramcontent.com/pod-product-compliance
Lightning Source LLC
Chambersburg PA
CBHW071656300426
44115CB00010B/1230